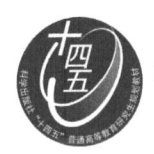

科学出版社"十四五"普通高等教育研究生规划教材

普外科围手术期护理

主　编　彭俊生
副主编　李　卡　张美芬　李海燕　叶新梅　肖　倩
编　者（以姓氏笔画为序）

王　迪（郑州大学第一附属医院）　　　　王文丽（中南大学湘雅二医院）
韦丽娜（中山大学附属第六医院）　　　　叶新梅（中山大学附属第六医院）
史雯嘉（华中科技大学同济医学院　　　　冯新玮（首都医科大学护理学院）
　　　　附属协和医院）　　　　　　　　刘爱红（中山大学附属第六医院）
刘梦醒（中山大学附属第六医院）　　　　李　卡（四川大学华西护理学院）
李　华（中山大学附属第六医院）　　　　李　晶（北京大学第一医院）
李海燕（中山大学附属第六医院）　　　　肖　倩（首都医科大学护理学院）
吴　霞（中山大学附属第六医院）　　　　吴晓丹（中山大学肿瘤防治中心）
张丽莎（哈尔滨医科大学附属　　　　　　张美芬（中山大学护理学院）
　　　　第二医院）　　　　　　　　　　胡艳杰（四川大学华西护理学院）
贾艳滨（暨南大学附属第一医院）　　　　黄淑霞（中山大学附属第六医院）
彭俊生（中山大学护理学院、附属
　　　　第六医院）

秘　书　李　华　吴晓丹　吴　霞

科学出版社
北　京

内 容 简 介

本教材由国内多所著名高等院校和三甲医院的护理学专家编写。共15章60节。涵盖了普通外科常见病、多发病的常规护理内容与某些新进展，并专门设立绪论一章阐述各种疾病护理中的共享内容和热点问题，主要包括加速康复外科、营养筛查与评估、围手术期疼痛管理、围手术期心理护理与治疗。

本教材旨在为外科护理专业或普通外科护理研究生提供可选用的教材，也可作为普通外科各类专科护士培养的辅导教材。同时，本教材也可作为各级医院普通外科护理人员、专科护士、规培护士、进修护士的参考书籍。

图书在版编目（CIP）数据

普外科围手术期护理/彭俊生主编. -- 北京：科学出版社，2025.4.（科学出版社"十四五"普通高等教育研究生规划教材）. -- ISBN 978-7-03-081776-1

Ⅰ. R473.6

中国国家版本馆 CIP 数据核字第 2025UK9811 号

责任编辑：胡治国　李思佳/责任校对：周思梦
责任印制：张　伟/封面设计：陈　敬

科学出版社 出版
北京东黄城根北街 16 号
邮政编码：100717
http://www.sciencep.com

三河市骏杰印刷有限公司印刷
科学出版社发行　各地新华书店经销

*

2025 年 4 月第　一　版　开本：787×1092　1/16
2025 年 4 月第一次印刷　印张：17 1/4
字数：492 000

定价：118.00 元
（如有印装质量问题，我社负责调换）

主编简介

彭俊生 二级教授，一级主任医师，博士研究生导师。现任中山大学附属第六医院胃外科学科带头人，原中山大学护理学院院长。兼任2018~2022年教育部高等学校护理学类专业教学指导委员会委员、教育部护理学专业认证工作委员会委员、第五届全国高等学校护理学专业教材评审委员会副主任委员、中华医学会肠外肠内营养学分会第六届委员会常务委员、中华医学会外科学分会第十八届委员会营养支持学组委员、中国抗癌协会第七届胃癌专业委员会常务委员、中国医师协会外科医师分会临床营养医师专业委员会第一届委员会副主任委员、首届中国研究型医院学会肠外肠内营养学专业委员会副主任委员、中国临床肿瘤学会肿瘤微创外科专家委员会常务委员、广东省医学会消化道肿瘤学分会第一届委员会主任委员等职务。受聘为《中华胃肠外科杂志》《中华临床营养杂志》《肠外与肠内营养》等10余种学术期刊编委。

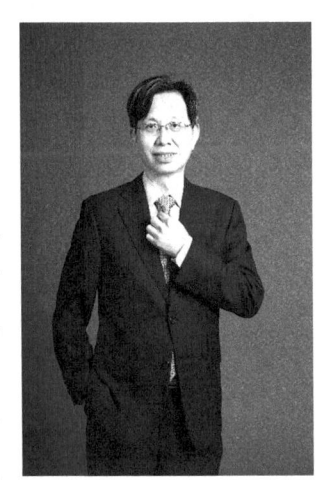

主要研究方向为胃肠外科、临床营养和护理管理。主持各级科研课题10余项，主持课题的研究成果"肠外肠内营养治疗在消化外科应用的基础与临床研究"获广东省科学技术奖二等奖，"胃肠肿瘤多学科融合创新诊疗体系的构建与推广应用"获广东医学科技奖一等奖。主编、副主编"十四五"规划教材2部，主编学术专著2部，参编专著10余部。在 Journal of Clinical Oncology、Annals of Surgery、Nutrients、《中华医学杂志》《中华外科杂志》《中华胃肠外科杂志》等学术期刊发表学术论文近200篇。获"中山大学名医""广东医师奖"及"2022年度'推动行业前行的力量'十大医学贡献专家"等荣誉。

副主编简介

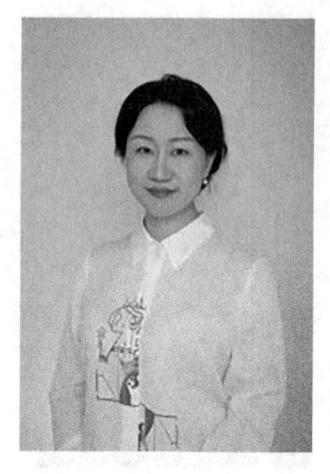

李卡 教授，主任护师，博士研究生导师。"宝钢优秀教师奖"获得者、四川省天府万人计划"科技领军人才"、四川省三八红旗手。现任四川大学华西护理学院院长、四川省护理与材料医工交叉研究中心主任。中国医药教育协会加速康复外科护理专业委员会主任委员、中华护理学会外科专业委员会副主任委员、国务院学位委员会全国医学专业学位研究生教育指导委员会委员、国家卫生健康标准委员会老年健康标准专业委员会委员、四川省普通本科高等学校护理学类专业教学指导委员会主任委员、国家药品监督管理局医疗器械技术审评专家库外聘专家。SCI 收录期刊 Health Expectation、MEDLINE/北大核心期刊《四川大学学报》(医学版)、《中国修复与重建外科杂志》、《中华护理教育》等10种期刊编委。

研究方向为加速康复外科护理基础与临床研究。主持国家自然科学基金重点项目、国家自然科学基金面上项目、省科技厅重点专项等国家与省部级纵向项目15项；以第一/通讯作者在 Clinical Nutrition、Composites Part B: Engineering 等期刊发表论文169篇（SCI 63篇，最高影响因子13.1，ESI 高被引1篇）；授权发明专利7项（转化1项）；发布标准、指南与共识7部，牵头发布中国首部《加速康复外科护理实践专家共识》；研究成果被欧洲、美国等多个国家级医学学会发布的指南引用，并被编入国家卫生健康委员会"十四五"规划教材《康复护理学》。以第一完成人获四川省科学技术进步奖一等奖、中华护理学会第八届护理科技进步二等奖。主编国家卫生健康委员会"十四五"规划教材《康复护理学》，负责课程获国家级一流课程，以主要完成人获四川省教学成果奖特等奖、国家级教学成果奖二等奖。

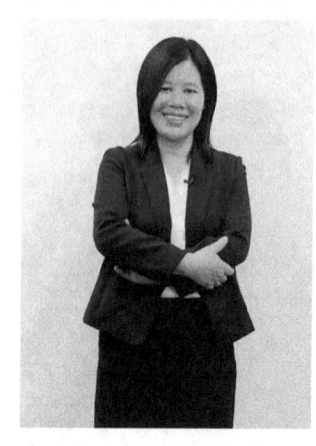

张美芬 教授，医学博士，博士研究生导师，中山大学教学名师，美国护理科学院院士（FAAN）。兼任中国生命关怀协会人文护理专业委员会副主任委员、中华护理学会肿瘤护理专业委员会委员、国家自然科学基金委员会项目评审专家、中国抗癌协会康复分会（护理学组）副主任委员、广东省护理学会第九届理事会常务理事、广东省护理学会护理理论与研究专业委员会主任委员、广东省护士协会第二届理事会副会长等职务，同时担任 Asia-Pacific Journal of Oncology Nursing、《中华护理杂志》、《中华现代

护理杂志》《军事护理》等多种学术期刊的编委。

研究方向为慢病管理与护理教育。主持教育部虚拟仿真实训项目"压力性损伤护理的虚拟仿真实训"入选国家一流课程，担任"外科护理学"课程负责人，"外科护理学"先后获评为国家级线下一流课程、广东省线上一流课程、省级线上线下混合式一流本科课程、省级精品资源共享课程、省级系列在线开放课程、校级线下一流课程。主持省级教学改革项目多项。主编、副主编教材与专著15部，获中山大学教学成果奖一、二等奖2项（第一完成人）。主持国家自然科学基金项目、国家社会科学基金项目、教育部人文社会科学基金项目、广东省科技项目共20项，以第一作者或通讯作者发表学术论文150多篇，其中SCI期刊论文50余篇。获"爱思唯尔（Elsevier）中国金色开放获取高下载论文学者"，学术精要（2022年10～11月）高PCSI论文、高被引论文、高下载论文奖，中华护理杂志社优秀编委，《中华现代护理杂志》编委突出贡献奖，中华护理学会科技奖，广东省护理学会科技奖，广东省优秀期刊作品奖，广东省科技期刊"优秀审稿人"等荣誉和奖项。

李海燕 主任医师，博士研究生导师，中山大学附属第六医院乳腺外科主任。国家乳腺癌规范化质控中心评审专家，国家药监局医疗器械安全专家，广东省健康管理学会理事，广东省健康管理学会乳房重建再造及美学专业委员会主任委员，广东省基层医药学会乳腺微创重建专业委员会副主任委员。

主要临床研究方向为乳房肿瘤美学治疗、人工智能手术导航及精准化研究。开展创新手术技术10余项，2次获得医疗创新奖，获得专利2项并成果转化。基础研究方向为乳房肿瘤生态研究，包括免疫治疗耐药研究、肿瘤相关巨噬细胞介导多模式乳腺癌的转移机制研究等。擅长单孔腔镜乳腺癌根治术并重建，乳腺肿瘤适应性整形术，包括缩乳术、假体植入术及治疗淋巴水肿的淋巴静脉吻合术。用最小的手术创伤达到最大的肿瘤根治效果。主持包含国家自然科学基金青年项目等11项基金项目。以第一作者或通讯作者发表SCI论文21篇，其中包括 *Cell Death & Disease*、*Journal of Biological Chemistry*、*Life Sciences* 等领域内优秀学术期刊及多篇教学论文。主编北京大学医学出版社出版的《乳房肿瘤美学治疗》《普通外科》，参与编写人民卫生出版社出版的《外科学》《乳腺癌保乳术》。获得广东省柯麟教学奖、"叶任高-李幼姬"临床医学专业优秀中青年教师奖、中山大学优秀教师奖、医院十佳员工奖、医疗创新奖、医疗优秀服务奖、优秀规培教师奖，广东省科普达人，羊城名医。

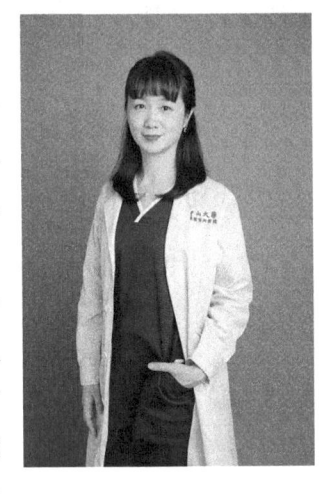

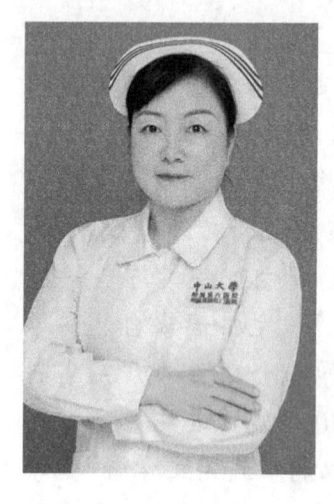

叶新梅 主任护师，国际造口治疗师。现任中山大学附属第六医院护理部主任、护理教研室主任。兼任中国医师协会结直肠肿瘤专业委员会造口伤口专业委员会副主任委员，广东省护理学会胃肠外科护理专业委员会主任委员，广东省护理学会造口伤口失禁护理专业委员会专家库成员，广东省护士协会第二届理事会高级外科专科护士分会副会长，广东省护士协会结直肠肛门外科护理分会会长。

研究方向为胃肠外科护理、造口护理和护理管理。主编及参编专著10余部，在学术期刊发表论文30余篇。荣获2013年度"广州市红十字会第八届南丁格尔式优秀护士称号"，荣获广东省护士协会2022年度"伤口造口专科名医护士团队工作室"及广东省护理学会2024年度"岭南伤口造口失禁护理专科名护"称号。

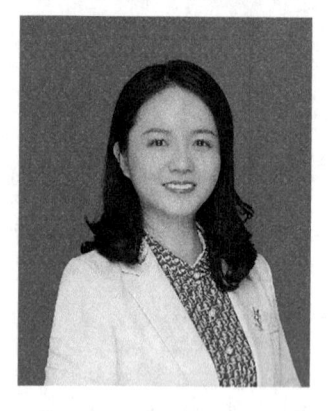

肖倩 教授，博士研究生导师，北京市高校青年教学名师。现任首都医科大学护理学院副院长。兼任中华护理学会康复护理专业委员会副主任委员、中国卫生信息与健康医疗大数据学会护理学分会副秘书长、中国康复医学会吞咽障碍康复专业委员会副主任委员、海峡两岸医药卫生交流协会护理分会副会长等，担任多本中英文期刊审稿专家和编委。致力于护理信息学交叉融合研究、智能康复护理研究等，尤其是利用"互联网+"、可穿戴设备、虚拟现实、数据挖掘和人工智能等解决护理问题，开展智慧护理教育/培训。主持国家自然科学基金面上项目、北京市社会科学基金项目、教育部产学合作协同育人项目等各级科研课题19项，发表中英文论文百余篇，获国家专利/软件著作权15项，获奖21项。

前　　言

国家卫生健康委关于《全国护理事业发展规划（2021—2025 年）》的通知指出，护理工作是卫生健康事业的重要组成部分，对全面推进健康中国、积极应对人口老龄化具有重要意义。党的十八大以来，《"健康中国 2030"规划纲要》及党的二十大报告强调推进健康中国战略，这对护理学专业人才培养提出了新的更高的要求。因此，护理专业人才的培养，应当遵循国家战略的需求及新时代的要求，致力于培养更多的专科护理人才，提升护理人员的教育水平，为患者提供高质量的护理服务；也是护理人员自身发展和支撑护理学科发展的重要举措。

以"患者"为中心，保证医疗质量和安全是对医护人员的基本要求。对于外科疾病，手术仍是主要的治疗手段。明确的术前诊断与评估、合理的手术指征与手术方式、恰当的麻醉方式、规范与娴熟的手术技巧以及专业化的围手术期处理（包括护理）等，都是保证手术成功的重要环节。相较于传统观念的术前准备和手术后处理，围手术期处理涵盖了术前、术中及术后的处理，三者合而为一，全过程医护通力合作，使患者获得更好的治疗效果。然而，不同的手术，甚至是同种手术的不同患者，其围手术期的处理不尽相同。对各类特定的患者，各有其围手术期处理的特殊内容。大量临床实践证明，外科死亡病例大多发生于围手术期内，其中绝大多数与手术后并发症和伴发疾病有关，因此，合理周密的围手术期处理，是保证手术安全的重要环节。而手术的安全不仅仅需要术中精细的操作，更需要围手术期的精心护理。

随着医学发展的日新月异，微创外科技术、加速康复外科理念、多学科联合诊治、临床路径管理等在临床工作中的逐步推广和实施，围手术期护理的一些传统方法和具体措施也已有所改变。因此，培养更多的专科护理人才，提升护理人员的教育水平，为患者提供高质量的护理服务已成为当务之急。然而，如何培养适应新时代要求的高质量专科护理人才，目前仍没有公认的培养模式，通过高等院校培养专业型护理研究生或通过院校联合培养临床专科护士是常用的培养方式，但缺乏相应的教材。

普通外科是外科学最具代表性的临床专科，也是专科护士培养的主要方向之一。因此，我们组织了国内多所著名护理高等院校和三甲医院的临床护理专家编写了《普外科围手术期护理》一书，旨在为普通外科专业护理研究生和专科护士培养提供可选用的教材，也可作为普通外科护理人员的专业参考书籍。

感谢本书参编专家们的共同努力，希望专家们的辛勤付出能为进一步提高普通外科护理水平，促进患者的尽早康复，贡献一份微薄的力量。由于我们的经验有限，不足之处在所难免，恭请同道们和读者们不吝指正。

彭俊生

2024 年 5 月于广州

目　　录

第一章　绪论 ····· 1
- 第一节　加速康复外科 ····· 1
- 第二节　营养筛查与评估 ····· 6
- 第三节　围手术期疼痛管理 ····· 7
- 第四节　围手术期心理护理与治疗 ····· 9

第二章　甲状腺和甲状旁腺疾病患者护理 ····· 16
- 第一节　甲状腺癌 ····· 16
- 第二节　结节性甲状腺肿 ····· 25
- 第三节　甲状腺腺瘤 ····· 28
- 第四节　甲状腺功能亢进 ····· 29
- 第五节　甲状旁腺功能亢进症 ····· 34

第三章　乳腺疾病患者护理 ····· 39
- 第一节　哺乳期急性乳腺炎 ····· 39
- 第二节　乳腺囊性增生病 ····· 42
- 第三节　乳腺纤维腺瘤 ····· 45
- 第四节　乳腺癌 ····· 47

第四章　腹部外伤患者护理 ····· 56
- 第一节　概述 ····· 56
- 第二节　实质脏器损伤 ····· 61
- 第三节　空腔脏器损伤 ····· 69

第五章　腹外疝患者护理 ····· 74
- 第一节　腹股沟疝 ····· 75
- 第二节　股疝 ····· 80
- 第三节　切口疝 ····· 83
- 第四节　脐疝 ····· 87

第六章　腹膜、网膜、腹膜后间隙疾病患者护理 ····· 91
- 第一节　急性化脓性腹膜炎 ····· 91
- 第二节　腹腔脓肿 ····· 98
- 第三节　原发性腹膜肿瘤 ····· 100
- 第四节　腹膜后肿瘤 ····· 105

第七章　胃十二指肠疾病患者护理 ····· 110
- 第一节　急性胃十二指肠溃疡穿孔 ····· 110
- 第二节　瘢痕性幽门梗阻 ····· 116
- 第三节　胃癌 ····· 120
- 第四节　胃肠道间质瘤 ····· 127

第八章　小肠外科疾病护理 ····· 134
- 第一节　肠梗阻 ····· 134

第二节　肠系膜血管缺血性疾病 ·················139
　　第三节　肠瘘 ·····································143
第九章　阑尾疾病患者护理 ·····················148
　　第一节　急性阑尾炎 ·····························148
　　第二节　慢性阑尾炎 ·····························154
　　第三节　阑尾肿瘤 ·································155
第十章　结直肠肛管疾病患者护理 ············157
　　第一节　结直肠癌 ·································157
　　第二节　家族性结直肠癌 ·························166
　　第三节　痔 ···170
　　第四节　直肠肛管周围脓肿 ······················174
　　第五节　肛周会阴部坏死性筋膜炎 ··············178
　　第六节　肛瘘 ·····································180
　　第七节　肛裂 ·····································181
第十一章　消化道出血患者护理 ···············183
　　第一节　上消化道出血 ···························183
　　第二节　门静脉高压症 ···························190
　　第三节　下消化道出血 ···························196
第十二章　肝胆疾病患者护理 ··················201
　　第一节　胆囊结石 ·································201
　　第二节　胆囊息肉 ·································204
　　第三节　肝内外胆管结石 ·························207
　　第四节　急性梗阻性化脓性胆管炎 ··············211
　　第五节　胆管癌 ···································214
　　第六节　原发性肝癌 ·····························219
第十三章　胰腺疾病患者护理 ··················226
　　第一节　急性胰腺炎 ·····························226
　　第二节　慢性胰腺炎 ·····························232
　　第三节　胰腺假性囊肿 ···························233
　　第四节　胰腺癌 ···································234
第十四章　脾脏疾病患者护理 ··················238
　　第一节　原发性脾脏恶性肿瘤 ···················238
　　第二节　继发性脾脏疾病 ·························242
第十五章　血管外科疾病患者护理 ············245
　　第一节　闭塞性动脉硬化 ·························245
　　第二节　腹主动脉瘤 ·····························249
　　第三节　下肢静脉曲张 ···························253
　　第四节　深静脉血栓形成 ·························258
主要参考文献 ··266

第一章 绪 论

外科学是研究外科疾病的演变、预防、诊断及治疗的一门科学。外科护理学是基于外科学的发展而形成的，是阐述和研究对外科疾病患者进行整体护理的一门临床护理学科。随着现代外科学在广度和深度方面的迅速发展，外科学向专业化发展成为必然。外科按系统分为普通外科、骨科、泌尿外科、神经外科、血管外科等。普通外科是最具特色的临床专科，普通外科护理在外科护理中扮演着重要的角色，特别是外科护理的发展日趋专科化、精细化，与此同时，新业务、新技术也在不断涌现。随着普通外科诊疗技术的不断改进，专科治疗飞速发展，加速康复外科理念的更新、微创外科及机器人辅助手术等新技术的广泛应用，对普通外科护理工作也提出了更高的要求。普通外科护理领域的专科护士，如伤口造口专科护士、加速康复外科专科护士、肺康复专科护士、临床营养专科护士等不断涌现，不仅能促进普通外科手术患者的康复，提高医疗护理质量，指导和帮助其他护士提高专业水平，还能减少术后并发症的发生，降低医疗费用。本章主要就普通外科围手术期护理相关的几个共同问题，分四节阐述。

临床案例与思考

患者，男，69岁。因排黏液血便伴体重减轻入院，患有慢性阻塞性肺疾病10年，2型糖尿病5年，经检查诊断为右半结肠癌。患者在全麻下行腹腔镜结肠癌根治术，术后麻醉清醒回病房，予心电监护及低流量吸氧；使用硬膜外镇痛泵镇痛；腹部留置1根引流管，引流出的液体为淡红色；留置导尿管，引流出淡黄色尿液。

请思考：
（1）该患者是否存在营养不良？如何筛查？
（2）该患者术前评估时，预康复最应该关注什么问题？
（3）根据加速康复外科的要求，能为患者采取哪些术后护理措施，如何执行？
（4）护理人员在疼痛管理中应注意什么？

第一节 加速康复外科

加速康复外科（enhanced recovery after surgery，ERAS）是基于循证医学依据提出的关于围手术期处理的一系列优化措施，其目的是减少手术患者的生理及心理创伤应激，尽可能减少手术患者的机能创伤和促进机能恢复，达到加速康复。这一优化的临床路径贯穿于住院前、术前、术中、术后、出院后的完整治疗过程，其核心是强调以服务患者为中心的诊疗理念。ERAS能显著缩短手术患者平均住院日，降低围手术期并发症发生率，降低平均住院费用，加快床位周转，实现患者、医护、医院及政府间的共赢，已作为三级公立医院绩效考核的重要指标。普外科的护理人员在ERAS的实施过程中充当重要角色并发挥着重要作用。

一、住院前评估

患者住院前，医护人员可从医院信息系统查阅患者信息，收集信息包括患者姓名、性别、年龄、居住地、联系电话、拟入院时间、就诊医师、诊断、过敏史、其他疾病史、长期服用药物、既往手术史、身高、体重、烟酒嗜好，初步评估患者术前全身情况。根据患者个体情况有针对性地指导，如营养支持、戒烟戒酒、高血压、糖尿病等基础疾病的相关指导。

医护人员评估所有预约患者的营养情况，记录患者的实测体重/理想体重和体重指数（body mass index，BMI）2个指标；当实测体重/理想体重<80%，BMI<18.5kg/m^{2}为消瘦体型，指导

患者加强营养，强调蛋白质补充有利于术后恢复，建议非肿瘤患者术前每餐保证218g的蛋白质摄入，肿瘤患者术前每餐225g的蛋白质摄入，以达到每日蛋白质需要量，必要时与医院营养师沟通后指导。对于有烟酒嗜好的患者，如果病情允许，推荐术前戒烟2周，戒酒4周。护士实施后详细记录BMI、干预措施及效果等。

二、术前评估与健康指导

1. 术前健康教育 让患者了解并配合ERAS流程。详细告知其关于ERAS的理念，消除患者疑虑，有利于患者在围手术期的配合，更好地实施ERAS的各项计划。对于需要行肠造口的患者，还应进行详细的针对性的宣教与指导，以避免造口相关并发症，增加再住院率。

2. 术前预康复 术前应对有可能影响术后康复的状态进行治疗与调整，以减少术后并发症，促进患者术后康复。术前戒酒1个月有利于减少出血、伤口愈合不良及心肺并发症；术前戒烟2周有利于减少肺部及切口并发症。

（1）术前肺部功能评估及训练：对于中老年患者（大于60岁患者）或者合并基础疾病患者，术前常规进行肺通气功能评估以及心脏功能评估（包括心脏彩超），并请相关专科会诊进行术前干预。术前肺功能评估和肺功能训练、戒烟、戒酒等有助于减少术后并发症，由护士或者康复治疗师进行评估，评估内容包括：常规评估、呼吸系统评估、吞咽功能评估、活动或运动能力评估、静脉血栓风险评估、心理与睡眠评估、烟草依赖评估。常规评估包括病史、临床合并症、家庭氧疗情况、日常活动及自理能力和风险行为。

（2）术前营养评估：欧洲临床营养与代谢学会（The European Society for Clinical Nutrition and Metabolism，ESPEN）建议的营养风险评估指标为：6个月内体重下降10%～15%或更高；患者进食量低于推荐摄入量的60%，持续大于10日；BMI低于18.5kg/m^2；白蛋白小于30g/L（无合并肝肾功能不全者）。对于营养不良的患者，术前应给予充分的评估及营养支持，必要时可进行肠外营养。

（3）心理评估及干预：术前患者使用患者健康问卷（patient health questionnaire-9，PHQ-9）、抑郁症筛查量表、广泛性焦虑量表（generalized anxiety disorder-7，GAD-7）、匹兹堡睡眠质量指数量表进行焦虑、抑郁和睡眠情况的评估。对于加速康复的患者还需评估家庭支持情况，通过以上评估可以明确患者的心理状态并积极进行干预。

3. 肠道准备 尽量不做常规机械性肠道准备；对于伴有不全肠梗阻患者，住院开始给予缓泻剂（乳果糖口服液等），术前1～2日分次缓慢行清洁肠道；完全梗阻患者不做肠道准备。

4. 术前禁饮禁食 避免术前过长时间禁饮禁食，以防止出现胰岛素抵抗，以及机体过早进入应激状态和分解代谢状态。择期无胃肠梗阻的患者，术前6小时可口服半流食，但不包括油炸、脂肪及肉类食品；术前2小时可口服不超过400ml的碳水化合物饮料，但须是无渣无色饮料。

5. 术前不常规留置鼻胃管 但合并梗阻有误吸风险患者，建议送手术室麻醉下留置胃管进行胃肠减压，或术中如有胃部胀气（麻醉诱导引起胃部胀气等原因），可临时性留置胃管进行胃肠减压，以方便手术操作，术毕拔除。

6. 预防性抗生素的使用 参考医院预防性抗生素管理规范。

7. 术期睡眠管理 术前应充分告知患者手术的必要性、相关风险以及手术当日操作流程，减少患者焦虑心理，重视患者的心理护理以及围手术期睡眠质量，尽量避免因治疗影响患者睡眠。对于入睡困难或者焦虑患者，睡前可给予药物辅助睡眠，并应用运动手环记录睡眠情况。

三、术中管理

1. 术中体温管理（空调温度、保温毯、冲洗水加温）。
2. 控制性输液。

3. 术中进行精细外科操作,提倡在精准、微创及损伤控制理念下完成手术,以减小创伤应激,减少相关并发症。

四、术后管理

1. 体位管理 麻醉复苏后返回病房患者,清醒即可半卧位或适量在床活动,不建议常规去枕平卧,鼓励早期床上活动。

2. 早期进食 术后清醒即可饮温开水,每次 20~30ml,间隔 30~60 分钟。术后 1~2 日口服碳水化合物饮料。口服方法推荐分多次少量进食。

3. 疼痛评估与管理 对于术后患者进行多模式镇痛管理,并进行疼痛评分,详见本章第三节围手术期疼痛管理。

4. 引流管拔除时机 原则上尽早拔除,但应根据临床情况,服从医嘱执行。

5. 早期拔除导尿管 一般术后 24~72 小时内拔除导尿管(高龄男性、盆底手术、膀胱部分切除、膀胱功能不全、前列腺增生等患者除外)。一般可直接拔除不需要夹管。

6. 肺功能康复 手术清醒即可做深呼吸锻炼,鼓励主动咳嗽(每日 10 次),咳嗽时务必保护好伤口。早期雾化,雾化吸入后及时进行翻身、拍背,促进痰液排出,对于术后存在分泌物潴留而不能咳出的患者,可依据患者病情,选用用力呼气技术、主动呼吸循环技术和呼气期正压技术。也可根据患者情况进行呼吸功能锻炼,方法包括:①腹式呼吸;②缩唇呼吸;③借助仪器进行呼吸功能锻炼,指导患者调节吸气与呼气,在吸气期或呼气期克服仪器的阻力,以达到锻炼呼吸肌肌力和耐力的目的,目前较常用的是深度呼吸训练器及阈值负荷训练器等;④呼吸操,联合了腹式呼吸、缩唇呼吸、扩胸、弯腰、下蹲等动作,进而锻炼吸气肌、呼气肌、四肢肌力以及耐力,对缓解呼吸系统症状和增强患者活动耐力具有良好的效果。

7. 早期活动 在确保患者意识清醒、运动时疼痛可控、无恶心呕吐、全身情况稳定、肌张力正常的情况下,鼓励患者术后第 1 日下床活动。建议术后第 1 日由医护陪同下床活动,目标活动距离为 100~150 米,第 2 日为 200~300 米,第 3 日为 300~400 米。部分患者根据临床情况请康复治疗师介入,进行肢体训练以及促进胃肠道功能早期恢复。

8. 血糖管理 围手术期血糖异常会增加手术患者的死亡率,增加感染、伤口不愈合以及心脑血管事件等并发症的发生率,延长住院时间,影响远期预后。故要合理控制血糖,2 型糖尿病患者的血糖监测,以血糖值 7.8~10.0mmol/L 为控制目标,防止低血糖的发生,做好血糖监测和处理。

9. 血栓防治 预防静脉血栓栓塞(venous thromboembolism,VTE)是减少术后并发症,促进加速康复的重要过程。患者入院后 24 小时应对其进行深静脉血栓风险评估,住院期间在转科、治疗以及病情变化时应随时进行评估。外科常用的 VTE 风险评估工具为 Caprini 模型。Caprini 评分 0~1 分为低危;2 分为中危;3~4 分为高危。对于 3 分以上的高危患者,应及时报告医生,同时在患者床头放置血栓高风险警示标志。预防方法包括基本预防、物理预防和药物预防。

(1)基本预防:术后指导患者抬高患肢 20°~30°;指导踝泵运动及股四头肌功能锻炼;鼓励患者尽早离床活动;多喝水或者保证足够的有效液体量,避免血液浓缩;保持大便通畅;穿宽松衣物;避免在同一部位反复静脉穿刺或下肢穿刺。

(2)物理预防:使用梯度压力袜或间接性充气加压装置。

(3)药物预防:Caprini 评分 3 分及以上的高危患者,应及时报告医生,由医生评估患者的出血风险后决定是否使用抗凝药物。使用方法主要分为皮下注射和口服两类,用药期间,应加强观察,防止不良反应的发生。

10. 多模式防治术后恶心、呕吐 针对术后恶心、呕吐应予常规预防性治疗,提倡多模式的防治理念,包括联合药物及非药物治疗途径,如避免使用吸入性麻醉药、使用丙泊酚进行诱导及麻醉维持、避免或尽早拔出鼻胃管、缩短术后禁食时间、口服碳水化合物饮料等；麻醉时吸入高浓度氧也可降低术后恶心、呕吐的发生率；区域性神经阻滞如硬膜外及腹横肌平面阻滞可有效减少术后阿片类药物的用量；使用非甾体抗炎药也是减少阿片类药物用量的可行途径。

11. 促进胃肠功能恢复 应及时评估患者术后胃肠功能恢复情况，可采取以下措施促进胃肠功能恢复：嚼口香糖、温水足浴、吴茱萸热敷、腹部贴行气通便贴、足三里按摩或穴位注射等，病情许可尽早下床活动。尽快恢复经口进食，降低营养不良和感染风险及减少术后并发症发生。

五、出院指导

出院前应完成出院准备度的评估，根据患者的病情和需求制定并落实具体的出院指导，如引流管拔除时机、伤口拆线标准、术后定期复查时间及地点以及遇突发情况应急措施等，医护应积极参与随访计划，进行出院后的家庭康复指导，应加强患者出院后的随访，建立明确的再入院的"绿色通道"。在患者出院后24～48小时内应常规进行电话随访或者互联网随访及指导；术后7～10日应到门诊进行回访，进行伤口拆线、告知病理学检查结果、讨论进一步的抗肿瘤治疗等。

一般而言，ERAS的临床随访至少应持续到术后30天。让患者出院后依然能接受个性化的指导，体现延续护理的全面性、协调性、延续性和协作性，以扩大护理工作的内涵和外延，让医生全周期了解患者病情，以患者获得最大获益为宗旨。

ERAS措施与传统处理方法的对比见表1-1-1。

表1-1-1　ERAS措施与传统处理方法的对比

	项目	具体内容	ERAS	传统方法
住院前评估	基本情况及既往史	提前了解患者基本情况及既往史	√	√
	营养状况	提前介入指导营养支持	√	无
	个性化指导	提供个性化的指导（包括心理指导）	√	无
术前	健康教育	多模式重点介绍围手术期的注意事项	√	宣教形式单一、局限
	预康复	重点加强心肺功能的锻炼	√	无
	戒烟、戒酒	术前2周戒烟，4周戒酒	√	√
	访视	全面评估	√	√
	营养	进行营养评估并对有营养风险的患者启动营养支持	√	无
	肠道准备	不推荐常规进行机械性肠道准备	√	常规进行机械性肠道准备
	禁饮禁食	术前6小时禁食、2小时禁饮	√	术前10～12小时禁饮禁食
	鼻胃管留置	不常规推荐	√	常规推荐
术中	抗生素的使用	预防性使用抗生素	√	√
	术中液体管理	提倡以目标导向液体治疗的理念及措施	√	无
	体温管理	常规监测体温，利用各种技术维持患者中心体温不低于36℃	√	无
	损伤控制与手术质量	保障手术质量、减少术中出血、缩短手术时间	√	√
	引流管	不推荐常规放置	√	推荐常规放置
	导尿管的留置	24小时后应拔除	√	一般超过24小时拔除
术后	疼痛管理	采用多模式镇痛方案	√	按需镇痛
	恶心、呕吐预防与治疗	提倡使用两种止吐药	√	单独使用

续表

	项目	具体内容	ERAS	传统方法
术后	早期进食	摄入量根据胃肠耐受量逐渐增加	√	排气后流质饮食，一般48小时后
	早期下床活动	术后清醒即可半卧位或适量在床活动，无须去枕平卧6小时，术后第1天即可开始下床活动	√	去枕平卧6小时
出院后	出院准备	出院准备度评估	√	无
	随访	临床随访至少应持续到术后30天	√	不明确

知识拓展　　　　　　　　　何为呼吸操训练？

呼吸操是一种有利于人体各系统的健康操，能有效调节人体五脏六腑从而达到增进健康的目的。呼吸操训练，能增加呼吸肌的肌力和耐力，预防呼吸肌疲劳和呼吸衰竭的发生。

训练主要采用缩唇-腹式呼吸，即吸气、呼气时运用膈肌运动，而呼气时缩唇。相对简单易学，可操作性强。缩唇-腹式呼吸训练作为一种重要的肺康复手段，在临床肺康复锻炼中取得较好疗效。腹式呼吸主要以减少呼吸肌做功，增大膈肌运动范围，达到协调呼吸的作用，腹式呼吸原则是把腹式呼吸与胸式呼吸配合进行，就是在胸式呼吸的同时增加腹部的鼓起及回缩。

缩唇呼吸则通过减缓呼气速度，延长呼气时间，提高气道内压，达到避免外周气道过早塌陷，利于肺泡排空的效果。缩唇-腹式呼吸是将二者优势互补，既使潮气量和有效通气量大大增加，又使功能残气量减少，从而达到改善临床症状的效果。呼吸操训练步骤如下：

缩唇呼吸：

第一步：双手握固（拇指根抵在无名指的根部，其余四指将大拇指紧紧握住），双臂合于胸前，开始吸气。

吸气时注意三点，第一，用鼻吸；第二，吸气时双手握紧，双前臂微微张开，方便胸腔进气；第三，吸气吸到极限时，不要立即呼出来，可以根据自己的实际忍耐情况再屏息5～10秒。

第二步：缩唇用口呼出，发出"呼"的音，也可以不发音，呼到极限为止。呼气时双手放松，双臂缓缓用力压迫胸腔，有利于呼得更彻底。

腹式呼吸：

找一个舒适的坐姿，或者平躺在地板上、床上或者其他舒适的平面上，放松肩膀；一只手放在胸口，另一只手放在肚子上。

用鼻子吸气大约3～5秒，应该体验到空气通过鼻孔进入腹部，而胸部则保持相对静止；闭上嘴（就像要用吸管喝水一样），然后轻轻地压在胃上，慢慢呼气，大约3～5秒。

腹式呼吸训练时需注意五点：第一，呼吸要深长而缓慢。第二，用鼻呼吸而不用口。第三，一呼一吸掌握在15秒左右。即深吸气（鼓起肚子）3～5秒，屏息1秒，然后慢呼气（回缩肚子）3～5秒，屏息1秒。第四，每次5～10分钟，做30分钟最好。第五，身体好的人，屏息时间可延长，呼吸节奏尽量放慢加深。身体欠佳的人，可以不屏息，但气要吸足。每天练习1～2次，坐式、卧式、走式、跑式皆可，练到微热微汗即可。腹部尽量做到鼓起缩回50～100次。呼吸过程中如有口津溢出，可徐徐下咽。

扩胸运动：

身体自然站立，全身肌肉放松，双臂握空拳置于胸前，掌心相对，与肩同高，双臂向两侧平行展开，展开时用鼻子吸气，收回时用口呼气，训练持续10分钟。

弯腰运动：

吸气双臂上举，抬头望天，呼气弯腰摸地。

> **下蹲运动：**
> 　　身体站直，双脚分开与肩同宽，双手覆盖于双腿之上，自上而下对前腿部轻轻揉搓，再由下向上轻轻揉搓，持续3分钟。
> 　　身体自然站立，双脚分开与肩同宽，腰部慢慢下弯，双手呈空手状，绕于背后，从臀部向下慢慢拍打双腿至足跟部，然后绕于身前，自足尖向上慢慢拍打至腹部，持续3分钟；身体正直站立，双手置于腰间，双脚分开与肩同宽，右脚向前轻轻踢出。

（叶新梅　彭俊生）

第二节　营养筛查与评估

　　大约40%的普通外科患者围手术期存在营养风险或营养不良。尤其是消化系统恶性肿瘤患者营养不良的发生率更高。接受消化系统手术的患者术后常需禁食，患者处于长期负氮平衡，营养状态差，体力恢复慢，影响早期活动，如不及时加以纠正，将增加并发症的发生率。筛查与治疗营养不良是术前评估的重要内容之一，在促进快速康复方面具有重要意义，多个欧美外科营养指南均建议在手术前进行常规的营养筛查，对营养筛查判断出有营养风险的患者进行营养评定，经评定为营养不良的患者进行营养干预。此项工作可以由有经验的临床营养师或经过培训的护士来完成，因此，护士在营养评估与营养筛查中起重要的作用。

　　围手术期应将营养整合在患者的整体管理中：避免术前长时间禁食；术后早期活动，促进肠道功能恢复；尽早经口进食；做好营养评估，一旦有营养风险，尽早告知主管医师，给予营养干预。美国肠外肠内营养学会（American Society for Parenteral and Enteral Nutrition，ASPEN）指出，临床筛查、评定（包括再筛查和再评定）是一个连续的过程，并提供了一个诊疗流程图以供参考（图1-2-1）。

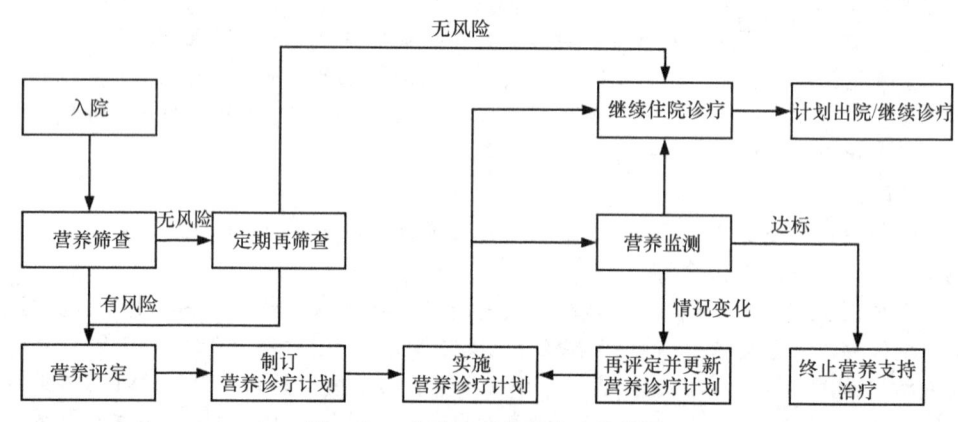

图1-2-1　住院患者营养诊疗流程图

　　ESPEN于2002年提出了一种营养筛查工具，称为营养风险筛查2002（nutritional risk screening 2002，NRS 2002）。NRS 2002采用评分的方法对营养风险加以量度，具体见表1-2-1和表1-2-2；ESPEN建议采用NRS 2002对所有住院患者进行营养风险筛查，以检测现有的营养不良或者将来可能出现营养不良的风险，并根据结果决定是否实施营养支持治疗。

表1-2-1　营养风险筛查2002（NRS 2002）预筛查表

	NRS 2002预筛查	是	否
1	BMI<20.5kg/m^2？		
2	患者在最近3个月内是否有体重减轻？		

续表

	NRS 2002 预筛查	是	否
3	患者在最近1周内是否有膳食摄入减少？		
4	患者的病情是否严重？（如正在进行强化治疗）		

如以上任何一个问题的回答为"是"，进行第二步正式筛查；如每个问题的回答为"否"，患者在以后的每周进行一次初步筛查。

表1-2-2 营养风险筛查2002（NRS 2002）正式筛查表

分值	营养状况	疾病状况
0分	营养状况正常	营养素需要量和正常人一样
1分	3个月内体重减轻>5%或在上周膳食摄入量减少25%~50%	髋部骨折、肿瘤、血液透析、糖尿病、合并急性并发症的慢性疾病、肝硬化、慢性阻塞性肺疾病
2分	2个月内体重减轻>5%或BMI为18.5~20.5kg/m²或在上周膳食摄入量为正常摄入量的25%~50%	胃部大手术、中风、严重肺炎、恶性肿瘤
3分	1个月内体重减轻>5%（3个月内体重减轻>15%）或BMI<18.5kg/m²或上周膳食摄入量为正常摄入量的0%~25%	头部损伤、骨髓移植、重症监护患者（APACHE-Ⅱ评分>10分）
总分		

APACHE：急性生理与慢性健康评分。
年龄：如果年龄≥70岁，总分加1分。
总分≥3分，患者有营养不良的风险应进行干预。
总分<3分，患者每周进行一次上述营养筛查。如患者准备进行大手术，应进行预防性营养干预，减少营养不良的风险。

NRS 2002评分3分以上者说明存在营养风险，术前应给予营养支持治疗。对存在重度营养风险的患者，建议在专业营养干预小组（包括外科医师、临床营养师及营养专科护士等）指导下进行营养支持治疗，以改善营养状况。

（叶新梅　彭俊生）

第三节　围手术期疼痛管理

一、围手术期疼痛管理的重要性

术后疼痛一方面会造成患者术后痛苦、焦虑，生活质量下降；另一方面还会加重患者手术应激反应，增加术后并发症风险，导致术后认知障碍的发生；更重要的是，未能充分缓解的术后疼痛可能导致神经敏感，引发持续性的术后慢性疼痛。加速康复外科时代，如何降低术后患者的疼痛程度，对疼痛患者进行规范化管理，最大限度地增进患者舒适度已引起医学界的高度关注。通过有效的疼痛管理，不仅减轻疼痛引起的相关应激，还能缓解患者紧张以及焦虑情绪，也有助于患者早期活动，促进胃肠道功能早期恢复，减少并发症的发生，加速患者术后康复。

二、加速康复外科中的疼痛管理的特点

加速康复外科的疼痛管理主张预防性镇痛、按时镇痛、多模式镇痛。预防性镇痛指应早于疼痛产生的时间实施镇痛，而不是等到疼痛产生后才用药。按时镇痛指按时、有规律地应用镇痛措施，主动持续性镇痛。多模式镇痛指联合应用多种镇痛方法和药物，作用于疼痛的神经化学通路的各个节点，在达到最优镇痛效果的同时降低阿片类药物的用量，从而安全加速患者术后康复。镇痛措施应始于术前，贯穿术中和术后，甚至出院后，覆盖整个围手术期，而不仅仅局限于术后镇痛。

护理人员在围手术期疼痛管理中发挥重要作用。病房护士负责疼痛宣教、疼痛评估、镇痛实施以及镇痛效果的评估。麻醉护士按时到病房随访手术患者术后经静脉患者自控镇痛情况、硬膜外镇痛泵的使用情况、使用效果、不良反应等，对病房护士反映的问题进行处理。

三、疼痛评估

疼痛评估是疼痛管理的重要环节。只有客观地评估记录疼痛情况才能达到有效缓解疼痛的目的。疼痛评估必须全面，包括疼痛的部位、性质、程度、持续时间等。对于疼痛的器官功能的评估可简要分为以下三个方面：疼痛有无影响患者睡眠质量，患者是否能够完成深呼吸和有效的咳嗽，患者是否能够下床并轻度活动。

疼痛程度的量化评估方法，围手术期常用的有以下几种：视觉模拟评分法（visual analogue scale，VAS）、数字评分法（numerical rating scale，NRS）、面部表情疼痛量表修订版（faces pain scale-revised，FPS-R）、McGill 疼痛评估量表（McGill pain questionnaire，MPQ）及简化版 McGill 疼痛评估量表（short-form McGill pain questionnaire，SF-MPQ）等。

（一）视觉模拟评分法（VAS）

VAS 是一种单维度评估方法，被广泛应用于不同的学科领域。这是一条 10cm（100mm）长的水平线或垂直线标尺，在标尺的两端，标有 0~10 的数字，数字越大，表示疼痛程度越强（图 1-3-1）可将疼痛强度描述为无、轻度、中度或重度，以下是建议的分节点：无疼痛（0~4mm）、轻度疼痛（5~44mm）、中度疼痛（45~74mm）和重度疼痛（75~100mm）。虽然 VAS 是一种简单有效的测量方法，但需要抽象思维，因此不适合文化程度较低或有认知障碍的患者。

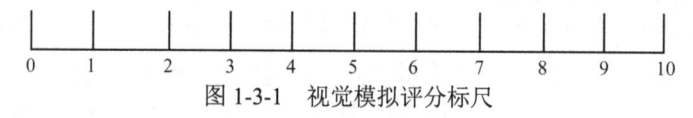

图 1-3-1 视觉模拟评分标尺

（二）数字评分法（NRS）

NRS 也是一种单维度评估方法，是一种分段式的数字版本的 VAS，用 0~10 代表不同程度的疼痛：0 为无痛，1~3 为轻度疼痛，4~6 为中度疼痛，7~9 为重度疼痛，10 为剧烈疼痛（图 1-3-2）。由医务人员询问患者疼痛的严重程度，做出标记，或者让患者自己圈出一个最能代表自身疼痛程度的数字。此方法既简单又容易掌握，护士也容易对患者进行宣教，但缺点是分度不精确，有时患者难以对自己的疼痛进行定位。

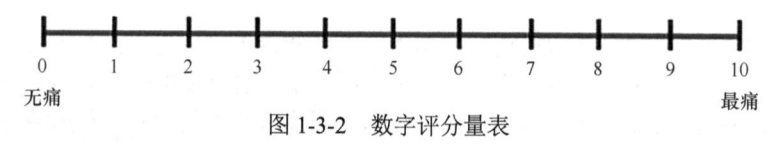

图 1-3-2 数字评分量表

（三）面部表情疼痛量表修订版（FPS-R）

该量表是在原有面部表情疼痛量表的基础上修订的，使用 6 个不同的面部表情呈水平排列状，分别对应 0、2、4、6、8、10 六个分数等级（图 1-3-3），由受试者选择能代表其疼痛强度的面部表情进行疼痛评分。该方法易于掌握，评估耗时少，不需任何其余的附加设备。

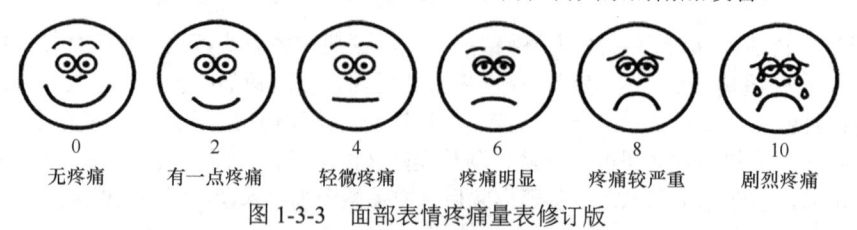

图 1-3-3 面部表情疼痛量表修订版

（四）McGill 疼痛评估量表（MPQ）

MPQ 首先由 Melzack 在 1975 年发展起来，是一种多维疼痛问卷，旨在测量疼痛和疼痛强度的感觉、情感和评估方面，包括风湿性疾病引起的疼痛。这个量表包含了 4 个子量表，评估了疼痛的部位、性质、强度和随时间变化的特点，还包括疼痛评分指数的反应，以及一个 5 点的疼痛强度量表。虽然该评估量表较为详细准确，但较前三种耗时较长，所需的人力资源较多。

（五）简化版 McGill 疼痛评估量表（SF-MPQ）

在 MPQ 的基础上，Melzack 在 1987 年研制出简化版，该表由三个子量表组成：①疼痛分级指数评估，包含 11 个感觉项和 4 个情感项，分别有 0、1、2、3 四个等级的程度分级；② VAS 评分法；③现时疼痛强度评估，0 为无痛，1 是轻度疼痛（偶尔因疼痛引起烦恼），2 是中度疼痛（常引起烦恼，但克制可以忍受），3 是重度疼痛（克制只能忍受部分疼痛），4 为剧烈疼痛（疼痛较重，常引起呻吟），是难以忍受的疼痛（呻吟不止，严重致自杀）。该方法将疼痛描述词缩减，并且增加了 VAS 内容，使其与 MPQ 有相同功能，但耗时减少，实用性大大提高。

四、护理人员在疼痛管理中所起的作用

疼痛宣教是一种有效的疼痛管理措施，可以帮助患者在疼痛管理计划和术后恢复中发挥作用。宣教应该包括关于疼痛控制的重要性、治疗的目标、患者可能经历的疼痛程度和及时向医护人员报告疼痛状态，特别是良好的疼痛管理与患者后期康复的关系要向患者说明。疼痛管理的方案，包括药物和非药物方法，都应该向患者解释和说明。疼痛的感觉强度存在个体差异，不同手术类型带来的疼痛也不一样，需对患者进行告知，有利于患者做好术后准备。客观地评估记录疼痛情况才能达到有效缓解疼痛的目的，同时还可采取面对面交流、多媒体播放或展板宣传等多种方式促进患者更好地理解和接受。良好的疼痛宣教能降低术后疼痛的严重程度，减少镇痛药物不良反应的发生率，增加患者对非药物方法控制疼痛的使用，减少术后疼痛对患者活动的负面影响。

（叶新梅　彭俊生）

第四节　围手术期心理护理与治疗

手术常被视为人生中重大生活事件，患者可产生严重的心理应激，手术前后患者普遍存在心理紧张、焦虑、抑郁、恐惧等应激反应。国外学者报道，手术前后焦虑、抑郁的发生率为 15%～60%。手术所带来的不良后果如组织损伤、出血、疼痛、麻醉意外、手术并发症、术后功能丧失甚至死亡风险等，对患者都是一种强烈的心理应激源。因此，无论是择期手术、限期手术还是急诊手术都可能导致患者出现不同程度的心理精神异常。

随着现代医学模式的转变，关注社会心理因素、"以人为本"的理念已成为指导外科一切医疗活动的标尺。由于外科手术对于患者是一种严重的心理应激源，心理的恐惧和躯体的手术创伤直接影响患者的正常心理活动，因此，现代外科学的任务不仅仅是治病救人，达到躯体的健康，同时还要让患者有一个健康的精神状态，围手术期对患者的心理关怀就显得尤其重要。

本节重点阐述患者常见的心理问题及其原因和心理护理方法。

一、术前心理反应

（一）焦虑反应

焦虑是指人们面对一些即将来临的、可能会造成生命危险，或者要做出重大决定的情境时，

主观上产生的一种紧张不安和不愉快的期待情绪。焦虑是一种普遍现象，一方面患者承受着疾病所带来的生理不适，另一方面在等待手术过程中心理又承受着极大的压力，随着手术日期的临近，焦虑程度升高。因此，对患者焦虑情绪的识别就显得尤为重要。

1. 焦虑的诊断与心理评估 重点评估手术患者的主观资料和客观资料。主观资料包括患者的一般个人资料、情绪状态、躯体生理功能、定向力和解决问题的能力。客观资料包括外貌、言行举止、情绪反应、睡眠情况、社会功能、人际关系等。重点评估患者是否存在焦虑情绪及焦虑的程度及产生焦虑的主观与客观因素。焦虑是一种保护性反应，轻度焦虑情绪可以是正常的，但焦虑过度引起明显的生理变化如失眠、食欲下降、心慌、心悸等紧张表现和躯体功能失调，就成了一个精神医学相关问题，影响患者康复和预后，需要联络精神科会诊及时解决和干预治疗。Kiecolt-Glaser 等进行的一项研究表明，焦虑情绪会降低患者的免疫力，影响康复，导致住院时间延长。为促进患者康复，减少手术相关并发症，需要准确评估患者的紧张情绪，术前建议常规使用一些焦虑症状评估量表，评估患者术前的焦虑程度。

2. 焦虑的主要表现

（1）精神症状：患者经常诉有担忧、紧张、着急、烦躁不安、不祥预感、无法停止地思考手术问题、担心手术失败、注意力不集中、记忆力差、食欲不振和睡眠困难等。

（2）运动性不安：坐立不安、来回走动、不停搓手或搔头跺脚、双手颤抖、小动作增多、说话口吃等。

（3）自主神经功能失调症状：心跳加快、胸闷、呼吸急促、头晕、脸色苍白或发红、出汗、手足发冷、尿频尿急、恶心、腹胀、腹泻等。

（4）惊恐发作：突然发作紧张情绪，极度惊恐、胸闷、呼吸困难、出现喉部阻塞感、肌肉震颤、大汗淋漓、感觉死亡即将来临的濒死感等。

3. 术前焦虑的原因

（1）缺乏手术和麻醉相关知识。由于对手术认识不足，不了解手术过程、麻醉方式，过度担心出现麻醉意外、手术风险、担心麻醉药物损害大脑影响智力等。

（2）怀疑手术效果，对手术成功缺乏信心。由于手术风险的不可预测性，疾病的复杂性和个体生理特征的差异性，患者对手术缺乏信心，对术后结果的好坏常感忧心忡忡，或因此食欲不振，彻夜难眠。

（3）术前心理准备不足。30%的患者术前害怕术中疼痛不适难忍而感焦虑。患者对医护人员的技术水平和医疗设备的不信任也会产生顾虑，担心医生手术时不够细心，遗留手术物品在腹腔，怕手术出现大出血、感染并发症等危险事件。担心手术增加家庭经济负担，万一手术不成功对患者工作、学习和生活有影响。患者不熟悉手术室工作环境，害怕进入手术室，担心手术疼痛，害怕离开亲人。

（二）抑郁反应

抑郁是指情绪低落，心境悲观，快乐感丧失，自身感觉不良，对日常生活的兴趣缺乏，常有自责自罪倾向，自我评价降低，多伴有失眠和食欲下降。抑郁情绪的心理学原因主要是与现实丧失及预期丧失有关，是心理上的一种损失感。抑郁状态是手术患者围手术期常见心理障碍之一。

1. 抑郁的评估 抑郁患者常萌发消极自杀念头，故对有抑郁情绪的患者应评估有无消极厌世观念，严密观察与抑郁有关的心理生理症状，防止发生自杀意外。

2. 抑郁的主要表现

（1）精神活动下降：情绪低落、悲观、失望、无助感、绝望；兴趣缺乏、做事缺乏动力、信心不足；整日忧心忡忡、胡思乱想、自责、痛苦难熬、思维迟钝、动作迟缓；表情紧张、局促不安、来回踱步等。

（2）生理功能变化：全身疲乏、失眠（入睡困难、早醒、易醒）、食欲下降、体重下降、消瘦、性功能抑制。

（3）日常生活表现异常：对周围事物漠不关心、活动减少、不敢交际、不爱说话、影响工作、学习和日常生活。

（4）严重的抑郁出现轻生的念头，自伤、自残或自杀行为；也可能出现幻觉、妄想；部分患者自知力缺乏，拒绝治疗。

3. 术前抑郁的原因

（1）担心术后生理功能的丧失：如胃肠切除患者、肿瘤患者，由于胃肠道的生理功能十分复杂，担忧手术可能损伤胃肠道的生理功能，造成肠梗阻、肠坏死，或导致生理功能完全丧失，如肛瘘患者担心术后肛门失禁，无法控制排便。

（2）对术后形象的改变丧失信心：如部分直肠癌患者术后的永久性人工肛，由于排便的形式改变，难以面对家庭、社会等。

（3）人格因素：如性格内向、消极悲观个性、追求完美主义者、缺乏自信者、女性患者都是抑郁的易感素质。

二、手术中心理反应

手术中期是指患者进入手术室直至手术完毕回到恢复室或病房的阶段。手术室陌生的环境和对手术效果、麻醉安全的担心，甚至是在等待麻醉、手术过程中也会产生一系列生理和心理应激反应。

手术中心理反应也包括麻醉期间的心理反应。常用的麻醉方法有局麻、硬膜外麻、腰麻、神经阻滞和全麻等。局麻、硬膜外麻、腰麻、神经阻滞等麻醉方法本身不影响患者的意识，因此在这些麻醉方式下接受手术的患者出现各种心理问题的机会比较大。全麻是药物诱导一种无意识状态，理想的全麻应使患者术中无知晓、术后无记忆。但在临床麻醉中，由于药物影响、麻醉器械的使用、麻醉中医生护士的语言交流等因素，部分患者出现术中知晓现象。术中知晓是指处于全身麻醉的患者在手术过程中出现有意识的状态，并在术后可以回忆术中发生的与手术有关的事件。这类患者术后有强烈的心理紊乱，甚至发展为创伤后应激障碍（post-traumatic stress disorder, PTSD），需要专业的心理医生治疗。因此，应关注术中麻醉相关的心理问题。

（一）焦虑、紧张

患者躺在手术床上，面临麻醉和手术的即将开始，对手术引起的出血、疼痛，手术失败或麻醉意外的想象异常紧张、焦虑甚至恐惧。通过神经内分泌的调节导致患者血压升高、心率加快、手脚冰凉、紧张性头痛，甚至感胸闷、胸痛、气促和大汗淋漓。此时，患者有一种后悔，想逃离手术而又无能为力的沮丧悲观情绪，只好希望手术越早开始越好，以便尽快摆脱精神压力。医护人员（包括麻醉医师）给予语言安慰非常重要，可以减少患者的焦虑紧张情绪。

（二）压抑、忧郁

手术中，话语不多的紧张气氛，即使是熟悉的医护人员此时口罩遮着面部也俨然是陌生人，手术器械的碰撞声、内脏牵拉引起的疼痛等又使患者陷入紧张无助中。多数患者看上去非常平静，但实际是一种过分紧张后的心理压抑、忧郁。

（三）急性应激反应

患者进入手术室后立即出现紧张情绪，大喊大叫（儿童患者多见），无法配合手术，感到不安全。持续的恐惧不安，需要精神科医生进行药物干预治疗，术前给予镇静药物如地西泮等可以减少这种反应。部分全麻患者出现全麻术中知晓心理反应。对于全麻术中知晓是极其恐怖的术中经历，会导致严重的精神创伤和PTSD。发生术中知晓的患者常有听觉的感知和回忆，其次为痛觉、麻痹，少部分患者有视觉、濒死、窒息等记忆。70%经历过术中知晓的患者术后会出现睡眠障碍、噩梦、惧怕手术甚至医院等情况，清醒麻痹和有疼痛感受的知晓患者心理反应更强烈。

三、心理量表的使用

心理测量是进行心理诊断最重要且常用的手段。无论是进行临床诊断还是判断疗效，都必须以心理测量为基础。心理量表目前已越来越广泛地应用于手术患者心理特征的定量评估。通过标准的测验手段，在严格控制干扰条件下，对患者的心理状态、情绪行为表现进行评估，可简洁、迅速地评估患者的焦虑、抑郁与恐惧情绪等。但量表评估有时具有主观性，可能出现误差。因此心理测量的结果需与由访谈、临床观察等手段得到的结果相互参照使用，并结合患者的具体情况，才能对手术患者的行为做全面的心理分析。

常用的心理测验量表包括人格测验如抑郁自评量表（SDS）、焦虑自评量表（SAS）、症状自评量表（SCL-90）、艾森克人格测验（EPQ）、明尼苏达多相人格测验（MMPI）、生活事件量表（LES）等。以下简要介绍几种。

（一）抑郁自评量表（SDS）

该表评估患者的抑郁程度。SDS 由 20 个陈述句组成。每一条目相当于一个有关症状，按 1~4 级评分，由评定对象自行填写。如果评定者的文化程度太低，不能理解或看不懂量表内容，可由工作人员念给他听，由评定者独自作出评定。SDS 的主要评估指标有两个，一是算总分，但要经过一次转换。待自评结束后，把 20 个项目中的各项分数相加，即得到总粗分 X，然后用粗分乘以 1.25 后，取其整数部分，就得到标准总分。二是计算"抑郁严重度指数"。指数范围为 0.25~1.0，指数越高，抑郁程度越重。计算公式和严重程度评估方法如下：抑郁严重度指数=各条目累计分/80；指数在 0.50~0.59：轻微至轻度抑郁；0.60~0.69：中至重度抑郁；0.70 及以上为重度抑郁。

（二）焦虑自评量表（SAS）

该表评估患者的焦虑紧张程度。与 SDS 相同，由患者自行填写。SAS 也是由 20 个陈述句组成。每一条目相当于一个有关症状，按 1~4 级评分。SDS 的主要评估指标为总分，自评结束后，把 20 个项目中的各项分数相加，即得到总粗分 X，然后用粗分乘以 1.25 后，取其整数部分，就得到标准总分。50~59 分为轻度焦虑，60~69 分为中度焦虑，70 分及以上为严重焦虑。

（三）症状自评量表（SCL-90）

此表由 Derogatis L. R. 编制，量表包括 9 个因子，每一个因子反映出患者的某方面症状痛苦情况。此量表在国外已广泛应用，在国内也已应用于临床研究，特别是精神卫生领域。9 个因子含义及所包含项为：

（1）躯体化（somatization）：该因子主要反映身体不适感，包括心血管、胃肠道、呼吸和其他系统的主诉不适，头痛、背痛、肌肉酸痛，以及焦虑的其他躯体表现。

（2）强迫症状（obsessive-compulsive）：主要指那些明知没有必要，但又无法摆脱的无意义的思想、冲动和行为，还有一些比较一般的认知障碍的行为征象也在这一因子中反映。

（3）人际关系敏感（interpersonal sensitivity）：主要指某些个人不自在与自卑感，特别是与其他人相比较时更加突出。在人际交往中的自卑感，心神不安，明显不自在，以及人际交流中的自我意识，消极的期待亦是这方面症状的典型原因。

（4）抑郁（depression）：苦闷的情感与心境为代表性症状，还以生活兴趣的减退，动力缺乏，活力丧失等为特征。还反映失望、悲观以及与抑郁相联系的认知和躯体方面的感受。另外，还包括有关死亡的思想和自杀观念。

(5)焦虑（anxiety）：一般指那些烦躁，坐立不安，神经过敏，紧张以及由此产生的躯体征象，如震颤等。测定游离不定的焦虑及惊恐发作是本因子的主要内容，还包括一项机体感受的项目。

(6)敌对（hostility）：主要从思想、感情及行为三个方面来反映敌对的表现。其项目包括厌烦的感觉，摔物，争论直到不可控制的脾气暴发等各方面。

(7)恐惧（phobia）：恐惧的对象包括出门旅行，空旷场地，人群或公共场所和交通工具。此外，还有反映社交恐怖的一些项目。

(8)偏执（paranoia ideation）：围绕偏执性思维的基本特征而制订，主要指投射性思维，敌对，猜疑，关系观念，妄想，被动体验和夸大等。

(9)精神病性（psychoticism）：反映各式各样的急性症状和行为，有代表性地视为较隐讳，限定不严的精神病性过程的指征。

四、术前心理护理

1. 心理评估的方式　心理评估是一个动态的过程，贯穿在整个围手术期治疗过程中。因为每一位手术患者均是一个独立的个体，将以其独特的方式持续不断地与环境进行着相互作用。其心理变化在术前、术中和术后的不同时期，随着病情的不断变化和应激源的不同而变化。

(1)访谈：是医护人员与患者进行有目的的会晤。在对手术患者进行评估过程中，了解患者的最好方法是医护人员与患者及其家属面对面的语言交流。通过语言沟通，了解和掌握患者在认知、情感、意识、性格特征、行为习惯方面的情况，以及生活能力、食欲、睡眠状况，有无焦虑、烦躁、抑郁等心理问题或心理异常，以获得患者心理初步信息。同时对患者提出指导和给予支持，使患者与医护人员之间建立起相互合作与信任关系。

在首次接触患者时，医护人员必须先作自我介绍，表达自己在了解患者、治疗照顾患者方面的责任，随时保持尊重患者的态度，并创造条件鼓励患者发问。访谈的技术包括倾听、询问、观察与反馈、打断与引导、记录等。

倾听是建立良好医患关系的基本要求，倾听时要认真、耐心、有兴趣、设身处地地听，并给予适当的鼓励性回应。倾听不仅用耳，更要用心，要适当地表示理解，不要带偏见和价值评价。患者最担心医生、护士不关心和重视他的疾病。如果患者说的话，你记住了，你的复述可使患者更相信你，从而消除顾虑，配合治疗。

询问一般有两种方式：封闭式询问与开放式询问。封闭式询问是根据特定的目的预先编制出会谈提纲，设定一定的结构和程序，依次提出问题，让者按序回答，谈话内容有所限定，效率较高。通常使用"是不是""对不对""要不要""有没有"等词，而回答也是"是""否"式的简单答案。开放式询问不按固定的提纲进行提问和回答，评估者可根据患者的心理特点，灵活运用，气氛比较轻松，患者较少受到约束，可自由地表现自己。通常使用"什么""如何""为什么""能不能"等词来发问。使用开放式询问时，应重视把它建立在良好的医患关系的基础上，避免患者产生被询问、被窥探、被剖析的感觉，从而产生阻抗情绪。会谈时，应将封闭式询问与开放式询问结合起来，效果会更好。具体操作内容参见系统的精神状态评估。

(2)观察：是指对患者的外显行为在完全自然或接近自然条件下，进行有目的、有计划的观察，并进行由表及里的推测，以对其心理活动进行评估。医护人员通过与患者接触，从患者的外观、表情、动作、姿态、情绪表现、言行举止、态度等住院期间的日常生活起居活动和交往情况，可以对患者现存的、潜在的心理问题进行系统、全面的综合评估，分析研究患者的心理活动及其规律。

2. 心理护理　护士与患者接触频繁，一言一行都对患者产生心理影响，对综合医院住院患者推行整体护理非常重要。在整体护理中，心理护理是重要的组成部分。术前患者的心理护理应包括以下内容。

（1）增强患者对手术的安全感，建立良好的医患关系。让患者认识到手术的必要性和安全性，情绪稳定是手术、麻醉顺利进行及术后康复的关键。应尊重关心患者，与患者交谈时注意语言和非语言性交流技巧，鼓励其倾诉内心感受，并注意倾听，及时疏导，提高患者对手术的正确理解。

（2）关心、同情、温和的态度对待患者。主动热情地与患者沟通，认真细心倾听不同手术类型（择期手术、急诊手术和肿瘤手术）患者的陈述和要求，了解他们的心理感受，帮助其分辨焦虑情绪和负面想法，使患者做出正确的判断，以增进患者的信心和敢于面对现实。同时让患者知道要想战胜疾病必须保持积极的心态，否则，消极的心态可能导致事态或疾病的恶化。

（3）提高患者的认知水平，进行有效的术前健康教育。充分做好以下几个方面关于术前的心理准备：①介绍各种术前检查和手术的目的、手术方式、手术过程、术中配合方法、术后注意事项及可能发生的危险及应对方法，以减轻不可预知的情况而加重心理负担，影响手术治疗效果。②向患者解释进行手术的必要性，术前所必须做的准备和目的，以减轻痛苦和心理负担。③术后可能留置的各种引流管，如何保护、护理；指导术后如何在床上排便、排尿；教会术后咳嗽、咳痰、呼吸及减轻切口疼痛的技巧与方法等。④向患者讲解疾病的相关知识，如癌症的防治知识，如何去面对癌症以及如何疏导情绪反应。

（4）帮助患者获得有力的社会支持。向患者家属及朋友讲解手术意义、方式、预后、术后康复等知识，指导他们帮助患者，在精神上和经济上给予支持，增强治疗信心，减轻患者术前的消极情绪。

（5）术前系统信息支持。邀请麻醉医师和手术室责任护士术前一天到病房探视患者。通过他们的探视和交流，阅读病历，了解病情和患者的实际情况，帮助患者减少对手术和麻醉的恐惧和陌生感。麻醉医师可以介绍麻醉有关知识、手术麻醉前注意事项和麻醉配合，以消除患者对麻醉的恐惧。手术室责任护士介绍手术室的情况，从环境及患者入室的一些常规讲起，最好准备一些图片，让患者对手术室有一定感官上的认识，消除他们对那充满神秘又陌生的环境的紧张，让患者感觉每个环节都有人关心，增加他们的安全感。

五、术中心理护理

由于患者离开亲人身边并置身于陌生的手术环境中，加上很快面临手术和麻醉的风险，患者出现紧张、恐惧、孤独等心理反应。所以，术中心理护理至关重要。手术中麻醉医师与责任护士共同密切配合，做好术中患者的心理支持和心理护理，使患者克服对手术、麻醉的恐惧，将有助于手术、麻醉顺利进行，让患者平稳渡过手术关。

（一）环境准备

由于患者对手术室的环境和气氛极其敏感，所以手术室环境应干净明亮，床单保持整洁，无污迹和血迹，器械设备要隐蔽。当患者进入手术室后，再次介绍手术间内环境，以减少进入手术室后的陌生、紧张以及恐惧感。

（二）心理支持与心理护理

（1）手术室责任护士在门口热情迎接和亲切问候手术患者，并与病房主管护士进行手术安全核对。进入手术室后，介绍麻醉医师和其他医护人员，并将关爱融于操作中，从而减轻患者暂时离开亲人的孤独和无助感。

（2）在患者等待手术时段，及时进行心理疏导，以缓解患者的紧张、焦虑情绪。

（3）在做各项术前准备操作时，应向患者解释其作用，动作要轻柔，尽量减少刺激声响。

（4）手术期间，医护人员要时刻关注和尊重患者，不得谈论与手术无关的话题，注意语言交流的严谨性。

六、术后心理护理

手术后的患者，在正常状况下常会由于解除疾病痛苦而有一种轻松愉快的感觉，即使由于留置各种管道和切口疼痛引起的不适，也能积极配合治疗。但有些患者由于疾病本身、各种心理社会因素或个性心理特征方面的偏移等则会产生不同程度的情绪反应，严重者甚至出现精神障碍。因此，应根据术后患者病情和心理反应特点，进行适当的心理治疗，改善抑郁焦虑状况，减轻或消除不良的心理反应，达到身心康复的目的。

（1）及时反馈手术完成信息：术后患者最关心的问题是手术是否顺利及其效果。主管医生和护士应亲切地告诉患者手术进行很顺利，效果很好，若术后麻醉师和手术室责任护士来看望患者，并感谢其的配合，这会让患者感到所有医护人员都在关心和重视自己，倍感温暖，减轻或消除顾虑，增加术后康复的信心。

（2）给予心理支持，帮助术后康复：告知患者术后康复需要一段时间，在手术康复的过程中，可能会出现许多现实问题，让患者做好心理准备。如术后身体虚弱、切口疼痛、恶心、呕吐、睡眠不佳、排便形式改变、肿瘤患者术后化疗带来的副作用等，医护人员应针对患者的情况给予心理支持和安慰，善于利用疏导疗法、松弛训练、认知行为疗法等及时解除其心理问题，促使患者积极配合术后治疗，利于术后康复。

（3）术后应多巡视、关心患者：重视基础护理、专科护理、安全护理和心理护理。密切观察患者的心理动态和情绪反应，善于利用心理支持和社会支持，共同密切配合解决患者术后心理和躯体问题，使其顺利度过术后的各个治疗阶段。

（4）术后疼痛的干预：疼痛往往是术后心身问题的焦点。应向患者介绍疼痛的实质，适当采用围手术期心理支持疗法（PPST）。PPST是主要用心理暗示、行为矫正、示范脱敏疗法等心理学技术，帮助患者认识问题，改善心境，增强信心，以达到减轻反应，提高耐痛阈和手术安全性的综合心理疗法。必要时给予患者自控镇痛（PCA）镇痛泵，可明显降低术后并发症及应激反应，维持神经免疫内分泌系统的稳定。

（5）术后健康教育：由于术后患者出现不适和面临一系列要解决的问题，患者会出现无能为力、烦躁不安、睡眠不佳等反应。故要教会患者自我护理技能，以更好地解除心理反应和躯体不适问题，并促进康复。如讲解术后可能出现的并发症，指导术后患者应对切口疼痛、各种管道的护理、如何处理大小便、床上如何翻身、咳嗽和活动、术后早期活动的意义等。

（6）帮助患者做好出院计划，鼓励患者积极对待人生：大多数患者伤口拆线后可以出院，但其各方面功能尚未完全恢复。医护人员应与患者一起共同讨论制订出院康复治疗护理计划，包括饮食、服药、活动、休息、自我护理、心理调适等内容，并进行这些方面的健康教育，鼓励患者自信、自强，克服困难，尽快回归社会。

（贾艳滨）

第二章　甲状腺和甲状旁腺疾病患者护理

甲状腺和甲状旁腺疾病，包括甲状腺和甲状旁腺肿瘤、分泌性疾病和感染性疾病等，外科手术治疗是重要的治疗方式之一。甲状腺和甲状旁腺疾病围手术期患者生理心理受到创伤应激，能量损耗，对患者康复及生活质量产生重要影响。围手术期需加强呼吸和体位管理、营养支持和心理疏导，以减少手术患者的生理及心理创伤应激，促进患者快速康复。甲状腺癌、甲状腺功能亢进和甲状旁腺功能亢进症患者的临床表现、处理原则及围手术期护理是本章学习的重点。

临床案例与思考

患者，女，42 岁。因体检发现颈部肿物 10 天入院，经检查诊断为乳头状甲状腺癌。患者在全麻下行双侧甲状腺全切+双侧中央区颈淋巴结清扫+双侧喉返神经探查术，术后颈部留置 2 根引流管。术后 8 小时指导患者进食半流食，进食过程中出现呛咳后，突发颈部肿胀，自觉呼吸费力，颈部引流管引出血性液为左侧 180ml，右侧 100ml。患者体温（T）37.6℃，脉率（P）102 次/分，呼吸（R）24 次/分，血压（BP）100/62mmHg。

请思考：
（1）患者可能出现了什么问题？发生的可能原因有哪些？
（2）患者目前存在哪些护理诊断/问题？应该采取怎样的护理措施？

第一节　甲状腺癌

甲状腺癌（thyroid carcinoma）是甲状腺上皮细胞恶性增殖而导致的恶性肿瘤，是内分泌系统和头颈部肿瘤中最常见的恶性肿瘤。约占全身恶性肿瘤的 1%～2%。根据世界卫生组织国际癌症研究机构（IARC）和我国国家癌症中心最新发布的 2022 年癌症统计数据：甲状腺癌占全球癌症新发病例总数的 4.1%，占我国癌症新发病例总数的 9.7%，其发病率居全球第 7 位，我国第 3 位。甲状腺癌有以下流行病学特点：①女性发病率高于男性，甲状腺癌患者男女比约为 1：3。②发病年龄为 21～50 岁，发病率随年龄逐渐增加，发病年龄趋于年轻化。③不同地区甲状腺癌发病率有差异，经济发达地区发病率高，城市地区高于农村地区。④我国甲状腺癌患者 5 年生存率为 84.3%，但仍与先进发达国家存在 14% 的差距。

【病因】

除髓样癌外，绝大部分甲状腺癌起源于滤泡上皮细胞。其发病原因至今尚未完全清楚，但大量的研究证据表明甲状腺癌目前认为可能与以下因素有关：

1. 缺碘或高碘　碘是人体必需的微量元素，碘缺乏导致甲状腺激素合成减少，促甲状腺激素（TSH）水平增高，刺激甲状腺滤泡增生肥大，发生甲状腺肿大，使甲状腺癌发病率增加，但目前学者对此意见尚不一致。高碘，可能增加乳头状甲状腺癌的发生率，但目前并不能证实两者有直接因果关系。

2. 电离辐射、放射线　是目前甲状腺癌已明确的致病因素，甲状腺癌的发生与射线暴露、接触史有关。用 X 线照射实验鼠的甲状腺，能促使实验鼠发生甲状腺癌，细胞核变性，甲状腺素的合成大为减少，导致癌变；另一方面使甲状腺破坏而不能产生内分泌素，由此引起的 TSH 大量分泌也能促发甲状腺细胞癌变。

3. 性别　甲状腺癌发病性别差异较大，女性明显高于男性。由于在分化良好的甲状腺癌患者中，女性明显多于男性，因而性激素与甲状腺癌的关系受到重视。有人研究甲状腺癌组织中有性激素受体：雌激素受体（ER）和孕激素受体（PR）。但性激素对甲状腺癌的影响至今尚无定论。

4. 遗传因素 5%～10%的甲状腺髓样癌患者，有明显家族史，呈常染色体显性遗传。临床上见到一个家庭中两个以上成员同患乳头状甲状腺癌。患有家族性腺瘤性息肉病、加德纳综合征、多发性错构瘤综合征等遗传性疾病，会增加甲状腺癌的患病风险。甲状腺癌发病相关基因异常包括：BRAF 突变、RAS 突变、PET/PTC 和 TRK 重排等。

5. 其他甲状腺疾病 良性结节性甲状腺肿、增生性甲状腺肿、甲亢并甲状腺肿、甲状腺腺瘤、桥本甲状腺炎等，可合并有甲状腺癌，其发病率明显高于普通患者。

6. 生甲状腺肿物质 凡能干扰甲状腺激素正常合成的物质，就可能成为生甲状腺肿物质，包括木薯、萝卜、卷心菜、硫脲嘧啶、硫氰酸盐、对氨基水杨酸钠、保泰松、过氯酸钾、钴、锂盐等食物和药物，以及含硫碳氢化物、钙、氟过多的饮用水。

7. 情绪与生活方式 长期熬夜，工作压力过大和情绪调节不良，长期三餐不规律，营养不均衡，大量抽烟、饮酒、喜欢吃夜宵等不良生活习惯者，甲状腺癌发病风险增高。

【病理特点与临床分期】

1. 病理与分型 根据肿瘤起源及分化差异，甲状腺癌病理分为以下四种类型：乳头状甲状腺癌（papillary thyroid carcinoma，PTC）、滤泡状甲状腺癌（follicular thyroid carcinoma，FTC）、甲状腺髓样癌（medullary thyroid carcinoma，MTC）以及甲状腺未分化癌（anaplastic thyroid carcinoma，ATC）。其中乳头状甲状腺癌和滤泡状甲状腺癌合称为分化型甲状腺癌（differentiated thyroid carcinoma，DTC），占成人甲状腺癌的90%以上。不同病理类型的甲状腺癌，在其发病机制、生物学行为、组织学形态、临床表现、治疗方法以及预后等方面均有明显的不同。一般来说，分化型甲状腺癌预后较好，甲状腺未分化癌的恶性程度极高，预后极差，甲状腺髓样癌的预后居于两者之间。

（1）乳头状甲状腺癌：是最常见的甲状腺癌类型，好发于25～45岁女性。此型分化好，生长缓慢，恶性程度低。有多中心发生倾向，且较早便出现颈淋巴结转移，但预后较好。

（2）滤泡状甲状腺癌：好发于50岁左右中年人，中分化，发展较快，中度恶性，且有侵犯血管倾向。颈淋巴结转移仅占10%，更容易扩散到远处器官，如骨骼或肺部，预后较乳头状癌稍差。

（3）甲状腺髓样癌：临床发病率较低，占所有甲状腺癌的比例为3%～5%，甲状腺髓样癌是起源于甲状腺滤泡旁细胞（C细胞）的恶性肿瘤。可分泌降钙素。进展较快，恶性程度相对较高，易早期出现转移，预后相对较差。

（4）甲状腺未分化癌：占所有甲状腺癌的比例在1%～3%，多见于老年人。发展迅速，高度恶性，约50%早期便有淋巴结转移，或侵犯喉返神经、气管或食管，常经血行向远处转移。预后很差，中位生存时间仅7～10个月，1年存活率仅为5%～15%，2年生存率为12%左右。

2. 侵犯和转移

（1）局部侵犯：甲状腺癌局部可侵犯喉返神经、气管、食管、环状软骨及喉，甚至可向椎前组织侵犯，向外侧可侵犯至颈鞘内的颈内静脉、迷走神经或颈总动脉。

（2）区域淋巴结转移：乳头状甲状腺癌易早期发生区域淋巴结转移，大部分乳头状甲状腺癌患者在确诊时已存在颈淋巴结转移。乳头状甲状腺癌淋巴结转移常见原发灶同侧、沿淋巴引流路径逐站转移，其淋巴引流一般首先至气管旁淋巴结，然后引流至颈内静脉淋巴结链（Ⅱ～Ⅳ区）和颈后区淋巴结（Ⅴ区），或沿气管旁向下至上纵隔。Ⅵ区为最常见转移部位，随后依次为颈Ⅲ、Ⅳ、Ⅱ、Ⅴ区。乳头状甲状腺癌发生颈侧区淋巴结转移时以多区转移为主，仅单区转移较少见。Ⅰ区淋巴转移少见（<3%）。罕见的淋巴结转移部位有咽后/咽旁、腮腺内、腋窝等。

（3）远处转移：肺部是甲状腺癌常见的远处转移器官，甲状腺癌也可出现骨、肝、颅内等部位转移。滤泡状甲状腺癌、分化差的甲状腺癌、甲状腺未分化癌出现远处转移的风险较大。

3. 临床分期 目前临床上广泛使用的是美国癌症联合委员会（AJCC）第8版提出的甲状腺

癌 TNM 分期系统（表2-1-1）。更注重肿瘤浸润程度、病理组织学类型及年龄。根据术前评估（病史、查体、辅助检查）可确立临床分期（即 cTNM）。根据术后病理结果可获得病理分期（即 pTNM）。

表 2-1-1 甲状腺癌的 TNM 分期

分期	乳头状癌或滤泡状癌（55岁以下）	乳头状癌或滤泡状癌（55岁及以上）	髓样癌（任何年龄）	未分化癌（任何年龄）
Ⅰ期	任何 TNM_0	$T_{1\sim2}N_{0\sim x}M_0$	$T_1N_0M_0$	
Ⅱ期	任何 TNM_1	$T_{1\sim2}N_1M_0$ $T_{3a}/T_{3b}NM_0$	$T_{2\sim3}N_0M_0$	
Ⅲ期		$T_{4a}NM_0$	$T_{1\sim3}N_1M_0$	
ⅣA 期		$T_{4b}NM_0$	$T_{1\sim3}N_{1b}M_0$ $T_{4a}NM_0$	$T_{1\sim3a}$
ⅣB 期		TNM_1	$T_{4b}NM_0$	$T_{1\sim3a}N_1M_0$ $T_{3b\sim4}NM_0$
ⅣC 期			TNM_1	TNM_1

T：原发肿瘤。T_x：原发肿瘤无法评估。T_0：无原发肿瘤证据。T_1：肿瘤最大直径≤2cm，并局限于甲状腺内。T_{1a}：肿瘤最大直径≤1cm，并局限于甲状腺内。T_{1b}：肿瘤最大直径＞1cm且≤2cm，并局限于甲状腺内。T_2：肿瘤最大直径＞2cm且≤4cm；并局限于甲状腺内。T_3：肿瘤最大直径＞4cm，并局限于甲状腺内，或任何大小肿瘤肉眼下腺体外侵犯带状肌。T_{3a}：肿瘤最大直径＞4cm，并局限于甲状腺内。T_{3b}：任何大小肿瘤，肉眼下腺体外侵犯带状肌（如胸骨舌骨肌、胸骨甲状肌、甲状舌骨肌、肩胛舌骨肌）。T_{4a}：任何大小肿瘤突破甲状腺被膜，侵及皮下组织、喉、气管、食管或喉返神经。T_{4b}：肿瘤侵及椎前筋膜，或包裹颈总动脉或纵隔血管。

N：区域淋巴结。N_x：区域淋巴结无法评估。N_0：无区域淋巴结转移。N_1：有区域淋巴结转移。N_{1a}：Ⅵ区或Ⅶ区淋巴结转移（气管前，气管旁或喉前或上纵隔），包括单侧或双侧转移。N_{1b}：肿瘤转移至单侧、双侧或对侧颈部淋巴结（Ⅰ、Ⅱ、Ⅲ、Ⅳ或Ⅴ区）或咽后淋巴结。

M：远处转移。M_0：无远处转移。M_1：有远处转移。

【临床表现】

1. 症状 大多数甲状腺癌患者早期没有临床症状。通常在体检时通过甲状腺触诊和颈部超声检查发现甲状腺肿块。随着肿块的增大，可能压迫或侵犯邻近器官或组织，可导致患者出现呼吸困难、吞咽困难、颈静脉怒张、声音嘶哑、疼痛、面容潮红、心动过速等表现。部分患者可出现颈部淋巴结转移及远处转移，颈部淋巴结转移时常表现为颈部淋巴结肿大；远处转移至肺部时，可出现咯血、呼吸困难等症状；转移至骨，则出现骨痛、骨质破坏等症状。合并甲状腺功能亢进（甲亢）或减退（甲减）时可出现相应的临床表现。

2. 体征 甲状腺癌体征主要为甲状腺肿大或结节，结节形状不规则、与周围组织粘连固定，并逐渐增大，质地硬，边界不清，初期可随吞咽运动上下移动，后期多不能移动。若伴颈部淋巴结转移，可触诊颈部淋巴结肿大。压迫或侵犯交感神经可引起颈交感神经节麻痹综合征，又称霍纳综合征（Horner syndrome）。

【辅助检查】

1. 超声检查 简便无创，能清晰显示甲状腺结节的边界、形态、大小及内部结构等信息，是评估甲状腺的首选方法。超声技术的不断创新，为甲状腺手术提供了科学精准的参考价值。超声造影检查可以用来判断血管的走行、粗细及与癌灶的关系；超微血管成像技术更清晰、详细地显示甲状腺结节外周或内部微血流信号、血管分支；弹性成像可以更加直观地反映触诊无法触到的结节硬度，预测淋巴结转移情况；人工智能（AI）联合超声诊断技术，在提高诊断效能的同时又减少不必要的穿刺活检操作。计算机体层扫描（CT）、磁共振成像（MRI）、正电子发射计算机体层显像（PET/CT）检查与超声检查相互补充，使术前疾病分期评估更加准确，有助于制定合理的手术方案。

2. 核素扫描检查 甲状腺癌的放射性核素扫描图像多为冷结节和凉结节，很少为温结节，热结节罕见。甲状腺扫描还能提供甲状腺功能活动情况。冷结节并不意味着一定是恶性病变，多数甲状腺冷结节属于良性病变，有无功能一般不能作为鉴别是否为甲状腺癌的依据。

3. 细胞学检查及活检 这是目前诊断结节性甲状腺肿并区分甲状腺结节良恶性最有效的诊断方法，且安全、费用低廉、可靠，其诊断率可以达到80%以上。当实性结节直径＞1cm，囊实性结节直径＞1.5cm、B超怀疑恶性变时应细针穿刺。穿刺若发现癌细胞，往往提示甲状腺癌，但阴性结果并不能排除恶性肿瘤的可能。对于直径＜1cm的病变，可在超声引导下穿刺活检。

4. CT检查 甲状腺癌表现为腺体内低密度或等密度病灶，或伴高密度钙化灶，平扫显示密度不均匀或均匀。增强后不均匀强化，少数均匀强化，强化程度低于正常甲状腺实质。边界模糊不规则，边缘连续性常中断。砂粒样钙化为甲状腺癌的特征性表现。CT检查对评价甲状腺癌的范围，与周围重要结构如气管、食管、颈动脉的关系及有无颈部淋巴结转移有重要价值。

5. MRI检查 组织分辨率高，可以多方位、多参数成像，评价病变范围及与周围重要结构的关系。通过动态增强扫描、弥散加权成像等功能成像可对结节良、恶性进行评估。

6. 血清学检查 一般总三碘甲状腺原氨酸（T_3）、总甲状腺素（T_4）等血清学指标无明显变化。血清降钙素测定可帮助诊断髓样癌。

7. 术中冰冻及组织病理学检查 甲状腺癌因其术前诊断缺乏特异性的临床表现，术中冰冻切片检查便成为甲状腺癌的重要诊断方法之一。冰冻切片的价值在于能在术中快速判断肿块的病理类型和性质，以便确定甲状腺的切除范围。术后病变组织还需要进一步石蜡包埋、切片，行组织病理学检查。

【处理原则】

外科手术切除是各型甲状腺癌最主要的治疗方式，根据甲状腺癌的病理与分型，辅以个体化和精准的非手术治疗方法，包括术前新辅助放化疗和免疫治疗等，以及术后TSH抑制治疗、放射性碘（^{131}I）治疗、化学治疗、免疫治疗、靶向治疗等综合治疗。其主要目的包括为手术创造机会，提高手术切除率；提高患者的生存率、延长无瘤生存时间以及改善生存质量。

1. 手术治疗 根据甲状腺癌的病理类型及病情，选择手术范围、方式有所不同。甲状腺腺叶+峡部切除和全、近全甲状腺切除作为分化型甲状腺癌原发灶的初始治疗方法；对于甲状腺髓样癌，将全甲状腺切除术作为初始治疗方式；而对于未分化甲状腺癌，因发现时就已经广泛周围侵犯和远处转移，减瘤切除是常用的手术治疗方法。对于区域淋巴结清扫，要求在保证神经和甲状旁腺功能安全的前提下积极行预防性中央区淋巴结清扫，而对于侧颈区淋巴结，只做治疗性清扫，不做预防性清扫。因此规范化甲状腺切除和科学合理的颈部淋巴结清扫，不仅有利于降低复发率和转移的风险，也可以明确临床分期及指导后续治疗。

手术方式除传统的开放性甲状腺手术外，腔镜甲状腺手术在临床得以普遍使用，其手术径路包括胸乳径路、锁骨上径路、腋窝径路、胸骨切迹径路、耳后径路、颏下径路和经口腔径路等诸多径路，达到颈部无瘢痕的美观美容效果；机器人甲状腺手术实现了外科手术与AI的对接；超声引导下经皮热消融技术，具有损伤小、术后恢复快且不影响美观等特点，作为不耐受外科手术或对美容有较高要求患者选择的另外一种治疗方案。每一种手术方式或方案都有其优势和缺点，手术者应根据患者实际情况与需求、自身水平和医院设备选择合适的手术方式。

2. 非手术治疗

（1）TSH抑制治疗：是分化型甲状腺癌术后的重要治疗手段，首选左甲状腺素钠片。其主要原理是通过外源性给予大量甲状腺激素，反馈性抑制TSH在正常低限或低限以下，甚至检测不到的程度，从而达到抑制分化型甲状腺癌细胞生长的目的。TSH抑制治疗可显著降低肿瘤复发风险，并且改善患者无病生存期和延长生存时间。《CACA甲状腺癌诊治指南（2024版）》

对 TSH 抑制治疗目标设定为：复发风险低危、中危患者 TSH 目标分别放宽至 0.1～2.0mIU/L、0.1～0.5mIU/L，复发风险高危患者 TSH 仍需严格控制在＜0.1mIU/L。TSH 抑制治疗目标应结合治疗反应的动态评估结果及副反应风险调整用药剂量及时间。对于长期接受 TSH 抑制治疗的患者应观察有无焦虑、睡眠障碍、心悸、心律失常（房颤、早搏）以及骨质疏松等心血管和骨骼系统的副反应。

（2）^{131}I 治疗：是分化型甲状腺癌术后治疗的重要手段之一，其主要原理是给予大剂量的 ^{131}I 之后，利用 ^{131}I 发出的 β 射线对分化型甲状腺癌术后残余甲状腺组织和转移灶进行集中照射，从而将其清除。能够有效地降低疾病的复发率，改善患者的预后和生存质量。

（3）放射治疗（简称放疗）：各种类型的甲状腺癌对放射线的敏感性差异很大，分化越好，敏感性越差。手术治疗不能达到根治目的或病灶无法通过手术完全切除的患者，可以采用术后辅助放射治疗或术前新辅助放射治疗。放射治疗可以减少术后残留癌灶，降低局部复发及远处转移风险；可以缩小肿瘤体积，为手术创造机会；还可以用于局部晚期甲状腺癌的姑息治疗，提高患者的生存率、延长生存时间以及改善生存质量。

（4）其他治疗：①化学治疗（简称化疗）：分化型甲状腺癌和甲状腺髓样癌，对化疗不敏感；对于原发病灶可切除的甲状腺未分化癌患者，术后行辅助放化疗；对于术前评估无法完全切除的肿瘤，在没有远处转移的情况下，可以采用新辅助化疗，使肿瘤的体积缩小，降低甲状腺癌分期，创造手术条件，提高手术切除率。推荐的方案可以是单用阿霉素类、阿霉素联合紫杉醇（紫杉醇或多西他赛）和阿霉素联合铂类药物（顺铂或卡铂）等。②靶向治疗：通过干扰参与肿瘤发生的特定基因的表达，抑制肿瘤细胞生长，促进肿瘤细胞凋亡，限制肿瘤细胞扩散。代表药物有索拉非尼、安罗替尼、伊马替尼、维罗非尼、达拉非尼+曲美替尼等。索拉非尼常用于进展较迅速，有症状的晚期放射性碘难治性分化型甲状腺癌患者；对于进展较迅速、无法手术的晚期髓样癌，使用的靶向治疗药物为安罗替尼；达拉非尼+曲美替尼可以用于未分化甲状腺癌患者。③免疫治疗：是目前治疗甲状腺癌临床研究的热点，越来越多的研究表明 PD-1/PD-L1 免疫检查点抑制剂治疗对其他治疗无效、疾病仍在进展的甲状腺癌患者具有显著的临床疗效。④甲状腺癌的中医中药治疗。

> **知识拓展　　　　分化型甲状腺癌患者 ^{131}I 治疗后大量饮水的开始时间**
>
> 　　^{131}I 治疗是分化型甲状腺癌术后重要的治疗方法，能明显降低分化型甲状腺癌的复发率及死亡风险。但是，^{131}I 在患者体内的滞留可能会对患者自身、周围环境和人群造成一定程度的辐射危害。由于 80%～90% 的 ^{131}I 会通过泌尿系统排泄。因此大量饮水（3～4L/d）能有效促进 ^{131}I 排泄，从而降低辐射危害。然而，目前尚无科学的饮水指南，对于大量饮水开始时间也未见相关报告，医护人员常根据经验指导患者服用 ^{131}I 24 小时后开始大量饮水，但有研究显示，60% 的 ^{131}I 会在治疗后第 1 天排出体外，由此可推断如果治疗后第 1 天饮水量不足可能会导致 ^{131}I 的排泄滞后，致使自身及他人受到辐射危害。最新研究显示分化型甲状腺癌患者 ^{131}I 治疗后 12 小时开始大量饮水可在保证疗效的前提下，加速降低患者早期周围辐射当量剂量率，缩短患者住院隔离时间。

【护理评估】

（一）术前评估

1. 健康史

（1）一般情况：包括患者的年龄，性别，职业，文化程度，饮食、生活习惯，有无吸烟、饮酒嗜好等。

（2）既往史：患者童年是否有放射线接触史；有无结节性甲状腺肿或其他自身免疫性疾病病史；家族成员中有无甲状腺疾病或其他肿瘤患者；评估患者有无高血压、糖尿病、心脏病病史；有无手术史、麻醉史及过敏史等。

2. 身体状况

（1）主要症状与体征：患者发现甲状腺肿块的时间；了解肿块的大小、形状、质地及活动度；肿块与吞咽运动的关系；患者的呼吸状况，有无气促、声嘶、吞咽困难等；颈部淋巴结有无肿大，有无颈部淋巴结和远处转移；评估有无甲亢或甲减的体征，前者会出现突眼、心率加快、消瘦、多汗等，后者会出现黏液性水肿、心率减慢等。

（2）辅助检查：甲状腺功能血清学测定、B超检查、影像学及重要器官功能检查结果等。甲状腺癌患者术前应常规行喉镜检查（间接喉镜或纤维喉镜），评估双侧声带活动情况，若出现声带活动减弱甚至固定的征象，应高度怀疑肿瘤压迫或侵犯喉返神经，有助于评估病情和手术风险。此外，对于临床或影像学检查（如颈部CT）怀疑肿瘤紧邻或侵犯气管的患者，应进行术前纤维支气管镜检查，评估肿瘤是否侵透气管全层至气管腔内，以及侵犯范围大小，是否影响麻醉气管插管等，据此来制定相应的手术方案和麻醉方案。

3. 心理-社会状况 评估患者对疾病的认知程度，有无焦虑、抑郁、恐惧等心理状况。对即将进行的手术及手术可能导致的外貌改变、并发症是否表现出恐慌、焦虑，有无足够的心理承受能力。

（二）术后评估

1. 了解术中情况 如患者麻醉与手术方式，手术过程是否顺利，术中出血与输液、输血情况等。

2. 生命体征 是否平稳，患者是否意识清醒，发音是否清晰，有无疼痛情况等。

3. 伤口与引流管情况 伤口是否干燥，有无渗液、渗血，各条引流管是否通畅，固定是否牢固、妥当，观察引流量、颜色与性状等。

4. 治疗效果 是否根治，切口愈合情况。

5. 并发症发生 有无发生呼吸困难、出血、窒息、手足麻木抽搐、声音低沉或嘶哑、误咽或呛咳、淋巴漏等并发症。

【常见护理诊断/问题】

1. 焦虑/恐惧 与环境改变、担心手术及预后等有关。

2. 急性疼痛 与手术切口有关。

3. 潜在并发症 呼吸困难、窒息、出血、喉返神经损伤等。

4. 知识缺乏 缺乏与本疾病相关的预防和保健知识。

【护理目标】

1. 患者未发生过度焦虑或焦虑减轻。
2. 疼痛得以控制。
3. 能掌握疾病相关知识。
4. 未发生并发症，或并发症及时发现和处理。

【护理措施】

（一）术前护理

1. 心理护理 术前通过一对一辅导、团体辅导、同伴教育、视频材料等教育形式，告知甲状腺癌患者围手术期诊疗及配合相关知识，包括术前戒烟戒酒、呼吸功能锻炼、营养补充、禁食禁饮方法、术后饮食与营养、早期下床活动、颈部功能锻炼等内容。以增强患者治疗的信心和依从性，缓解其焦虑、恐慌、紧张情绪。

2. 呼吸系统管理 指导患者术前戒烟至少2周；指导患者进行咳嗽训练和腹式呼吸、缩唇呼吸等呼吸训练，每日3次，每次10～20分钟，如存在肿物压迫气管导致气管狭窄、声带麻痹、肿瘤侵犯气管或合并呼吸道疾患等高危因素时，术前应积极进行评估与干预，可遵医嘱给予祛痰、平喘或抗菌药物等以降低术后呼吸系统及伤口并发症。

3. 饮食营养护理 术前使用营养风险筛查工具对患者进行营养风险筛查，若存在营养风险则进一步进行营养评定。对有营养不良的患者，制订合理营养治疗支持计划，根据营养治疗五阶梯原则，营养方式首选口服营养补充，其次为肠内营养，再为肠外营养，保障患者热量、蛋白质、维生素、微量元素等营养的供给，以提高手术的耐受性。

4. 皮肤准备 甲状腺手术患者需进行皮肤清洁，对于术区毛发浓密的患者可以进行剪毛或脱毛；对需要进行颈清扫术的患者剃除颈部耳后3cm区域的毛发。目前临床还有常见的腔镜甲状腺手术，包括经腋窝入路和经口腔入路，经腋窝入路手术术前需去除术侧腋毛；经口腔入路术前无须皮肤准备，应使用具有抑菌或杀菌作用的漱口液漱口。

5. 体位训练 教会患者用软枕垫于肩部呈头低肩高体位，每日练习数次，使机体适应术中颈部过伸的体位；指导患者颈部固定时起床、卧床练习，以一手为支撑点支撑在床边，另一手托在枕后固定头部，缓慢坐起或躺下，以防止颈部过度前倾或后仰。

6. 完善术前检查及准备 包括术前常规检查和颈部影像学检查、喉镜检查。

（二）术后护理

1. 病情观察 密切监测患者生命体征变化，观察患者的颈部症状及体征等。

2. 体位与活动护理 患者在术后清醒即可取舒适体位，可将床头适当抬高，逐步过渡到高枕卧位或半卧位，以减小局部伤口张力，减轻疼痛，增加舒适感；术后根据患者自身状况，指导和鼓励患者床上活动及早期下床活动，患者清醒后指导其进行床上翻身及腿部屈伸运动，手术后第1天开始早期下床活动，至少为2小时，之后每日逐渐增加活动时间。术后活动期间注意保护伤口，避免牵拉引流管，防止引流管脱出。

3. 疼痛护理 术后会因咳嗽、吞咽引起切口疼痛。应及时评估疼痛的性质、程度及持续时间等，一般的中度疼痛，多可耐受。术后遵医嘱给予非甾体抗炎药（NSAID）等止痛药物，可有效降低患者疼痛，利于患者早期经口进食。

4. 恶心呕吐护理 患者术后恶心呕吐（postoperative nausea and vomiting，PONV）的发生率高达60%～76%。可能与术中颈部过度后仰、麻醉药物副反应、术后疼痛、颈部水肿、心理因素等有关。发生PONV时，会增加术后出血、误吸、脱水和电解质失衡的风险。因此术后应积极采取非药物干预联合药物干预，预防和治疗相结合的措施减少PONV的发生，非药物干预措施包括芳香疗法，如生姜精油、薄荷精油等吸入疗法，穴位刺激包括针刺、电针、穴位按压、耳穴压豆等，假饲疗法等。药物治疗可使用两种或两种以上的止吐药物，常用的止吐药物有5-羟色胺3（5-HT$_3$）受体拮抗剂、抗组胺药、皮质激素类、抗胆碱药等；此外还可通过术中体位保护预防手术体位综合征引起的恶心呕吐发生。

5. 切口护理 观察切口及周围是否肿胀、淤血，有无敷料渗血、渗液情况，大多数患者术后切口愈合良好，一般术后5～7日即可用低水流淋浴，1个月内避免用力揉搓切口，浴后及时使切口干燥。注意切口区域防晒，利于改善切口愈合的美观性。此外，还可通过药物疗法、激光疗法等预防瘢痕形成。

6. 引流管护理 妥善固定颈部切口引流管，检查管道固定是否牢固，避免牵拉，防止脱落；维持引流管处于负压状态，避免扭曲、受压、堵塞等，保持引流管通畅；负压引流器低于伤口水平，避免引流液倒流引起逆行感染；观察并准确记录引流液的颜色、性质及量，视情况尽早拔除引流管，既减少患者不适，也利于切口愈合。若出现出血、乳糜漏等情况可适当延长。

7. 饮食护理 甲状腺手术因未涉及胃肠道，对胃肠道影响较小，术后应尽早经口进食进水，既可以缓解其饮水需求，促进肠道功能恢复，也可以减轻咽痛及咽喉黏膜红肿程度。术后患者完全清醒后即可试饮水，如无呛咳及恶心呕吐等症状可给予温凉流质饮食，逐步过渡到半流食、软食或普食。饮水呛咳的患者可指导其改变进食体位，如抬头进餐、低头吞咽等，必要时遵医嘱补液。饮食宜营养丰富，口腔入路手术者宜采用吸管进食；存在低钙血症的患者应进食高钙低磷的食物，减少菌类、坚果等含磷高的食物，增加牛奶、豆制品等含钙高的食物。出现乳糜漏且引流量<200ml/d 的患者，指导低脂或无脂饮食；引流量>200ml/d，需要禁食，给予肠外营养治疗。

8. 并发症的观察及护理

（1）呼吸困难和窒息：是术后最危急的并发症，多发生在术后 48 小时内，主要原因包括术后出血压迫气管、气管壁塌陷、喉头水肿、双侧喉返神经损伤等。

密切观察患者生命体征、切口渗血及引流情况，床旁常规放置气管切开包备紧急时使用。对因出血压迫引起的呼吸困难或窒息，应立即拆开伤口清除血肿并止血，必要时果断行气管切开和进一步手术处理；对喉头水肿引起的呼吸困难或窒息，遵医嘱立即给予大剂量激素静脉滴入；若呼吸困难仍无好转，可行环甲膜穿刺或协助医生行气管切开术，术后注意气管切开的护理。

（2）出血：甲状腺癌术后出血的发生率为 1%~2%，多见于术后 24 小时以内。术后观察伤口敷料渗血的颜色和量，引流液的颜色、性质及量，颈部肿胀情况；预防术后恶心、呕吐、咳嗽等高危动作，避免颈部剧烈活动，控制血压。

如患者出血速度慢、颈部肿胀较轻且无明显不适，可给予局部加压等保守治疗，并密切关注患者呼吸情况、颈前区肿胀程度等，如张力进行性增大，压迫感增加，应立即手术探查；对出现严重呼吸困难的处理，详见呼吸困难和窒息的处理。

（3）喉返神经、喉上神经损伤：术中切断或缝扎神经可导致永久性的神经损伤，牵拉或肿瘤压迫神经可导致暂时性的神经损伤。一侧喉返神经损伤引起术后同侧声带麻痹，出现短期声音嘶哑、饮水呛咳；双侧喉返神经损伤可导致失声或严重者可出现呼吸困难，甚至窒息。喉上神经损伤主要表现为进食、饮水时呛咳，声音变低沉。术中规范使用术中神经监测（intraoperative neuromonitoring，IONM）技术、精细解剖、合理应用能量器械可帮助降低神经损伤的概率。观察患者术后发声及进食情况，有无发声时声调降低或声音嘶哑，进食有无呛咳，有无呼吸困难。为减轻神经水肿，可给予地塞米松、神经营养类药物辅助治疗。向患者解释声音嘶哑、进食呛咳的原因，嘱患者少说话；正确使用促进神经生长的药物；一侧喉返神经损伤的患者急性期常有进食饮水呛咳，协助患者改变进食体位，对于一些高龄患者必要时可予鼻饲，以减少吸入性肺炎的发生。呼吸困难者，备好气管切开用物，必要时协助医生行气管切开术。

（4）手足抽搐：主要因手术时误切或挫伤甲状旁腺，致血钙浓度下降所致，多发生在术后 1~3 天。术后观察患者有无面部、唇或手足部的针刺和麻木感，以及面肌和手、足的持续性痉挛，喉、膈肌痉挛可引起窒息。动态监测甲状旁腺激素、血钙变化，有低钙症状者注意补充钙剂，遵医嘱予口服或静脉补充钙剂；抽搐发作时，立即遵医嘱静脉注射 10% 葡萄糖酸钙或氯化钙 10~20ml，以解除痉挛；适当限制高磷食物，如蛋类、肉类和乳制品等的摄入，以免影响钙的吸收。能进食后及时给予口服维生素 D 及钙制剂。

（5）淋巴漏：常见于颈部淋巴结清扫后，表现为引流量持续较多，每日可达 500~1000ml，甚至更多，多呈乳白色不透明液，也称为乳糜漏，少数颈部淋巴漏可呈淡黄色清亮液体。术后观察引流液的颜色、性质及量，颈部肿胀情况。

长时间淋巴漏可致血容量下降、电解质紊乱、低蛋白血症等。出现淋巴漏后，应保持引流通畅，可先采取保守治疗，对伤口行加压包扎，持续负压吸引，对引流量<200ml/d 的患者指导低脂或无脂饮食；引流量>200ml/d，给予禁食及肠外营养治疗；淋巴漏患者经保守治疗多数能自愈，当引流量>500ml/d 或保守治疗 1~2 周无明显效果时，则应考虑手术治疗。

（6）其他并发症：局部积液（血清肿），主要与术后残留腔隙止血不彻底相关。术区留置引流管有助于减少局部积液形成，应密切观察、多次针吸积液以及负压引流等。

局部晚期甲状腺癌因病灶可能外侵喉、气管、食管、下咽或大血管，术后注意观察是否存在气管瘘、咽瘘或食管瘘等并发症。经腋窝入路腔镜甲状腺手术应观察腋窝处皮肤有无红肿、瘀斑、皮下感染积液、脂肪液化等并发症；经口腔入路腔镜甲状腺手术术后应加强口腔内伤口的观察，做好口腔护理，注意是否存在肿胀、出血、感染等。其他少见并发症如气胸（颈根部手术致胸膜破裂引起）、霍纳综合征（颈部交感神经链损伤）、舌下神经损伤引起伸舌偏斜、面神经下颌缘支损伤引起口角歪斜等。

（三）健康教育

1. 疾病预防知识 指导患者定时复查，教会其颈部自行检查的方法，如发现肿块、结节，及时复查，以便早期发现复发肿瘤和转移。对术后并发症中易出现的甲状腺功能低下，如乏力、困倦、饮食差、睡眠不佳，指导患者严格按照医嘱服用甲状腺素片，将 TSH 水平控制在正常值低限，预防甲状腺功能减退及抑制促甲状腺激素释放激素。甲状腺癌术后 4～6 周应进行第 1 次甲状腺功能测定，待甲状腺功能达到理想的平衡点可遵医嘱酌情延长随访间隔，3～6 个月复查 1 次。告知患者术后应进行长期随访，医生会根据病理分期及实时动态复发危险度分层调整制定后续的辅助治疗方案和随访方案。

2. 营养与运动指导 指导患者术后保障营养的补充，均衡、适量摄入营养物质，饮食多样化，合理进食谷类、肉、蛋、奶、蔬菜、水果等多种多样的食物，保障各种维生素、矿物质、脂肪、蛋白质等化合物的摄入；每日至少饮水 2000ml，适当限制糖的摄取量，限制乙醇及酒类饮料的摄入；维持健康体重等。对于术后可能伴有营养不良的患者应及时予以评估和营养补充。指导患者每周 3 次中等强度的有氧训练，积极健康的生活方式可以改善焦虑、抑郁、疲劳感以及生活质量。

3. 心理护理 护理人员要与患者及家属多沟通，主动了解患者的不适和心态变化，耐心讲解，降低患者恐惧心理，积极为其缓解现存的不适症状。未分化癌患者不适症状多表现为颈部肿块短期内骤然增大、声音嘶哑、疼痛、不同程度呼吸困难或吞咽困难。出现疼痛的患者，遵医嘱给予有效的止痛方法；对呼吸困难行气管切开患者，应教会家属带管回家时自行换药方法；对进食困难留置胃管患者，护士应教会家属鼻饲饮食制作及注意事项。甲状腺癌女性患者居多，创伤对身体美观造成了极大的破坏，手术瘢痕对日常生活的影响使患者生活质量下降，护士可指导患者佩戴项链或穿着高领衣物将瘢痕遮盖，早期使用医用除瘢产品，指导颈部功能锻炼，防止瘢痕挛缩。为患者营造舒适的环境，从而提高患者生存质量。

4. 功能锻炼指导 术后早期进行适当的颈部功能锻炼可促进切口愈合，减少瘢痕形成，防止颈部僵硬。甲状腺腺叶、次全甲状腺及全甲状腺切除术的患者，术后第 1 天如无不适症状即可循序渐进进行颈部功能锻炼。包括放松肩膀和颈部、向下看、脸部左右转动、头部左右倾斜、转动肩膀、缓慢抬高及放低双手，每个动作重复 5～10 次，每日 3 次，持续 1 个月。颈淋巴结清扫术的患者，术后应先以头部转动为主，术后 1 周开始增加手臂外展及前举运动，术后 1～3 个月进行肩关节、颈部组合训练。腋窝入路手术者，术后 1 周应避免同侧上肢过度外展，术后 1 个月内禁止做扩胸运动。存在颈椎张力障碍或神经病变者，应由医师及康复师对患者进行全面的神经-肌肉-骨骼管理及指导，保障患者安全。声音嘶哑者可进行理疗、针灸及发音训练。

5. 复查随访 术后第 1、3、6 个月复查，之后每一年复查一次。如出现心悸、手足抽搐等应及时就诊。

知识拓展　　　　　　育龄期甲状腺癌女性患者生育忧虑

甲状腺癌来源于甲状腺上皮细胞，是育龄期女性最常见的内分泌系统恶性肿瘤。较多育龄期女性患者在诊断为甲状腺癌时仍有生育计划，因担忧治疗会对自身妊娠能力或子女健康产生不良影响，部分患者会出现生育忧虑。生育忧虑带给患者的压力可能高于癌症本身，并且可持续较长时间。目前对甲状腺癌患者生育忧虑的研究多聚焦于心理体验的质性研究、使用相关量表总得分的高低来评判患者的忧虑水平或对潜在剖面分析来了解甲状腺癌女性患者生育忧虑的不同特征差异。

【护理评价】

通过治疗与护理，评价患者是否达到下列目标：
1. 焦虑程度减轻。
2. 疼痛得以控制。
3. 获取疾病的相关知识，主动配合治疗及护理。
4. 未发生并发症，或并发症得到及时发现和处理。

（刘爱红）

第二节 结节性甲状腺肿

结节性甲状腺肿（nodular goiter）是指以甲状腺组织过度增生和甲状腺组织的一个或多个区域出现结构、功能改变为特征的甲状腺结节性肿大。在甲状腺外科疾病中，结节性甲状腺肿患者最为常见，是临床常见的良性甲状腺疾病。在我国普通人群中的发病率为4%～8%，随年龄的增大发病率也逐年升高；结节性甲状腺肿以中青年女性为常见，占比79.9%，其中女性发病率约为男性的4倍；结节性甲状腺肿恶性肿瘤风险可达3%～10%，以单发和多发的甲状腺结节为表现，外观可看到不规则的甲状腺增大。

【病因】

结节性甲状腺肿的病因不明，相关危险因素较多，其发生和发展可能与以下因素有关：

1. 碘的摄入水平 碘是人体合成甲状腺素必需的微量元素，是影响结节性甲状腺肿发病的重要环境因素。结节性甲状腺肿患病率与碘营养水平呈"U"形曲线关系。因此碘缺乏或过多均可使结节性甲状腺肿的发生率升高。

2. 雌激素 甲状腺疾病更常见于女性人群，在轻度碘缺乏人群中，结节性甲状腺肿患病率女性高于男性，结节性甲状腺肿患者外周血中雌激素水平高于正常人。

3. 遗传因素 结节性甲状腺肿也可以因遗传因素引起，具有一定的家族聚集性，有结节性甲状腺肿阳性家族史人群的患病率显著高于无家族史人群。

4. 代谢综合征 是一组以肥胖、高血糖（糖尿病或糖调节受损）、血脂异常以及高血压等在代谢上相互关联的危险因素的组合。有研究表明，代谢综合征患者的甲状腺肿与多发性结节性甲状腺肿的患病率均显著增高。胰岛素抵抗与甲状腺容量和结节的存在呈正相关。

5. 其他因素 BMI是甲状腺肿发病的独立预测因素，甲状腺体积与BMI存在相关性；人体微量元素失衡、吸烟、自身免疫性疾病、放射性接触史、情志、压力与睡眠等也可能是导致结节性甲状腺肿的危险因素。

【病理特点与分类】

结节性甲状腺肿病理改变取决于疾病的严重程度与病程长短。疾病早期，增生、扩张的滤泡较为均匀地分布在腺体内，形成弥漫性甲状腺肿，随着病变持续存在或反复加重，扩张的滤泡聚集成多个大小不等的结节，形成结节性甲状腺肿。部分结节因血供不良导致退行性变时，还可引起囊肿、内出血、纤维化和钙化等。结节性甲状腺肿多以双叶多发结节为主，发生率为65.8%；结节性甲状腺肿合并钙化占比30.4%，囊性变占比31%，出血占比26.6%，乳头状变占比12.4%；伴发甲状腺腺瘤的结节性甲状腺肿患者达45%；意外发现甲状腺癌的概率为5%～16.5%，以乳头状癌为主；合并甲亢的概率为6%左右。根据有无自主分泌甲状腺激素能力，结节性甲状腺肿的类型可分为毒性结节性甲状腺肿和非毒性结节性甲状腺肿，毒性结节性甲状腺肿可自主分泌甲状腺素，5%～8%可引起甲亢表现；非毒性结节性甲状腺肿，结节无自主分泌甲状腺素功能，不引起甲亢表现。

【临床表现】

患者的主诉和结节性甲状腺肿的大小、形态和功能并没有直接联系。多数患者没有临床症状，部分患者可表现为：

1. 缓慢生长的颈前甲状腺区肿块 在疾病早期，甲状腺呈对称、弥漫性肿大，腺体表面光滑，质地软或韧；随着病变的进展可在腺体的一侧或双侧扪及1个或多个结节，结节数目及大小不等，结节质软或稍硬，光滑，随吞咽上下移动，无触痛，有时结节边界不清，甲状腺肿大程度不一，多不对称，触摸甲状腺表面仅有不规则或分叶状感觉，颈部淋巴结一般无肿大。

2. 迅速增大的颈前甲状腺区肿块 比较少见，当甲状腺肿内出血时可出现甲状腺区肿块迅速增大和突发短时疼痛。

3. 压迫症状 早期无症状，随着结节性甲状腺肿的结节不断增多增大，对邻近器官组织产生压迫症状。①气管受压：早期只在活动后气促、咳嗽，加重后可在静息状态也有呼吸困难，气管出现塌陷，软骨变性、软化。②食管受压：巨大甲状腺肿向后生长压迫食管导致渐进性吞咽困难，多由胸腔内巨大甲状腺肿引起。③喉返神经受压：甲状腺肿可过分牵拉或压迫喉返神经导致声音嘶哑，可为暂时性或永久性。④颈交感神经节麻痹综合征：又叫霍纳综合征表现为眼球下陷、瞳孔缩小、眼睑下垂及同侧面部无汗。⑤颈内静脉或上腔静脉受压：造成胸壁静脉怒张、皮肤瘀点或肺不张；也可造成上腔静脉阻塞综合征（单侧头部、面部或上肢水肿）。⑥胸廓入口处受压：由于颈内静脉、锁骨下静脉、上腔静脉受压或血栓形成，导致胸廓静脉流出道受阻，患侧上臂举起时，由于甲状腺肿上抬后卡压在胸廓入口，可引起呼吸急促、喘鸣、颈静脉怒张及颜面部充血。

4. 继发性甲亢症状 多表现为亚临床甲亢，较少见。通常发生在已有多年结节性甲状腺肿的患者，在40岁以上出现甲亢症状，起病缓慢，病情较轻，患者有乏力、体重下降、心悸、心律失常、怕热多汗、易激动等症状，但甲状腺局部无血管杂音及震颤，突眼少见，手指震颤亦少见。老年患者症状常不典型。

5. 伴有恶变 在结节性甲状腺肿的手术标本中可伴有一定比例的甲状腺癌，多为乳头状癌。

【辅助检查】

1. 实验室检查 甲状腺功能检查：包括促甲状腺激素（TSH）、三碘甲状腺原氨酸（T_3）、甲状腺素（T_4）、甲状腺过氧化物酶（TPO）、甲状腺球蛋白（TG）和降钙素。血清TSH、T_3、T_4基本正常，如患者有碘缺乏时，血清TG浓度升高；当伴有继发性甲状腺功能亢进时，血清T_3、T_4升高，基础TSH下降。

2. 影像学检查 ①甲状腺B超：方便快捷、价格便宜，可进行动态评估，是目前临床上首选检查方法。甲状腺B超可以明确甲状腺结节为实质性或囊肿性，诊断率达95%。有助于甲状腺结节良恶性的鉴别；还可通过超声引导来提高细针穿刺细胞学检查的准确率。②CT、MRI检查：可以提供高分辨率、三维立体的影像学资料，能够对肿块的形态和体积进行良好的评估；评估邻近重要结构和颈部淋巴结；评估胸骨后甲状腺肿。③PET/CT检查：属于功能性检查，可反映甲状腺代谢状况；对甲状腺良恶性肿瘤评估效果佳，多在PET检查中偶然发现甲状腺肿块，但费用较高昂。

3. 放射性核素显像检查 属于功能性检查，能探明甲状腺组织中是否有自主功能性结节；对甲状腺碘摄入情况进行评估；对^{131}I治疗是否可行进行评估；检测异位甲状腺肿等。根据其摄碘能力，结节可分为无功能的冷结节、正常功能的温结节和高功能的热结节。

4. 细针穿刺细胞学检查（FNAB） 具有操作简单、并发症少和价格便宜的优点，是甲状腺结节术前首选的病理诊断方法，穿刺结果有助于判定手术治疗指征。通过超声引导对甲状腺肿的主要结节或可疑结节进行FNAB检查，可将诊断准确率提高到90%以上；联合检测肿瘤相关免疫学指标，可进一步提高 FNAB 诊断价值。

【处理原则】

结节性甲状腺肿的治疗目前缺乏足够大量循证医学证据，治疗方法尚不一致。对于没有临床症状且甲状腺功能正常者可随诊观察，监测是否发生甲状腺功能障碍、甲状腺是否持续生长和（或）出现压迫症状。主要根据是否有压迫症状、甲状腺功能状态、结节是否恶性变等情况选择治疗方法。主要治疗方法如下。

1. 非手术治疗

（1）碘补充疗法：碘缺乏导致的结节性甲状腺肿的一般治疗应注意含碘食物的摄入。大多数国家通过食盐中加碘来提供饮食中足够的碘。高碘和低碘都达不到治疗的目的，因此应正确补充含碘食物，根据体内碘的水平进行调节。

（2）TSH 抑制治疗：对于 20 岁以下的弥漫性甲状腺肿患者可给予小剂量甲状腺素或左甲状腺素钠，通过反馈抑制垂体前叶 TSH 分泌，缓解甲状腺的增生或肥大，也预防结节增大和新的结节出现。常用剂量为左甲状腺素钠 50~100μg/d 或甲状腺素片 40~120mg/d，3~6 个月为 1 个疗程。

（3）药物治疗：结节性甲状腺肿患者出现甲亢时，拟行 ^{131}I 或手术治疗前，可采用药物治疗进行准备。若不接受 ^{131}I 和手术治疗，可长期使用药物治疗：包括 β 受体阻滞剂改善甲亢症状，如普萘洛尔等；抗甲状腺药物治疗，减少甲状腺激素合成，包括硫脲类和咪唑类等。

（4）^{131}I 治疗：对于结节性甲状腺肿术后复发且仍需进一步治疗的患者，为避免严重手术并发症，可改行 ^{131}I 治疗。对于不愿接受手术或无法耐受手术的巨大结节性甲状腺肿、结节性甲状腺肿伴有甲亢者也可选择 ^{131}I 治疗。

（5）中医中药治疗：中医学认为结节性甲状腺肿患者多由肝郁气滞、痰浊内盛、痰气交阻，聚结于颈前而成，辨证属气郁痰凝。甲状腺结节使用中药药膏外敷联合中药口服可起到化痰消瘀和理气散结的功效，可有效改善中医证候。

2. 手术治疗 具有迅速减轻受压症状、使肿大甲状腺的体积恢复正常、明确病理诊断等优点。原则是完全切除甲状腺病变，并尽可能减少复发机会。

（1）手术指征：①FNAB 为恶性或可疑恶性；②肿块增长迅速或质地硬、活动度差等不能排除恶性；③肿块较大影响美观；④有气管、食管压迫症状；⑤伴有继发性甲亢；⑥胸骨后甲状腺。

（2）手术方式：手术方式选择应根据结节多少、大小和分布决定。对于单发的结节性甲状腺肿，可行肿块摘除术、腺叶部分切除术或单侧腺叶全切术；对于多发的结节性甲状腺肿，可行甲状腺次全切术，也可行全甲状腺切除术。具体术式有：

1）全甲状腺切除术：是目前欧美国家普通外科和肿瘤外科所推荐的主要手术方式。此术式可以有效避免术中肿块遗漏和术后复发。

2）甲状腺腺叶切除术：适用于结节性甲状腺肿病变主要位于一侧腺叶内，患侧腺体无法保留正常腺体者；结节性甲状腺肿位于一侧腺体，且患侧怀疑伴有甲状腺癌者。

3）甲状腺次全切除术：适用于结节性甲状腺肿病变位于双侧甲状腺内，可以保留部分正常甲状腺组织者。

4）甲状腺肿块切除术：单发的结节性甲状腺肿可行肿块摘除术，术中应注意对肿块周围腺体和对侧甲状腺的探查。术中应常规行冰冻病理检查，一旦发现伴有甲状腺癌，应按照甲状腺癌处理：切除同侧腺体、峡部和清扫中央区淋巴结，避免二次手术。

（3）腔镜手术和热消融治疗：随着患者对美容需求的日益增长，腔镜手术和超声引导下消融术的应用在临床逐渐增多。

【护理措施】

（一）术前护理

1. 心理护理　有些结节性甲状腺肿患者病程较长，由于缺乏对疾病的认知，担心肿物性质和手术并发症及效果，对疾病的诊治、康复缺乏信心，女性患者担心影响外形美观等。因此术前应详细了解患者的饮食和生活习惯，向患者和家属详细讲解疾病的相关知识以及各项辅助检查的意义，介绍围手术期治疗与护理的相关知识及促进康复的各种建议，确保患者术前做好充分准备，消除焦虑、紧张情绪，积极配合治疗和护理，增强治疗疾病的信心。

2. 用药护理　为了避免甲亢患者在基础代谢率高的情况下进行手术的危险，术前应采取充分而完善的准备保证手术的顺利进行和预防术后并发症的发生，除完善术前一般准备和各项检查外，结节性甲状腺肿患者出现甲亢时，通过药物降低基础代谢率是术前准备的重要环节。包括抗甲状腺药物、碘剂、普萘洛尔等，因此护士应按医嘱指导患者严格落实术前药物护理各项措施。

3. 其他护理　术前体位训练、饮食指导、各项生理准备等详见本章第一节。

（二）术后护理

1. 术后生命体征的监测　密切监测患者的生命体征变化，如体温超过38.5℃，脉率大于120次/分，则有发生甲状腺危象的可能，应立即通知医生协助处理；观察呼吸频率、节律，有无气促、发绀；保持颈部引流通畅，避免颈部积血、积液压迫气管，引起呼吸不畅。

2. 其他术后护理措施　详见本章第一节。

3. 并发症的观察及护理　结节性甲状腺肿患者术后甲状腺危象并发症参见本章第四节并发症的观察和护理，呼吸困难和窒息、出血、喉返神经损伤、喉上神经损伤和手足麻木抽搐等并发症参见本章第一节。

其他内容可参见本章第一节。

（刘爱红）

第三节　甲状腺腺瘤

甲状腺腺瘤（thyroid adenoma）是最常见的甲状腺良性肿瘤。本病多见于20～30岁年轻人，按形态学可分为滤泡状和乳头状囊性腺瘤两种类型，其中滤泡状腺瘤多见。

【临床表现】

大部分患者无任何症状。表现为颈部出现圆形或椭圆形结节，结节多为单发，表面光滑，稍硬，无压痛，边界清楚，随吞咽上下移动。腺瘤生长缓慢，当乳头状囊性腺瘤发生囊内出血时，肿瘤可在短期内迅速增大，局部出现胀痛。无颈淋巴结转移和远处转移。临床上甲状腺腺瘤与结节性甲状腺肿的单发结节很难区别，但在病理学上腺瘤周围有完整的包膜，周围组织正常，分界明显，结节性甲状腺肿的单发结节包膜常不完整。

【辅助检查】

1. 超声检查　可发现甲状腺肿块；伴囊内出血时，提示囊性变。

2. 放射性 ^{131}I 或 ^{99m}Tc 扫描　多呈温结节，伴囊内出血时可为冷结节或凉结节，边缘一般较清晰。

【处理原则】

甲状腺腺瘤有诱发甲亢（约20%）和癌变（约10%）的可能，原则上应早期行包括腺瘤的病侧甲状腺腺叶或部分（腺瘤小）切除。切除标本必须立即行冰冻切片检查，以判定有无癌变。

【护理措施】

（一）术前护理

术前护理包括心理护理、术前准备、饮食指导及术前适应性训练等。

（二）术后护理

术后护理如体位、引流、饮食、呼吸道护理和并发症的护理等，参见本章第一、四节。

其他内容可参见本章第一节。

（刘爱红）

第四节　甲状腺功能亢进

甲状腺功能亢进（hyperthyroidism）简称甲亢，是由各种原因引起循环中甲状腺素异常增多而出现以全身代谢亢进为主要特征的疾病。在我国，甲亢的患病率约为1.5%，在欧洲的患病率为0.8%。

【分类】

1. 原发性甲亢　最常见，占85%～90%，以20～40岁女性多见。患者在出现甲状腺肿大的同时出现功能亢进症状，表现为腺体弥漫性、两侧对称性肿大，常伴有眼球突出，故又称"突眼性甲状腺肿"（exophthalmic goiter）。少数患者可伴胫前黏液性水肿。

2. 继发性甲亢　较少见，年龄多在40岁以上。如为继发于结节性甲状腺肿的甲亢，患者先有结节性甲状腺肿多年，以后逐渐出现功能亢进症状。腺体呈结节性肿大，两侧不对称，无眼球突出，容易发生心肌损害。

3. 高功能腺瘤　少见，甲状腺内有单个或多个自主性高功能结节，无突眼，结节周围的甲状腺组织呈萎缩改变。放射性碘扫描显示结节的聚碘量增加，呈现"热结节"。

【病因】

目前认为原发性甲亢是一种自身免疫性疾病，其淋巴细胞产生的两类免疫球蛋白G，即长效甲状腺刺激因子（long acting thyroid stimulator，LATS）和促甲状腺免疫球蛋白（thyroid stimulating immunoglobulin，TSI），能抑制垂体前叶分泌TSH，并与甲状腺滤泡壁细胞膜上的TSH受体结合，导致甲状腺分泌大量甲状腺素。继发性甲亢和高功能腺瘤的发病原因还未完全明确，患者血中长效甲状腺刺激因子等的浓度不高，可能与结节本身自主性分泌紊乱有关。

【病理特点】

甲亢患者甲状腺病理学改变主要表现为甲状腺腺体内血管增多、扩张，淋巴细胞浸润；滤泡壁细胞多呈高柱状增生，并形成乳头状突起伸入滤泡腔内，腔内胶质减少。

【临床表现】

1. 甲状腺素分泌过多综合征　由于甲状腺素分泌过多和交感神经兴奋，患者可出现高代谢综合征和各系统功能受累，表现为性情急躁、易激惹、失眠、双手颤动、疲乏无力、怕热多汗、皮肤潮湿，食欲亢进却体重减轻，肠蠕动亢进和腹泻，月经失调和勃起功能障碍，心悸、脉快有力（脉率常在100次/分以上，休息与睡眠时仍快）、脉压增大。其中脉率增快及脉压增大常作为判断病情程度和治疗效果的重要指标。合并甲亢性心脏病时，出现心律失常、心脏肥大和心力衰竭。少数患者伴有胫前黏液性水肿。

2. 甲状腺肿大　呈弥漫性、对称性，质地不等，无压痛，多无局部压迫症状。甲状腺扪诊可触及震颤,听诊时可闻及血管杂音。

3. 眼征 可分为单纯性突眼(与甲亢时交感神经兴奋性增高有关)和浸润性突眼(与眶后组织的自身免疫炎症有关)。眼部可有异物感、胀痛、畏光、流泪、复视、视力下降等症状,典型者双侧眼球突出、睑裂增宽。严重者上下眼睑难以闭合,甚至不能盖住角膜;瞬目减少;眼睛向下看时上眼睑不能随眼球下闭;上视时无额纹出现;两眼内聚能力差;甚至伴眼睑肿胀、结膜充血水肿等。

【辅助检查】

1. 基础代谢率测定 用基础代谢率测定器测定,较可靠。临床上常根据脉压和脉率计算,计算公式为:基础代谢率(%)=(脉率+脉压)-111。正常值为±10%,+20%~+30%为轻度甲亢,+30%~+60%为中度甲亢,+60%以上为重度甲亢。须在清晨静卧未活动、空腹时测定。

2. 实验室检查 ①血清促甲状腺激素(TSH)测定:TSH是国际上公认的诊断甲亢的首选指标,可作为单一指标进行甲亢筛查。一般甲亢患者TSH<0.1mIU/L。但垂体性甲亢TSH不降低或升高。②血清T_3、T_4含量测定:甲亢时T_3上升较早而快,约高于正常值的4倍;T_4上升则较迟缓,仅高于正常的2.5倍,故测定T_3对甲亢的诊断具有较高的敏感性。

3. 甲状腺摄^{131}I率测定 正常甲状腺24小时内摄取的^{131}I量为总入量的30%~40%,若2小时内甲状腺摄^{131}I超过25%,或24小时内超过50%,且吸收^{131}I高峰提前出现,都表示有甲亢,但不反映甲亢的严重程度。

4. 甲状腺核素静态显像 对多结节性甲状腺肿伴甲亢和自主高功能腺瘤诊断意义较大。

【处理原则】

1. 非手术治疗 主要包括^{131}I治疗和抗甲状腺药物治疗。与其他治疗方法相比,^{131}I治疗整体有效率和价格效益比较高。目前,由于^{131}I治疗病例增加,手术治疗病例在逐渐减少。

2. 手术治疗 手术是治疗甲亢的有效疗法,痊愈率达90%~95%,手术死亡率低于1%。手术治疗的主要缺点是有一定的并发症和4%~5%的患者术后复发,也有少数患者术后发生甲状腺功能减退。手术方式主要为双侧甲状腺次全切除术,手术可选择常规或腔镜方式。切除腺体量应根据腺体大小或甲亢程度决定。保留两叶腺体背面部分,有助于保护喉返神经和甲状旁腺。

(1)适应证:①继发性甲亢或高功能腺瘤;②中度以上的原发性甲亢;③腺体较大,伴有压迫症状或胸骨后甲状腺肿;④抗甲状腺药物或^{131}I治疗后复发者或坚持长期用药有困难者;⑤妊娠早、中期的甲亢患者具有上述指征者,应考虑手术治疗,并可以不终止妊娠。

(2)禁忌证:①青少年患者;②症状较轻者;③老年患者或具有严重器质性疾病不能耐受手术治疗者。

知识拓展　　　　原发性甲亢热消融手术的适应证及禁忌证

适应证:①经内科规范治疗效果不佳及复发者;②对抗甲状腺药物产生严重不良反应者或过敏者;③不宜行^{131}I治疗或^{131}I治疗效果不佳或复发者;④患者不接受传统外科手术切除甲亢腺体;⑤患者希望行消融手术治疗缩短疗程,迅速改善甲亢症状;⑥中到重度活动性Graves眼病(GO);⑦妊娠中期。

禁忌证:①全身情况差,如伴有严重心、肝、肾等器质性病变,或合并有恶性疾病终末期等消耗性疾病;②妊娠早、晚期;③胸骨后甲状腺或甲状腺腺体大部分在胸骨后方(相对禁忌,分次治疗可考虑);④喉镜检查有一侧声带功能不全;⑤严重凝血功能障碍;⑥合并恶性突眼,术后有可能加重的患者;⑦青少年患者;⑧有明显的气管受压,需要紧急解除压迫症状的甲亢患者。

【护理评估】

（一）术前评估

1. 了解患者的病史、家族史，有无情绪易激动、食欲亢进、消瘦、怕热、多汗、心悸、甲状腺肿大、突眼等症状。有无颈部压迫症状，若是胸骨后甲状腺，更容易压迫气管和食管等，出现呼吸和吞咽困难，有的可出现声音嘶哑、霍纳综合征等。

2. 评估患者生命体征、神志、大小便、睡眠状况、营养状况。

3. 评估患者的自理能力、心理状况及合作程度。甲亢患者交感神经兴奋增高，比一般患者更容易产生紧张和焦虑，表现为激动、失眠、烦躁易怒，这又会导致甲亢症状的加重。这对提高患者手术耐受力和合作能力都十分不利。

（二）术后评估

术后主要观察有无呼吸困难和窒息，声音嘶哑、失音、误咽、音调降低，甲状腺危象，手足抽搐等。

【常见护理诊断/问题】

1. 焦虑或恐惧　与对手术知识了解少有关。

2. 营养失调：低于机体需要量　与 T_3、T_4 分泌过多，物质代谢加速有关。

3. 潜在并发症　呼吸困难或窒息、声音嘶哑和失音、误咽、音调降低、手足抽搐、甲状腺危象等。

【护理目标】

1. 患者情绪稳定，能配合医疗护理工作。

2. 手术前后营养满足机体需要，机体耐受力增强。

3. 发生术后并发症的危险下降到最低限度，或一旦发生能及时发现和处理。

【护理措施】

（一）术前护理

为了避免甲亢患者在基础代谢率高亢的情况下进行手术的危险，术前应采取充分而完善的准备以保证手术顺利进行和预防术后并发症的发生。

1. 休息　保持病房安静，指导患者减少活动，适当卧床以减少体力消耗。

2. 用药护理　通过药物降低基础代谢率是甲亢患者手术准备的重要环节，通常有4种方法。

（1）单用碘剂：①常用的碘剂与用法：复方碘化钾溶液口服，3次/日，从3滴/次开始，逐日每次增加1滴，至16滴/次为止，然后维持此剂量。服药2~3周后甲亢症状得到基本控制，表现为患者情绪稳定，睡眠好转，体重增加，脉率稳定在90次/分以下，脉压恢复正常，基础代谢率+20%以下，便可进行手术。②碘剂的作用：抑制蛋白水解酶，减少甲状腺球蛋白的分解，逐渐抑制 T_4 的释放，有助于避免术后甲状腺危象的发生。但由于碘剂不能抑制 T_4 的合成，一旦停服，贮存于甲状腺滤泡内的甲状腺球蛋白大量分解，将使甲亢症状重新出现甚至加重。因此，不准备施行手术治疗的甲亢患者不宜服用碘剂。

（2）硫脲类药物加用碘剂：先用硫脲类药物，一般用药2~4个月，待甲亢症状控制后停药，再用碘剂2周左右后手术。由于硫脲类药物能使甲状腺肿大充血，手术时极易发生出血，增加手术困难和危险；而碘剂能减少甲状腺的血流量，减少腺体充血，使腺体缩小变硬，因此服用硫脲类药物后必须加用碘剂。此法安全可靠，但准备时间较长。

（3）碘剂加用硫脲类药物后再加用碘剂：少数患者服碘剂2周后症状改善不明显，可加服硫脲类药物，待甲亢症状基本控制、停用硫脲类药物后再继续单独服用碘剂1～2周后手术。在此期间应严密观察用药效果与不良反应。

（4）普萘洛尔：能控制甲亢症状，且用药后不引起腺体充血，有利于手术操作，缩短术前准备时间，但患者体内T_4并不降低。一般认为可用于甲亢症状不严重、腺体体积不太大、不存在心律失常者，以及经上述方法处理后心率减慢不显著者，或硫脲类药物应用后副作用大者。用法：剂量从每日60mg开始，6小时一次，剂量逐日增加，随心率而调节，一般至每日160mg，服药4～7日后待心率降至正常，方可手术。由于普萘洛尔在体内半衰期不到8小时，故于手术前1～2小时必须再口服一次。术后继续服用4～7日。术前不用阿托品，以免引起心动过速。哮喘患者及心动过缓者禁用。

3. 突眼护理 突眼者注意保护眼睛，经常滴眼药水，防止干燥、外伤和感染。外出戴墨镜或眼罩以免强光、风沙及灰尘刺激。睡前用抗生素眼膏敷眼，戴黑眼罩或以油纱布遮盖，以免角膜过度暴露后干燥受损，发生溃疡。减少食盐摄入量，使用利尿剂减轻眼眶水肿等。

4. 其他护理 饮食护理、心理护理、体位训练和术前准备等，详见本章第一节中甲状腺癌患者术前护理。

（二）术后护理

1. 体位和引流 术后取平卧位；待麻醉清醒、生命体征平稳后逐步取半卧位，以利呼吸和引流。

2. 活动 术后清醒即可适量床上活动，无特殊不适鼓励患者尽早下床活动，逐步开展个性化颈部功能锻炼。

3. 保持呼吸道通畅，及时排出痰液，预防呼吸道阻塞及肺部并发症。

4. 用药护理 甲亢患者术后继续服用复方碘化钾溶液，3次/日，10滴/次，共1周左右；或由3次/日，16滴/次开始，逐日每次减少1滴，直至病情平稳。遵医嘱术后口服甲状腺素，每日30～60mg，连服6～12个月，以抑制TSH的分泌和预防复发。

5. 并发症的护理

（1）甲状腺危象

1）原因：甲状腺危象多与术前准备不足、甲亢症状未能很好控制及手术应激有关。

2）表现：起病急、发展快，以多系统受累为特点。术后12～36小时内出现高热（>39℃）、心率增快（>120次/分），可出现烦躁不安、谵妄，也可表现为神志淡漠、嗜睡、大汗、呕吐、腹泻，以及全身红斑及低血压。若不及时处理，可迅速发展至昏迷、虚脱、休克甚至死亡，死亡率为20%～30%。

3）护理：预防的关键在于术前应准备充分、完善，使血清甲状腺素水平及基础代谢率降至正常范围后再手术。术后早期加强巡视和病情观察，一旦发现患者出现甲状腺危象，立即通知医师予以处理。①碘剂：口服复方碘化钾溶液3～5ml，紧急时将10%的碘化钠5～10ml加入10%葡萄糖500ml中静脉滴注，以降低循环血液中T_4水平。②氢化可的松：每日200～400mg，分次静脉滴注，以拮抗过多T_4的反应。③肾上腺素受体拮抗药：利血平1～2mg肌内注射；或胍乙啶10～20mg口服。前者用药4～8小时危象可有所减轻，后者在12小时后起效。还可用普萘洛尔5mg加入5%～10%葡萄糖溶液100ml中静脉滴注，以降低周围组织对T_4的反应。④镇静剂：常用苯巴比妥钠100mg，或冬眠合剂Ⅱ号半量肌内注射，每6～8小时一次。⑤降温：用退热、冬眠药物或物理降温等综合措施，保持体温在37℃左右，但要避免使用水杨酸类解热药，以免增加游离三碘甲状腺原氨酸（FT_3）、游离甲状腺素（FT_4）和机体代谢率。⑥每日补充液体3000～6000ml，保证足够热量、葡萄糖和水分的补充，并迅速纠正电解质及酸碱平衡失调。⑦氧气吸入：减轻组织缺氧。⑧心力衰竭者加用洋地黄制剂及利尿剂等。

（2）术后呼吸困难和窒息：是术后最严重的并发症，多发生在术后48小时内，如不及时发现、处理，则可危及患者生命。

1) 原因：①出血及血肿压迫气管，多因手术时止血（特别是腺体断面止血）不完善，偶尔为血管结扎线滑脱所引起。②喉头水肿，主要是手术创伤所致，也可因气管插管引起。③气管塌陷，是气管壁长期受肿大甲状腺压迫，发生软化，切除甲状腺的大部分后软化的气管壁失去支撑的结果。④双侧喉返神经损伤。

2) 临床表现：以呼吸困难为主。呼吸困难轻者有时临床不易发现；中度者往往坐立不安、烦躁；重者可有端坐呼吸、吸气性三凹征，甚至口唇、指端发绀和窒息。

3) 手术后近期出现呼吸困难，如还有颈部肿胀，切口渗出鲜血时，多为切口内出血所引起。发现上述情况时，必须立即行床旁抢救，及时剪开缝线，敞开切口，迅速除去血肿；如此时患者呼吸仍无改善，则应立即施行气管插管；情况好转后，再送手术室做进一步的检查、止血和其他处理。因此，术后应常规在患者床旁放置无菌的气管插管和手套，以备急用。

（3）喉返神经损伤：发生率约 0.5%。

1) 原因：大多数是因手术处理甲状腺下极时，不慎将喉返神经切断、缝扎或挫夹、牵拉造成永久性或暂时性损伤所致。少数也可由血肿或瘢痕组织压迫或牵拉所致。

2) 临床表现：损伤的后果与损伤的性质（永久性或暂时性）和范围（单侧或双侧）密切相关。喉返神经含支配声带的运动神经纤维，一侧喉返神经损伤，大都引起声嘶，术后虽可由健侧声带代偿性地向病侧过度内收而恢复发音，但喉镜检查显示病侧声带依然不能内收，因此不能恢复其原有的音色。双侧喉返神经损伤，视其损伤全支、前支或后支等不同的平面，可导致失音或严重的呼吸困难，甚至窒息，需立即做气管切开。由手术切断、缝扎、挫夹、牵拉等直接损伤喉返神经者，术中或术后立即出现症状。而因血肿压迫、瘢痕组织牵拉等所致者，则可在术后数日才出现症状。切断、缝扎引起者属永久性损伤，挫夹、牵拉、血肿压迫所致则多为暂时性，经理疗等及时处理后，一般可能在 3~6 个月内逐渐恢复。

（4）喉上神经损伤

1) 原因：多发生于处理甲状腺上极时，离腺体太远，分离不仔细和将神经与周围组织一同大束结扎所引起。

2) 临床表现：喉上神经分内（感觉）、外（运动）两支。若损伤外支会使环甲肌瘫痪，引起声带松弛、音调降低。内支损伤，则喉部黏膜感觉丧失，进食特别是饮水时，容易误咽发生呛咳。一般经理疗后可自行恢复。

（5）甲状旁腺功能减退症

1) 原因：因手术时误伤甲状旁腺或其血液供给受累所致。

2) 临床表现：血钙浓度下降至 2.0mmol/L 以下，严重者可降至 1.0~1.5mmol/L，神经肌肉的应激性显著增高，多在术后 1~3 日出现症状，起初多数患者只有面部、唇部或手足部的针刺样麻木感或强直感，严重者可出现面肌和手足伴有疼痛的持续性痉挛，每天发作多次，每次持续 10~20 分钟或更长，严重者可发生喉和膈肌痉挛，引起窒息死亡。经过 2~3 周后，未受损伤的甲状旁腺增大或血供恢复，起到代偿作用，症状便可消失。切除甲状腺时，注意保留腺体背面部分的完整。切下甲状腺标本时要立即仔细检查其背面甲状旁腺有无误切，发现时设法移植到胸锁乳突肌中，均是避免此并发症发生的关键。

3) 护理：发生手足抽搐后，应限制肉类、乳品和蛋类等食品（因含磷较高，影响钙的吸收）的摄入。抽搐发作时，立即静脉注射 10% 葡萄糖酸钙或氯化钙 10~20ml。症状轻者可口服葡萄糖酸钙或乳酸钙 2~4g，3 次/日；症状较重或长期不能恢复者，可加服维生素 D，每日 5 万~10 万 U，以促进钙在肠道内的吸收。口服双氢速甾醇（双氢速变固醇）（DT10）油剂能明显提高血中钙含量，降低神经肌肉的应激性。定期检测血钙，以调整钙剂的用量。永久性甲状旁腺功能减退者，可用同种异体甲状旁腺移植。

（三）健康教育

1. 康复指导 指导患者正确面对疾病，自我控制情绪，保持心情愉快。合理安排休息与饮食，维持机体代谢需求。鼓励患者学会自我护理方法，促进康复。

2. 用药指导 告知甲亢术后继续服药的重要性并督促执行。教会患者正确服用碘剂的方法，不可将碘剂与口腔黏膜直接接触，因其口味不佳，碘剂可与食物或饮料混合服用，可指导患者于饭后用冷开水稀释后服用，或在用餐时将碘剂滴在饼干、馒头等食物上一同服用，以保证剂量正确，减轻胃肠道不良反应。

3. 饮食指导 甲亢患者应该限制碘的摄入，尽可能忌用富碘食物和药物。如果应用放射性碘治疗甲亢，含碘多的食物，如海带、紫菜等海藻类应该禁用至少 7 日。

4. 复诊指导 指导患者定期至门诊复查，了解甲状腺功能，出现心悸、手足震颤、抽搐等症状及时就诊。

【护理评价】

通过治疗与护理，评价患者能否达到下列目标：

1. 情绪稳定，配合医疗护理工作。
2. 手术前后营养满足机体需要，机体耐受力增强。
3. 发生术后并发症的危险下降到最低限度，能及时发现术后并发症并处理。

（黄淑霞　刘爱红）

第五节　甲状旁腺功能亢进症

原发性甲状旁腺功能亢进症（primary hyperparathyroidism，PHPT）是由甲状旁腺本身病变所致甲状旁腺激素（parathyroid hormone，PTH）过度分泌引起的钙、磷和骨代谢紊乱的一种全身性疾病，表现为骨吸收增加的骨骼病变、泌尿系结石、高血钙症和低磷血症等。PHPT 是一种可经手术治愈的疾病，国内并不常见，但欧美国家并不少见。

【病因】

原发性甲状旁腺功能亢进症的确切病因尚不明确，目前认为主要与以下因素有关：①头颈放射治疗；②酗酒；③药物，如噻嗪类利尿药、糖皮质激素、硫氧嘧啶、胰高血糖素等；④遗传与基因。

【病理特点】

原发性甲状旁腺功能亢进症包括甲状旁腺腺瘤、增生及腺癌。甲状旁腺腺瘤（adenoma of parathyroid）中单发腺瘤约占 80%，多发性占 1%～5%；甲状旁腺增生（parathyroid hyperplasia）约占 12%，4 枚腺体均受累；腺癌仅占 1%～2%。

【临床表现】

原发性甲状旁腺功能亢进症包括无症状型及症状型两类。无症状型病例可仅有骨质疏松等非特异性症状，常在普查时因血钙增高而被确诊。我国目前以症状型原发性甲状旁腺功能亢进症多见。按其症状可分为三型：

Ⅰ型：最为多见，以骨病为主，也称骨型。患者可诉骨痛，易发生骨折。骨膜下骨质吸收是本病特点，最常见于中指桡侧或锁骨外 1/3 处。

Ⅱ型：以肾结石为主，故称肾型。在尿路结石病患者中，约有 3% 是甲状旁腺腺瘤，患者在长期高血钙后，逐渐发生氮质血症。

Ⅲ型：兼有上述两型的特点，表现有骨骼改变及尿路结石。

其他症状可有消化性溃疡、腹痛、神经精神症状、虚弱及关节痛。

【辅助检查】

1. 实验室检查

（1）血钙测定：是发现甲状旁腺功能亢进症的首要指标，正常人的血钙值一般为2.1～2.5mmol/L，甲状旁腺功能亢进症可>3.0mmol/L。

（2）血磷测定：血磷的诊断价值较血钙小，血磷值<0.65mmol/L。

（3）PTH测定：PTH测定值升高是诊断甲状旁腺功能亢进症最可靠的直接证据，可高达正常值的数倍。

（4）尿中环腺苷酸的测定：原发性甲状旁腺功能亢进症，尿中环腺苷酸（cyclic adenylic acid, cAMP）排出量明显增高，可反映甲状旁腺的活性，有助于诊断甲状旁腺功能亢进症。

2. 定位检查

（1）超声检查：是常用的检查方法。正常甲状旁腺呈圆形或卵圆形，直径2～4mm，腺体回声较低。前方为甲状腺，侧方为颈总动脉。

（2）同位素显像：目前普遍采用 ^{99m}Tc-MIBI作为显像剂，通过静脉注射 ^{99m}Tc-MIBI后分别进行早期和延迟显像，比较两次显像的变化。定位准确率可达90%以上。对于异位甲状旁腺的定位尤为有用。

知识拓展　　　　　　甲状旁腺术前定位检查

超声检查是术前最常用、性价比最高的原发性甲状旁腺功能亢进症影像学定位检查方法。

核素显像主要从功能上对甲状旁腺病变进行定位诊断，常用的显像剂为 ^{99m}Tc-MIBI，具有术前定位准确、辐射剂量小等优点，但对多发甲状旁腺病变的敏感度略低。而SPECT/CT与MIBI的结合可以使病变旁腺的定位准确性显著增高，SPECT/CT断层融合显像兼具功能影像和解剖影像的优点：核素显像可显示高功能的甲状旁腺组织，CT影像可显示病灶的大小、位置、形态及毗邻关系，为手术提供了更丰富的信息。

增强CT/4D-CT结合MIBI应用，对体积较小的旁腺以及纵隔内、食管后、颈总动脉鞘内、梨状窝内等异位旁腺的确定更加清晰。

MRI具有无辐射和不需要静脉造影等优点。近年来 ^{18}F-PET/CT在定位困难的原发性甲状旁腺功能亢进症中具有一定优势，特别是对于怀疑甲状旁腺癌的患者。

推荐联合应用不同影像学检查进行术前原发性甲状旁腺功能亢进症的定位。

【处理原则】

1. 非手术治疗　无症状而仅有轻度高钙血症的甲状旁腺功能亢进症病例需随访观察。

2. 手术治疗　原发性甲状旁腺功能亢进症主要采用手术治疗，手术方式可选择常规手术或腔镜手术。术中超声可帮助定位，术中冷冻切片检查、病灶切除后血钙和甲状旁腺激素降低有助于定性诊断。

（1）甲状旁腺腺瘤：原则是切除腺瘤，对早期病例效果良好。病程长并有肾功能损害的病例，切除腺瘤后可终止甲状旁腺功能亢进的继续损害，但对已有肾功能损害，若属严重者，疗效较差。

（2）甲状旁腺增生：有两种手术方法，一是做甲状旁腺次全切除，即切除 $3\frac{1}{2}$ 枚腺体，保留1/2枚腺体。另一种方法是切除所有4枚甲状旁腺，同时做甲状旁腺自体移植，并冻存部分腺体，以备必要时应用。

（3）甲状旁腺癌：应做整块切除，且应包括一定范围的周围正常组织。

【常见护理诊断/问题】

1. 焦虑/恐惧 与颈部肿块性质不明、环境改变、担心手术及预后有关。

2. 清理呼吸道低效或无效 与咽喉部及气管受刺激、分泌物增多及切口疼痛有关。

3. 舒适的改变 与术后伤口疼痛有关。

4. 潜在并发症 出血、呼吸困难和窒息、喉返神经损伤、喉上神经损伤、手足抽搐、胰腺炎等。

5. 知识缺乏 缺乏疾病和手术的相关知识。

【护理目标】

1. 患者未发生过度焦虑/恐惧或焦虑/恐惧减轻。
2. 能有效清理呼吸道分泌物。
3. 疼痛可耐受,未影响睡眠。
4. 未发生并发症,或并发症及时发现和处理。
5. 能掌握疾病相关知识。

【护理措施】

(一)术前护理

1. 心理护理 术前患者大多都会产生担忧、紧张、焦虑等负面情绪,医护人员应在术前与患者积极交流,消除患者的顾虑从而减轻患者的心理压力,使患者保持积极乐观的态度,树立其对治疗的信心,积极配合完成手术进程。

(1)解释手术的必要性、手术方式、注意事项。

(2)鼓励患者表达自身感受。

(3)教会患者自我放松的方法。

(4)针对个体情况进行针对性心理护理。

(5)鼓励患者家属和朋友给予患者关心和支持。

(6)对精神过度紧张或失眠者,遵医嘱适当应用镇静剂或安眠药物,使其处于接受手术的最佳身心状态。

2. 血钙监测及饮食指导

(1)甲状旁腺功能亢进症的主要临床表现是高血钙,患者在高热、精神刺激、脱水、服用过量钙剂和维生素D后易发生大量PTH入血而出现血钙升高,当血钙高于3.77mmol/L时,患者有极大可能发生甲状腺危象,死亡率高达60%,因此,要严密监测血钙变化。由于饮食可以直接或间接影响血钙水平,因此,合理饮食对于原发性甲状旁腺功能亢进者极为重要。术前,患者禁食牛奶、奶制品等高钙食品,尽量减少钙的摄入。另外,高尿钙高尿磷可以因导致多尿多汗而引起脱水,因此,患者每日应饮水3000~4000ml,同时也可以促进排钙。

(2)可以多饮橘汁,但禁梅汁等酸性饮料,防止尿液酸化,产生肾结石。

(3)进食富含蛋白质和维生素,尤其是B族维生素和维生素C的清淡易消化食物,多吃蔬菜、水果。

3. 病情观察及护理

(1)预防骨折:由于血钙高,易造成骨质疏松。对于有骨损害患者,嘱咐患者不能做提重物、踢东西等剧烈运动,卧床休息,协助上、下床,避免坠床、摔伤、滑倒造成骨折,使用床栏、穿防滑鞋子、保持病房地面干燥,外出时应坐轮椅。操作时动作轻柔,禁推、拖、拉等硬动作,避免因外力造成患者骨折。若四肢疼痛,可给予止痛药。

(2)保持床单位的清洁、松软、干燥,勤翻身,预防压疮的发生,对骨痛剧烈不愿配合者,耐心讲解，采用多人轴线翻身法，减轻患者疼痛。通过听音乐或看电视的方式分散患者注意力，提高对疼痛的耐受力。

（3）保持大便通畅：由于高血钙引起胃肠蠕动减慢，易出现腹胀、便秘。

4. 术前准备

（1）术前行抗生素皮试。

（2）协助完成相关术前检查：心电图、B超、凝血试验、喉镜等。

（3）术晨更换清洁病员服。

（4）根据手术区域做好术区皮肤准备，范围为上自唇下，下至乳头水平线，两侧至斜方肌前缘。男患者剃去胡须，女患者剪去耳后长发。

（5）术晨建立静脉通道，禁饮禁食。

（6）术前与手术室人员进行患者、药物核对后，送入手术室。

（7）麻醉后置尿管。

（二）术后护理

1. 了解麻醉和手术方式、术中情况、切口和引流情况。密切监测生命体征变化，每小时监测血压、脉搏、呼吸一次，及时记录，直至平稳。

2. 观察伤口有无渗血渗液，若有应及时通知医生并更换敷料。

3. 注意观察伤口周围有无皮下血气肿，颈围有无明显增粗等，保持残腔引流的通畅，观察引流液性状、颜色、量；正常情况下手术当天引流液为血性，24小时量<200ml，以后引流液逐渐变浅、变清。若术后24小时后仍有新鲜血液流出，应通知医生，给予止血药物，必要时再次手术止血。引流量少于10ml可考虑拔管。

4. 评估患者疼痛情况 对有镇痛泵的患者，注意检查管道是否通畅。评价镇痛效果是否满意；遵医嘱给予镇痛药物；提供安静舒适的环境。

5. 饮食护理 术后6小时内禁食禁饮，以防呕吐，术后6小时起可进食少量温凉流质，禁忌过热流质，术后第1天可进普食。

6. 术后6小时后将患者改为半卧位，便于颈部伤口引流，同时注意保持引流管通畅。保持床单位松软舒适，预防压疮，告知患者随着手术后时间的延续，骨痛即会逐渐减轻。病情允许情况下早日下床活动。

7. 加强术后常见并发症的观察。严密观察患者有无声音嘶哑、饮水呛咳等异常状况。若患者在术后24~48小时内出现呼吸困难等症状，立刻给予吸氧等相应处理，必要时行气管切开术。

8. 积极配合医生完成各项生化指标的检查，监测血钙情况。患者在行甲状旁腺切除术后血钙会逐渐降低，出现低于2.0mmol/L的低钙表现多为暂时性。低钙会使神经、肌肉兴奋性增高，表现为手足以及唇周的麻木，严重时可表现为四肢抽搐，甚至出现喉、支气管的痉挛。因此要密切观察患者的血钙水平以及临床表现。若患者出现抽搐，则应密切观察其抽搐的次数及持续、间隔时间和强度，之后每天根据其血钙水平以及临床表现选择适当的补钙方式和剂量，保持血钙水平在2.0~2.3mmol/L。可遵医嘱每日静推10%的葡萄糖酸钙40~60ml，静推速度应缓慢。或每日两次深部肌内注射鲑鱼降钙素注射液1mg，推药速度缓慢，交替使用注射部位，局部热敷，促进吸收，防止硬结产生。或者口服补钙剂及阿法六甲基环三硅氧烷骨化醇。

（三）健康教育

1. 饮食管理 术后患者骨骼病变已经修复，新骨逐渐生成，需从血液中摄取大量钙质，可能造成低血钙，因此术后饮食应选择高钙低磷食品，如蔬菜、水果、牛奶、豆制品、芝麻等，另外，可以食用适量维生素D以促进机体对钙的吸收。

2. 骨病护理 术后应继续注意骨病的护理，减少不必要的体力劳动，禁止剧烈运动，以防骨折的发生。在恢复期间配合适量的合理活动以促进骨及肌力的恢复。

3. 康复锻炼　术后指导并帮助患者进行适量运动，鼓励患者坚持合理颈部功能锻炼，促进康复。手术后颈部制动；拔除伤口引流管后，可做颈部小幅度活动，也可用手按摩松弛颈部，防止颈部肌肉疲劳；伤口愈合后，可做点头、仰头、伸展和左右旋转颈部，做颈部全关节活动（屈、过伸、侧方活动），每天练习，以防颈部功能受限，直至出院后3个月。

4. 加强健康宣教，嘱患者建立良好的遵医行为，定期随访。

【护理评价】

通过治疗与护理，评价患者是否达到下列目标：
1. 焦虑/恐惧程度减轻。
2. 有效清理呼吸道分泌物。
3. 疼痛可耐受，睡眠可。
4. 未发生并发症，或并发症得到及时发现和处理。
5. 获取疾病的相关知识，主动配合治疗及护理。

临床案例与思考

患者，女，29岁，已婚未育，发现颈前肿物6个月，近1个月出现吞咽不适，患病以来体重下降3kg。经检查诊断为甲状腺癌。其母亲在40岁时确诊为"乳头状甲状腺癌"，目前术后15年，情况良好。患者告知有生育计划。
请思考：
（1）患者需完善哪些术前检查项目？术前护理重点有哪些？
（2）患者目前存在哪些护理诊断/问题？应采取哪些针对性护理措施？
（3）患者康复出院后，应如何进行出院指导？

（黄淑霞　刘爱红）

第三章 乳腺疾病患者护理

乳腺疾病，包括急性乳腺炎、乳腺囊性增生病、乳腺肿瘤等，乳腺纤维腺瘤是最常见的良性肿瘤，约占良性肿瘤的75%。乳腺癌是女性最常见的恶性肿瘤，居女性恶性肿瘤的首位。男性乳腺癌发病率为女性的1%。乳腺癌具有较强的遗传背景，在患者顺利完成治疗的同时，需促进其及家族成员癌症筛查和预防。乳腺肿瘤及乳腺其他疾病患者的临床表现、处理原则及其围手术期护理是本章学习的重点。

临床案例与思考

患者，女，45岁，因发现右乳无痛性肿块2周入院。患者2周前洗澡时无意中触到右侧乳房外上象限一肿块、质硬、无疼痛。患者发病以来精神食欲好，自觉身体无其他不适。

月经婚育史：12岁初潮，月经周期5日，间隔28~30日，量中等。适龄结婚，G1P1，30岁顺产1男婴，未母乳喂养。

体格检查：右乳外上象限约11点处距乳头4cm可触及一大小约23mm×21mm肿块，表面粗糙、质硬、无压痛，活动度差，无乳头溢液。

辅助检查：彩超检查提示右乳外上象限约11点处距离乳头4cm可见1个低回声灶，大小约25mm×16mm×22mm，形态不规则，平行方位，边缘不完整，可见成角、细分叶、毛刺等改变。穿刺病理组织学检查提示乳腺浸润性癌。

请思考：
（1）患者拟行单孔腔镜下右侧乳房皮下切除术+前哨淋巴结活检术+右侧乳房假体植入术，围手术期的主要护理诊断/问题有哪些？
（2）针对患者的护理诊断/问题应该采取怎样的护理措施？

第一节 哺乳期急性乳腺炎

哺乳期急性乳腺炎（acute lactation mastitis）是一种常见于哺乳期女性的急性炎症性疾病，20%的哺乳期妇女曾患哺乳期乳腺炎，其可见于哺乳期任何阶段，以产后3~4周最为常见。本病容易反复发作，甚至加重发展为脓肿，从而延长病程，严重危害了母婴健康，部分女性因此放弃哺乳，是降低母乳喂养率的重要因素。

【病因】

哺乳期急性乳腺炎发病原因多种多样，包括乳汁淤积、细菌感染、机体抵抗力下降、乳房受外力挤压等，也常为几种原因的共同作用，而乳汁淤积及细菌感染是引起哺乳期急性乳腺炎的主要因素。

1. 乳汁淤积 乳汁的分解产物是细菌很好的培养基，有利于细菌的生长繁殖。

2. 细菌感染 分为外源性细菌感染及内源性细菌感染两种。外源性细菌感染的途径包括乳头皲裂后细菌侵入乳房淋巴系统、经输乳管逆行进入乳腺小叶等方式。内源性细菌感染包括血行感染及乳汁内菌群失调。健康母亲乳汁中的细菌处于平衡状态，乳汁中的菌群失调表现为细菌的多样性降低，金黄色葡萄球菌、表皮葡萄球菌等条件致病菌及需氧菌的数量明显增多，那些促进细菌定植的代谢途径及促进感染进展的作用占优势患者会出现相应的感染症状，这种乳汁内菌群失调是一种内源性感染的方式。

3. 机体抵抗力下降 患者营养不良、精神压力大、疲劳、罹患其他疾病、受寒等导致机体抵抗力下降，抗感染能力减弱，促进菌群失调，是哺乳期乳腺炎的诱因。

4. 母亲、婴幼儿及母婴配合三方面的高危因素

（1）母亲因素：①乳头内陷或扁平；②乳头皲裂，乳头白膜；③乳管闭塞/乳管慢性炎症；④乳汁量多或哺乳次数少；⑤不注意乳头局部清洁；⑥既往乳腺炎病史；⑦乳房遭受外伤；⑧不正确的离乳方式；⑨精神压力大或过度劳累，身体其他部位感染性疾病。

（2）婴幼儿因素：①婴儿腭裂或舌系带过短；②含接姿势不正确；③拒绝吸吮乳头。

（3）母婴配合因素：①非按需哺乳模式；②母婴分离；③哺乳姿势不正确等。

临床上，也有一些哺乳期乳腺炎患者未发现明显发病因素。

【临床表现】

乳房局部疼痛，伴或不伴有局限性肿块，伴有一项或多项以下症状即可诊断：①乳房局部皮肤红肿，伴或不伴皮温升高；②全身炎性反应：寒战、头痛、全身酸痛、乏力等症状；③体温≥37.3℃，血常规的白细胞或中性粒细胞升高或C反应蛋白升高；④乳腺彩超检查显示乳房局部为无回声或混合回声等炎性改变。

急性炎症型乳腺炎按发生部位又可分为两类：中央型乳腺炎及外周型乳腺炎。中央型乳腺炎由于解剖结构的特殊性，治疗困难，恢复时间较长，因此又称为难治性乳腺炎，应特别引起重视。

【辅助检查】

1. 实验室检查 主要为血常规及C反应蛋白。乳汁、脓液细菌培养加药敏试验主要用于常规治疗无效后的患者，或是对于严重乳腺炎、乳腺脓肿患者可采用抗生素治疗。

2. 影像学检查 哺乳期乳腺炎可行超声检查，可鉴别乳腺炎的水肿期和脓肿期。由于哺乳期行乳腺X线检查准确率低，故不被推荐用于常规检查。

3. 病理组织学检查 近年来，妊娠期乳腺癌的发病率有所增加，经正规抗感染治疗1周，局部症状无缓解或加重，不能排除炎性乳腺癌或其他特殊感染类型时，应考虑行空心针穿刺活组织检查明确诊断。

【处理原则】

治疗原则为不中断母乳喂养，有效排空乳汁，合理使用抗生素、止痛药物，脓肿形成后提倡微创治疗。

1. 非手术治疗

（1）局部治疗：主要目的是减轻局部水肿，有效排出淤积的乳汁，促进炎症消散。①乳房按摩，排出淤积乳汁，保持乳管通畅，减轻乳房肿胀；②使用电动吸乳器进行吸乳治疗、超声药物透入治疗等物理治疗，刺激排乳反射、促进乳汁排出和炎症消退；③对于红、肿、热、痛等炎症区域采用25%硫酸镁湿敷，如意金黄散蜂蜜调和外敷等药物治疗；④采用红外线灯照射患侧乳房，改善乳房血液循环，减轻炎症反应；⑤乳头皲裂及疼痛可在每次排乳后以母乳或羊脂膏外涂，羊脂膏能有效缓解乳头干燥疼痛，滋润肌肤，此外注意母乳喂养时正确含接，平时戴乳头保护罩，以减少衣物摩擦影响创面愈合。

（2）全身治疗：①发病时局部及全身症状较重如局部红肿、压痛明显，体温大于38.5℃，血常规白细胞计数大于$12×10^9$/L；乳头皲裂伴感染；症状轻微的乳腺炎，经保守治疗，24~48h之内没有改善，应使用抗生素进行全身治疗。应根据细菌培养和药物敏感试验结果，选用对婴儿无明显影响的抗生素。在取得药物敏感试验结果前，推荐使用耐酶青霉素类、头孢菌素一代或头孢菌素二代。②对于疼痛及发热的患者，可采用局部热敷和冷敷交替的方法，促进乳汁排出和减轻疼痛，亦可选用对乙酰氨基酚或布洛芬等药物进行解热镇痛治疗。

2. 手术治疗

（1）超声引导下脓肿穿刺冲洗术：哺乳期乳腺脓肿的首选治疗方案，多应用于脓腔小于3cm的情况。

（2）小切口置管冲洗引流术：应用于脓腔大于 3cm，脓液黏稠、坏死组织多，脓腔分隔，穿刺冲洗困难者。

（3）乳腺脓肿切开引流术：该术式引流彻底，显效较快，但是术后瘢痕明显，影响乳房外观，且术中难免切断乳管导致增加乳瘘发生风险，其为脓肿已破溃或穿刺引流术及置管引流术失败后选择的方案。为避免损伤乳管形成乳瘘，应做放射状切口。乳晕部脓肿应沿乳晕边缘做弧形切口；乳房深部脓肿或乳房后脓肿可沿乳房下缘做弧形切口。

3. 终止乳汁分泌 若感染严重或脓肿引流后并发乳瘘，应单侧停止或终止哺乳。终止哺乳者可服用炒麦芽、己烯雌酚等促进回乳。目前卡麦角林、溴隐亭在内的多种麦角类药物，已被国家市场监督管理总局禁用于哺乳期乳腺炎回乳，仅限于医疗原因而不能哺乳的情况，如死产、新生儿死亡、母亲感染人类免疫缺陷病毒等情况。

【护理措施】

（一）术前护理与非手术治疗的护理

1. 心理护理 术前患者大多都会产生担忧、紧张、焦虑等负面情绪，术前与患者积极沟通，消除其顾虑从而减轻患者的心理压力，积极配合完成手术进程。

2. 一般护理 注意休息，避免过度劳累；摄入充足的食物、液体和维生素 C；对发热者给予物理或药物降温。

3. 排空乳汁

（1）鼓励患者继续哺乳。若婴儿无法顺利吸出乳汁或医嘱建议暂停哺乳，推荐使用电动吸乳器吸出乳汁。

（2）在哺乳前热敷乳房，在哺乳后冷敷乳房，以减轻乳房肿胀和疼痛。

（3）在婴儿吸吮间期，用手指在阻塞部位腺管上方向乳头方向轻柔按摩，以帮助解除阻塞。

（4）若疼痛感抑制了排乳反射，指导患者先喂健侧乳房后喂患侧乳房。

（5）指导患者变换不同的哺乳姿势或托起一侧乳房哺乳，以促进乳汁排出。

4. 疼痛护理

（1）局部托起：用宽松胸衣托起患乳，以减轻疼痛和肿胀。

（2）热敷，药物外敷或理疗，以促进局部血液循环和炎症消散。

（3）遵医嘱服用对乙酰氨基酚或布洛芬镇痛。

5. 遵医嘱用药 应用抗生素控制感染，必要时服用药物终止哺乳。因某些药物可从乳汁分泌，用药后应遵医嘱决定是否暂停哺乳。

（二）术后护理

1. 伤口护理 术后伤口敷料被乳汁或引流液污染时，要及时更换，并观察伤口愈合情况，及时换药可以避免继发感染，对于严重感染或脓肿引流后并发乳瘘的患者，应停止哺乳。常用的回奶方法有：炒麦芽或生枇杷叶水煎服，芒硝适量装入纱布袋中对乳房进行持续外敷。

2. 引流管护理 术后常规放置引流管并接负压引流瓶。

（1）维持有效吸引：负压引流瓶应保持负压状态，负压吸引的压力大小要适宜。

（2）妥善固定：引流管的长度要适宜，患者卧床时将其固定于床旁，起床时固定于衣服上，引流瓶应低于引流伤口。

（3）保持通畅：定时挤压引流管，避免管道堵塞，防止引流管受压和扭曲。

（4）注意观察：观察并记录引流液的颜色、性状和量。

3. 饮食护理 产妇宜食清淡而富有营养，如豆制品、瘦肉、鸡蛋等食物，少食多餐，多饮水，不吃或少吃生冷油腻及刺激性的食物。

4. 休息与活动 嘱患者平时保证充分睡眠和户外活动，增加身体抵抗力，预防因上呼吸道感染等加重疾病、迁延病程等。

（三）健康教育

1. 保持婴儿口腔卫生，及时治疗口腔炎症。

2. 养成良好哺乳习惯　产后尽早开始哺乳，按需哺乳。哺乳时避免手指压住腺管，以免影响乳汁排出，每次哺乳时将乳汁吸净。每日清水擦洗乳房1~2次，避免过多清洗和用肥皂清洗。

3. 纠正乳头内陷　乳头内陷者在妊娠期和哺乳期每日挤捏、提拉乳头，矫正内陷。

4. 预防和处理乳头破损

（1）预防：让婴儿用正确姿势含接乳头和乳晕，防止乳头皲裂；不让婴儿含着乳头睡觉；哺乳后涂抹乳汁或羊脂膏保护乳头皮肤。

（2）处理：适当缩短每次哺乳的时间，增加哺乳频率；乳头、乳晕破损或皲裂者，暂停哺乳，改用吸乳器吸出乳汁哺育婴儿；局部用温水清洗后涂抗生素软膏，待愈合后再哺乳；症状严重时应及时诊治。

（韦丽娜　李海燕）

第二节　乳腺囊性增生病

乳腺囊性增生病（breast cystic hyperplasia）常见于中年妇女。其发病年龄一般始于30~39岁，40~49岁为发病高峰，绝经后发病率迅速下降。近年来该病的发病率逐年升高，呈现病程长、易复发等特点，引起人们越来越多的关注。由于对本病的不同认识，本病有多种命名，如乳腺腺病、乳腺小叶增生症、乳腺结构不良症、纤维囊性乳腺病等。其病理形态呈多样性表现，增生可发生于腺管周围并伴有大小不等的囊肿形成，囊内含淡黄色或棕褐色液体；或腺管内表现为不同程度的乳头状增生，伴乳管囊性扩张，也有发生于小叶实质者，主要为乳管及腺泡上皮增生。

【病因】

1. 雌、孕激素失调，使乳腺实质增生过度和复旧不全。

2. 乳腺性激素受体的质和量异常使乳腺各部分增生程度参差不齐。

3. 催乳素升高影响乳腺生长、发育和泌乳功能，同时影响下丘脑-垂体-性腺轴功能。

【病理特点】

1. 肉眼所见　乳腺内可见大小不等的囊肿，呈孤立或数个小囊，囊内含有淡黄色或棕褐色液体。未切开前，囊肿顶部呈蓝色，故又称蓝顶囊肿。通常囊肿比较薄，内面光滑；有的囊肿比较厚，失去光泽，可有颗粒状物或乳头状物向囊腔内突出。

2. 镜下所见　可见囊肿、乳管上皮增生、乳头状瘤病、腺管型腺病和顶泌汗腺样化生5种病变。

（1）囊肿：主要由末梢导管高度扩张而成，若仅有囊性扩大而上皮无增生者称为单纯性囊肿，囊肿大时因囊内压力大而使上皮变扁平。囊肿壁由纤维肉芽组织构成，小囊肿上皮为立方状或柱状，增生不明显；若囊肿上皮呈乳头状生长时称为乳头状囊肿。

（2）乳管上皮增生：扩张的导管及囊肿内衬上皮可有不同程度的扩张，轻者仅细胞层次增加或上皮增生呈乳头状突起。当若干扩张的导管和囊肿内均有乳头状增生时则称为乳头状瘤病；当复杂分枝状乳头顶部互相吻合成大小不等的网状结构时，称为网状增生；网状增生进一步增生拥挤入管腔内而看不见囊肿时称为腺瘤样增生；当增生的上皮呈片状，其中散在多数小圆孔时，称为筛状增生。增生上皮还可以呈实性。

（3）乳头状瘤病：末梢导管上皮异常增生可形成导管扩张，增生的上皮可呈复层，也可以从管壁多处呈乳头状突向腔内，形成乳头状瘤病。

（4）腺管型腺病：以乳腺小叶小管、末梢导管及结缔组织均有不同的增生为特点。

（5）顶泌汗腺样化生：囊肿内衬上皮呈高柱状、胞体大、核小而圆，位于细胞基底部，细胞质呈强酸性、颗粒样，游离缘可见小球形隆起物，这种上皮的出现常为良性病变的标志。

3. 病理诊断标准　本病具有以上 5 种病变，它们并不同时存在，乳头状瘤、腺管型腺病和囊肿是此病的主要病变。

【临床表现】

1. 多种多样的乳房肿块　患者常以乳房肿块为主诉而就诊。肿块可发生于单侧或双侧，可见以下 3 种情况。

（1）单一结节：肿块呈球形，边界可能清楚，也可能不清楚；可自由推动，呈囊性感。

（2）多个结节：多个囊性结节累及双乳，此种复杂性囊肿活动往往受限。

（3）区段性结节感：乳腺部分或全乳呈不规则的颗粒状或结节状，边界不清；结节按乳腺腺管系统分布，近似一个乳头为顶角的三角形或不规则团块。

2. 周期性疼痛　规律疼痛与月经有一定关系，经前加重，且囊肿增大；经后减轻，囊肿亦缩小。

3. 偶见乳头溢液　乳头溢液为单侧或双侧，多为浆液性或浆液血性，纯血者较少。如果溢液为浆液血性或纯血性时，往往提示着乳管内乳头状瘤。

【辅助检查】

1. 乳腺钼靶 X 线摄片　X 线表现为大小不等的圆形、椭圆形或分叶状阴影，边缘光滑、锐利、密度均匀；X 线所见肿块大小与临床触诊相仿。根据其影像学表现，钼靶 X 线片分成弥漫型、肿块型、钙化型和导管表现型 4 种。

2. B 超检查　B 超显示乳腺边缘光滑、完整，内部质地稍紊乱，回声分布不均匀，无回声区，囊壁可见粗大亮点钙化。

3. MRI 检查　典型的 MRI 表现为乳腺导管扩张，形态不规则，边界不清楚，扩张导管的信号强度在 T_1 加权像上低于正常腺体组织；病变局限，也可弥漫分布于整个乳腺。

4. 病理组织学检查　可通过空心针穿刺活检、细针穿刺细胞学检查或手术活检。为排除恶性病变，必要时可进行手术切除活检。

【处理原则】

充分的个体化心理及药物干预，结合必要的活检及适当的手术切除是乳腺囊性增生病的有效治疗模式。治疗时应针对不同的临床表现及病理学类型予以分别对待。需要注意的是，当患者伴有非典型增生时，应成为临床预防的重点。主要有 3 种预防方法：密切随访、药物干预和手术干预。

1. 非手术治疗　对于伴随轻至中度疼痛者，以心理疏导及改变生活习惯为主，对于持续性存在的严重乳腺疼痛患者，可予药物治疗。但须注意，药物治疗不能有效缓解乳腺囊性增生病的病理学改变，不能起到根治作用。中医药在治疗乳腺囊性增生病方面具有广泛的应用，实验研究及临床应用均证实其治疗乳腺囊性增生病疗效确切，但单纯中药治疗起效较慢，且对部分重症患者疗效欠佳，中西医结合疗法则显示出了一定优势。研究显示，他莫昔芬对乳腺囊性增生病治疗的有效率为 80%～96%。但是由于他莫昔芬对子宫内膜的影响，也可以用托瑞米芬治疗乳腺囊性增生病。

2. 手术治疗

（1）微创手术治疗：主要用于乳腺良性病变的切除术，对乳腺肿块直径不足 3cm 的患者进行手术，以此提高切除率；真空辅助微创旋切术治疗乳腺良性肿瘤的效果十分显著，具有创伤小、术后恢复快、患者满意度高等优势。切取组织行术中冰冻病理，根据病理检查的结果给予相应的恰当处理。

（2）区段切除术治疗：肿块直径在 3cm 以内，可行包括部分正常组织在内的肿块切除；根据病理结果，如有上皮细胞不典型增生、间变者，年龄在 40 岁以上，行乳房区段切除。如果病理检查为恶性肿瘤则需要进一步进行手术治疗。

（3）乳房切除术：有不典型上皮增生，且家族中有同类病史，尤其是一级亲属有乳腺癌者，年龄在 45 岁以上可考虑单纯乳房切除术并重建。目前，乳房切除术是预防癌前病变发生癌变的有效方法。经腋窝入路行腔镜皮下乳腺切除加一期假体植入术可在切除病灶的同时恢复女性乳房完美形态，且胸部无切口，对于治疗乳腺癌前病变也是一种较好选择。

【护理措施】

（一）术前护理

1. 心理护理 解释疼痛发生的原因，消除患者的顾虑，保持心情舒畅。

2. 饮食营养护理 术前饮食应摄入高热量、高蛋白、高维生素食物，保持正常饮食习惯。

3. 术前准备 完善术前常规检查，做好术前皮肤准备与肿物定位。乳房皮肤溃疡者，术前每日换药至创面好转，乳头凹陷者应清洁局部。

（二）术后护理

1. 病情观察 严密观察生命体征变化。观察伤口敷料渗血、渗液及皮肤淤青、血肿情况，并予以记录。

2. 伤口护理

（1）有效包扎：手术部位用弹力绷带加压包扎，防止积液积气。包扎松紧度以能容纳 2 个手指，维持正常血运，且不影响呼吸为宜。包扎期间告知患者不能自行松解绷带，挠痒时不能将手指伸入敷料下搔抓。若绷带松脱，应及时重新加压包扎。

（2）观察伤口皮瓣愈合情况：注意皮瓣颜色、皮瓣血运及皮温情况。若皮瓣颜色发红、皮温较高，提示有伤口感染的可能，应报告医师及时处理。

（3）观察患侧上肢远端血流循环：若手指发麻、皮肤发绀、皮温下降、动脉搏动不能扪及，提示腋窝部血管受压，肢端血液循环受压，应及时调整绷带的位置与松紧度。

（4）保持伤口敷料干洁，如果出现渗血渗液情况，及时告知医师进行换药，避免发生感染。

3. 引流管护理 术后皮瓣常规放置引流管并接负压引流装置。负压吸引可及时、有效地吸出残腔内的积液、积血，并使皮肤紧贴胸壁，从而有利于皮瓣愈合。

（1）维持有效吸引：负压引流瓶应保持负压状态，负压吸引的压力大小要适宜。

（2）妥善固定：引流管的长度要适宜，患者卧床时将其固定于床旁，起床时固定于衣服上，引流瓶应低于引流伤口。

（3）保持通畅：定时挤压引流管，避免管道堵塞。防止引流管受压和扭曲，若有局部积液、皮瓣不能紧贴胸壁且有波动感时，报告医师及时处理。

（4）注意观察：包括引流液的颜色、性状和量。术后 1~2 日，每日引流血性液体 50~200ml，以后颜色逐渐变淡、减少。

（5）拔管指征：若引流液转为淡黄色，连续 3 日每日量少于 20ml，创面与皮肤紧贴，手指按压伤口周围皮肤无空虚感，即可考虑拔管。若拔管后仍有皮下积液，可在严格消毒后进行伤口抽液并局部加压包扎。

（三）健康教育

1. 保持心情舒畅，情绪稳定，避免抑郁、烦躁易怒。

2. 饮食要有规律，宜食高蛋白、高纤维、高维生素食物，少吃油炸、油腻的食物，同时保持适量的运动以避免肥胖。

3. 慎用含雌激素类的保健品、美容化妆品、丰乳产品，少用一次性塑料制品。
4. 学会自我乳房检查法，进行自我保健。
5. 复查随访，有症状改变时随时就诊，定期（6~12个月）复查。

（韦丽娜　李海燕）

第三节　乳腺纤维腺瘤

乳腺纤维腺瘤（breast fibroadenoma）常见于青年女性，其发病率在乳腺良性肿瘤中居首位。好发年龄为18~25岁，月经初潮前及绝经后妇女少见。约75%为单发，少数为多发。乳腺纤维腺瘤是良性肿瘤，但文献报道少数可以癌变。乳腺纤维腺瘤癌变多见于40岁以上患者，尤以绝经期和绝经后妇女癌变危险性较高。

【病因】
　　1. 雌、孕激素分泌失衡　雌激素水平相对或绝对升高，雌激素的过度刺激可导致乳腺导管上皮和间质成分异常增生，形成肿瘤。
　　2. 局部乳腺组织对雌激素过度敏感　乳腺不同部位的腺体组织对雌激素敏感性不一样，敏感性较高的乳腺组织易发生纤维腺瘤。不同妇女乳腺组织对雌激素刺激的敏感性不同，易感女性患病概率大大增加。
　　3. 饮食及身体因素　如高脂肪、高热量饮食，肥胖，肝功能障碍，精神抑郁或脾气暴躁等都通过上述2种机制增加乳腺纤维腺瘤的发病机会。
　　4. 遗传倾向　20%~30%的乳腺纤维腺瘤患者存在基因异常。

【临床表现】
　　乳腺纤维腺瘤通常表现为单侧乳房触及表面光滑、边界清楚、可活动、质地较韧的单个或多个肿块，或双侧乳腺内同时生长或先后生长。多为无意中发现，其生长缓慢，怀孕期及哺乳期生长较快。无痛性肿块或仅有轻微的胀痛、钝痛，这种疼痛与大小和月经周期无关。临床上可分为3型。
　　1. 普通型　最常见，纤维腺瘤一般生长较缓慢，大多数长到一定大小后会停止生长，直径一般不超过3cm。
　　2. 青春型　少见，月经初潮前发生，肿瘤生长速度较快，瘤体较大。
　　3. 巨纤维腺瘤　亦称分叶型纤维腺瘤，多发生于15~18岁青春期及40岁以上绝经前妇女，瘤体常超过5cm，甚至可达20cm。

【辅助检查】
　　1. B超检查　能显示乳腺各层次软组织结构及肿块的形态、大小和回声状况。纤维腺瘤多表现为圆形或椭圆形低回声区，边界清晰整齐，内部回声分布均匀，呈弱光点，后壁线完整，有侧方声影。肿瘤后方回声增强，如有钙化时，钙化点后方可出现声影。
　　2. 乳腺钼靶X线摄片　表现为圆形、卵圆形肿块，也可呈分叶状，边缘光滑清楚，与等体积的正常腺体比较，肿块呈等或稍高密度，部分病灶内可见钙化。
　　3. MRI检查　不能替代乳腺钼靶X线摄片和乳腺B超检查，费用也较高，但敏感度较高，同时能进行立体测量、功能诊断，提高了诊断准确率。
　　4. 穿刺活检　当临床包括影像学检查不能明确诊断时，可考虑穿刺活检。常用的有细针穿刺细胞学检查和空心针穿刺组织学检查，细针穿刺细胞学检查的创伤小，诊断符合率也相对较低。空心针穿刺组织学检查准确性更高。真空辅助乳腺活检系统可以对体积较小肿瘤进行微创切除活检，兼顾了诊断和治疗的作用，也可使用。

【处理原则】

对明确诊断的普通型纤维腺瘤可不行手术治疗，但需要严密观察，定期复查。手术是乳腺纤维腺瘤最有效的治疗手段，对于散在分布的多发性乳腺纤维腺瘤，可考虑选择较大的肿瘤或者有怀疑癌变的肿块予以切除，而对那些典型纤维腺瘤可予以观察，在观察过程中，如发现肿块增大或不能除外恶性肿瘤，须及时手术治疗。

1. 手术时机

（1）对未婚女性患者：诊断基本明确者可在严密随访下，根据患者的意愿考虑婚前或婚后选择手术切除。

（2）对婚后拟妊娠生育的患者：多建议在计划受孕前手术切除，有助于避免妊娠和哺乳期手术，因受孕和哺乳均可使肿瘤生长加快。

（3）受孕后发现肿瘤患者：宜在孕4~6个月行手术切除。

（4）对于无妊娠、哺乳、外伤等促使肿瘤生长的情况：肿瘤短期内突然生长加快，应及时手术。

（5）手术时间：最好避开月经前期及月经期。

2. 手术方式

（1）传统手术切除：根据美学和手术完整切除的便利性选择手术皮肤切口，沿乳晕边缘的弧形切口愈合后瘢痕小且在视觉上不那么明显，多发者可考虑行乳腺下缘折褶处切口。手术时要贯彻分层切开的原则，皮肤及皮下层可顺皮纹方向，而乳腺腺体层需行以乳头为中心的放射状切开以减少乳腺导管的损伤，手术要完整切除整个肿瘤。传统手术的缺点是会留下皮肤切口瘢痕，影响乳房美观。

（2）微创手术切除：在腋下或乳晕等隐蔽的地方戳孔，在超声或钼靶引导下应用乳腺肿瘤真空辅助旋切系统切除肿物，一次进针多次切割，术后只留下3mm左右的切口，恢复快。可以通过一个切口切除多个肿瘤，特别适用于临床不可触及的微小肿瘤。

（3）腔镜区段切除：传统手术易在乳房表面遗留手术瘢痕，会给年轻女性特别是未婚育女性造成一定的生理和心理影响。乳腺腔镜手术经乳腺后入路，最大限度地减少乳腺导管的损伤，让患者的哺乳及性刺激功能得到最大的保护，保证了患者术后的生活质量。

手术切除的标本应常规送病理检查，根据病理检查的结果给予相应的恰当处理。乳腺纤维腺瘤术后，乳房其他部位依然有相似概率再生长纤维腺瘤，因此术后要重视定期体检和影像学检查。

【护理措施】

（一）术前护理

1. 心理护理 患者面对突如其来的乳腺疾病、婚姻生活可能受到影响等问题容易产生焦虑、恐惧等心理反应，了解和关心患者，鼓励患者表达对疾病和手术的顾虑与担心，有针对性地进行心理护理。向患者和家属解释手术的必要性和重要性，请曾接受过类似手术且已痊愈者现身说法，帮助患者度过心理调适期。

2. 休息 保持病房安静，指导患者减少活动，适当卧床以减少体力消耗。

3. 术前准备 完善术前常规检查，做好术前皮肤准备与肿物定位。

（二）术后护理

1. 病情观察 密切观察患者生命体征变化。

2. 体位 术后麻醉清醒、血压平稳后取半卧位，以利呼吸。

3. 饮食 指导患者合理安排饮食，保证必要的营养，促进皮肤组织修复与生长，可进食高蛋白、高热量、含维生素及易消化的食物，尽量避免高脂、高糖饮食。

4. 休息与活动 术后1个月避免剧烈运动，特别是手臂受力的运动。

5. 病情观察 严密观察生命体征变化，观察切口敷料渗血、渗液情况，有无皮肤淤青、血肿情况。

6. 伤口护理

（1）有效包扎：手术部位用弹力绷带加压包扎，使伤口压迫止血。包扎松紧度以能容纳2手指，维持正常血运，且不影响呼吸为宜。包扎期间告知患者不能自行松解绷带，挠痒时不能将手指伸入敷料下搔抓，若绷带松脱，应及时重新加压包扎。

（2）观察患侧上肢远端血液循环：若手指发麻、皮肤发绀、皮温下降、动脉搏动不能扪及，提示腋窝部血管受压，肢端血液循环受损，应及时调整绷带的松紧度。

（三）健康教育

1. 饮食要有规律，少吃油炸、油腻的食物及反季节蔬果、快速催熟的牲畜。
2. 控制饮食，保持适量的运动以避免肥胖。
3. 慎用含雌激素类的保健品、美容化妆品、丰乳产品，少用一次性塑料制品。
4. 保持良好的心态和健康的生活节奏。
5. 定期复查。

（韦丽娜　李海燕）

第四节　乳　腺　癌

乳腺癌（breast carcinoma）是女性常见的恶性肿瘤之一，严重危害女性的健康。乳腺癌的发病率逐年升高，2020年，乳腺癌正式取代肺癌，成为全球第一大癌症。乳腺癌的发病有明显的地域差异性，发达、富裕的地区是乳腺癌的高发地区。男性乳腺癌发病率为女性的1%。

【病因】

1. 家族史 具有乳腺癌家族史的女性，其乳腺癌的发病风险是普通人群的2~3倍。部分遗传性乳腺癌与乳腺癌易感基因（BRCA1、BRCA2等）有关。

2. 月经生育史 月经初潮年龄早、绝经年龄晚、未育、初次足月产年龄较大及未进行母乳喂养者，发病风险较高。

3. 乳腺良性疾病 与乳腺癌的关系尚有争论，多数认为乳腺小叶有上皮高度增生或不典型增生可能与本病发生有关。

4. 饮食与营养 营养过剩、肥胖和高脂肪饮食可加强或延长雌激素对乳腺上皮细胞的刺激，从而增加发病的风险。同时饮酒可以增加女性患乳腺癌的风险，饮酒量越多，患病的风险越高。

5. 激素作用 雌激素在乳腺癌的发生中起着关键的作用，雌激素和孕激素会刺激乳腺肿瘤的生长。

6. 环境和生活方式 在工作过程中直接、频繁地接触如苯、苯乙烯、化学溶剂、化学染料、电离辐射等可能会增加患癌症的风险。

【病理特点与临床分期】

1. 病理分型 乳腺癌有多种分型方法，目前国内多采用以下病理分型：

（1）非浸润性癌：包括导管内癌、小叶原位癌（癌细胞未突破末梢乳管或腺泡基底膜）、乳头乳晕湿疹样癌（伴发浸润性癌者除外），预后较好。

（2）浸润性特殊癌：此型一般分化程度较高，预后尚好。包括乳头状癌、髓样癌（伴大量淋巴细胞浸润）、小管癌（高分化腺癌）、腺样囊性癌、黏液腺癌、顶泌腺样癌、鳞状细胞癌等。

（3）浸润性非特殊癌：此型是乳腺癌最常见的类型，约占80%，一般分化程度低，预后较差，但判断预后需结合疾病分期等因素。此型包括浸润性小叶癌、浸润性导管癌、硬癌、髓样癌（无大量淋巴细胞浸润）、单纯癌、腺癌等。

（4）其他罕见癌：如炎性乳腺癌。

2. 临床分期 根据肿瘤TNM临床分期建议，乳腺癌T（原发癌肿）、N（区域淋巴结）、M（远处转移）分期法内容如下（表3-4-1）。

表 3-4-1 乳腺癌的临床分期

T 分期	T 临床/病理	N 分期	N 临床	N 病理	M 分期	M 临床/病理
T_0	无肿瘤	N_0	无区域转移	无区域转移	M_0	无远处转移
T_{is}	原位癌	—	—	—		
T_1	T_{1mic}: ≤1mm T_{1a}: >1mm 且≤5mm T_{1b}: >5mm 且≤10mm T_{1c}: >10mm 且≤20mm	N_1	同侧腋窝淋巴结转移，可活动	N_{1mic}: 转移灶 0.2～2mm N_1: 1～3 枚腋窝淋巴结转移和（或）内乳前哨淋巴结镜下转移	M_1	有远处转移
T_2	>20mm 且≤50mm	N_2	同侧淋巴结融合固定或仅内乳淋巴结转移	4～9 枚淋巴结转移，或仅内乳淋巴结转移		
T_3	>50mm	N_3	N_{3a}: 同侧锁骨下淋巴结转移 N_{3b}: 同侧内乳及腋窝淋巴结转移 N_{3c}: 同侧锁骨上淋巴结转移	N_{3a}: 腋窝淋巴结转移>10枚，或锁骨下转移 N_{3b}: 腋窝≥1 枚淋巴结转移，同时影像学提示内乳淋巴结转移；或腋窝 4～9 枚淋巴结转移，同时内乳前哨淋巴结镜下转移 N_{3c}: 同侧锁骨上淋巴结转移		
T_4	T_{4a}: 侵犯胸壁 T_{4b}: 侵犯皮肤 T_{4c}: $T_{4a}+T_{4b}$ T_{4d}: 炎性乳腺癌	—	—			

3. 分子分型 除了病理分型和临床分型，在乳腺癌的治疗中，分子分型也是非常关键的，必须在治疗前明确（表3-4-2）。

表 3-4-2 乳腺癌分子分型的标志物检测和判定

分子分型		基于 IHC 的分子分型			
		ER	PR	HER2	Ki67
Luminal-A 型		阳性	高表达	阴性	低表达（<30%）
Luminal-B 型	HER2 阴性	阳性	低表达	阴性	高表达（≥30%）
	HER2 阳性	阳性	任何	阳性	任何
HER2 阳性		阴性	阴性	阳性	任何
三阴性		阴性	阴性	阴性	任何

4. 转移途径

（1）局部浸润：癌细胞沿导管或筋膜间隙蔓延，继而侵犯 Cooper 韧带和皮肤。

（2）淋巴转移：主要途径有，①癌细胞经外侧缘淋巴管侵入同侧腋窝淋巴结，然后侵入锁骨下淋巴结以至锁骨上淋巴结，进而可经胸导管（左）或右淋巴管侵入静脉血流而向远处转移；②癌细胞向内侧淋巴管，沿着乳内淋巴管的肋间穿支引流到胸骨旁淋巴结，继而到达锁骨上淋巴结，并可通过同样途径侵入血流。

（3）血行转移：癌细胞可经淋巴途径进入静脉，也可直接侵入血液循环而致远处转移，易转移部位依次为骨、肺、肝。

【临床表现】

1. 乳房肿块

（1）早期：患侧乳房出现无痛性单发小肿块，患者常在洗澡或更衣时无意中发现。肿块多位于乳腺外上象限，质硬、表面不光滑，与周围组织分界不清，在乳房内不易被推动。

（2）进展期：①肿块固定：癌细胞侵入胸筋膜和胸肌时，固定于胸壁不易推动。②卫星结节、铠甲胸：癌细胞侵犯大片乳房皮肤时，可出现多个坚硬小结节或条索，呈卫星样围绕原发病灶，若结节彼此融合，弥漫成片，可延伸至背部和对侧胸壁，导致胸壁紧缩呈铠甲状，患者呼吸受限。③皮肤破溃：癌肿处皮肤可破溃而形成溃疡，常有恶臭，易出血。

2. 乳房外形改变　乳腺癌可引起乳房外形改变。①笑靥征：若肿瘤累及 Cooper 韧带，可使其缩短而致肿瘤表面皮肤凹陷，出现笑靥征。②乳头内陷：邻近乳头或乳晕的癌细胞因侵入乳管使之缩短，可将乳头牵向肿瘤一侧，导致乳头扁平、回缩、凹陷。③橘皮征：皮下淋巴管被癌细胞堵塞，引起淋巴回流障碍，可出现真皮水肿，乳房皮肤呈橘皮样改变。

3. 转移征象　①淋巴转移：最初多见于患侧腋窝，少数散在、肿大的淋巴结质硬、无痛、不可被推动，继而逐渐增多并融合成团，甚至与皮肤或深部组织粘连。②血行转移：乳腺癌转移至肺、骨、肝时，可出现相应症状。

4. 炎性乳腺癌　发病率低，年轻女性多见。表现为患侧乳房皮肤发红、水肿、增厚、粗糙、表面温度升高等，类似急性炎症，但无明显肿块。炎性乳腺癌进展十分迅速，短期内即扩展到乳房大部分皮肤，常可累及对侧乳房。

5. 乳头乳晕湿疹样癌　又称乳腺 Paget 病，在乳腺癌中很少见，临床表现如下：①乳头有瘙痒、烧灼感；②乳头和乳晕皮肤发红、硬皮状、鳞状改变；③乳头出血和液体渗出；④部分患者于乳晕区可扪及肿块。

【辅助检查】

1. 影像学检查

（1）超声检查：能清晰显示乳房各层次软组织结构及肿块的形态和质地，乳腺癌常表现为低回声、不均匀、边界欠清、不规则，超声检查主要用来鉴别囊性或实性病灶。可观察血液供应情况，提高其判断的敏感性，为肿瘤的定性诊断提供依据。适用于致密型乳腺病变的评价，是乳房 X 线摄影检查的有效补充。

（2）乳腺钼靶 X 线摄片：是常用的影像学检查方法，广泛用于乳腺癌的普查。乳腺癌的 X 线表现为密度增高的肿块影，边界不规则，或呈毛刺状，有时可见钙化点，颗粒细小、密集。

（3）MRI：灵敏度更高，能三维立体观察病变，是超声检查和乳腺 X 线检查的重要补充，对微小病灶、多中心、多病灶的发现及评价病变范围有优势。

2. 病理组织学检查　是指从组织中切除一小块标本用来病理学分析，是乳腺癌诊断的"金标准"，是确诊乳腺癌唯一的方法。3 种最常见的活检方式是细针穿刺活检、粗针活检和手术活检。

> **知识拓展　　乳腺影像报告和数据系统（data system）分级**
>
> BI-RADS 是乳腺钼靶 X 线摄片、超声和 MRI 报告中最常出现的英文缩写，即乳腺影像报告和数据系统（breast imaging-reporting and data system，BI-RADS）的英文首字母缩写。
>
> BI-RADS 0 级：需结合其他检查再评估。
> BI-RADS 1 级：未见异常。
> BI-RADS 2 级：良性病变。
> BI-RADS 3 级：良性可能性大（恶性率<2%），建议短期内随访。
> BI-RADS 4 级：可疑恶性，需考虑穿刺活检以明确诊断（3%~94% 的恶性可能性）。①4a（恶性可能性 3%~30%）：低度可疑恶性病灶；②4b（恶性可能性 31%~70%）：中度恶性可能；③4c（恶性可能性 71%~94%）：高度可疑，但不肯定。
> BI-RADS 5 级：高度可疑恶性（即≥95% 的恶性可能性）。
> BI-RADS 6 级：已经病理确诊为恶性。

【处理原则】

乳腺癌的治疗采用的是以手术治疗为主，辅以化学治疗、内分泌治疗、放射治疗、靶向治疗、免疫治疗的综合治疗策略。

1. 非手术治疗

（1）化学治疗：乳腺癌是实体瘤中应用化疗最有效的肿瘤之一，化疗在整个治疗中有重要作用。术前化疗，又称新辅助化疗，多用于局部晚期的患者，目的在于缩小肿瘤，提高手术成功机会及探测肿瘤对药物的敏感性。乳腺癌术后辅助化疗的指征为：①浸润性乳腺癌直径>2cm；②淋巴结转移阳性；③激素受体阴性；④HER2 阳性；⑤组织学分级为 3 级。化疗常选择联合化疗方案，药物可采用蒽环类（如表柔比星、吡柔比星等）联合紫杉类（如多西他赛、紫杉醇等）方案，一般用 4~6 个疗程。应关注药物的给药顺序、输注时间和剂量浓度，严格按照药品说明使用，注意药物配伍禁忌。

（2）内分泌治疗：对于激素受体（ER 或 PR）阳性的乳腺癌患者来说，内分泌治疗占据着非常重要的地位。内分泌治疗药物主要包括选择性雌激素受体调节剂、芳香化酶抑制剂。选择性雌激素受体调节剂包括他莫昔芬、托瑞米芬等，既适合绝经前也适合绝经后激素受体阳性的乳腺癌患者，其结构类似雌激素，能与雌二醇竞争 ER，与雌激素受体形成稳定的复合物，从而使癌细胞的生长受到抑制；芳香化酶抑制剂包括非甾体类（阿那曲唑、来曲唑）、甾体类（依西美坦）等，适用于绝经后或双侧卵巢已切除的激素受体阳性的乳腺癌，也可以与卵巢功能抑制剂联合用于绝经前激素受体阳性的乳腺癌患者。绝经后女性卵巢功能衰退，体内雌激素 70% 以上是肾上腺产生的雄激素前体经芳香化酶作用而生成，芳香化酶抑制剂可以抑制芳香化酶的功能。

> **知识拓展　　乳腺癌内分泌治疗患者骨健康管理**
>
> 乳腺癌患者接受内分泌治疗后其体内雌激素水平明显下降，易引起骨质疏松。无论是绝经前患者常用的他莫昔芬、托瑞米芬，还是绝经后患者常用的来曲唑、阿那曲唑、依西美坦，都会加速骨钙丢失，降低骨密度。长期应用内分泌治疗的患者骨质疏松和骨折的发生率升高，严重影响患者生活质量。因此接受内分泌治疗的患者应每年进行一次骨密度检测，同时在生活中及时补充钙和维生素 D；每日应进行至少 30 分钟中等强度的运动，如步行、慢跑等；进食含钙丰富的食物；戒烟、戒酒、多晒太阳；注意防止跌倒和身体猛烈撞击；对于存在已有骨质不良症状的患者，可考虑使用双膦酸盐等进行改善。

（3）放射治疗：是乳腺癌局部治疗的手段之一。在保留乳房的乳腺癌手术后，放射治疗是一重要组成部分，应用于肿块局部广泛切除后给予适当剂量放射治疗，单纯乳房切除术后可根据患者年龄、疾病分期分类等情况，决定是否应用放疗。在乳腺癌根治术后的放射治疗，多数人认为

4. 转移途径

（1）局部浸润：癌细胞沿导管或筋膜间隙蔓延，继而侵犯 Cooper 韧带和皮肤。

（2）淋巴转移：主要途径有，①癌细胞经外侧缘淋巴管侵入同侧腋窝淋巴结，然后侵入锁骨下淋巴结以至锁骨上淋巴结，进而可经胸导管（左）或右淋巴管侵入静脉血流而向远处转移；②癌细胞向内侧淋巴管，沿着乳内淋巴管的肋间穿支引流到胸骨旁淋巴结，继而到达锁骨上淋巴结，并可通过同样途径侵入血流。

（3）血行转移：癌细胞可经淋巴途径进入静脉，也可直接侵入血液循环而致远处转移，易转移部位依次为骨、肺、肝。

【临床表现】

1. 乳房肿块

（1）早期：患侧乳房出现无痛性单发小肿块，患者常在洗澡或更衣时无意中发现。肿块多位于乳腺外上象限、质硬、表面不光滑，与周围组织分界不清，在乳房内不易被推动。

（2）进展期：①肿块固定：癌细胞侵入胸筋膜和胸肌时，固定于胸壁不易推动。②卫星结节、铠甲胸：癌细胞侵犯大片乳房皮肤时，可出现多个坚硬小结节或条索，呈卫星样围绕原发病灶，若结节彼此融合，弥漫成片，可延伸至背部和对侧胸壁，导致胸壁紧缩呈铠甲状，患者呼吸受限。③皮肤破溃：癌肿处皮肤可破溃而形成溃疡，常有恶臭，易出血。

2. 乳房外形改变　乳腺癌可引起乳房外形改变。①笑靥征：若肿瘤累及 Cooper 韧带，可使其缩短而致肿瘤表面皮肤凹陷，出现笑靥征。②乳头内陷：邻近乳头或乳晕的癌细胞因侵入乳管使之缩短，可将乳头牵向肿瘤一侧，导致乳头扁平、回缩、凹陷。③橘皮征：皮下淋巴管被癌细胞堵塞，引起淋巴回流障碍，可出现真皮水肿，乳房皮肤呈橘皮样改变。

3. 转移征象　①淋巴转移：最初多见于患侧腋窝，少数散在、肿大的淋巴结质硬、无痛、不可被推动，继而逐渐增多并融合成团，甚至与皮肤或深部组织粘连。②血行转移：乳腺癌转移至肺、骨、肝时，可出现相应症状。

4. 炎性乳腺癌　发病率低，年轻女性多见。表现为患侧乳房皮肤发红、水肿、增厚、粗糙、表面温度升高等，类似急性炎症，但无明显肿块。炎性乳腺癌进展十分迅速，短期内即扩展到乳房大部分皮肤，常可累及对侧乳房。

5. 乳头乳晕湿疹样癌　又称乳腺 Paget 病，在乳腺癌中很少见，临床表现如下：①乳头有瘙痒、烧灼感；②乳头和乳晕皮肤发红、硬皮状、鳞状改变；③乳头出血和液体渗出；④部分患者于乳晕区可扪及肿块。

【辅助检查】

1. 影像学检查

（1）超声检查：能清晰显示乳房各层次软组织结构及肿块的形态和质地，乳腺癌常表现为低回声、不均匀、边界欠清、不规则，超声检查主要用来鉴别囊性或实性病灶。可观察血液供应情况，提高其判断的敏感性，为肿瘤的定性诊断提供依据。适用于致密型乳腺病变的评价，是乳房 X 线摄影检查的有效补充。

（2）乳腺钼靶 X 线摄片：是常用的影像学检查方法，广泛用于乳腺癌的普查。乳腺癌的 X 线表现为密度增高的肿块影，边界不规则，或呈毛刺状，有时可见钙化点，颗粒细小、密集。

（3）MRI：灵敏度更高，能三维立体观察病变，是超声检查和乳腺 X 线检查的重要补充，对微小病灶、多中心、多病灶的发现及评价病变范围有优势。

2. 病理组织学检查　是指从组织中切除一小块标本用来病理学分析，是乳腺癌诊断的"金标准"，是确诊乳腺癌唯一的方法。3 种最常见的活检方式是细针穿刺活检、粗针活检和手术活检。

> **知识拓展　　乳腺影像报告和数据系统（data system）分级**
>
> BI-RADS是乳腺钼靶X线摄片、超声和MRI报告中最常出现的英文缩写，即乳腺影像报告和数据系统（breast imaging-reporting and data system，BI-RADS）的英文首字母缩写。
> BI-RADS 0级：需结合其他检查再评估。
> BI-RADS 1级：未见异常。
> BI-RADS 2级：良性病变。
> BI-RADS 3级：良性可能性大（恶性率<2%），建议短期内随访。
> BI-RADS 4级：可疑恶性，需考虑穿刺活检以明确诊断（3%~94%的恶性可能性）。① 4a（恶性可能性3%~30%）：低度可疑恶性病灶；② 4b（恶性可能性31%~70%）：中度恶性可能；③ 4c（恶性可能性71%~94%）：高度可疑，但不肯定。
> BI-RADS 5级：高度可疑恶性（即≥95%的恶性可能性）。
> BI-RADS 6级：已经病理确诊为恶性。

【处理原则】

乳腺癌的治疗采用的是以手术治疗为主，辅以化学治疗、内分泌治疗、放射治疗、靶向治疗、免疫治疗的综合治疗策略。

1. 非手术治疗

（1）化学治疗：乳腺癌是实体瘤中应用化疗最有效的肿瘤之一，化疗在整个治疗中有重要作用。术前化疗，又称新辅助化疗，多用于局部晚期的患者，目的在于缩小肿瘤，提高手术成功机会及探测肿瘤对药物的敏感性。乳腺癌术后辅助化疗的指征为：①浸润性乳腺癌直径>2cm；②淋巴结转移阳性；③激素受体阴性；④HER2阳性；⑤组织学分级为3级。化疗常选择联合化疗方案，药物可采用蒽环类（如表柔比星、吡柔比星等）联合紫杉类（如多西他赛、紫杉醇等）方案，一般用4~6个疗程。应关注药物的给药顺序、输注时间和剂量浓度，严格按照药品说明使用，注意药物配伍禁忌。

（2）内分泌治疗：对于激素受体（ER或PR）阳性的乳腺癌患者来说，内分泌治疗占据着非常重要的地位。内分泌治疗药物主要包括选择性雌激素受体调节剂、芳香化酶抑制剂。选择性雌激素受体调节剂包括他莫昔芬、托瑞米芬等，既适合绝经前也适合绝经后激素受体阳性的乳腺癌患者，其结构类似雌激素，能与雌二醇竞争ER，与雌激素受体形成稳定的复合物，从而使癌细胞的生长受到抑制；芳香化酶抑制剂包括非甾体类（阿那曲唑、来曲唑）、甾体类（依西美坦）等，适用于绝经后或双侧卵巢已切除的激素受体阳性的乳腺癌，也可以与卵巢功能抑制剂联合用于绝经前激素受体阳性的乳腺癌患者。绝经后女性卵巢功能衰退，体内雌激素70%以上是肾上腺产生的雄激素前体经芳香化酶作用而生成，芳香化酶抑制剂可以抑制芳香化酶的功能。

> **知识拓展　　乳腺癌内分泌治疗患者骨健康管理**
>
> 乳腺癌患者接受内分泌治疗后其体内雌激素水平明显下降，易引起骨质疏松。无论是绝经前患者常用的他莫昔芬、托瑞米芬，还是绝经后患者常用的来曲唑、阿那曲唑、依西美坦，都会加速骨钙丢失，降低骨密度。长期应用内分泌治疗的患者骨质疏松和骨折的发生率升高，严重影响患者生活质量。因此接受内分泌治疗的患者应每年进行一次骨密度检测，同时在生活中及时补充钙和维生素D；每日应进行至少30分钟中等强度的运动，如步行、慢跑等；进食含钙丰富的食物；戒烟、戒酒、多晒太阳；注意防止跌倒和身体猛烈撞击；对于存在已有骨质不良症状的患者，可考虑使用双膦酸盐等进行改善。

（3）放射治疗：是乳腺癌局部治疗的手段之一。在保留乳房的乳腺癌手术后，放射治疗是一重要组成部分，应用于肿块局部广泛切除后给予适当剂量放射治疗，单纯乳房切除术后可根据患者年龄、疾病分期分类等情况，决定是否应用放疗。在乳腺癌根治术后的放射治疗，多数人认为对Ⅰ期患者无益，对Ⅱ期以后患者，可降低局部复发率。

（4）靶向治疗：通过转基因技术制备的曲妥珠单抗注射液对HER2过度表达的乳腺癌患者有良好的效果。

（5）免疫治疗：在多种癌症治疗中展现出很好的疗效，特别是免疫检查点阻断疗法也逐渐应用于乳腺癌患者的治疗研究中。目前乳腺癌免疫治疗的研究对象主要是三阴性乳腺癌患者，其是对免疫检查点抑制剂治疗（如PD-1抗体、CTLA-4抗体）最敏感的亚型。

2. 手术治疗

（1）乳腺癌根治术和乳腺癌扩大根治术：乳腺癌根治术应包括整个乳房、胸大肌、胸小肌，腋窝Ⅰ、Ⅱ、Ⅲ组淋巴结的整块切除。扩大根治术还需同时切除胸廓内动、静脉及其周围的淋巴结（即胸骨旁淋巴结）。此两种术式现已较少使用。

乳腺癌改良根治术：有2种术式，一是保留胸大肌，切除胸小肌；二是保留胸大肌、胸小肌。根据大量病例观察，该术式用于Ⅰ、Ⅱ期乳腺癌患者与乳腺癌根治术生存率无明显差异，且该术式保留了胸肌，术后外观效果较好。

（2）全乳房切除术：手术范围必须切除整个乳房，包括腋尾部及胸大肌筋膜。该手术适用于原位癌、微小癌及年迈体弱不宜做根治术者。

（3）保留乳房的乳腺癌切除术：手术目的是完整切除肿块及其周围1cm的组织。适用于Ⅰ、Ⅱ期的乳腺癌患者，且乳房有适当体积，术后能保持外观效果者。无法获得切缘阴性者禁忌实施该手术，术后必须辅以放疗等。

（4）前哨淋巴结活检术及腋窝淋巴结清扫术：对临床腋窝淋巴结阳性的乳腺癌患者常规行腋窝淋巴结清扫术，范围包括Ⅰ、Ⅱ组腋窝淋巴结。对临床腋窝淋巴结阴性的乳腺癌患者，可先行前哨淋巴结活检术。前哨淋巴结是指接受乳腺癌病灶引流的第一站淋巴结，可采用示踪剂显示后切除活检。根据前哨淋巴结的病理结果判断腋窝淋巴结是否有肿瘤转移，对前哨淋巴结阴性的乳腺癌患者可不常规做腋窝淋巴结清扫。

（5）乳房重建手术：包括假体植入物重建和自体组织重建。

1）假体植入物重建：假体植入物乳房重建一步法是指在切除乳房的同时植入假体；扩张器-假体置换二步法是指在进行乳房切除手术时先放置扩张器，延期再置换为永久性假体。

2）自体组织重建：自体组织重建的方法是通过选择多种带蒂或游离皮瓣，转移至胸壁进行乳房重建。自体组织皮瓣来源包括背阔肌肌皮瓣（LDMF）、带蒂横行腹直肌肌皮瓣（TRAM）、腹壁下深血管穿支皮瓣（DIEP）及臀上动脉穿支皮瓣（SGAP）等。

（6）乳腺癌腔镜手术：随着微创外科理念和外科手术技术的进步，近年来腔镜手术治疗乳腺疾病如乳腺癌已逐渐应用于临床，其切口小、创伤少、瘢痕隐蔽、术后恢复时间短、局部外形美观等优势明显，对于患者无论是从生理还是心理上都极其重要。乳腺腔镜的手术方式包括：腔镜保乳术、腔镜乳房皮下切除术、腔镜乳房皮下切除术同期假体重建术、腔镜前哨淋巴结活检术及腋窝淋巴结清扫术。

【护理评估】

（一）术前评估

1. 健康史

（1）一般情况：包括年龄、性别、婚姻、职业、肥胖、饮食习惯和生活环境等。

（2）既往史：评估患者月经史、婚育史、哺乳史及既往是否患乳房良性肿瘤等。

（3）家族史：了解家庭中有无乳腺癌或其他肿瘤患者。

2. 身体状况

（1）症状与体征：评估有无乳房肿块，肿块的部位、质地、活动度和疼痛等情况；有无局部破溃、笑靥征、乳头内陷和橘皮征等乳房外形改变；腋窝等部位有无淋巴转移；有无胸痛、气急、骨痛、肝大、黄疸等转移表现。

（2）辅助检查：完善乳腺钼靶X线摄片、超声、MRI、病理组织学检查及其他有关手术耐受性检查（心电图、肺功能检查）等。

3. 心理-社会状况　了解患者对疾病的认知程度，对手术有何顾虑和思想负担；了解朋友及家属，尤其是配偶，对患者的关心和支持程度；了解家庭对手术的经济承受能力。

（二）术后评估

1. 术中情况　了解患者手术、麻醉方式与效果，病变组织切除情况，术中出血、补液、输血情况，术后诊断。

2. 身体状况　评估患者意识是否清醒、生命体征是否平稳，胸部弹力绷带是否包扎过紧，有无呼吸困难等；评估有无皮瓣下积液，患肢有无水肿，肢端血液循环情况；各引流管是否通畅，引流液的颜色、性状和量等。

3. 心理-社会状况　了解患者有无紧张、焦虑、抑郁、恐惧等；患侧上肢康复训练和早期活动是否配合，对出院后的继续治疗是否清楚。

【常见护理诊断/问题】

1. 焦虑与恐惧　与担心疾病预后有关。
2. 自我形象紊乱　与乳房缺失和术后瘢痕、化疗脱发等有关。
3. 患侧上肢活动受限　与手术创伤、伤口疼痛、瘢痕牵拉有关。
4. 潜在并发症　皮下积液、皮瓣坏死、患肢淋巴水肿等。

【护理目标】

1. 患者能够积极面对疾病及自我形象的变化。
2. 能掌握功能锻炼的相关知识并进行康复锻炼，上肢活动无明显受限。
3. 手术创面愈合良好，未出现术后相关并发症。

【护理措施】

（一）术前护理

1. 心理护理

（1）关心患者，加强心理疏导，鼓励患者表达对疾病和手术的顾虑和担心，有针对性地进行心理护理。

（2）向患者和家属讲解相关的知识，以及手术的必要性，使患者对手术有初步的了解。

（3）告诉患者行乳房重建的可能，鼓励其战胜疾病的信心。

（4）对已婚患者，应同时对其丈夫进行心理辅导，鼓励夫妻双方坦诚相待，取得丈夫的理解、关心和支持。

2. 终止哺乳或妊娠　哺乳期及妊娠初期发生乳腺癌患者应立即停止哺乳或妊娠，以减轻激素的作用。

3. 术前准备　做好手术备皮及手术部位的皮肤清洁。配合医师设计手术切口和术区范围，做好术前皮肤标记。

4. 手术用物及用药准备　术前需准备弹力绷带，必要时备大小合适的塑形内衣。根据不同术式提前准备术中带药，如纳米碳混悬注射液、头孢类药物、硫酸庆大霉素注射液等。

（二）术后护理

1. 体位　术后麻醉清醒、血压平稳后取半卧位，以利于呼吸和引流。
2. 病情观察　严密观察患者生命体征，予患者心电监护及低流量吸氧，若有异常立即通知医生，做出相应的处理。

3. 伤口护理

（1）有效包扎：伤口处用无菌纱布、棉垫和弹力绷带加压包扎，松紧度适宜。告知患者压力绷带不可随意打开，以免影响加压包扎的有效性，若绷带松脱，应及时重新加压包扎。

（2）观察患侧上肢远端血液循环：若手指发麻、皮肤发绀、皮温下降、动脉搏动不能扪及，提示腋窝部血管受压，肢端血液循环受损，应及时调整绷带的松紧度。

4. 引流管护理 乳腺癌术后常规放置引流管并接负压引流装置，负压吸引可及时、有效地吸出残腔内的积液、积血。须妥善固定引流管并保持通畅，确保引流管的有效吸引；注意观察引流管的颜色、性状及量。术后24小时内每小时观察引流液情况，做好记录，若发现引流液>100ml/h或引流液呈鲜红色、质地黏稠伴有血带，提示有活动性出血的可能，报告医生及时处理；一般术后3～7日，当24小时引流量少于20ml，无皮下积液、积血时，可考虑拔管。

5. 患侧上肢功能锻炼 功能锻炼对于恢复患者的肩关节功能和预防及减轻水肿至关重要，应鼓励和协助患者早起开始患侧上肢的功能锻炼。锻炼时应遵守循序渐进的原则，以免影响伤口的愈合。

（1）术后24小时内：活动手指和腕部，可做伸指、握拳、屈腕等锻炼。

（2）术后1～3日：可用健侧上肢或他人协助患肢进行屈肘、伸臂等锻炼，逐渐过渡到肩关节的小范围前屈、后伸运动。

（3）术后4～7日：鼓励患者用患侧手洗脸、刷牙、进食等，并做以患侧手触摸对侧肩部及同侧耳朵的锻炼。

（4）术后1～2周：术后1周皮瓣基本愈合后，开始做肩关节锻炼，以肩部为中心，前后摆臂。术后10日左右皮瓣与胸壁黏附已较牢固，做抬高患侧上肢（将患侧肘关节伸屈、手掌置于对侧肩部，直至患侧肘关节与肩平）、手指爬墙（每日标记高度，逐渐递增幅度，直至患侧手指能高举过头）、梳头（如患侧手越过头顶梳对侧头发、扣对侧耳朵）等锻炼。指导患者做患侧功能锻炼时应根据患者的实际情况而定，一般以每日3～4次、每次20～30分钟为宜，循序渐进，逐渐增加功能锻炼的内容。术后7日内限制肩关节外展，以防皮瓣移动而影响愈合。严重皮瓣坏死者，术后2周内避免大幅度运动。皮下积液或术后1周引流液超过50ml时应减少练习次数及肩关节活动幅度（限制外展），植皮及行背阔肌皮瓣乳房重建术后要推迟肩关节运动。

6. 并发症的观察和护理

（1）出血：最多见于术后24小时内，主要是由术中对小血管的处理不当引起，一般经加压包扎及适当使用止血药可控制出血。

（2）皮下积液：术后要特别注意保持引流通畅，包扎弹力绷带松紧度适宜，避免过早外展术侧上肢，发现积液要及时引流。

（3）皮瓣坏死：注意皮瓣的颜色及创面愈合情况，正常皮瓣的温度较健侧略低，颜色红润并与胸壁紧贴；若皮瓣颜色暗红，提示血液循环欠佳，有坏死可能，应报告医生及时处理。

（4）上肢肿胀：患侧腋窝淋巴切除、头静脉被结扎、腋静脉栓塞、局部积液或感染等因素可导致上肢淋巴回流不畅和静脉回流障碍，从而引起患侧上肢肿胀。①避免损伤：避免在患肢测血压、静脉穿侧输液及患侧卧位，避免患肢过度活动、负重和外伤。②抬高患肢：平卧时患肢下方垫枕抬高10°～15°，肘关节轻度屈曲；半卧位时屈肘90°于胸腹部；下床活动时用吊带托或用健侧手将患肢抬高于胸前，需要他人扶持时只能扶健侧，以防腋窝皮瓣滑动而影响愈合；避免患肢下垂过久。③促进肿胀消退：在专业人员指导下向心性按摩患侧上肢，或进行握拳、屈肘、伸肘和举重锻炼，举重要缓慢并逐渐增加负重，以促进淋巴回流；深呼吸运动可改变胸膜腔内压，并引起膈肌和肋间肌的运动，从而持续增加胸腹腔内的淋巴回流；肢体肿胀严重者，用弹力绷带包扎或戴弹力袖以促进淋巴回流；局部感染者，及时应用抗生素治疗。

（5）腔镜及假体重建手术相关并发症的观察和护理：

1）乳头、乳晕缺血坏死：术后加压包扎避开乳头、乳晕区，乳头四周纱布垫起保护，能有效减少缺血。每日检查乳头、乳晕状况及敷料是否移位，如术后24小时内出现水肿、变黑或者部分变黑、局部渗液等，应及时换药，可使用碘伏湿敷及红外线治疗。术后可涂抹硝酸甘油，促进乳头、乳晕复合体血液循环。

2）皮下气肿：皮下气肿的原因是术中二氧化碳（CO_2）压力过大，术后未能将手术区域的气体排除，多发生在术后24小时内，术后注意观察局部皮肤皮下气肿自行吸收的效果，有无呼吸改变，必要时报告医生处理。

3）高碳酸血症及酸中毒：由于腔镜手术在CO_2气腹下完成，术中可能因大量吸收CO_2出现高碳酸血症及血流动力学改变。术后应给予低流量吸氧、监测血氧饱和度、保持呼吸道通畅，必要时监测血气分析。

4）假体移位：指导患者不要擅自松开弹力绷带及敷料，以防止假体移位，如发现假体移位或不对称，及时通知医生重新包扎固定；术后2日取半卧位限制上肢活动，如上举、外展活动等；起床时应有护士或家属协助从背部托起，以防止假体移位；穿戴塑形胸衣，6周内日夜穿戴，之后白天穿戴，坚持半年。

5）假体包膜挛缩：假体植入后，成纤维细胞会沿着假体形成包膜，部分患者会发生包膜增厚变硬，甚至出现乳房外形异常和疼痛。术中尽量减少异物残留，充分止血，预防术后感染、术后进行乳房按摩，预防包膜挛缩。

6）假体破裂、渗漏：来自身体内外的尖锐物体，如肋骨骨折尖锐的断面可导致假体破裂、渗漏。假体破裂、渗漏后外观塌陷，因对组织有刺激性，产生组织反应，患者会有乳房肿胀不适、皮肤红肿等症状。护士应仔细观察局部皮肤，倾听患者的主诉，有上述情况时及时报告医生处理。

7）假体暴露：皮瓣坏死、感染、伤口愈合不良等导致张力过大，可导致假体暴露。发生假体暴露后，应尽早取出假体，有重建意愿者，可考虑重新植入假体。

【健康教育】

1. 饮食与活动　加强营养，多食高蛋白、高维生素、高热量、低脂肪的食物以增强机体的抵抗力。近期避免患侧上肢搬动或提拉过重物品、继续进行功能锻炼。

2. 保护患肢　洗涤时戴宽松的手套，避免长时间接触有刺激性的洗涤液；避免蚊虫叮咬；衣着、佩戴首饰或手表时要宽松；患侧手臂不要热敷；沐浴时水温不要过高；避免强光照射等高温环境。

3. 恢复夫妻生活、避免妊娠　健康及适度的夫妻生活有利于患者的身心康复。术后根据乳腺癌的类型和分期，2~5年内避孕，防止乳腺癌复发。避孕方法推荐物理屏障避孕法，避免使用激素类药物避孕法。

4. 坚持治疗　指导患者坚持治疗，包括化学治疗、放射治疗及内分泌治疗。化学治疗期间定期检查肝、肾功能，每次化学治疗前1日或当日查血白细胞计数，化学治疗后5~7日复查，若血白细胞计数<$3×10^9$/L，需及时就诊。放射治疗、化学治疗期间因抵抗力差，应少到公共场所，减少感染机会。放射治疗期间注意保护皮肤，出现放射性皮炎时及时就诊。内分泌治疗持续时间长，长期服药可导致胃肠道反应、月经失调、闭经潮湿、阴道干燥、骨质疏松和关节疼痛等不良反应。告知患者坚持服药的重要性，积极预防和处理不良反应，以提高服药依从性。

5. 乳房定期检查　定期的乳房自我检查有助于及早发现乳房的病变。检查时间最好选在月经周期的第7~10日，已经绝经的女性应选择每个月固定的一日检查。乳房自我检查方法如下：

（1）视诊：站在镜前取各种姿势（两臂放松垂直于身体两侧，向前弯腰或双手上举置于头后）观察双侧乳房的大小和外形是否对称，有无局限性隆起、凹陷或皮肤橘皮样改变，有无乳头回缩或抬高等。

（2）触诊：平卧或侧卧，肩下垫软薄枕或将手臂置于头下进行触诊。一侧手的中指、示指和环指并拢,用指腹在对侧乳房上进行环形触摸,要有一定的压力。从乳房外上象限开始检查,依次为外上、外下、内下、内上象限。然后检查乳头、乳晕,最后检查腋窝有无肿块,乳头有无溢液。若发现肿块和乳头溢液,及时到医院做进一步检查。

6. 心理社会康复 可以在认知、决策、应对技能等方面提升患者的自我控制能力,合理地运用暗示、宣泄等应对技巧,以增加对于困境的忍耐力,尽快摆脱患者角色,积极面对生活。积极调动和利用社会网络的支持,如专业支持、家庭支持和同伴支持,通过接受帮助、鼓励和支持,最大限度地恢复患者的社会功能。

7. 形体管理 乳房切除患者指导其术后按要求规范佩戴义乳,乳房重建手术患者指导患者按要求穿戴塑形胸衣,并进行乳房假体术后运动,包括假体按摩及趴床等运动,以预防乳房假体移位及包膜挛缩。

【护理评价】

通过治疗与护理,评价患者是否达到下列目标:
1. 焦虑、恐惧缓解,情绪稳定,能够接受手术所致的乳房外形改变,并采取措施改变形象。
2. 创面愈合良好,患侧肢体肿胀减轻或消失。
3. 掌握患肢功能锻炼的方法。

临床案例与思考

患者,女,39岁,因发现左侧乳房肿物1周入院,予行乳腺肿物穿刺活检术,病理检查诊断为左侧乳腺浸润性癌,予行"单孔腔镜下左侧乳房根治性切除伴同侧腋窝前哨淋巴结活检术+左腋下淋巴结根治性切除术",现术后第5天,患者生命体征平稳,患侧乳头乳晕血运较差,呈暗红色,感觉迟钝,乳晕周围皮肤轻度淤血,伤口敷料干洁,引流管固定通畅,引出淡红色液24小时为20ml。术后第3日开始,患者左侧手臂出现肿胀,抬高可消退。术后实验室检查:血红蛋白111g/L,白细胞13.30×10^9/L,超敏C反应蛋白测定9.24mg/L,白蛋白39.17g/L。体格检查:T 36.8℃,P 82次/分,BP 98/66mmHg。

请思考:
(1)患者的主要护理问题是什么?发生的原因有哪些?
(2)针对该问题应该采取怎样的护理措施?
(3)应如何指导患者进行功能锻炼?

(韦丽娜 李海燕)

第四章 腹部外伤患者护理

腹部外伤（abdominal injury）的发生率占人体各种损伤的 0.4%~1.8%，多伴有严重的内脏损伤，可分为开放性和闭合性两大类。随着损伤救治总体水平的提高，腹部外伤的死亡率已显著下降，但仍是威胁伤者生命的重要原因。及时、准确地判断脏器损伤及出血情况，并给予及时和恰当的治疗，是降低腹部外伤患者死亡率的关键。不同类型腹部外伤的临床表现、处理原则及其围手术期护理是本章学习的重点。

> **临床案例与思考**
>
> 患者，男，35岁。右下胸部及上腹部挫伤6小时。患者骑摩托车撞车，右下胸及上腹部遭到车把手直接撞击后，上腹部持续剧痛，向右肩放射，并自觉腹痛范围增大，以右侧为著。伤后2小时以来有口渴，心悸和轻度烦躁不安。既往体健，嗜酒，无肝炎或结核病史，无高血压史。查体：T 38℃，P 102次/分，BP 100/70mmHg。神志清楚，轻度不安，颜面结膜苍白，心肺（-），腹胀，右下胸及上腹部可见挫伤痕迹，全腹均有压痛、反跳痛、肌紧张，以右上腹最著。腹部叩诊鼓音，移动性浊音（+）。肠鸣音弱。血红蛋白92g/L，白细胞$12×10^9$/L。腹部平片未见膈下游离气体，可见小肠液平面。
>
> 请思考：
> （1）患者的主要诊断是什么？
> （2）患者目前的处理措施是什么？
> （3）患者目前存在哪些护理诊断/问题？应采取哪些针对性护理措施？

第一节 概 述

腹部外伤根据损伤部位可分为实质脏器损伤及空腔脏器损伤，多为交通事故、暴力挤压、高空坠落等原因所致的腹部急性损伤。实质脏器损伤常见于肝、脾损伤，空腔脏器损伤多见于肠道损伤。对于腹部外伤患者的初始评估及治疗可根据损伤机制分为钝性损伤和锐性损伤。机动车碰撞及坠落造成大多数的钝性腹部创伤，而刺伤和枪伤造成了大多数的锐性创伤。腹部外伤的特点是涉及脏器较多且处理复杂，可合并颅脑损伤、胸部创伤等，误诊漏诊率高。除了腹腔脏器的直接和间接损伤，如肝、脾实质脏器破裂，空腔脏器破裂等，腹部创伤也可诱发患者的应激状态，甚至伴发全身炎症反应综合征（systemic inflammatory response syndrome，SIRS）、脓毒症（sepsis）、多器官功能障碍综合征（multiple organ dysfunction syndrome，MODS）等严重并发症，总体病死率高达 8%~25%。

【创伤分类】

1. 开放性损伤 多系利器或火器所致。有腹膜破损者为穿透伤，多伴内脏损伤；无腹膜破损者为非穿透伤。

2. 闭合性损伤 常发生于挤压、碰撞等钝性暴力之后。可能仅局限于腹壁，也可同时兼有内脏损伤。

【临床表现】

1. 腹痛 腹痛的部位和程度与损伤脏器及类型有关，脾损伤疼痛常在左上腹，肠穿孔可致弥漫性腹痛。

2. 腹胀 可发生于气腹、胃扩张或腹膜受刺激导致的肠梗阻。

3. 呼吸困难 源于膈肌受刺激或腹内脏器疝入胸腔等。

4. 腹部体征 腹腔内游离血液或胃肠道内容物会引起弥漫性腹膜炎和麻痹性肠梗阻,听诊肠鸣音减弱或消失,叩诊呈浊音,触诊存在腹肌紧张、腹部压痛及反跳痛。左上腹间接叩诊呈鼓音能够协助诊断急性胃扩张;触诊者的手从腹部突然移开时常引起反跳痛,提示患者存在腹腔内游离血或胃肠道内容物相关性腹膜炎。

【辅助检查】

1. X 线检查 行脊柱侧位、前后位胸部 X 线及盆腔 X 线筛查,站立位腹部 X 线检查明确有无血胸或血气胸、膈下游离气体。

2. 超声检查 明确是否存在腹腔内出血。超声检查可在急诊抢救室床旁进行,在不影响临床救治的前提下,最好能行两次腹部超声评估,两次间隔时间最好在 30 分钟以上。

【处理原则】

1. 急救处理 首先处理对生命威胁最大的损伤,如进展迅速的颅脑外伤,积极进行心肺复苏。解除气道梗阻是首要一环,其次要控制明显的出血,处理开放性气胸或张力性气胸,迅速恢复循环血量;腹腔内实质性脏器损伤常可发生威胁生命的大出血,伤者很容易发生休克,故防治休克是救治中的重要环节。已发生休克的腹腔内出血者,应积极抗休克治疗,力争在收缩压回升至 90mmHg 以上后进行手术;若在积极治疗下休克仍未能纠正,提示腹内可能有活动性大出血,应在抗休克的同时迅速进行手术止血。

2. 非手术治疗

(1) 适应证:①暂时不能确定有无内脏损伤者。②单纯实质性脏器损伤,生命体征稳定。

(2) 非手术治疗措施包括:①输血补液,防治休克。②应用广谱抗生素,预防或治疗可能存在的腹腔感染。③禁食,疑有空腔脏器破裂或明显腹胀时应行胃肠减压。④营养支持。一般不用止痛药,以免掩盖病情。

(3) 在进行非手术治疗的同时必须严密观察病情变化,包括:①生命体征。②腹部体征、神志、末梢循环状态。③血常规、凝血功能的变化,注意观察血红蛋白、血小板、出凝血时间、纤维蛋白原等有无异常。④必要时行 B 超、CT 等检查。根据这些检查结果的动态变化,尽早做出正确诊断,给予及时有效的治疗。

3. 手术治疗

(1) 已确诊腹内脏器损伤者,一般应及早进行手术治疗。

(2) 非手术治疗者,经观察仍不能排除脏器损伤,或出现以下情况时,应行剖腹探查术:①腹痛和腹膜刺激征有进行性加重或范围扩大者。②全身情况有恶化趋势,出现口渴、烦躁、脉率增快或体温及白细胞计数明显上升者。③红细胞计数、血细胞比容、血红蛋白进行性下降者。④血压由稳定转为不稳定甚至出现休克者;或积极救治休克过程中,情况继续恶化者。⑤肠鸣音逐渐减少、消失或出现明显腹胀者。⑥膈下有游离气体表现者。⑦腹腔穿刺阳性者。⑧胃肠出血不易控制者。

(3) 手术治疗:患者应尽快完成术前准备,包括保持呼吸道通畅、吸氧、建立静脉通道、备血、留置鼻胃管、导尿管。怀疑空腔脏器损伤时应早期开始应用抗生素治疗。开放性腹部外伤者,应注射破伤风抗毒素。

对腹部损伤患者行剖腹探查手术时,可根据腹腔内容物判断内脏损伤的类型。若有大量积血或血液溢出,提示实质性脏器或大血管破裂;有气体溢出或消化道内容物沉积,提示胃肠道破裂;有胆汁样液体时,表示有胆道系统或十二指肠破裂;有粪样液体或粪臭时,表示有回肠下段或结肠损伤;有尿液或闻到尿味时,表示有输尿管或膀胱损伤。剖腹探查手术既要有重点,又应按一定次序进行以免遗漏。实质脏器损伤的处理原则为"先止血,后修补",即应迅速清理腹腔内的残留血液和血块,然后逐一检查实质脏器,探查的顺序是脾、肝、肠系膜、盆腔脏器,再切开胃结肠韧带进入网膜囊检查胰腺，然后再顺序检查空腔脏器。

【护理评估】

（一）术前评估

1. 健康史

（1）一般情况：包括年龄、性别、民族、婚姻、职业、文化程度等。

（2）外伤史：了解受伤时间、地点、致伤条件、受伤部位、伤情，致伤源的性质及暴力的方向和强度，受伤至就诊期间的病情变化及就诊前的急救措施及其效果。

（3）既往史：了解有无结核病、糖尿病、高血压等病史，既往治疗情况；有无腹部手术史及药物过敏史，有无酗酒和吸毒史等。

（4）家族史：了解有无家族遗传病，如血友病等。

2. 身体状况

（1）症状与体征

1）腹部情况：①腹痛情况：评估腹部损伤后是否发生腹痛及腹痛的特点、部位、持续时间、伴随症状、有无放射痛和进行性加重，有无腹部压痛、反跳痛和肌紧张及其程度和范围。②腹壁伤口情况：评估腹壁有无伤口及其部位、大小，自腹壁伤口有无脏器脱出。③腹腔内脏器损伤情况：评估腹部有无移动性浊音，肝浊音界是否缩小或消失，肠蠕动是否减弱或消失，直肠指检有无阳性发现。

2）全身情况：①生命体征。②休克征象：评估有无面色苍白、出冷汗、脉搏细速、血压不稳等。③感染表现：评估有无体温升高、脉搏增快等症状。④其他损伤：评估是否合并胸部、颅脑、四肢及其他部位损伤。

（2）辅助检查：①实验室检查：了解红细胞计数、白细胞计数、血红蛋白和血细胞比容等变化。②影像学检查：了解 X 线、超声、CT、MRI 等影像学检查有无异常。③诊断性腹腔穿刺与腹腔灌洗结果。

3. 心理-社会状况 评估患者及家属对突发的腹部损伤以及伤口、出血、内脏脱出这些视觉刺激的心理承受能力，对预后的担心程度以及对本次损伤相关知识的了解程度，评估患者的经济承受能力和社会背景等。

（二）术后评估

1. 了解术中情况 如了解麻醉方式、手术类型、手术过程以及术中是否出现突发状况等。

2. 身体状况评估 密切观察生命体征；评估腹部症状和体征的变化；观察体腔引流管的留置、引流液情况以及伤口、手术切口的愈合情况；评估红细胞计数、白细胞计数、血红蛋白、血细胞比容、血清电解质和肌酐等有无异常等。

3. 心理-社会状况 评估患者及家属对手术的心理应对情况，患者及家属对术后护理与康复的认知程度。

【常见护理诊断/问题】

1. 体液不足 与损伤致腹腔内出血、液体渗出、呕吐、禁食等有关。

2. 疼痛 与腹部损伤、手术有关。

3. 焦虑/恐惧 与急性创伤、大出血、内脏脱出等视觉刺激，以及担心手术、疼痛、疾病的预后等因素有关。

4. 潜在并发症 休克、损伤器官再出血、腹腔感染、腹腔脓肿等。

【护理目标】

1. 患者的有效循环血容量、体液平衡得到维持，生命体征平稳。

2. 腹痛缓解。

3. 焦虑/恐惧程度减轻，情绪稳定。
4. 未出现并发症，或并发症得到及时发现和处理。

【护理措施】

（一）现场急救

腹部损伤常并发多发性损伤，急救时应分清轻重缓急。首先检查呼吸情况，保持呼吸道通畅；包扎伤口，控制外出血，将伤肢妥善外固定；有休克表现者应尽快建立静脉通路，快速输液。对开放性腹部损伤应妥善处理，伴有肠管脱出者可覆盖保护，勿予强行回纳。

（二）术前护理

1. 一般护理 ①患者绝对卧床休息，给予吸氧，床上使用便盆；若病情稳定，可取半卧位。②禁食，禁食期间全量补液，必要时输血，积极补充血容量，防止水、电解质及酸碱平衡失调。待肠蠕动功能恢复后，可开始进流质饮食。

2. 严密观察病情 严密监测脉搏、呼吸、血压，每半小时测量一次生命体征并记录。观察腹部体征的变化，尤其注意腹膜刺激征的程度和范围，肝浊音界范围，移动性浊音的变化等。有下列情况之一者，考虑有腹内器官损伤：①受伤后短时间内即出现明显的失血性休克表现。②腹部持续性剧痛且进行性加重伴恶心、呕吐者。③腹部压痛、反跳痛、肌紧张明显且有加重的趋势者。④肝浊音界缩小或消失，有气腹表现者。⑤腹部出现移动性浊音者。⑥有便血、呕血或尿血者。⑦直肠指检盆腔触痛明显、波动感阳性，或指套染血者。

3. 观察期间需特别注意 ①尽量减少搬动，以免加重伤情。②诊断不明者不予注射止痛剂，以免掩盖伤情。③怀疑结肠破裂者严禁灌肠。

4. 用药护理 遵医嘱应用广谱抗生素防治腹腔感染，注射破伤风抗毒素。必要时，进行肠外营养支持。

5. 术前准备 除常规准备外，还应包括交叉配血，有实质性脏器损伤时，配血量要充足；血容量严重不足的患者，在严密监测中心静脉压的前提下，可在15分钟内输入1000~2000ml液体补充血容量。

6. 心理护理 主动关心患者，向患者解释腹部损伤后可能出现的并发症、相关的治疗和护理知识，缓解其焦虑和恐惧，稳定情绪，积极配合各项治疗和护理。

（三）术后护理

1. 密切观察 严密监测患者生命体征，进行床旁心电监护，根据血压的变化随时调节输液速度。

2. 体位与活动管理 卧床患者应平卧位，病情平稳后改为半卧位。半卧位有利于患者呼吸和引流，并能减轻患者腹部疼痛。嘱患者床上翻身，在床上行踝泵运动。

3. 引流管护理 患者术后多留置有引流管，需护士严密观察与记录，准确记录各引流管引流液的颜色、性质、量并及时通知医生，保证引流管固定稳妥，注意有无血块、纤维等堵塞以及被挤压、扭曲、折叠的情况。

4. 疼痛管理 评估患者疼痛程度，给患者采取舒适卧位，与患者交谈，分散注意力，疼痛评分≥4分的患者遵医嘱给予镇痛药物。

5. 伤口护理 保持切口清洁干燥，观察有无渗血渗液，如有异常情况及时报告医生。

6. 饮食护理 术后如无恶心呕吐，2小时可尝试饮温开水10~20ml，观察30分钟如无不良反应即可逐渐增加饮水量，4小时可开始进食清流质，6小时可遵医嘱恢复至常规饮食。单纯神经阻滞麻醉者，术后如无恶心呕吐，2小时可开始饮温开水10~20ml，观察30分钟如无不良反应即可逐渐增加饮水量，3小时可开始进食清流质，4小时可遵医嘱恢复至常规饮食。

（四）并发症的观察与护理

1. 继续出血或再出血 多取平卧位，禁止随意搬动患者或让患者下床活动。密切监测和观察患者的生命体征和腹部情况。协助医生进行血常规、B超、腹腔穿刺等辅助检查。活动性出血的患者，全身情况恶化，出现口渴、烦躁、脉搏增快等失血性休克的表现；腹腔引流管间断或持续引流出大量鲜红血液；腹腔穿刺抽得不凝固血液；腹部叩诊有移动性浊音，出现便血、呕血或血尿；红细胞计数持续性下降，血压由稳定转为不稳定或下降。以上症状有一项出现提示患者有活动性出血，需立即与医生沟通并进行相应处理。

2. 腹腔内感染或脓肿 术后麻醉清醒采取半卧位，密切观察体温、脉搏和腹膜刺激征、肠蠕动、腹胀等症状。术后数日若患者体温持续不退或下降后又升高，辅助检查显示炎症细胞比例增高，同时有压痛、反跳痛的腹膜刺激征表现多提示腹腔脓肿形成。检查胃肠减压和引流管是否通畅并固定稳妥，观察引流液的颜色、性质和量，定期挤压引流管、更换引流袋/瓶。遵医嘱使用抗生素预防感染；脓肿较大时可采用经皮穿刺置管引流或切开引流；盆腔脓肿较小或未形成时，可用40~43℃水温保留灌肠。

（五）健康教育

1. 社区宣传 腹部损伤常发生于工地，因此应加强劳动保护，减少意外损伤的发生。
2. 普及急救知识 普及各种急救知识，意外发生时能及时有效自救。
3. 及时就诊 一旦发生腹部损伤应立即到医院救治。
4. 出院指导 术后患者应加强营养，根据自身情况适当运动可促进恢复。因术后易出现肠粘连，如出现停止排便排气、腹痛等症状应及时就诊。

【护理评价】

通过治疗与护理，评价患者是否达到下列目标：
1. 有效循环血容量、体液平衡恢复，生命体征稳定。
2. 疼痛减轻。
3. 情绪稳定。
4. 未发生再出血、感染等并发症。

知识拓展　　　损伤控制外科（damage control surgery，DCS）

"损伤控制"于1993年首次应用于医疗救治之中。DCS主要任务是早期进行挽救生命，改善临床结局。近年来，DCS理念在严重腹部创伤的治疗中日益受到重视。它改变了严重腹部创伤患者一定要在首次手术进行确定性手术的概念，更注重创伤后的临时生命救护和控制病理生理性改变。作为一种外科处理流程，更多强调了整体的观念，其实质的理论基础为严重创伤和多发伤患者的救治成功与否不依赖手术恢复解剖关系，而取决于对严重内环境紊乱的全面快速地纠正，外科手术只是复苏过程整体的一部分，而不是治疗的终结。DCS在腹部创伤患者的应用挽救了许多患者的生命，因此，受到外科界的普遍推崇。

DCS的适应证包括：①体温<35℃；②酸中毒（pH<7.2、碱缺失>15mmol/L）；③凝血功能障碍（PT>19s或APTT>60s）；④预计失血量>4L、输血量>10U、输液液体量>12L；⑤手术时间预计>90分钟；⑥收缩压<70mmHg（1mmHg≈0.133kPa）；⑦血乳酸>5mmol/L。

DCS的治疗程序通常由3部分组成：①首次简短剖腹手术；②ICU复苏；③确定性手术。其核心思想是把外科手术看作复苏过程整体中的一个部分，并认为严重创伤的预后是由患者的生理极限决定，而不是靠外科医师恢复解剖关系换来的。对于严重腹部创伤的生命垂危患者，生理界限已达顶峰的情况下，损伤控制、保全患者生命才是首要任务。

（胡艳杰　李　卡）

第二节 实质脏器损伤

一、概　　述

　　腹腔内实质脏器如肝、脾、胰等，其组织结构脆弱、血供丰富、位置比较固定，在受到暴力打击时，比其他内脏更容易破裂。实质脏器损伤主要表现为腹腔内或腹膜后出血，患者出现面色苍白、脉率增快、脉搏细弱、脉压变小、收缩压下降等休克症状。腹痛呈持续性，一般不很剧烈，腹肌紧张及腹部压痛、反跳痛也不如空腔脏器破裂时那么严重。肝、脾包膜下外伤性出血或系膜、网膜内出血可能表现为腹部包块。移动性浊音阳性是腹部外伤后腹内出血的有力证据。肾脏损伤时可出现血尿。由于实质脏器损伤破裂往往导致腹内大出血，病程进展迅速，对生命构成直接威胁，因此一旦明确诊断，应紧急处理。

【病因】

　　1. 直接暴力　　闭合性损伤多为拳击、脚踢，或其他钝物直接作用于其所在的部位，亦可由挤压伤所致。开放性损伤多由刺伤或弹片等所造成。

　　2. 间接暴力　　多为摔跌、车祸，或从高处坠落，腹内实质性脏器受到抵抗力而致损伤。

【临床表现】

　　由于致伤原因及伤情的不同，腹部实质脏器损伤后的临床表现差异较大，从无明显症状和体征到出现重度休克甚至濒死状态。可有腹痛或无明显症状，严重者主要的病理变化是腹腔内出血。

　　1. 症状

　　（1）失血性表现：肝、脾、胰、肾等实质性脏器或大血管损伤时，以腹腔内（或腹膜后）出血为主要症状，患者表现为面色苍白、脉率加快，严重时脉搏微弱、血压不稳、尿量减少，甚至出现休克。

　　（2）腹痛：多呈持续性，一般不剧烈，腹膜刺激征也不明显。

　　2. 体征

　　（1）肩部放射痛常提示肝（右）或脾（左）损伤，在患者保持头低位时尤为明显。

　　（2）腹膜刺激征：肝脏、胰腺受损导致胆管、胰管断裂，胆汁或胰液漏入腹腔，可出现明显的腹痛和腹膜刺激征。

　　（3）移动性浊音阳性：是腹腔内出血的晚期体征。

　　（4）腹部肿块：肝、脾包膜下破裂或系膜、网膜内出血时，腹部触诊可扪及腹部包块。

　　（5）血尿：肾脏损伤时可出现血尿。

【辅助检查】

　　1. 诊断性腹腔穿刺　　腹腔抽得不凝固血液可确诊内脏损伤，诊断阳性率可达 90% 以上，对判断有无腹腔脏器损伤和哪类脏器损伤有重要的意义。必要时可在彩超引导下行腹腔穿刺。

　　（1）穿刺点选择：通常选择脐和髂前上棘连线的中、外 1/3 交界处或经脐水平线与腋前线相交处。

　　（2）穿刺要点：患者取侧卧位，待做好准备后行局部麻醉，穿刺注意避开手术瘢痕、肿大的肝或脾、充盈的膀胱和腹直肌；有骨盆骨折者，应在脐平面以上穿刺，以免误入腹膜后血肿而误诊为腹腔内出血。进针要缓慢，刺穿腹膜后有落空感，把有多个侧孔的细塑料管经针管送入腹腔深处进行抽吸。抽到液体后要仔细观察其性状，必要时可做涂片检查，以判断哪类脏器受损。若穿刺抽得，①不凝血：提示为实质性脏器或大血管破裂所致的内出血，因腹膜的去纤维作用使血液不凝固。②血液迅速凝固：多为误穿血管所致。③穿刺液中淀粉酶含量增高：提示为胰腺或胃十二指肠损伤。需要特别注意的是,即使抽不到液体也不能完全排除脏器损伤的可能,应持续密切观察病情,可重复穿刺或在超声检查引导下行腹腔穿刺,必要时改行腹腔灌洗术。

2. 诊断性腹腔灌洗术

(1) 穿刺点选择:与诊断性腹腔穿刺术相同。

(2) 灌洗要点:通过置入的塑料管向腹腔内缓慢注入 500～1000ml 无菌生理盐水,借虹吸作用使腹腔内灌洗液流回输液瓶。

(3) 腹腔灌洗液的观察与分析:腹腔灌洗完成后,取输液瓶中液体进行肉眼或显微镜下检查,必要时涂片、培养或检测淀粉酶含量。符合以下任何 1 项即为阳性结果:①肉眼见灌洗液为血性,含胆汁、胃肠内容物或证明是尿液;②显微镜下,红细胞计数超过 $100×10^9$/L 或白细胞计数超过 $0.50×10^9$/L;③淀粉酶超过 100U/dl(Somogyi 法);④灌洗液中发现细菌。

3. 超声检查 对鉴别有无肝脏损伤、明确损伤部位和程度有重要价值。能发现腹腔内积血、肝包膜下血肿和肝内血肿。主要用于诊断肝、脾、胰、肾等实质脏器的损伤,能根据脏器的形态和包膜连续性,以及周围积液情况,提示损伤的有无、部位和程度。超声检查可以动态观察伤情,但是对空腔脏器损伤因腔内气体干扰而难以判断,如果空腔脏器周围有积液,可以在超声引导下腹腔穿刺,有助于诊断。

4. X 线检查 凡腹内脏器损伤诊断已确定,尤其是伴有休克者,应抓紧时间处理,不必再行 X 线检查,以免延误治疗,必要时可拍骨盆片。骨盆骨折,应注意有无盆腔内器官损伤。腹腔内有大量积血时,小肠多浮动到腹部中央(仰卧位),肠间隙增大,充气的结肠可与腹膜脂肪线分离。腹膜后血肿时,腰大肌影消失。胃右移、横结肠下移,胃大弯有锯齿形压迹(胃脾韧带内血肿)是脾破裂的征象。右膈升高,肝正常轮廓消失及右下胸肋骨骨折,提示有肝破裂的可能。

5. CT 检查 适用于伤情稳定而又需明确诊断者。CT 能够清晰地显示实质器官损伤的部位及范围,为选择治疗方案提供重要依据。

6. 诊断性腹腔镜检查 可应用于一般状况良好而不能明确有无或何种腹内脏器伤的患者。腹腔镜可直接窥视而确诊损伤,且可明确受伤的部位和程度,特别是可以确认损伤的器官有无活动性出血,使部分出血已停止者避免不必要的剖腹术。有些损伤可在腹腔镜下进行治疗。但 CO_2 气腹可引起高碳酸血症和因抬高膈肌而影响呼吸,大静脉损伤时更有发生气体栓塞的危险。

7. 其他检查 可疑肝、脾、胰、肾等脏器损伤,经上述检查方法未能确诊者,选择性血管造影有一定诊断价值。实质性脏器破裂时,可见动脉像的造影剂外漏、实质像的血管缺如及静脉像的早期充盈。MRI 检查对血管损伤和某些特殊部位的血肿如十二指肠壁间血肿有较高的诊断价值,而磁共振胰胆管成像(MRCP)适用于胆道损伤的诊断。

二、肝、脾损伤

肝脏是腹腔内最大的实质性脏器,位于右侧膈下和季肋深面,受胸廓和膈肌的保护,但由于肝脏体积大、质地脆、血管丰富,一旦遭受暴力容易损伤。肝损伤是腹部外伤中较常见而严重的损伤,占 20%～30%,发生率仅次于脾破裂,右半肝损伤较左半肝为多见。脾脏损伤占腹腔脏器损伤的 40%～50%,其病因包括外伤及自发性破裂。脾损伤与肝损伤均可表现为腹腔大出血,其临床表现、诊断与处理原则类似,故本节以肝损伤为例。

【病因】

1. 开放性损伤 造成开放性肝损伤的原因一般有刀刺伤、火器伤等。刀刺伤相对较轻,病死率低。火器伤是由火药作动力发射的弹射物(弹丸、弹片、弹珠)所致的开放性损伤,在战伤中多见,肝火器伤是腹部火器伤中最常见的。

2. 闭合性损伤 闭合性肝损伤主要由撞击、挤压所致,常见于交通事故、建筑物塌方,偶见于高处跌落、体育运动伤或殴打伤。由于闭合性损伤除肝创伤外常合并其他脏器损伤，而腹部表面无受伤征象，诊断相对有一些难度，导致治疗延迟，因此钝性伤较危险，病死率往往高于开放性损伤。

【病理生理】

肝外伤早期病理生理改变以出血、失血性休克和胆汁性腹膜炎为主，不仅会加重细胞外液的丢失，并可影响正常的凝血机制，引起继发性出血和感染。肝脏损伤的病理改变因病因不同而各异。刺伤和切伤造成的肝实质损伤一般较轻。枪弹和弹片往往造成贯穿伤或盲管伤，其损伤程度与损伤部位和弹头速度有密切关系。

【临床表现】

患者一般有明确的右侧胸腹部外伤史，清醒的患者诉右上腹疼痛，有时向右肩部放射，觉口渴、恶心、呕吐。肝外伤的体征主要是低血容量性休克和腹膜炎。个别患者发生腹内大出血，可出现腹胀等表现。

【辅助检查】

详见第一节。

【处理原则】

肝损伤多伴有失血性休克，术前积极地复苏急救、防治休克在肝损伤救治中至关重要。应严密监测患者的生命体征及意识状态，对症治疗，积极补充循环血容量，纠正水、电解质及酸碱紊乱等，同时完善相关检查。对于血流动力学持续不稳定或明确存在大量或持续性出血时，应及时实施手术。

【护理评估】

具体内容详见本章第一节。

【常见护理诊断/问题】

1. 体液不足　与损伤致腹腔内出血、液体渗出、严重腹膜炎症、呕吐、禁食等有关。
2. 疼痛　与腹部损伤、手术有关。
3. 焦虑/恐惧　与急性创伤、大出血、内脏脱出，以及担心手术、疼痛、预后等因素有关。
4. 舒适度改变　与疼痛、腹腔内器官破裂及消化液刺激腹膜有关。
5. 潜在并发症　休克、损伤器官再出血、穿孔、腹腔感染、腹腔脓肿等。

【护理目标】

1. 患者体液平衡得到维持，生命体征平稳。
2. 腹痛缓解或得到控制，舒适感增加。
3. 焦虑/恐惧程度减轻，情绪稳定。
4. 未发生并发症，或并发症得到及时发现和处理。

【护理措施】

（一）术前护理

具体内容详见本章第一节。

（二）术后护理

可参见本章第一节内容，并注意预防并发症发生。
1. 继发性出血　再出血是严重肝外伤术后常见早期并发症，多发生在术后 24～48 小时内，需持续关注腹部症状及体征。若患者在术后 6 小时出现面色苍白、四肢湿冷、表情淡漠、血压下降、脉搏细速、少尿或无尿等症状,且腹腔引流管血性液引流量超过了 200ml/h,并持续超过 3 小时,则提示腹腔内存在活动性出血,应及时与医师沟通,并制定进一步治疗方案。

2. 膈下脓肿 感染是严重肝外伤后期常见并发症,临床表现有寒战、高热、右上腹疼痛、咳嗽、消瘦、乏力、出汗、脉快、白细胞计数增高等症状。鼓励患者半卧位,有利于引流;保持引流管通畅,定时挤压;加强营养支持,提高患者免疫力;按医嘱予抗生素治疗;密切观察体温、白细胞计数变化。

【护理评价】

通过治疗与护理,评价患者是否达到下列目标:
1. 体液平衡,生命体征平稳。
2. 腹痛缓解或得到控制,舒适感增加。
3. 焦虑/恐惧程度减轻,情绪稳定。
4. 未发生并发症,或并发症得到及时发现和处理。

知识拓展　　　　　静脉血栓的预防

肺栓塞是创伤患者死亡的第三大原因。机体在遭受创伤 48 小时内会进入高凝状态,静脉血栓栓塞(venous thromboembolism,VTE)是创伤患者最大的风险之一。若患者创伤后未及时行血栓预防措施,其发生深静脉血栓和肺栓塞的概率会提高 50%,死亡率提高 50%。
(1)所有没有绝对禁忌的患者都应该采取物理措施以预防静脉血栓的发生。
(2)创伤后应尽快开始以低分子肝素为基础的预防。
(3)在服用抗凝药物的患者中,建议对抗凝药物的风险-收益进行个体化评估。
(4)病情稳定后应尽早活动。
(5)在没有禁忌证的情况下,应尽早开始肠内营养。

三、胰腺损伤

胰腺损伤(pancreatic injury)发生率相对较低,但往往合并有其他脏器严重损伤,且缺乏特异性体征,早期诊断困难,容易发生漏诊和误诊,并发症发生率及病死率分别高达 30%~40% 和 9%~34%。

【病因】

1. 闭合性腹部损伤 胰腺的位置相对固定,其后紧邻坚硬的脊椎体,因此,当暴力直接作用于上腹部时,胰腺因受挤压易导致挫裂伤或横断伤。

2. 开放性腹部损伤 如刀具等锐器造成的胰腺切割伤,常伴有其他腹腔内脏器如肝、胃、十二指肠损伤;另外,战时多见枪弹所致的胰腺外伤。

3. 医源性损伤 较少见,某些腹腔脏器手术如胃、十二指肠、脾脏及结肠的手术,可损伤胰腺组织。

【临床表现】

胰腺损伤患者一般需经过 8~12 小时才出现症状,其主要的临床表现是胰液性腹膜炎及内出血,尤其见于严重胰腺损伤或主胰管破裂时。

1. 胰液性腹膜炎 胰液外溢刺激腹膜出现上腹部疼痛是早期症状,随着病情发展,患者可出现进行性腹胀,上腹疼痛加剧,并放射至肩背部,可同时伴恶心、呕吐等。

2. 腹部皮肤表现 闭合性外伤可见局部皮肤挫伤、淤血等,严重胰腺损伤可引起腹部皮肤出现 Grey Turner 征或 Cullen 征,但并不常见;开放性外伤导致的胰腺损伤,腹部皮肤可见伤口,伤口可有持续不断的血液、消化液等流出。

3. 出血性休克　患者合并肝损伤、脾损伤或大血管损伤时，由于出血过多，可能出现昏迷、脸色苍白、表情淡漠、呼吸困难、低血压等休克表现。

4. 发热　合并腹部感染时可有发热。

5. 其他症状　可出现恶心、呕吐、腹胀等消化道症状。

【辅助检查】

淀粉酶测定　在胰腺损伤患者中，将淀粉酶作为确诊的方法尚有争议，因仅约半数患者有血清淀粉酶水平升高，且其升高程度与胰腺损伤的严重性并不一致。腹腔穿刺液或引流液淀粉酶水平可明显升高。

【处理原则】

胰腺损伤的治疗方法主要取决于胰腺损伤的部位和程度，特别是主胰管的完整性以及有无十二指肠及其他脏器合并伤。彻底止血，处理合并的脏器伤，切除失活的胰腺组织和充分引流，是治疗胰腺损伤的主要原则。

1. 对浅表胰组织挫伤、裂伤以及不伴有胰管伤者，可单纯修补和充分引流。

2. 胰体、尾部横断伤以及伴胰管损伤的严重撕裂伤，可切除胰腺体尾部，其中胰管予以结扎，断面双层缝合，然后外用大网膜包绕，胰床用双套管引流。

3. 胰尾严重损伤的处理方法是行胰尾切除术，如合并脾破裂可同时切除脾脏。

知识拓展　　　　　　　　**胰腺创伤的处理进展**

闭合性胰腺损伤是腹腔脏器创伤中相对少见的情况，存在诊断困难、并发症复杂的特点。手术治疗胰腺创伤尚无标准化的手术方式。在胰腺创伤外科手术发展史中，曾一度主张在创伤即时尽可能根据损伤范围采取Ⅰ期胰腺切除及重建。

损伤控制外科下对于闭合性胰腺外伤的手术原则应是简单化。探查明确有胰腺损伤的患者，无论损伤程度，无论是否合并胰腺断裂及主胰管损伤，可不做任何形式的修补、切除及吻合，而行胰周外引流加三造瘘（胃造瘘、空肠造瘘、胆囊造瘘）。胰腺损伤外的其他损伤，根据损伤情况行相应手术（穿孔修补、脾切除、肠造口等），术中充分引流，术后给予持续床旁冲洗+负压吸引。术后经胃造瘘管行消化道减压，经胆囊造瘘管行胆道减压，经空肠插管行肠内营养支持。

【护理评估】

（一）术前评估

1. 健康史与个人史　具体评估内容见本章第一节。

2. 身体状况

（1）腹部情况：①腹痛情况：评估腹部损伤后是否发生腹痛及腹痛的特点、部位、持续时间、伴随症状、有无放射痛和进行性加重，有无腹部压痛、反跳痛和肌紧张及其程度和范围。②腹壁伤口情况：评估腹壁有无伤口及其部位、大小，自腹壁伤口有无脏器脱出。③腹腔内脏器损伤情况：评估腹部有无移动性浊音，肠蠕动是否减弱或消失。④腹部皮肤：是否出现 Grey Turner 征或 Cullen 征。

（2）全身情况：①生命体征；②早期休克征象；③感染表现；④其他损伤。

（二）术后评估

具体评估内容详见本章第一节。

【常见护理诊断/问题】

1. 体液不足 与损伤致腹腔内出血、液体渗出、禁食等有关。

2. 腹痛 与腹部损伤、手术有关。

3. 焦虑/恐惧 与急性创伤、疼痛有关。

4. 潜在并发症 休克、再出血、多器官功能障碍综合征等。

【护理目标】

1. 患者的体液平衡得到维持,生命体征平稳。

2. 腹痛缓解。

3. 焦虑/恐惧程度减轻,情绪稳定。

4. 未出现并发症,或并发症得到及时发现和处理。

【护理措施】

(一)术前护理

可参见本章第一节。

(二)术后护理

术后护理主要是并发症的观察和护理。

1. 胰瘘的护理 发生胰瘘时,残胰分泌的胰蛋白酶和胰脂肪酶侵蚀周围组织,可致严重组织坏死、感染和腹腔内腐蚀出血,其危险性大,是术后死亡的主要原因之一,也是导致其他并发症的重要原因之一,因此术后胰瘘被视为一种严重的术后并发症。

2. 病情观察 观察生命体征和腹部体征,术后患者出现腹痛、持续腹胀、发热、腹腔引流液为无色清亮液体时应警惕胰瘘发生。发生胰瘘后,若引流不畅,出现腹腔内胰液积聚,则可能压迫周围器官,引起恶心、呕吐、腹胀等消化道症状;若合并感染,可出现寒战、发热等表现。

3. 体位 取半卧位,保持引流通畅。

4. 腹腔引流管的护理 妥善固定引流管,防止堵管或脱落;保持引流管口与引流袋60~70cm的有效引流距离,引流袋位置低于引流管口平面,防止胰液的逆流;观察引流液颜色、性状及量,当引流量突然减少时,应警惕有无堵管或管道脱出;定期监测引流液淀粉酶含量。

5. 抑制胰液分泌 应用生长抑素和抑酸药物,减少胰液漏出量。

6. 营养支持 监测营养指标,如白蛋白水平、BMI等。早期禁食时采用完全肠外营养,肠功能恢复后予肠内营养和部分肠外营养支持。进食差的患者也可插入鼻肠管(至十二指肠悬韧带以下),输注肠内营养液。

7. 控制感染 如患者出现腹痛、发热、白细胞计数增高,则可考虑使用抗生素,预防胰瘘并发腹腔感染。

8. 腹腔灌洗引流护理 腹腔灌洗引流的目的是防止胰液积聚侵蚀内脏、继发感染或腐蚀大血管。常用的灌洗液为生理盐水,冲洗速度20~30滴/分为宜。冲洗过程中保持引流通畅,可持续低负压吸引,负压不宜过大,以免损伤内脏组织和血管。观察引流液颜色、性状和量,若引流液呈血性,伴随心率增快,血压下降,应考虑大血管受腐蚀破裂引起出血,应立即通知医生处理。

9. 保护腹壁瘘口周围皮肤 瘘口有渗液时及时更换敷料,避免胰液对瘘口周围皮肤的腐蚀,可用凡士林纱布覆盖或氧化锌软膏涂抹。

10. 胰腺内、外分泌功能障碍 胰腺损伤后手术切除量较大(超过75%)的患者,胰岛细胞会发生变化,出现相应的分泌失调,故应严密观察血糖变化。同时根据患者血糖情况遵医嘱间隔1~2小时监测血糖,一般术后血糖水平控制在6~10mmol/L。胰腺外分泌功能不全表现为胰酶及胰液分泌不足,进入肠腔的胰蛋白酶、胰淀粉酶和胰脂肪酶减少,使食物不能充分被消化,导致营养物质吸收不良。

11. 正确服用胰酶制剂　与"食"同进，保证药物与食物充分混合，不宜在餐前服药，若餐前服药因胃酸未被食物缓冲中和，会导致过多的胰酶失活。

12. 正确服用抑酸制剂　单纯的胰酶替代治疗效果不佳时可同时联用抑酸治疗，降低胃酸对胰酶活性的影响，抑酸制剂应在餐前服用。

13. 补充维生素及矿物质　胰酶制剂可与叶酸结合形成不溶性复合物，长期接受胰酶制剂替代治疗可能导致叶酸缺乏，需补充叶酸。此外，还需补充足量的维生素 A、D、E、K、B_{12}、铁剂和钙剂。

14. 控制血糖　对口服降糖药的患者指导其按时、正确地口服降糖药。对使用胰岛素控制血糖的患者应正确给予餐前和（或）睡前胰岛素，根据血糖变化调整胰岛素用量，注意血糖监测，避免低血糖反应。

【护理评价】

通过治疗与护理，评价患者是否达到下列目标：

1. 体液平衡恢复，生命体征稳定。

2. 疼痛减轻。

3. 情绪稳定。

4. 未发生出血、感染、胰瘘等并发症。

临床案例与思考

患者，男，24岁。7天前因车祸撞击左下胸部，卧床休息2天，现因背重物时突然晕厥2小时入院。自述腹部突然疼痛，无恶心、呕吐、呕血等症状。P 120次/分，R 30次/分，BP 80/60mmHg，神志清楚，面色苍白。查体：腹胀，全腹有轻度压痛及反跳痛，移动性浊音阳性，肠鸣音消失，左下胸前有皮肤瘀斑。

请思考：

（1）如怀疑患者出现了胰腺损伤，需要做哪些辅助检查来明确？

（2）针对患者的病情，目前的急救护理措施有哪些？

（3）患者目前存在哪些护理诊断/问题？应采取哪些针对性护理措施？

四、肾损伤

肾损伤（injury of kidney）的发生率约为每年5/100 000，72%见于16～44岁的男性青壮年，男女比例约为3∶1。以闭合性损伤多见，1/3常合并有其他脏器损伤。

【病因】

1. 开放性损伤　因刀、枪弹等锐器致伤，常伴有胸、腹等其他脏器的损伤，损伤严重而复杂。

2. 闭合性损伤　因直接暴力（如撞击、跌打、挤压等）、间接暴力（如对冲伤、突然暴力扭转等）所致损伤。临床上闭合性肾损伤较多见。

3. 自发性肾破裂（Wunderlich 综合征）　肾本身病变更易发生损伤，如肾积水、肾肿瘤、肾结核或囊性肾疾病等，有时轻微的创伤也可造成严重的自发性肾破裂。

4. 医源性肾损伤　肾穿刺、腔内泌尿外科检查或治疗、开放性手术等情况下可发生肾损伤。

【病理分类】

1. 肾挫伤　是肾损伤中较轻的病理改变，损伤仅限于部分肾实质，形成肾包膜下血肿或肾瘀斑，肾包膜及肾盂黏膜完整。一般症状轻微，多可自愈，若损伤累及集合系统可见轻微血尿。大多数患者属此类损伤。

2. 肾部分裂伤 肾实质部分裂伤并伴有肾包膜破裂，可有肾周血肿和明显血尿。通常不需手术，给予绝对卧床休息、止血、抗感染治疗，密切观察患者生命体征的情况下多可自行愈合。

3. 肾全层裂伤 肾实质深度裂伤，外及肾包膜，内达肾盂肾盏黏膜，有广泛的肾周血肿、尿外渗和明显血尿，肾横断或碎裂时可导致部分肾组织缺血，需要紧急手术治疗，否则后果严重。

4. 肾蒂损伤 较少见，易被忽略，常因失血性休克而失去救治的机会死亡。多见于突然减速或加速运动时，如车祸、高处坠落伤等，肾急剧移位，肾蒂部位血管受到突然的牵拉，内膜断裂，形成血栓，导致肾功能丧失。

【临床表现】

1. 休克 是肾损伤后十分重要的表现，可为创伤性和（或）失血性休克。早期休克可能为剧烈疼痛所致，但其后与大量失血有关。若短时间内迅速发生休克或快速输血 400ml 后仍不能及时纠正休克，常提示有严重的内出血，会危及生命，需要立即手术治疗。一般多见于开放性肾损伤。

2. 血尿 为肾损伤最常见、最重要的症状，90% 以上的患者可出现肉眼血尿。肾挫裂伤可出现少量血尿，严重肾裂伤则呈大量肉眼血尿，并有血块堵塞尿路。但血尿与损伤程度不成比例。肾挫伤或轻微肾裂伤会导致肉眼血尿，而严重的肾裂伤，如肾蒂损伤、肾动脉血栓形成等，也可仅有轻微血尿或无血尿。

3. 疼痛 患侧腰部、上腹部疼痛，可放射到同侧肩部、背部及下腹部。若腹膜破裂，大量尿液、血液流入腹腔，合并有腹腔脏器损伤时，可出现全腹压痛、肌紧张等腹膜刺激症状。当血块通过输尿管时可有剧烈的肾绞痛。

4. 发热 出血、尿外渗容易继发感染，甚至形成肾周脓肿或化脓性腹膜炎，患者出现发热、寒战等全身中毒症状。

【辅助检查】

1. 实验室检查

（1）尿常规：可发现尿中含有大量红细胞，尿常规检查每高倍视野超过 5 个红细胞即为镜下血尿，还可呈肉眼血色。若尿液颜色由浓变浅提示出血在减轻或趋于停止，反之若血尿颜色逐渐加深则提示有活动性出血，需要采取进一步治疗措施。

（2）血常规：肾损伤 24 小时内需动态监测红细胞、血红蛋白与血细胞比容，若持续降低提示有活动性出血。白细胞计数增高提示有感染灶存在。

（3）血清碱性磷酸酶：肾损伤后 8 小时血中碱性磷酸酶开始上升，16～24 小时上升最明显，24 小时后下降，对早期肾损伤的诊断有意义。

（4）肾功能：需反复测定肾功能，早期监测有无肾衰竭。

2. 影像学检查

（1）超声检查：通过超声显示肾周有无液性无回声区域、肾影有无扩大、肾实质有无回声不均匀、集合系统有无移位、肾被膜有无中断等特征性改变，有助于对肾损伤的部位、程度、有无包膜下和肾周血肿及尿外渗情况的判断，还可显示肾蒂、对侧肾、邻近其他脏器的损伤情况。

（2）CT 检查：可清晰显示肾皮质裂伤、尿外渗、肾周血肿范围等，还可了解肾周围脏器情况，可作为首选检查。

（3）排泄性尿路造影检查：可评价肾损伤的范围、程度和健侧肾的功能。

（4）动脉造影检查：在排泄性尿路造影效果不佳时使用。选择性肾动脉造影显示肾动脉及肾实质损伤情况，针对存在肾动静脉瘘和创伤性动脉瘤可针对损伤处进行超选择性血管栓塞，起到止血作用。因逆行肾盂造影易致感染，故不宜采用。

【处理原则】

1. 肾损伤的治疗目的是保存肾功能和降低死亡率。

2. 保守治疗为绝大多数肾损伤患者的首选疗法。90%以上的闭合性损伤患者可通过保守治疗获得治疗效果。

3. 若有大出血、伴有休克的患者应立即实施抢救措施，同时做好手术的准备。

【护理评估】

参见本章第一节。

【常见护理诊断/问题】

1. 有体液不足的危险　与肾脏损伤或合并其他脏器出血有关。

2. 急性疼痛　与创伤、肾被膜膨胀有关。

3. 潜在并发症　感染、尿漏等。

4. 恐惧　与担心生命受到威胁或担心失去肾脏有关。

【护理目标】

1. 生命体征平稳，休克得到控制。
2. 主诉疼痛得到控制或无疼痛。
3. 感染得到控制，体温开始下降或正常。
4. 恐惧减轻，配合治疗。

【护理措施】

详见本章第二节。

【护理评价】

通过治疗与护理，评价患者是否达到下列目标：

1. 患者的体液平衡得到维持，生命体征平稳。
2. 腹痛缓解。
3. 焦虑/恐惧程度减轻，情绪稳定。
4. 未出现并发症，或并发症得到及时发现和处理。

临床案例与思考

患者，男，41岁。因自高处跌落，右腰部外伤后，血尿6小时急诊入院。患者于6小时之前盖房时，不慎从房上跌落，右腰部撞在地上的一根木头上，当即右腰腹疼痛剧烈，伴恶心、头晕，神志一度不清。伤后排尿一次，为全程肉眼血尿，伴有血块。急送当地医院，经输液病情稳定后转来。平素体健，否认肝炎、结核病史，无药物过敏史。T 37.3℃，P 102次/分，R 20次/分，BP 96/60mmHg。查体：右腰部大片皮下瘀斑，局部肿胀，触痛明显，膀胱区叩诊实音，尿道口有血迹。

请思考：

（1）该患者可能发生了哪种损伤？

（2）对于该患者首要的处理措施是什么？

（3）患者目前存在哪些护理诊断/问题？应采取哪些针对性护理措施？

（胡艳杰　李卡）

第三节　空腔脏器损伤

腹部空腔脏器损伤是外科的急症，患者以腹膜炎为主要表现，为空腔脏器破损造成腹腔内污染所致，也有部分患者腹膜炎表现不典型，腹部症状和体征不明显。腹部空腔脏器损伤多见于交通事故、暴力挤压、高空坠落、锐器刺伤和火器伤等。延误诊断及处理不当，并发症发生率较高甚至导致死亡，因此，早期诊断、早期处理对腹部空腔脏器损伤的预后非常重要。

【发病机制】

在外力影响下，肠管突然的急性加速/减速运动导致其系膜撕裂，进而影响肠道的血液供应导致其支配肠段坏死，由于暴力挤压导致某段肠管肠腔内压力骤然增加后可使肠管发生类似爆胎样损伤。小肠是最容易受损的空腔脏器。腹部空腔脏器损伤后由于消化液及胃肠内容物外泄，引起化学性、细菌性腹膜炎的表现。患者出血量不多，但腹痛往往比较剧烈，可有强烈的腹膜刺激症状。

【临床表现】

1. 腹膜刺激征为患者主要的临床症状。肠壁挫伤或血肿初期，可出现轻度或局限性腹膜刺激症状，不伴有全身症状。随着血肿的吸收或挫伤炎症的修复，腹部体征可以消失，但也可因病理变化加重而造成肠壁坏死、穿孔引起腹膜炎。当肠破裂、穿孔时，肠内容物和消化液外溢刺激腹膜，患者可表现为剧烈的腹痛，伴有恶心、呕吐。

2. 腹部压痛、反跳痛、肌紧张、移动性浊音阳性及肠鸣音消失，少数患者伴有气腹。

3. 感染及中毒症状，患者可出现面色苍白、皮肤湿冷、脉搏微弱、呼吸急促、血压下降等休克症状。

【辅助检查】

1. 腹部超声检查 提示腹腔积液，但不能确认具体的损伤脏器时，可在 B 超引导下行腹腔穿刺，根据穿刺液的颜色、性质、混浊度、气味及化验结果，对腹腔脏器损伤做出初步判断，如抽出黄绿色消化液或胃肠内容物，则可明确诊断空腔脏器损伤。

2. X 线检查 如发现有明确的膈下或腹腔内游离气体，一般可明确诊断空腔脏器穿孔。十二指肠破裂穿孔时腹部 X 线示右肾周围典型的肾周积气征。

3. CT 检查 空腔脏器破裂或穿孔的直接 CT 征象是腹腔内或腹膜后的积气影，具有肯定的诊断价值。CT 检查对腹部空腔脏器损伤诊断的敏感性和特异性文献报道差异较大，敏感性和特异性分别为 55%～64% 和 80%～92%。然而随着 CT 灵敏度的提高，部分腹部钝性伤患者临床上并没有明显的气腹症状和体征，但是 CT 却可能会提示有腹腔游离气体。如果没有腹腔或腹膜后积气影、积液影，没有明显腹膜刺激征，血流动力学稳定，可密切观察病情变化，24 小时内复查 CT。

【处理原则】

1. 非手术治疗

（1）禁食禁饮：可减少消化液的分泌和外溢，减轻消化液对腹膜的刺激。

（2）胃肠减压：通过吸出胃肠道的气体和液体，从而减少肠内容物的继续外溢或感染扩散，减少细菌和毒素进入血液循环，有利于病情的改善。

（3）补液：维持水电解质平衡，给予营养支持治疗。

（4）抗感染：早期选用广谱抗生素，后期再根据细菌培养和药敏试验的结果加以调整。

（5）感染性休克的治疗：①迅速补充血容量；②纠正酸中毒；③皮质类固醇的应用；④心血管药物的应用：常用药物有多巴胺、间羟胺等；⑤大剂量联用广谱抗生素。

2. 手术治疗 一经确诊或高度怀疑时，除病情危重不能耐受手术外，均应尽早手术探查。

（1）肠修补术：适用于创缘新鲜的小穿孔或线状裂口，可以用丝线间断缝合。

（2）肠切除术：适用于①肠壁破裂口的缺损大、创面不整齐、污染严重以及缝合后可能发生肠腔狭窄的纵行裂伤；②在有限的小段肠管区域内有多处不规则穿孔；③肠管有严重挫伤或出血，

④肠管系膜缘有较大的血肿；⑤肠壁内有大血肿；⑥肠壁与系膜间有超过3cm的大段撕脱；⑦系膜严重挫伤、横行撕脱或撕裂导致肠壁血运障碍；⑧肠管受到严重挤压伤，无法确认肠管是否发生继发的肠坏死。

（3）肠造瘘术：空肠、回肠穿孔超过36~48小时，肠段挫伤或腹腔污染特别严重的，尤其术中不允许肠吻合时，可考虑肠造口。但空肠造口应尽量避免，以免高流量丢失消化液，造成水、电解质平衡紊乱和营养不良。

不管选择哪种手术方式，术后均应按腹膜炎处理，持续胃肠减压、维持水电解质平衡、预防性抗生素治疗（注意控制厌氧菌感染）、置腹腔引流管等。

> **知识拓展　　　　　　　　　　何为 WOC 护理？**
>
> 伤口、造口、失禁护理即为 WOC 护理（wound, ostomy, continence nursing），它是一种多层面、循证的实践，融合了独特的知识体系，使护士能够在伤口、造口和（或）失禁问题和并发症的预防方面提供健康维护，治疗性干预，对胃肠道、泌尿生殖系统和皮肤疾病的患者进行康复和护理。WOC 护理致力于改善有伤口、造口和（或）失禁护理需求的患者、家庭、机构等。

【护理问题】

1. 焦虑/恐惧　与患者对创伤和手术的恐惧，对治疗缺乏信心及担心肠造口影响生活和工作有关。

2. 体液不足　与损伤致出血、渗出液有关。

3. 舒适度的改变　与疼痛有关。

4. 营养失调：低于机体需要量　与创伤和手术等有关。

5. 体像紊乱　与人工肠造口后排便方式改变有关。

6. 知识缺乏　缺乏有关术前准备及术后护理的知识。

7. 潜在并发症　吻合口瘘、腹腔内脓肿、切口感染、泌尿系统损伤及感染、造口并发症及肠粘连等。

【护理目标】

1. 患者未发生过度焦虑、恐惧或焦虑、恐惧减轻。
2. 血压正常，尿量正常。
3. 主诉不适感减轻或消失。
4. 营养状况得以维持。
5. 能适应新的排便方式，并自我认可。
6. 能掌握疾病相关知识。
7. 未发生并发症，或并发症得到及时发现和处理。

【护理措施】

（一）术前护理

1. 心理护理　小肠损伤大多在突发情况下发生，加之伤口、内脏脱出和疼痛的刺激，患者通常表现出不同程度的紧张、焦虑和恐惧。应多关心患者，加强与患者的沟通，向患者及其家属讲解创伤的发生、发展及治疗护理，减轻患者的不良情绪，增加治疗的信心。

2. 病情观察　密切监测生命体征变化，重视患者的主诉，如出现病情变化，及时通知医生。

3. 术前准备　遵医嘱完善术前准备，包括但不仅限于补液、皮试、安置胃管、尿管等。

（二）术后护理

1. 病情观察　密切观察生命体征变化，定时监测并记录生命体征。观察患者术后腹部体征，伤口有无渗血渗液等情况，如有异常及时通知医生进行处理。

2. 休息与活动　麻醉清醒后可采取半卧位休息，一方面利于腹腔引流，另一方面可减轻术后疼痛。应鼓励患者术后早期下床活动，如患者条件允许的情况下，术后第2天即可下床活动，以促进肠功能的恢复，避免肠粘连。在床上活动时，指导患者正确翻身、活动四肢、进行踝泵运动，可防止下肢静脉血栓的形成。

3. 引流管的护理　观察并记录各种引流管引流液的颜色、性状和量，翻身活动时避免管道的牵拉、折叠、受压等。正常的腹腔引流液为淡血性或淡黄色，并逐渐减少，若出现颜色异常或引流液突然增多的情况，立即通知医生给予相应的处理。

4. 饮食护理　术后继续禁食禁饮、胃肠减压，经静脉补充水、电解质及营养制剂。肠损伤患者一般需待肠道功能恢复后方可拔除胃管，恢复经口进食。拔除胃管当日可进清流质，如无腹痛、腹胀等不适，可按流食—半流食—普食的饮食顺序逐步过渡。一般情况下，术后1周进少量半流食，2周左右可进普食，注意补充高热量、高蛋白、易消化的少渣食物。此外，要注意补充多种维生素。如有肠造口应注意调整饮食结构，少食大蒜、洋葱、豆类、牛奶等可产生刺激性气味或胀气的食物，以免频繁更换造口袋。

5. 肠造口护理

（1）肠造口及周围皮肤护理：正常肠造口颜色呈新鲜牛肉红色，表面光滑湿润。术后早期，肠黏膜轻度水肿属正常现象，于1周左右消退；若肠造口呈暗红色或淡紫色提示造口黏膜缺血；若部分或全部肠管变黑，提示肠管缺血坏死；肠造口高度一般突出皮肤表面1~2cm，利于排泄物排入造口袋内；肠造口一般呈圆形或椭圆形，结肠造口比回肠造口直径大。肠造口周围用凡士林纱条保护，一般术后3日拆除，及时擦洗肠管分泌物、渗液等，更换敷料，避免感染。观察造瘘口肠黏膜的血液循环，注意有无肠段回缩、出血、坏死等。指导患者正确使用人工造口袋，回肠造口或肠道准备不充分的患者于手术当日就会排便，应及时粘贴造口袋。

（2）造口常见并发症的预防及护理

1）造口出血：多因造口黏膜与皮肤连接处毛细血管或小静脉出血所致，部分为肠系膜小动脉未结扎或缝线脱落。出血少者可用无菌棉球或纱布压迫止血，出血较多时可采用药物止血，大量出血需缝扎止血。

2）造口缺血坏死：多由造口血运不良，张力过大引起。术后72小时内密切观察造口情况，解除对造口产生压迫的因素。

3）皮肤黏膜分离：造口局部坏死、缝线脱落或缝合处感染可导致皮肤黏膜分离。浅分离时，在造口处应用溃疡粉后再用防漏膏阻隔并贴上造口袋；较深的分离时，由于渗液较多，可选用吸收性敷料填塞后再贴造口袋。

4）造口狭窄：术后瘢痕挛缩，可致造口狭窄。应观察患者是否出现腹痛、腹胀、恶心、呕吐、停止排气及排便等肠梗阻症状。为避免造口狭窄，在造口拆线、愈合后，可用示指、中指轻轻插入以扩张造口，每日1次。

5）粪水性皮炎：多由于造口位置不当，难贴造口袋或自我护理时底板剪裁开口过大而致。故应指导患者正确护理造口。

6）造口旁疝：多由于造口位于腹直肌外、腹部力量薄弱或持续腹压增高等原因导致。应指导患者避免增加腹压，如提举重物、慢性咳嗽等；必要时，佩戴特制的疝气带，严重者需手术修补。

（三）健康教育

1. 饮食指导　注意调整饮食结构，多进食新鲜蔬菜、水果，多饮水，避免进食辛辣、刺激的食物，避免腹部受凉和饭后剧烈运动。有肠造口患者需控制粗纤维和可致胀气的食物摄入。

2. 活动指导 注意休息，鼓励患者适当体育锻炼，避免体力活动和剧烈运动。注意保护腹部，避免外力冲撞。

3. 复查随访 每3~6个月门诊复查。如有不适症状，及时到医院就诊。

【护理评价】

通过治疗与护理，评价患者是否达到下列目标：

1. 焦虑、恐惧程度减轻。

2. 血压正常，尿量正常。

3. 不适感减轻。

4. 正视造口。

5. 营养状况得到改善。

6. 获取疾病的相关知识，主动配合治疗及护理。

7. 未发生并发症，或并发症得到及时发现和处理。

临床案例与思考

患者，女，36岁。因"腹痛2小时"急诊入院。来时神志清楚，面色苍白、皮肤湿冷，查体：全腹压痛、反跳痛及肌紧张，肠鸣音消失。自诉2小时前因重物砸到腹部后疼痛难忍，遂来诊。急诊X线检查提示：膈下游离气体。医生与患者及家属交代病情后，患者家属同意手术并签署知情同意书，拟行急诊手术。

请思考：

（1）患者目前的诊断是什么？

（2）患者术前需要做哪些术前准备？

（3）针对患者目前的问题，应采取哪些护理措施？

（4）若患者手术后有造口，应如何对患者及家属进行造口护理？

（胡艳杰　李　卡）

第五章　腹外疝患者护理

疝（hernia）是指体内某个脏器或组织离开其正常解剖部位，通过先天或后天形成的薄弱点、缺损或孔隙进入另一部位。多发生于腹部，以腹外疝（external abdominal hernia）最为多见。腹外疝是由腹腔内的脏器或组织连同腹膜壁层，经腹壁或盆壁薄弱点或孔隙，向体表突出而形成。按腹外疝的发生部位，可分为腹股沟疝、股疝、脐疝、切口疝等，其中腹股沟疝又分为斜疝与直疝两种；按疝内容物进入病囊的状况，腹外疝有易复性、难复性、嵌顿性、绞窄性等四种临床类型。识别腹外疝临床类型、防止病程进展是术前观察的重点，理解常见病因、预防复发是术后宣教的关键。腹股沟疝的临床特点和围术期护理是本章的学习重点。

【病因】

腹横筋膜是构成腹股沟管后壁的主要组织，是所有腹外疝的第一道屏障和主要缺损组织，任何腹外疝均存在腹横筋膜组织的薄弱或缺损。腹壁强度降低和腹内压增高是腹外疝发病的两个主要原因。

1. 腹壁强度降低　常见因素：某组织穿过腹壁的部位是先天形成的腹壁薄弱点，如精索或子宫圆韧带穿过腹股沟管、脐血管穿过脐环、股动静脉穿过股管等处；腹白线发育不全；手术切口愈合不良、腹壁神经损伤、外伤、感染、年老、体弱、肥胖等所致肌萎缩；胶原代谢紊乱、成纤维细胞增生异常、血浆中促弹性组织离解活性增高等异常改变都会影响筋膜、韧带和肌腱的韧性和弹性，从而导致疝的形成。

2. 腹内压增高　常见原因有慢性咳嗽、长期便秘、排尿困难（如前列腺增生、膀胱结石）、腹水、妊娠、搬运重物、婴儿经常啼哭等。正常人腹壁强度正常，虽时有腹内压增高的情况，但不致发生疝。

3. 先天性缺陷或畸形　疝囊或内容物出生时即存在（如脐疝）或仅有疝囊（如胚胎时睾丸下降形成的鞘状窦，未完全闭合）。

【疝的局部解剖】

典型的腹外疝由疝环、疝囊、疝内容物和疝外被盖组成。疝环是疝的门户，是薄弱或缺损点。疝囊是壁腹膜憩室样突出部，是腹膜经疝门向外突出形成的疝袋，由疝囊颈、疝囊体和疝囊底组成。疝囊颈又称疝门，是疝囊比较狭窄的部分，是疝环所在的位置，也是疝突向体表门户，是腹壁薄弱区或缺损所在。临床上各类疝通常以疝门部位作为命名依据，如腹股沟疝、脐疝、切口疝等。疝内容物是进入疝囊的腹内脏器或组织，以小肠最为多见，大网膜次之。盲肠、阑尾、乙状结肠、横结肠、膀胱等均可作为疝内容物进入疝囊，但较少见。疝外被盖指囊以外的各层组织，通常由筋膜、皮下组织和皮肤等组成。

临床案例与思考

患者，男，71岁。因发现左侧腹股沟可复性包块10年，不能回纳伴腹痛20小时入院。

患者10年前用力咳嗽后出现左侧腹股沟肿块，此后用力咳嗽或排便时肿块反复出现，平卧后肿块消失。昨日用力排便后再发，伴有腹痛、呕吐，呕吐物为胃内容物，当地医院给予抗感染、补液治疗无效，现急诊入院。

既往身体健康，无药物过敏史，无高血压、糖尿病、肿瘤等家族史，无手术史。大便不规律，便秘10余年，少量吸烟，少量饮酒。

体格检查：T 36.4℃，P 125次/分，R 25次/分，BP 85/42mmHg，身高166cm，体重62kg；神志清楚，四肢湿冷，呼吸急促。左下腹明显压痛，无反跳痛及肌紧张，移动性浊音（+），肠鸣音减弱。左侧阴囊处可见一巨大包块，椭圆形，大小约 20cm×10cm×8cm，触痛明显，阴囊透光试验（－），阴囊皮肤呈紫黑色。

辅助检查：血红蛋白 159g/L，白细胞 $16.5×10^9$/L，中性粒细胞比值 85%。

请思考：

（1）该患者的临床诊断是什么？重点应关注什么？

（2）患者目前主要的护理诊断有哪些？相应的护理措施是什么？

（3）对该患者进行健康教育的内容包括哪些？

第一节 腹股沟疝

　　腹股沟疝（inguinal hernia）是指腹腔内脏器通过腹股沟区的缺损向体表突出所形成的疝。通常将腹股沟疝分为斜疝和直疝两种。男性多见，男女发病率之比约为 15∶1，右侧较左侧多见。腹股沟斜疝（oblique inguinal hernia）是指疝囊经过腹壁下动脉外侧的腹沟管深环（内环）突出，向内、向下、向前斜行经过腹股沟管，再穿出腹股沟管浅环（皮下环）并可进入阴囊。腹股沟直疝（direct inguinal hernia）是指疝囊经腹壁下动脉内侧的直疝三角区直接由后向前突出，不经过内环，也不进入阴囊。腹股沟斜疝是最常见的腹外疝，发病率占全部腹外疝的 75%～90%，占腹股沟疝的 85%～95%，多见于儿童及成年人；腹股沟直疝多见于老年人。据统计，腹股沟区域疝的终身患病率在男性为 27%～43%，在女性为 3%～6%。全球每年实施 2000 万例腹股沟区域疝修补术，其中腹股沟疝修补术是最常见的腹壁疝手术。

【相关解剖】

　　腹股沟管：位于腹前壁、腹股沟韧带内上方，大体相当于腹内斜肌、腹横肌弓状下缘与腹沟管韧带之间的空隙。成人管长 4～5cm，由外向内、由上向下、由深向浅斜行。腹股沟管有内环口和外环口。女性腹股沟管有子宫圆韧带通过，男性有精索通过。

　　直疝三角：由腹壁下动脉构成外侧边，腹直肌外缘构成内侧边，腹股沟韧带构成底边。此处腹壁缺乏完整的腹肌覆盖，且腹横筋膜又比周围组织薄弱，腹股沟直疝在此由后向前突出。

【病因及发病机制】

　　腹股沟疝的发生包括先天性和后天性因素。

　　1. 先天性解剖异常　　婴儿出生后，若鞘突不闭锁或闭锁不完全，就成为先天性腹股沟斜疝的疝囊，当啼哭、排便等致腹内压力增加时，肠管、大网膜等即可进入未闭锁或闭锁不全的鞘突形成疝。胚胎发育中右侧睾丸下降比左侧略晚，鞘突闭锁也较迟，故右侧腹股沟疝较多。腹内斜肌弓状下缘发育不全或者位置偏高者，易发生腹股沟直疝。

　　2. 后天性腹壁薄弱或缺损　　正常时在内环内侧腹横筋膜增厚形成"U"形吊带（凹间韧带），环绕精索，两肢向外上方伸展，腹横肌收缩时悬吊袋两肢靠拢被拉向外上方，内环关闭，即类括约肌样作用。腹内斜肌和腹横肌收缩，弓状下缘向腹股沟韧带靠拢，使无肌肉层覆盖的腹股沟区得到肌层保护，即开闭器作用，防止直疝的发生。当类括约肌或开闭器作用减弱或丧失时（如腹横筋膜发育薄弱、腹横肌发育不全或薄弱、弓状下缘发育不全或位置偏高），直疝发生的风险便增加。

【临床表现】

　　1. 易复性斜疝　　除腹股沟区有肿块和偶有胀痛外，多无其他症状。肿块常在站立、行走、咳嗽或劳动时出现，多呈带蒂柄的梨形，可降至阴囊或大阴唇。用手按住肿块同时嘱患者咳嗽，可有冲击感。若患者平卧休息或用手将肿块向腹腔推送，肿块可向腹腔回纳而消失。回纳后，以手指通过阴囊皮肤伸入浅环，可感觉浅环扩大、腹壁软弱；此时嘱患者咳嗽，指尖有冲击感。用手指紧压腹股沟管深环，让患者起立并咳嗽，疝块并不出现；一旦移去手指，则可见疝块由外上向内下突出。疝内容物若为肠襻，肿块触之柔软、光滑，叩之呈鼓音，回纳疝块时有阻力，一旦回纳，疝块即消失，并常在肠襻回纳入腹腔时发出咕噜声；若疝内容物为大网膜，则肿块坚硬叩诊呈浊音，回纳缓慢。

2. 难复性斜疝　主要特点是疝块不能完全回纳。滑动性斜疝除了疝块不能完全回纳外，尚有消化不良和便秘等症状。滑动疝多见于右侧，左侧和右侧发病率之比约为1：6。

3. 嵌顿性斜疝　多发生在强体力劳动或用力排便等腹内压骤增时。表现为疝块突然增大。并伴有明显疼痛，平卧或用手推送不能使疝块回纳。肿块较硬，且有明显触痛。嵌顿内容物如为大网膜，局部疼痛常较轻微；如为肠襻，不仅局部疼痛明显，还可伴有腹部绞痛、恶心、呕吐、停止排便排气、腹胀等机械性肠梗阻的表现。疝一旦嵌顿，自行回纳的机会较少，多数患者症状逐步加重，如不及时处理，将发展为绞窄性疝。肠管壁疝嵌顿时，由于局部肿块不明显，又不一定会有肠梗阻的表现，容易被忽略。

4. 绞窄性疝　临床症状多较严重，但在肠襻坏死穿孔时，疼痛可因疝块压力骤降缓解，故疼痛减轻而肿块仍存在者，不可认为是病情好转。绞窄时间较长者，由于疝内容物发生感染，侵及周围组织，引起疝外被盖组织的急性炎症；严重者可发生急性腹膜炎及脓毒症。

5. 腹股沟直疝　常见于年老体弱者，主要为腹股沟区可复性肿块，其临床特点有别于腹股沟斜疝（表5-1-1）。主要表现为患者站立时，在腹股沟内侧、耻骨结节上外方出现一半球形肿块，并不伴有疼痛或其他症状。由于直疝疝囊颈宽大，疝内容物又直接由后向前突出，故平卧后疝块多能自行回纳腹腔而消失，极少发生嵌顿。直疝不会进入阴囊，疝内容物常为小肠或大网膜。还纳后可在腹股沟三角区直接扪及腹壁缺损，咳嗽时指尖有膨胀性冲击感。用手指在腹壁外紧压内环，让患者起立咳嗽，仍有疝块出现。

表5-1-1　腹股沟斜疝和直疝的临床特点

	斜疝	直疝
发病年龄	多见于儿童及成年人	多见于老年人
突出途径	经腹股沟管突出，可进入阴囊	由直疝三角突出，不进入阴囊
疝块外形	椭圆或梨形，上部呈蒂柄状	半球形，基底较宽
回纳疝块后压住深环	疝块不再突出	疝块仍可突出
精索与疝囊的关系	精索在疝囊后方	精索在疝囊前外方
疝囊颈与腹壁下动脉的关系	疝囊颈在腹壁下动脉外侧	疝囊颈在腹壁下动脉内侧

【鉴别诊断】

1. 非交通性睾丸鞘膜积液　肿块完全局限在阴囊内，阴囊透光试验阳性，睾丸在积液中间，扪诊肿块不能扪及实质感睾丸。

2. 交通性鞘膜积液　起床后数小时渐增大，挤压肿块，体积逐渐减小。阴囊透光试验阳性。

3. 隐睾　患侧睾丸缺如。

4. 腹股沟区淋巴结肿大或脂肪瘤　包块不能移动或回纳。

【辅助检查】

1. 阴囊透光试验　因疝块不透光，故腹股沟斜疝阴囊透光试验呈阴性，而鞘膜积液多为透光，呈阳性，可以此鉴别。但因幼儿的疝块组织菲薄，常能透光，勿与鞘膜积液混淆。

2. 实验室检查　疝内容物继发感染时，血常规提示白细胞计数增多和中性粒细胞比值升高；大便常规显示隐血试验阳性或可见白细胞。

3. 影像学检查　疝嵌顿或绞窄时，腹部X线可见肠梗阻征象。彩超和CT扫描有助于疝的鉴别诊断。

【处理原则】

腹股沟疝早期手术效果好、复发率低；若不及时处理，疝块逐渐增大，终将加重腹壁的缺损而影响劳动力，术后复发率增高；斜疝可发生嵌顿或绞窄而威胁患者的生命。因此，除少数特殊情况外，成人腹股沟疝一般应尽早施行手术治疗。

1. 非手术治疗

（1）棉线束带法或绷带压深环法：适用于 1 岁以下婴儿。因为婴幼儿腹肌可随躯体生长逐渐强壮，疝有自行消失的可能。可采用线束带或绷带压住腹股沟管深环，防止疝块突出。

（2）医疗疝带的使用：适用于年老体弱或伴有严重疾病而禁忌手术者。白天可在回纳疝内容物后，将医用疝带一端的软垫顶住疝环，阻止疝块突出。但长期使用疝带可使疝囊颈经常受摩擦而增厚，增加嵌顿疝的发病率，并可促使疝囊与疝内容物粘连，增加难复性疝的发病率。

（3）手法复位：嵌顿性疝在下列情况下可先试行手法复位：①嵌顿时间在 3~4 小时内，局部压痛不明显，也无腹部压痛或腹肌紧张等腹膜刺激征者；②年老体弱伴有其他较严重疾病而估计肠袢尚未绞窄坏死者。复位方法是将患者取头低足高卧位，注射吗啡或哌替啶以止痛、镇静并松弛腹肌，用右手持续缓慢地将疝块推向腹腔，同时用左手轻轻按摩浅环和深环以协助疝内容物回纳。复位手法应轻柔，切忌粗暴。

2. 手术治疗 腹股沟疝最有效的治疗方法是手术修补。但疝手术存在的两大难题为术后疼痛和复发。手术修补原则为：①尽可能维护或修补腹股沟区正常解剖，最关键的薄弱层为腹横筋膜，应首先修补；②术中避免遗漏潜在的疝；③降低修补处张力，理想手术为无张力修补；④肌腱、腱膜、筋膜可用于加强腹股沟区腹壁，但不应与肌肉缝合。易复性疝可择期手术治疗，难复性疝则应限制在短期内手术，嵌顿性疝原则上需紧急手术治疗，以防疝内容物坏死并解除伴发的肠梗阻，以免造成严重的后果。绞窄性疝的内容物已坏死，更需紧急手术。在手术处理嵌顿或绞窄性疝时，关键在于准确判断肠管活力；若嵌顿的肠袢较多，应警惕有无逆行性嵌顿。手术治疗分为传统组织张力缝合修补和无张力疝修补技术，目前国际公认的是无张力疝修补技术，包括开放术式和腹腔镜术式。

（1）传统的疝修补术：基本原则是高位结扎疝囊、加强或修补腹股沟管壁。①疝囊高位结扎术：适用于婴幼儿或儿童，以及绞窄性斜疝因肠坏死而局部严重感染者。②加强或修补腹股沟管壁：成年腹股沟疝患者都存在不同程度的腹股沟管前壁或后壁的薄弱或缺损，在疝囊高位结扎后，加强或修补薄弱的腹股沟管前壁或后壁，才能彻底治疗，预防复发。

（2）无张力疝修补术（herniorrhaphy）：使用修补材料进行无张力疝修补是目前外科治疗的主要方法。传统的疝修补术存在缝合张力大、局部有牵拉感、疼痛及修补的组织愈合差、易复发等缺点。现代疝手术强调在无张力情况下，利用人工高分子材料网片进行修补，具有创伤小、术后疼痛轻、康复快、复发率低等优点。无张力疝修补术不打乱腹股沟区的正常解剖层次，只是在腹股沟区的后壁或腹膜前间隙放置补片，加强了薄弱的腹横筋膜和腹股沟管后壁。但嵌顿性疝行急诊手术者以及腹股沟管未发育完全的儿童不提倡使用人工补片技术。

（3）经腹腔镜疝修补术（laparoscopic inguinal herniorrhaphy，LIHR）：其基本原理是从腹腔内部用网片加强腹壁缺损或用钉或者缝线使内环缩小。LIHR 手术创伤小、恢复快，可同时检查双侧腹股疝和股疝，有助于发现临床的对侧疝并同时予以修补，尤其是多次复发或隐匿性疝，经腹腔镜疝修补更具优势。但因其对技术设备要求高，需全身麻醉，手术费用高，临床应用有一定受限。近年来腹腔镜手术取得重大进展。腹腔镜下全腹膜外疝修补术（totally extraperitoneal hernia repair，TEP）只需 2 个 0.5cm 和 1 个 1cm 的切口，不进入腹腔，在腹膜外将疝袋拉回腹腔，再用人造网片覆盖疝突出的缺口。此法适合双侧腹股沟疝及复发疝的治疗，且复发率低。手术治疗下腹壁切口疝主要包括开放入路的补片修补术和腹腔镜腹腔内补片修补术（intraperitoneal onlay mesh，IPOM），而与 IPOM 比较，腹腔镜完全腹膜外补片修补术（totally extraperitoneal sublay，

TES）治疗两侧下腹壁切口疝使用不同于 IPOM 的补片和修补方式，在术后疼痛、住院费用和长期并发症方面具有优势。

> **知识拓展　　不同重量级补片进行腹股沟疝修补手术后的疼痛和生活质量比较**
> 　　腹股沟疝修补术是目前最常见的手术方式，而网状修复显著降低了腹股沟疝手术后的复发率。但是，使用补片进行网状修补会导致患者后期不同程度的慢性疼痛和生活质量等问题。补片本身和随后的炎症反应可能是影响患者生活质量的慢性疼痛而影响不适的来源。据报道，腹股沟疝修补术后慢性疼痛的发生率多达43%。因此，研发不同材质及不同重量级别或部分可吸收的补片颇受关注。研究表明，与重量级补片相比，在1周和6个月的随访中，轻量级补片可减轻疼痛；在使用轻量级补片的1个月和6个月后随访生活质量相对于重量级补片有所提高。

【护理评估】

（一）术前评估

1. 健康史

（1）一般情况：了解患者的年龄、性别、职业，女性患者生育史。

（2）腹股沟疝发生情况：了解腹股沟疝发生的状况、病情进展情况及对日常生活的影响。

（3）相关因素：了解营养、发育等状况，有无慢性咳嗽、便秘、排尿困难、腹水等腹内压增高的情况，有无腹部手术外伤、切口感染等病史，有无糖尿病及血糖控制情况，有无其他慢性疾病，有无阿司匹林、华法林等药物服用史。

2. 症状与体征　评估前应保护患者隐私，尤其是腹股沟区，并取得患者的信任，做好沟通解释工作，建立良好的护患关系，评估疝块的部位、大小、质地、有无压痛、能否回纳、有无肠梗阻表现；用手压住深环观察疝块能否突出；有无腹膜刺激征表现；有无感染征象；有无腹部绞痛、恶心、呕吐、肛门停止排气排便等肠梗阻症状及其诱因；有无发热、脉细弱、血压下降等感染征象；有无水、电解质平衡紊乱的征象。

3. 辅助检查　血常规、大便隐血试验、腹部X线检查、彩超或CT等。血常规检查有无白细胞计数及中性粒细胞比值升高、大便隐血试验是否阳性等，腹部X线检查有无肠梗阻；了解阴囊透光试验结果；对老年患者还需了解其心、肺、肾功能和血糖水平等。

4. 心理-社会状况　评估患者有无因疝块长期反复突出影响工作和生活而感到焦虑不安，对手术治疗有无思想顾虑，评估其经济承受能力。了解患者及家属对疾病相关知识的掌握程度。

（二）术后评估

1. 术中情况　了解患者麻醉方式、手术方式、术中情况。

2. 身体状况　观察局部切口的愈合情况、有无发生切口感染；有无发生阴囊水肿；有无腹内压增高因素存在。

【常见护理诊断/问题】

1. 急性疼痛　与疝块嵌顿或绞窄、手术创伤有关。

2. 知识缺乏　缺乏腹外疝成因、预防腹内压增高及促进术后康复的有关知识。

3. 潜在并发症　术后阴囊水肿、切口感染、出血等。

4. 焦虑/恐惧　与急性疼痛、包块突出等刺激，担心手术、疾病的预后及术后复发等因素有关。

【护理目标】

1. 患者疼痛程度减轻或缓解。

2. 患者知晓腹股沟疝的成因，掌握预防腹内压增高、促进术后康复的相关知识。

3. 未发生并发症，或并发症得到及时发现和处理，要密切观察患者有无出血、阴囊肿胀、感染、疝复发等并发症。

【护理措施】

（一）术前护理

1. 卧床休息 疝块较大、年老体弱或伴有其他严重疾病暂不能手术者，应减少活动，多卧床休息；建议患者离床活动时佩戴医用疝带，避免腹腔内容物脱出而造成疝嵌顿。

2. 消除引起腹内压增高的因素 有慢性咳嗽、腹水、便秘、排尿困难、妊娠等可引起腹内压增高的因素而暂不行手术者，积极治疗原发病，控制症状。指导患者注意保暖，预防呼吸道感染；指导患者戒烟；养成良好的排便习惯，多饮水、多吃蔬菜等粗纤维食物，保持排便通畅，妊娠期间在活动时可使用疝带压住疝环口。

3. 棉线束带或绷带压深环法的护理 1岁以内婴儿若疝较小或未发生嵌顿或绞窄，一般暂不手术。在使用棉线束带法或绷带压深环法时，应注意局部皮肤的血运情况，睡觉时可不用；避免长时间的哭闹，防止嵌顿疝的形成。

4. 嵌顿性/绞窄性疝的护理 观察患者疼痛程度及病情变化，若出现明显腹痛，伴疝块突然增大、发硬且触痛明显、不能回纳腹腔，应高度警惕嵌顿疝发生的可能，立即报告医师，并配合处理。若发生疝的嵌顿、绞窄，引起肠梗阻等情况，应予禁食、胃肠减压、纠正水、电解质及酸碱平衡失调、抗感染，必要时备血。做好急诊手术准备。

行手法复位的患者，若疼痛剧烈，可遵医嘱注射吗啡或哌替啶，以止痛、镇静并松弛腹肌。手法复位后24小时内严密观察患者生命体征，尤其是脉搏、血压的变化，注意观察腹部情况，注意有无腹膜炎或肠梗阻的表现。如有这些表现，应配合医师做好紧急手术探查的准备。

5. 完善术前准备 术前2周戒烟；服用阿司匹林者术前停药7日，抗凝治疗者术前遵医嘱停药，或选用合适的拮抗药；便秘者，术前晚灌肠，清除肠内积粪，防止术后腹胀及排便困难；术前禁食禁水4小时，完成阴囊及会阴部皮肤准备；患者进手术室前，嘱其排尿，以防术中误伤膀胱；高龄、糖尿病、肥胖、消瘦、多次复发疝、化学治疗或放射治疗后和其他免疫功能低下者，遵医嘱预防性使用抗生素。

（二）术后护理

1. 休息与活动 传统疝修补术后当日取平卧位，膝下垫一软枕，使髋关节微屈，以降低腹股沟区切口张力和减少腹腔内压力，有利于切口愈合和减轻切口疼痛。次日改为半卧位。术后卧床间鼓励床上翻身及活动肢体，术后3~5日患者可离床活动。采用无张力疝修补术者一般术后当日或次日即可下床活动，年老体弱、复发性疝、绞窄性疝、巨大疝等患者可适当推迟下床活动的时间。

2. 饮食护理 根据麻醉方式及患者情况给予饮食指导。若无恶心、呕吐，在局部麻醉下无张力疝修补术者术后即可进软食或普食；经腹腔镜疝修补术者术后6~12小时，少量饮水或进流质，之后逐渐恢复到软食或普食。行肠切除吻合术者术后应禁食，待肠功能恢复后方可进食。

3. 防止腹内压增高 注意保暖，防止受凉引起咳嗽；指导患者在咳嗽时用手掌按压，以保护切口和减轻震动引起的切口疼痛。保持排便通畅，便秘者给予通便药物，避免用力排便。因麻醉或手术刺激引起尿潴留者，可热敷下腹部、听流水声等促进排尿；无张力疝修补者可鼓励患者下床在厕所排尿，上述方法无效时可遵医嘱留置导尿管。

4. 预防阴囊水肿 因阴囊比较松弛、位置低，渗血、渗液易积聚于此。为避免阴囊内积血、积液和促进淋巴回流，术后可用毛巾托起阴囊，并密切观察阴囊肿胀情况。

5. 切口护理 注意体温和脉搏的变化；观察切口有无红、肿、疼痛，阴囊部有无出血、血肿；术后用盐袋按压切口，密切观察切口有无渗血，敷料有无污染等，保持切口周围清洁干燥，咳嗽或活动时嘱患者用双手按压切口以减轻疼痛，避免敷料脱落，预防加重疼痛；绞窄性疝行肠切除、肠吻合术后，易发生切口感染，术后须合理应用抗生素。

6. 心理护理 向患者解释造成腹外疝的原因和诱发因素、手术治疗的必要性；了解患者所存在的顾虑，并尽可能地予以解除，才能减少手术恐惧，使患者能安心配合治疗，加强对医护人员的信任。

（三）健康教育

1. 疼痛知识宣教 向患者解释造成腹外疝的原因和诱发因素、手术治疗的必要性，了解患者的顾虑所在，尽可能地予以解除。

2. 出院指导 患者出院后应逐渐增加活动量，3个月内应避免重体力劳动或提举重物等；调整饮食习惯，多吃粗纤维、水果蔬菜保持排便通畅，若发生便秘，勿用力解大便；减少和消除引起腹外疝复发的因素，并注意避免增加腹内压的动作如剧烈咳嗽、用力排便等。避免重体力活动，进行体育活动需量力而行，循序渐进，不可急于求成；如有疼痛、复发应及时就医检查治疗。

【护理评价】

通过治疗与护理，评价患者是否达到下列目标：
1. 疼痛减轻或缓解。
2. 能正确说出形成腹外疝的原因，能描述预防腹内压增高及促进术后康复的有关知识。
3. 阴囊水肿、切口感染得以预防，或得到及时发现和处理。

（胡艳杰　李　卡）

第二节　股　疝

股疝（femoral hernia）是指腹腔内脏器或组织通过股环、经股管向卵圆窝突出形成的疝。股疝的发病率占腹外疝的3%～5%，多见于40岁以上妇女。

【病因】

股管是一狭长的漏斗形间隙，上口称股环，下口为卵圆窝。女性骨盆较宽大、联合肌腱和腔隙韧带较薄弱，使股管上口宽大松弛而易发病。妊娠是腹内压增高的主要原因。

【病理特点】

在腹内压增高的情况下，朝向股管上口的腹膜被下坠的腹内脏器推向下方，经股环向股管突出而形成股疝。疝内容物常为大网膜或小肠。由于股管几乎是垂直的，疝块在卵圆窝处向前转折时形成一锐角，且股环本身较小，周围多为坚韧的韧带，因此股疝容易嵌顿。在腹外疝中，股疝嵌顿者最多，高达60%。一旦嵌顿，可迅速发展为绞窄性疝。

【临床表现】

平时无症状，多偶然发现。疝块往往不大，表现为腹股沟韧带下方卵圆窝处有一半球形突起。易复性股疝的症状较轻，常不为患者所注意，尤其在肥胖者中更易疏忽。一部分患者可在久站或咳嗽时感到患处胀痛，并有可复性肿块。因疝囊外常有很多脂肪堆积，故平卧回纳内容物后，疝块有时不能完全消失。股疝如发生嵌顿，除引起局部明显疼痛外，常伴有较明显的急性机械性肠梗阻，严重者甚至可以掩盖股疝的局部症状。

【处理原则】

因股疝极易嵌顿、绞窄，确诊后应及时手术治疗。目的是关闭股环、封闭股管。对于嵌顿性或绞窄性股疝，则应紧急手术。最常用的手术方式是麦克维（McVay）修补术，也可采用无张力疝修补术或经腹腔镜修补术。

> **知识拓展**
>
> 通常腹股沟疝和股疝修补术被认为是"清洁"的外科手术，估计术后伤口感染率在5%以内，甚至有研究估计术后感染发生率不超过2%。与此相一致的是，多项随机研究和系统评价报告显示，开放性疝修补术后的伤口感染率在1.4%~4.1%不等。然而，一些随机对照研究结果显示，伤口感染率超过5%，甚至高达18.1%。对于基于缝线的腹股沟和股疝修补术，在无风险因素的情况下，通常不建议使用抗生素预防；对于使用假体材料的疝修补术或存在风险因素的疝修补术，建议采用抗生素预防治疗。在"清洁"手术过程中植入假体材料时，抗生素的使用对于预防感染性并发症是否具有附加作用，仍存在争议。目前，抗生素预防是否能降低疝修补术后伤口感染的风险尚不确定。

【护理评估】

（一）术前评估

1. 健康史 包括患者的年龄、性别、职业，女性患者生育史；股疝发生的状况、病情进展情况及对日常生活的影响；了解营养、发育等状况，有无慢性咳嗽、便秘、排尿困难、腹水等腹内压增高的情况，有无腹部手术、外伤、切口感染等病史。

2. 身体状况 评估疝块的部位、大小、质地、有无压痛、能否回纳，用手压住深环观察疝块能否突出；有无腹部绞痛、恶心、呕吐、肛门停止排便排气等肠梗阻症状及其诱因；有无压痛、反跳痛、肌紧张等腹膜刺激征；有无发热、脉搏细速、血压下降等感染征象；有无水、电解质平衡紊乱的征象；了解血常规检查有无白细胞计数及中性粒细胞比值升高，腹部X线检查有无肠梗阻等。

（二）术后评估

1. 术中情况 了解患者麻醉方式、手术方式、术中情况。
2. 身体状况 观察局部切口的愈合情况、有无发生切口感染、有无腹内压增高因素存在。

【常见护理诊断/问题】

1. 急性疼痛 与疝块嵌顿或绞窄、手术创伤有关。
2. 知识缺乏 缺乏股疝成因、预防腹内压增高及促进术后康复的有关知识。
3. 潜在并发症 切口感染、切口愈合不良。

【护理目标】

1. 患者疼痛程度减轻或缓解。
2. 知晓股疝的成因及与腹内压增高相关的因素。
3. 未发生并发症，或并发症得到及时发现和处理。

【护理措施】

（一）术前护理

1. 卧床休息 疝块较大、年老体弱或伴有其他严重疾病暂不能手术者，减少活动，多卧床休息，避免腹腔内容物脱出而造成疝嵌顿。

2. 消除引起腹内压增高的因素　因慢性咳嗽、腹水、便秘、排尿困难、妊娠等可引起腹内压增高的因素而暂不行手术者,积极治疗原发病,控制症状;养成良好的排便习惯,多饮水、多吃蔬菜等粗纤维食物,保持排便通畅。

3. 嵌顿性/绞窄性疝的护理　观察患者疼痛程度及病情变化,若出现明显腹痛,伴疝块突然增大、发硬且触痛明显、不能回纳腹腔,应高度警惕嵌顿疝发生的可能,应立即与医师沟通并配合处理。若发生疝的嵌顿、绞窄,引起肠梗阻等情况,应予禁食、胃肠减压,纠正水、电解质及酸碱平衡失调,抗感染,必要时备血。做好急诊手术的准备。

4. 完善术前准备　①对年老体弱、腹壁肌肉薄弱或复发疝的患者,术前应加强腹壁肌肉锻炼,并练习卧床排便和使用便器等;②术前2周戒烟;③便秘者,术前晚灌肠,清除肠内积粪,防止术后腹胀及排便困难;④进入手术室前嘱患者排尿,以防止术中误伤膀胱;⑤高龄、糖尿病、肥胖、消瘦、多次复发疝、化学治疗或放射治疗后和其他免疫功能低下者,遵医嘱预防性使用抗生素。

(二) 术后护理

1. 休息与活动　传统疝修补术后当日取平卧位,膝下垫一软枕,使髋关节微屈,以降低切口张力并减少腹腔内压力。次日改为半卧位。术后卧床期间鼓励床上翻身及活动肢体,术后3～5日患者可离床活动。采用无张力疝修补术者一般术后当日或次日可根据自身情况下床活动,年老体弱、复发性疝、绞窄性、巨大疝等患者应适当推迟下床活动的时间。

2. 饮食护理　根据麻醉方式及患者情况给予饮食指导。若无恶心、呕吐,在局部麻醉下行无张力疝修补术者术后即可进软食或普食;经腹腔镜疝修补术者术后6～12小时,少量饮水或进流食,之后逐渐恢复到软食或普食。

3. 防止腹内压增高　注意保暖,防止受凉引起咳嗽;指导患者在咳嗽时用手掌按压,以保护切口和减轻震动引起的切口疼痛。保持排便通畅,便秘者给予通便药物,避免用力排便。

4. 预防切口感染　注意观察患者体温和脉搏的变化;观察切口有无红、肿、热、痛;保持切口敷料清洁干燥,若敷料脱落或污染应及时更换;绞窄性疝术后患者易发生切口感染,术后应合理使用抗生素。

(三) 健康教育

1. 疾病知识宣教　向患者解释造成股疝的原因和诱发因素、手术治疗的必要性,了解患者的顾虑并尽可能地予以消除。对拟采用无张力疝修补术者,介绍补片材料的优点及费用等。

2. 出院指导　活动指导:患者出院后应逐渐增加活动量,3个月内应避免重体力劳动和提重物等;饮食指导:调整饮食习惯,保持排便通畅;防止复发:减少和消除引起股疝复发的因素,并注意避免增加腹内压的动作;定期随访:经修补后的股疝复发和慢性疼痛的风险较高,若疝复发,应及早诊治。

【护理评价】

通过治疗与护理,评价患者是否达到下列目标:
1. 患者疼痛减轻或缓解。
2. 能正确说出形成股疝的原因、引起腹内压增高的因素以及促进术后康复的有关知识。

临床案例与思考

患者,男,68岁,右侧腹股沟区可复性包块3年。于3年前偶然发现右侧腹股沟区一包块,约"鸽子蛋"大小,站立时或久走后出现,平卧消失,包块质软,无疼痛及压痛。无腹痛、腹胀及便秘,无发热、畏寒。未引起重视,也未做处理。之后包块缓慢长大,偶有坠胀感,但始终没有坠入阴囊并能回纳。最近包块长至"鸡蛋"大小,遂来诊,以"右侧腹股沟疝"收入院。患病以来食欲正常,无明显体重下降,大小便正常。有慢性阻塞性肺疾病病史30多年,20年前行阑尾切除术。对磺胺过敏。吸烟20支/天,40多年烟史,无饮酒史。已婚,妻子身体健康,育有一子二女,身体健康。父母已故,母亲曾患肺气肿,父亲患糖尿病。体格检查:T 36.9℃,P 78次/分,R 22次/分,BP 125/65mmHg。体型正常,无贫血貌,浅表淋巴结不大,心肺无异常,腹平软,无压痛、反跳痛、肌紧张,肝脾肋下未及,墨菲征阴性,双肾区无叩痛。双下肢无浮肿。站立时右侧腹股沟区见一约4cm×5cm包块,质中,边界清,向上带蒂与腹腔相连,咳嗽时包块有冲击感。平卧时包块消失,压迫内环站立不再出现。实验室检查:白细胞 $5.5×10^9/L$,血红蛋白 130g/L,血小板 $200×10^9/L$。腹部B超示:肝、胆、脾、胰、肾、输尿管、膀胱未见异常。腹股沟区见一混合肿块,约4cm×5cm×5cm,有肠管组织,与腹腔相延续,提示疝。

请思考:
（1）患者目前的诊断是什么？
（2）患者首要的处理原则是什么？
（3）若患者完成手术后康复出院,应如何对患者进行出院指导？

（胡艳杰　李　卡）

第三节　切　口　疝

切口疝（incisional hernia）是发生于腹壁手术切口处的疝,指由于原手术的腹壁切口筋膜和（或）肌层未能完全愈合,在腹腔内压力的作用下形成的腹外疝,其疝囊可有完整或不完整的腹膜上皮细胞。通过临床查体或影像学检查可触及或可见腹壁缺损,有时伴隆起。一般见于腹前壁切口,腹部手术后切口疝发生率高达10%～20%,其发生率约为腹外疝的第3位。经腹腔镜切口疝的发生率在0.2%～3%,腹部手术后切口Ⅰ期愈合者,切口疝的发病率通常在1%以下;若切口发生感染,发病率可达10%;若切口裂开再缝合者,发病率可高达30%。腹壁切口疝术后3年的复发率可高达25%～43%。

【病因】

1. 解剖因素　腹部切口疝多见于腹部纵行切口。除腹直肌外,腹壁各层肌及筋膜、鞘膜等组织的纤维大都是横向走行的,纵行切口必然切断上述纤维;缝合时,缝线容易在纤维间滑脱;而已缝合的组织又经常受到肌肉的横向牵引力而易发生切口裂开。此外,因肋间神经被切断,也可导致腹直肌强度降低。

2. 手术因素　切口缝合关闭技术应用不当和（或）缝合材料选择不当是导致切口疝的重要原因。切口疝的发生率受切口的位置和大小影响,正中切口的切口疝发生率最高（3%～20%）,纵切口发生切口疝的风险高于横/斜切口,上腹部切口比下腹部切口更易发生切口疝。另外,留置引流物过久,切口过长以致切断肋间神经过多,腹壁切口缝合不严密,缝合时张力过大而致组织撕裂等情况均可导致切口疝的发生。目前已确定某些类型的腹部手术是切口疝形成的危险因素,例如开放性腹主动脉瘤修补术或开放性减肥手术。

3. 切口愈合不良　也是引起切口疝的一个重要因素,如术后切口局部并发血肿、感染或皮下脂肪液化、无菌性坏死和继发性感染等。其中切口感染所致腹壁组织破坏,由此引起的腹部切口疝占50%左右。患者肥胖、高龄、长期吸烟史、结缔组织病、合并糖尿病、营养不良、免疫功能低下或长期使用类固醇激素等因素,均可导致切口愈合不良。肥胖无疑是促发切口疝形成最重要的患者因素,肥胖可增加切口疝形成与嵌顿、疝修补术后发生并发症及复发的风险。

4. 腹内压过高　手术后早期腹胀明显和突然的腹内压增高,如术后肠麻痹和剧烈的咳嗽等,也可致切口内层破裂。

> **知识拓展　　　　　　　　腹壁切口疝的预防**
>
> 　　腹壁切口疝是外科剖腹术后的一种常见并发症，多见于腹主动脉瘤或肥胖症患者。切口疝的发生会给患者带来疼痛和不适，有时甚至可引起肠梗阻和肠绞窄，导致患者死亡，不仅严重损害了患者的生命健康，也给医疗保障体系带来了沉重的经济负担。正确预防可有效降低其发生率。
>
> 　　**1. 针对患者自身因素的预防**　吸烟、营养不良、肥胖、糖尿病、剧烈咳嗽等在术前应尽可能地纠正，以降低患者术中和术后并发症的发生风险。在围手术期，应有效控制患者的慢性阻塞性肺疾病，以减少术后咳嗽和肺炎的发生。另外，对于进行大型腹壁重建或紧急情况下的患者，降低其腹内压有时也显得尤其重要。
>
> 　　**2. 手术切口选择**　剖腹手术原切口的选择对患者术后切口疝的发病率有着很大的影响。已有研究表明旁正中切口和横切口的术后切口疝发生率低于中线切口。欧洲疝学会建议剖腹手术中尽可能避免使用中线切口。尽管如此，中线切口仍然是剖腹手术中最常用的切口，因为经中线切口可以允许术者快速探入患者腹腔，并为术者提供更广阔的腹腔视野，对肌肉、神经和血管的损伤也明显低于其他切口。

【分类】

1. 解剖学分类　切口疝最重要的解剖学特征是其在腹壁上的位置及大小。欧洲疝学会（European Hernia Society，EHS）腹壁切口疝分类法将腹部分为中间区和外侧区。中间区指腹直肌鞘外侧缘以内区域，可进一步分为 5 个亚区：剑突下区、上腹部区、脐周区、脐下区和耻骨上区。外侧区可进一步分为 4 个亚区：肋下区、胁区、髂区和腰区。依据腹壁缺损大小分类：小切口疝指腹壁缺损最大径<4cm，中切口疝指腹壁缺损最大径为 4~8cm，大切口疝指腹壁缺损最大径为>8~12cm，巨大切口疝指腹壁缺损最大直径>12cm 或疝囊容积与腹腔容积比>20%。

2. 临床分类　根据临床表现，切口疝可分为无症状性、可还纳性、嵌顿性或绞窄性。切口疝疝环一般比较宽大，很少发生嵌顿。嵌顿疝是指由于腹壁筋膜缺损的开口狭窄或疝内容物与疝囊粘连，内容物无法还纳的疝。肠袢的嵌顿疝可能引起肠梗阻。10%~15% 的嵌顿性切口疝患者会发生肠梗阻。当疝内容物（如网膜、肠管）血供不足时，会发生绞窄疝。

【临床表现】

1. 症状　主要症状是腹壁原切口处逐渐膨隆，有肿块出现。这种隆起可能仅引起不同程度的不适和（或）仅影响美观。肿块通常在站立、咳嗽或用力时更为明显，平卧休息则缩小或消失。多数患者无特殊不适。较大的切口疝有腹部牵拉感，伴食欲减退、恶心、便秘、腹部隐痛等表现。多数切口疝无完整疝囊，疝内容物易与腹膜外腹壁组织粘连而成为难复性疝，有时还伴有不完全性肠梗阻表现。

2. 体征　查体时可见切口瘢痕处肿块，肿块小者直径数厘米，大者可达 10~20cm，甚至更大。有时疝内容物可达皮下，若为肠管常可见到肠型和肠蠕动波。疝内容物回纳后，多数能扪及腹肌裂开所形成的疝环边缘。若是腹壁肋间神经损伤后腹肌薄弱所致切口疝，虽有局部膨隆，但无边缘清楚的肿块，也无明显疝环可扪及。巨大切口疝上覆皮肤可能出现红斑、缺血或溃疡。

【辅助检查】

1. CT 检查　术前 CT 扫描可明确疝的形态、内容物、腹壁肌肉组织的质量，以及是否存在可增加修补术难度的相关疾病（如瘘）；可根据 CT 检测结果估计疝囊容积和腹盆腔容积，可以很好地评估腹壁功能不全的程度。

2. 超声检查 也可用于腹壁疝的评估，如疝的动态超声评估；但与 CT 相比其普及程度较低。

【处理原则】

腹壁切口疝一经发生，不能自愈，手术是治疗腹壁切口疝的有效方法。手术治疗取决于疝的性质、宽度等相关因素。另外，建议对所有腹壁切口疝进行补片修补，包括<1cm 的腹壁切口疝。因为发生切口疝意味着先前切口愈合失败或愈合不良，对这种疝进行缝合修补很可能会导致复发。目前腹腔镜腹壁切口疝修补术是临床治疗腹壁疝的主要手段之一，具有创伤小、术后恢复快和安全性高等特点。体型瘦削的患者首选开放性修补；肥胖患者、有伤口感染其他风险的患者以及疝缺损边缘有明显腹直肌分离的患者首选微创修补。对于清洁术野下 4～10cm 的切口疝，采用微创补片修补。不宜手术或暂不宜手术者，推荐采用适当的腹带包扎以限制切口疝的增大和发展。

1. 较小的切口疝的处理 手术基本原则是切除疝表面的原手术切口瘢痕，显露疝环并沿其边缘解剖出腹壁各层组织，回纳疝内容物后在无张力的条件下拉拢疝环边缘，逐层细致缝合健康的腹壁组织，必要时重叠缝合。对于 1～4cm 的切口疝，采用开放性或微创补片修补。

2. 较大的切口疝的处理 当疝环太宽而无法进行充分的腹腔镜缝合时，建议进行开放性切口疝修补术。或者因腹壁组织萎缩范围过大，在无张力前提下拉拢健康组织有一定困难，可用人工高分子修补材料或自体筋膜组织进行修补，以避免术后复发。

【护理评估】

（一）术前评估

对患者病情状况、心理状况等进行全面评估，通过健康教育、心理干预及其他辅助干预措施，调节患者身体及心理状况均达到最佳状态，有助于手术进程及术后康复。对于巨大切口疝，为防止疝内容物还纳腹腔后发生呼吸窘迫和腹腔间室综合征，术前应进行相应腹腔扩容及腹肌顺应性训练。

（二）术后评估

1. 疼痛评估 动态评估患者术后的疼痛情况，根据疼痛评分采取不同的处理方式，若患者为轻度疼痛，则以分散注意力、指导患者张口深呼吸、改变体位、加强心理安慰方式为主，若患者为中度或重度疼痛，则评估患者疼痛的部位和性质，及时通知医生进行对症处理，并在处理后实时评估患者的疼痛情况是否缓解。多数患者术后疼痛可在 1 个月内完全消失，少数患者（约 1%～2%）可发生顽固性疼痛，疼痛时间持续 6～8 周以上。

2. 并发症的发现 术后患者可能出现术后腹壁切口皮下血肿、腹壁切口感染、修补材料感染、修补材料外露、腹腔内感染、修补材料导致的消化道及邻近器官的侵蚀（如肠瘘）等并发症。因此，护理人员应密切观察患者，一旦发现患者出现上述并发症应立即进行处理或报告医生，防止病情加重，影响患者康复进程。

【常见护理诊断/问题】

1. 急性疼痛 与疝块嵌顿或绞窄、手术创伤有关。

2. 知识缺乏 缺乏切口疝成因、预防腹内压升高及促进术后康复的有关知识。

3. 潜在并发症 术后阴囊水肿、皮下气肿、切口或腹腔内感染、腹壁切口皮下血肿、肠瘘或腹腔间室综合征等。

4. 焦虑 与急性疼痛等刺激，担心手术、疾病的预后及术后复发等因素有关。

【护理措施】

（一）术前护理

1. 术前检查 首先告知患者术前检查的意义，以取得患者的配合。积极治疗控制伴发病，做好患者心、肺、肾和凝血功能等常规检查，行 CT 检查，术晨测空腹血糖，血糖控制在 8mmol/L 以下，血压控制在 160/100mmHg 以下，长期服药控制血压的高血压患者，应指导患者术晨 5 时饮少量水服用降压药。严密监测呼吸功能，包括胸部 X 线检查、肺功能及血气分析。对伴有呼吸功能不全的患者须进行充分的术前准备。肺部有感染者，术前应用抗生素治疗，感染控制后 1 周再行手术。进行 1~2 周的呼吸肌锻炼。吸烟者术前 2 周停止吸烟。

2. 饮食指导　指导患者术前 1 日进食流食，术前 6 小时禁食，2 小时禁饮，若长期便秘患者，术前 1 日晚上 8 时可行甘油灌肠一次以清空粪便。

3. 消除腹内压增高因素　如有咳嗽、便秘、排尿困难等均应给予相应的治疗。戒烟，防感冒，保持大便通畅，练习床上排便，指导患者呼吸功能锻炼及有效咳嗽方法。指导患者术前 3~4 周佩戴腹带，并在佩戴后期可适当每日调整腹带的紧度，以不影响患者的呼气和血气水平为宜，从而使患者术前能保持腹腔压力，避免术后腹腔空间急剧缩小而引起相关并发症的发生。

4. 巨大切口疝的准备　对于巨大切口疝，特别是疝囊容积与腹腔容积比＞20% 的巨大切口疝，为防止疝内容物还纳腹腔后发生呼吸窘迫综合征和急性冠脉综合征（acute coronary syndrome，ACS），术前应进行相应腹腔扩容及腹肌顺应性训练（术前 2~3 周开始将疝内容物还纳腹腔，加用腹带束扎腹部或用渐进性人工气腹进行腹腔扩容）。推荐经过以上准备 2~3 周后，待患者的肺功能明显改善后再行手术。对于巨大的复杂的切口疝术前还应重视肠道的准备。

5. 术前预防性抗生素的应用　预防性应用抗生素可明显降低腹部手术切口疝感染发生率，特别是对于高龄及合并糖尿病、免疫功能低下、长期应用激素患者，以及巨大或多次复发切口疝患者。

（二）术后护理

1. 生命体征监测　术后观察患者的体温、脉搏、呼吸、血压、疼痛情况，术后持续低流量吸氧及心电监测 24~48 小时。

2. 切口护理　术后注意观察伤口敷料是否清洁干燥，有无渗血、渗液。遵医嘱使用抗生素，定时复查患者血常规。

3. 饮食护理　术后暂禁食禁饮，待肛门排气后，可进食少量流食，之后根据患者的实际情况逐渐增加饮食量和调整饮食结构。饮食应以高热量、高蛋白、多纤维素、富含维生素饮食为主，以提高患者免疫力和保持大便通畅。

4. 活动护理　切口疝患者术后建议尽早下地活动，早期下地活动可促进切口愈合，显著降低呼吸道感染的发生，但应注意活动度，以防切口裂开。下地活动时应注意打好腹带，腹带加压包扎可减轻术后疼痛，压迫疝囊部位可降低术后血肿的发生率。

5. 引流管护理　带有腹腔引流管者或疝囊较大者，可于疝囊残腔内留置负压引流管持续吸引。对于该类患者，术后应观察引流管是否连接完好，管腔是否通畅，密切观察引流液的色、量及性状，如短时间内突然引流出大量鲜红色液体、引流出脓性液体等，应及时向医生汇报。

6. 避免腹内压增加　术后尽早采用半卧位休息，用腹带加压保护切口部位 3 个月或更长时间以确保切口的完全愈合，避免感冒咳嗽，若有便秘患者，及时通知医生处理，切忌用力解大便。拔除尿管后小便自解困难者，可按摩腹部、热敷膀胱等诱导其排尿，诱导失败则应再次导尿，留置尿管。

7. 活动指导　术后早期鼓励患者在床上多翻身活动，2~3 日后可下床活动，年老体弱，一般情况极差的患者，则可延迟术后下床的时间。术后早期禁止剧烈活动和重体力劳动。

（三）健康教育

1. 相关疾病知识介绍　为降低切口疝的风险，外科医生应在临床情况允许时考虑选择非正中切口，并采取适当的筋膜关闭技术。在关闭腹部切口时预防性放置补片的做法尚处于研究阶段，目前不建议常规实施。虽然预防性放置补片可以带来一些短期获益，但补片相关远期并发症的发生率尚不明确。

2. 出院前指导 出院时嘱患者注意休息，适当活动，避免重体力劳动，保持大便通畅，避免感冒咳嗽。应注意加强营养，腹带加压包扎 3 个月或更长时间以确保切口的完全愈合。定期随访，若伤口出现红肿热痛或腹部再次出现包块应及时到医院就诊。

【护理评价】

通过治疗与护理，评价患者能否达到下列目标：

1. 切口疝已治愈。

2. 患者能正确说出切口疝的成因、引起腹内压增高的因素以及预防切口疝复发的相关知识。

（李 卡 胡艳杰）

第四节 脐 疝

脐疝（umbilical hernia, UH）是指腹腔内容物由脐部薄弱区突出形成的腹外疝。脐位于腹壁正中部，在胚胎发育过程中，是腹壁最晚闭合的部位，加之脐部缺少脂肪组织，使腹壁最外层的皮肤、筋膜与腹膜直接连在一起，成为全部腹壁最薄弱的部位，腹腔内容物容易从此部位突出形成脐疝，临床上小儿脐疝多见于成人脐疝。小儿脐疝真实的总发病率尚不清楚，大部分脐疝都是在健康婴儿身上单独发生，脐疝会自发消退且未进行精确检查，男女婴发病率几乎相等，体重小于 1500g 的婴儿患脐疝的概率高达 75%，在低出生体重（<1000g）早产儿中，脐疝的发生率增加 30%，非洲和非洲裔美国婴儿中的发病率较高。成人脐疝发生率明显低于婴儿，以 35~50 岁的妇女多见，男女比例为 1:3。成人脐疝的发生大多数是后天获得性的，仅有少部分成人脐疝的发生是由于婴儿时期脐疝的继续或再发。腹内压的增高是成人脐疝主要的原因，如多次妊娠和过度肥胖，常是妇女患者的主要原因。成人脐疝的发病率较低，仅占腹壁疝的 6%~14%。

【病因】

1. 小儿脐疝 多为先天性，是新生儿和婴儿时期常见的疾病之一。脐环是指婴儿期两侧腹肌未完全在中线合拢，留有缺损；因脐环闭锁不全或脐部组织不够坚固，经常啼哭和便秘等致腹内压增高导致腹腔内容物由脐部逐渐向外顶出，形成脐疝。

2. 成人脐疝 为后天性，多见于中年经产妇女，也见于肝硬化腹水、肥胖等患者。脐环处有脐血管穿过，是腹壁的薄弱点。此外，由于妊娠或腹水等原因腹内压长期增高，引起腹壁结构发生病理性结构变化，从而降低了腹壁强度。同时，腹内压增高也促使腹腔内器官或组织通过脐环形成疝。

【病理特点】

1. 大部分脐疝在小儿出生后不久，脐带脱落且脐带愈合后即被识别，很少有症状。脐环直径小于 1cm 的缺损有 80% 的机会可自行闭合，小于 0.5cm 的缺损有 96% 可自行闭合，而大于 1.5cm 的缺损则不会自行闭合。

2. 成人脐疝不能自愈，且易发生嵌顿和绞窄，因此均应手术治疗。但继发于肝硬化腹水者，老年患者伴有严重心、肺疾患不能耐受手术者，禁忌手术治疗，但发生嵌顿或绞窄时，仍应紧急手术。

【临床表现】

1. 小儿脐疝 属易复发性疝，较常见，较少嵌顿。临床上表现为啼哭时出现脐部肿块，安静平卧时肿块消失，直径为 1~2cm，无其他症状。疝内容物一般是小肠、腹膜、腹壁皮肤。

2. 成人脐疝 多见于中年肥胖经产妇女，主要表现是脐部有半球形疝块，可回纳，伴有消化不良、腹部不适和隐痛。由于疝环狭小，周围瘢痕组织较坚韧，较易发生嵌顿和绞窄，患者表现为不可回纳的脐凸起，伴有皮肤颜色变化和肠梗阻体征。孕妇或肝硬化腹水者，如伴发脐疝，有时会发生自发性或外伤性穿破。疝内容物初期为大网膜，随后还有小肠、结肠等，常与疝囊壁发生广泛粘连，形成多房性间隙。

【辅助检查】

1. 阴囊透光试验 因小儿脐疝组织变薄，常能透光，请注意与鞘膜积液区分。

2. 实验室检查 疝内容物继发感染时，血常规检查提示白细胞计数和中性粒细胞比例升高，粪便检查显示隐血试验阳性或见白细胞。

3. 影像学检查 疝嵌顿或绞窄时，X线检查可见肠梗阻征象。

【处理原则】

1. 非手术治疗 临床发现未闭锁的脐环迟至2岁时多能自行闭锁，因此除了脐疝嵌顿或穿破等紧急情况外，小儿2岁之前可采取非手术治疗。使用脐疝固定带是小儿脐疝非手术治疗的一种常用方法，让患儿平卧，清洁脐周皮肤，先回纳疝内容物，使之处于凹陷状态，并尽量使脐部两侧皮肤形成皱褶以减轻疝孔的张力。将做好的围棋子按在脐上，抵住脐环，打上腹带即可。松紧以能插入2～3指、不影响呼吸为度，要注意预防脐部受压引起脐炎等并发症。持续佩戴2个月，使脐环逐渐闭锁，并嘱患儿不要哭闹，保持大便通畅，定期复诊。此外，黏合剂捆扎也是小儿脐疝常见的非手术治疗方法，首先，用指尖将脐块推入腹腔，将一个与疝气大小相匹配的纱布或棉絮球覆盖疝囊，并使用弹性黏合剂固定在疝囊两侧腹直肌上的皮肤，最后在脐上放置一个比疝囊略大的透明薄膜敷料，以使该区域防水，胶粘膏每周更换一次，如果移除疝带时没有突出物，则认为疝气孔口已关闭。当疝气孔口关闭时，在4周内再次确认关闭。

2. 手术治疗 小儿满2岁后，如脐环直径仍大于1.5cm，则可手术治疗。原则上，5岁以上儿童的脐疝均应采取手术治疗，但关于小儿脐疝的修补尚无统一的共识。成人脐疝宜早期行手术治疗，发生嵌顿时应行紧急手术。使用补片可减少复发，而不会显著增加手术部位感染或术后疼痛的发生率；对于小于1cm的缺损，证据有限，应与患者共同决策时，可考虑缝合修补。目前脐疝的腔镜修补还是以腹腔内补片修补术（intraperitoneal onlaymesh，IPOM）为主，该技术需要使用带有防粘连涂层的补片，并且补片放置在腹膜腔内有造成肠粘连、肠梗阻、腹腔脏器侵蚀等严重并发症的风险，固定补片时用的钉枪、缝线等也会引起术后急慢性疼痛。有研究者像腹股沟疝修补那样将补片放置在腹膜外，有良好的治疗效果，但该术式仍处于临床研究过程中，还需进一步研究。

【护理评估】

（一）术前评估

1. 个人情况 患者的年龄，性别，身高，体重，职业，饮食习惯，营养状况，有无烟酒、饮茶嗜好等。

2. 既往史 家族成员中有无各类疝气患者，患者是否有过各类疝气病史或其他手术史等。

3. 主要症状与体征 患者排便习惯有无改变，是否出现腹泻、便秘，腹痛腹胀等肠梗阻症状，有无粪便表面带血、黏液和脓液的情况。还需评估患者有无肝大、腹水、黄疸、消瘦或贫血等。腹部有无扪及肿块、肿块大小、部位、硬度、活动度、有无局部压痛等。

4. 心理-社会状况 患者和家属对所患疾病的认知程度，是否出现焦虑、恐惧等心理反应。

（二）术后评估

1. 了解术中情况，包括了解患者手术方式、麻醉方式、手术过程是否顺利等。

2. 监测生命体征，注意患儿是否哭闹。
3. 了解治疗效果，包括疝修补情况、切口愈合情况。
4. 观察有无并发症发生，包括有无出血、切口感染、肠梗阻等并发症。

【常见护理诊断/护理问题】

1. 疼痛　与脐疝发生嵌顿或肠绞窄有关。
2. 体像紊乱　与疝环突出导致生活不便有关。
3. 知识缺乏　缺乏有关术前准备及脐疝术后护理的相关知识。
4. 潜在并发症　出血、切口感染、肠梗阻等。

【护理目标】

1. 患者的疼痛得到减轻或缓解。
2. 患者或家属能正确说出形成脐疝的原因，能描述预防腹内压升高及促进术后康复的有关知识。
3. 未发生肠梗阻、切口感染等并发症，若发生，能得到及时发现和处理。

【护理措施】

（一）术前护理

1. 卧床休息　疝较大者减少活动多卧床休息，建议患者离床活动时需使用疝带压住疝环口，避免腹内容物脱出而造成疝嵌顿。

2. 消除引起腹内压升高的因素　如哭闹、咳嗽、腹水、便秘、排尿困难、妊娠等。暂不行手术者，积极治疗原发病，控制症状。指导患者注意保暖，预防呼吸道感染，指导患者戒烟；养成良好的排便习惯，多饮水、多吃粗纤维食物，保持排便通畅；妊娠期间在活动时可使用疝带压住疝环口。

3. 嵌顿性/绞窄性疝的护理
（1）观察患者疼痛性状及病情变化，若出现明显腹痛，伴疝块突然增大、发硬且触痛明显、不能回纳腹腔，应高度警惕嵌顿疝发生的可能，应立即通知医生。
（2）若发生疝的嵌顿、绞窄，引起肠梗阻等情况，应予禁食、胃肠减压、纠正水电解质及酸碱平衡失调、抗感染，必要时备血。做好急诊手术准备。注意观察腹部情况，注意有无腹膜炎或肠梗阻的表现。

4. 宽胶布或绷带压深环的护理　1岁以内婴幼儿若疝较小或未发生嵌顿或绞窄，一般暂不行手术治疗。可用束带法压住深环，以防疝块突出。在使用绷带时应注意局部皮肤的血运情况，睡觉时可不用。避免腹内压增加的因素，防止嵌顿疝的形成。

5. 完善术前准备　除上述护理措施外，非急诊手术术前准备还应注意：①腹壁肌肉薄弱或复发疝的患者，术前应加强腹壁肌肉锻炼，并练习卧床排便、使用便器等；②术前2周停止吸烟；③服用阿司匹林的患者术前7日停药，需要抗凝治疗的患者术前根据医嘱停药，或选用合适的拮抗药；④术前半小时完成阴囊及会阴部的皮肤准备，注意勿划破皮肤，若发现有毛囊炎等炎症表现，必要时应暂停手术；⑤便秘者，术前晚灌肠，清除肠内积粪，防止术后腹胀及排便困难；⑥患者进手术室前，嘱其排尿，以防术中误伤膀胱。

（二）术后护理

1. 休息与活动　对于年龄较小的婴幼儿，不让小儿抓挠覆盖在伤口上的纱布，要避免大小便污染纱布，一旦受到污染需要及时更换；术后当日取平卧位，膝下垫一软枕，使髋关节微屈，以降低腹股沟区切口张力和减少腹腔内压力，利于切口愈合和减轻切口疼痛。次日可改为半卧位。术后卧床期间鼓励床上翻身及活动肢体，传统疝修补术后3~5日患者可离床活动，采用无张力疝修补术的患者一般术后次日即可下床活动,特殊情况可适当延后。

2. 饮食护理 术后 6~12 小时,若无恶心、呕吐,可进流食,次日可进软食或普食。行肠切除吻合术者术后应禁食,待肠功能恢复后方可进食。

3. 防止腹内压升高,注意保暖,防止受凉引起咳嗽 指导患者在咳嗽时用手掌保护性按压,以保护切口和减轻震动引起的切口疼痛。保持排便通畅,便秘者给予通便药物,避免用力排便。术后 6 周内不应举起超过 4.5kg 重的物品和做任何剧烈运动。因麻醉或手术刺激引起尿潴留者,可肌内注射氨甲酰胆碱或针灸,促进膀胱平滑肌的收缩,必要时导尿。

4. 预防阴囊水肿 因阴囊比较松弛、位置低,渗血、渗液易积聚于此。为避免阴囊内积血、积液和促进淋巴回流,术后可用"工"字带托起阴囊,并密切观察阴囊肿胀情况。

5. 预防切口感染 切口感染是引起疝复发的主要原因之一,拆线前应禁止游泳和浴缸浸泡伤口,一旦发现切口感染征象,应尽早处理。术后切口一般不需加沙袋压迫,有切口血肿时应予适当加压;保持切口敷料清洁干燥、不被粪尿污染;若敷料脱落或被污染,及时更换;对易发生切口感染的患者,术后须合理应用抗生素。

(三)健康教育

1. 相关疾病知识介绍 向患者及家属解释造成脐疝的原因和诱发因素、手术治疗的必要性,了解患者及家属的顾虑所在,尽可能地予以解除,使其安心配合治疗。

2. 出院前指导 ①活动指导:患者出院后应逐渐增加活动量,3 个月内应避免重体力劳动或提举重物等;②饮食指导:调整饮食习惯,保持排便通畅;③防止复发:减少和消除引起脐疝复发的因素,并注意避免增加腹内压的动作,如剧烈咳嗽、用力排便等;④定期随访:若疝复发,应及早诊治。

【护理评价】

通过治疗与护理,评价患者能否达到下列目标:
1. 疼痛得到减轻或缓解。
2. 患者或家属能正确说出形成脐疝的原因,能描述预防腹内压升高及促进术后康复的有关知识。
3. 未发生阴囊水肿、切口感染,若发生,得到及时发现和处理。

临床案例与思考

患儿,女,孕 39^{+3} 周足月头位产,出生体重 3100g,有轻度宫内窘迫史,产后胎盘正常,羊水 Ⅰ 度污染,生后面色稍绀,双肺呼吸音清,未闻及干湿啰音,心音有力,未闻及杂音,腹软,脐部有一巨大球形肿物,体积约 10cm×12cm×9cm。表面透明,内有肠管盘曲其中,不可回纳 4 小时,患儿长时间哭闹、疼痛明显,拟行急诊手术治疗。

请思考:
(1)为什么要行急诊手术治疗?
(2)术后应该如何护理患儿?

(胡艳杰 李 卡)

第六章　腹膜、网膜、腹膜后间隙疾病患者护理

腹膜是全身面积最大、分布最复杂的浆膜。腹腔及盆腔器官表面几乎完全、大部分或部分被腹膜覆盖，因此，腹膜疾病不仅是腹膜本身的疾病，还涉及腹腔内、盆腔内多个器官，甚至全身。腹膜、网膜、腹膜后间隙疾病主要包括腹膜炎和腹腔脓肿等，患者常出现不同程度的腹部体征的变化，还可出现发热和感染等全身症状。患者的腹膜及周围组织受到感染和影响，需减轻腹胀腹痛、控制感染、加强营养支持、维持电解质的平衡和心理护理，以此促进患者康复。患者的临床表现、处理原则和围手术期护理是本章学习的重点。

临床案例与思考

患者，男，38岁。因突发性腹痛12小时急诊入院。于2日前进食晚餐后突然出现上腹部剧烈疼痛，呈持续性，患者自服胃药（具体不详），腹痛无缓解并出现全腹疼痛，伴恶心、畏寒。4小时前出现呕吐，为胃内容物（量约100ml），无咖啡样物。体格检查：T 39.1℃，P 100次/分，R 28次/分，BP 80/50mmHg，神志清楚，痛苦面容，面色苍白，被动前屈位，心肺听诊正常，腹部平坦，腹式呼吸消失，腹肌紧张，有明显压痛及反跳痛，移动性浊音（+），肝浊音界缩小。辅助检查：腹部X线检查膈下可见游离气体。

请思考：
（1）护士对该患者进行病情观察的重点有哪些？
（2）该患者目前主要的护理诊断/问题有哪些？
（3）针对该患者的护理诊断/问题，护士应采取哪些护理措施？

第一节　急性化脓性腹膜炎

急性化脓性腹膜炎（acute suppurative peritonitis）是由细菌感染、化学性刺激或物理性损伤等因素引起的腹膜和腹膜腔炎症，是外科较为常见的急腹症之一。多数情况下发病急，病情复杂、凶险，严重者可引起感染性休克，并可引起肠梗阻及腹腔脓肿等并发症。急性化脓性腹膜炎按病因可分为细菌性和非细菌性，按发病机制可分为原发性与继发性，按累及范围可分为弥漫性与局限性两类。

【病因与分类】

1. 原发性腹膜炎（primary peritonitis） 又称自发性腹膜炎，即腹腔内或邻近组织没有原发病灶。致病菌多为溶血性链球菌、肺双球菌或大肠埃希菌。细菌进入腹膜腔的途径有：①血行播散：致病菌从呼吸道或泌尿系统的感染灶血行播散至腹膜，婴儿和儿童的原发性腹膜炎大多属此类。②上行性感染：来自女性生殖道的致病菌通过输卵管直接向上扩散至腹膜腔，如淋病性腹膜炎。③直接扩散：腹腔内及邻近器官细菌通过腹膜层直接扩散至腹膜腔，如泌尿系统感染时，细菌通过腹膜层引起腹膜炎。④透壁性感染：正常情况下，细菌不能通过肠壁；但在某些情况下，如营养不良、肝硬化并发腹水、肾病或猩红热等机体抵抗力降低时，肠腔内细菌有可能通过肠壁直接进入腹膜腔，引起腹膜炎。

2. 继发性腹膜炎（secondary peritonitis） 是急性化脓性腹膜炎最常见的类型，主要致病菌是胃肠道内的常驻菌群，以大肠埃希菌最多见，其次为厌氧杆菌、链球菌、变形杆菌等，多为混合性感染，故毒性较强。引起继发性腹膜炎常见的原因如下：

（1）腹内脏器穿孔或破裂：腹腔内空腔脏器穿孔、损伤引起的腹壁或内脏破裂，是急性继发性化脓性腹膜炎最常见的原因。如胃十二指肠溃疡急性穿孔，胃肠内容物流入腹腔产生化学性刺

激，诱发化学性腹膜炎，继发感染后导致化脓性腹膜炎。

(2) 腹内脏器炎症扩散：是引起继发性腹膜炎的常见原因。如急性阑尾炎，含有细菌的渗出物在腹腔内扩散引起腹膜炎。女性的腹膜腔经输卵管、子宫、阴道与体外相通，因此女性生殖系统上行性感染、急性输卵管炎、子宫积脓、产后感染等，可经输卵管向上蔓延至腹腔，引起急性腹膜炎。

(3) 腹内脏器缺血：因肠套叠、肠扭转、嵌顿性疝等引起器官缺血、缺氧，最终器官坏死，内容物漏入腹腔，导致化脓性腹膜炎。

(4) 其他：如腹腔内出血、腹腔内脓肿破裂、腹壁严重感染、医源性感染等。

3. 第三型腹膜炎（tertiary peritonitis） 是指经积极治疗后，腹腔感染仍然持续存在，不能局限而发展为持续性弥漫性腹膜炎，伴有低热、高代谢等症状。但手术探查时腹腔内仅见大量血清样或血性液体，而无脓液，且感染无局限倾向。虽经积极的外科治疗病情并不能好转，而出现序贯性多器官功能衰竭，最终死亡。以往被认为是继发性腹膜炎的晚期。1990 年 Rotsein 等将此类腹膜炎定义为第三型腹膜炎。国内有学者认为腹部创伤手术后或腹部大手术后经积极治疗的存活病例，在恢复期出现的复发性或持续性腹膜炎也为第三型腹膜炎。

第三型腹膜炎常发生于危重患者，死亡率高达 64%，是继发性腹膜炎的两倍。主要是由于宿主免疫功能低下，导致进行性多器官功能衰竭以致死亡。其致病菌主要来源于肠道菌群易位，以肠球菌、念珠菌和凝固酶阴性的葡萄球菌最为常见。第三型腹膜炎目前尚无统一的治疗模式，主要治疗措施包括全身支持治疗、控制感染与污染源以及有效的抗生素治疗，因此预防是关键，最重要的措施是在第一次剖腹引流时控制感染源，尽量去除坏死组织和感染源；其次，选择抗生素时应针对肠球菌和耐药的革兰氏阴性菌，对于高危患者可考虑预防性抗真菌治疗。

【病理生理】

1. 急性化脓性腹膜炎的病理生理过程

(1) 炎症反应：腹膜受细菌或胃肠道内容物刺激后，立即发生充血、水肿，继而产生大量浆液性渗出液以稀释腹腔内的毒素，并出现大量吞噬细胞、中性粒细胞，加上坏死组织、细菌与凝固的纤维蛋白，使渗出液变混浊而成为脓液。腹腔渗液中大量的细菌与毒素可经腹膜吸收、区域淋巴管进入血液循环，从而引起一系列全身反应。

(2) 血流动力学改变：腹膜腔内大量渗出液以及肠麻痹导致的肠道内积液，引起水电解质紊乱，血浆蛋白下降，血容量锐减。

(3) 腹腔间室综合征（abdominal compartment syndrome，ACS）：是指炎症介质释放、自主神经受损、淋巴回流紊乱等因素，引起腹腔内器官进行性水肿、胃肠道运动障碍，加上过度液体复苏和器官内容物漏入腹腔，导致腹腔内压力非生理性、进行性、急剧升高而影响内脏血流及器官功能，腹内压≥20mmHg 且伴有与腹腔内高压有关的单个或多个器官功能衰竭。

(4) 代谢紊乱：低血容量、气体交换受损和感染性休克可引起机体一系列代谢障碍。常见为代谢性酸中毒，还包括蛋白合成障碍和丢失过多引起的低蛋白血症、葡萄糖利用障碍引起的血糖升高、低钠血症、低钾血症等。

2. 腹膜炎的转归

(1) 炎症趋于恶化：①多器官衰竭或死亡：细菌及其产物（内毒素）刺激机体的细胞防御机制，激活多种炎性介质，如肿瘤坏死因子-α、白细胞介素-1、白细胞介素-6 和弹性蛋白酶等可升高，细胞因子大量释放导致多器官衰竭或死亡。②休克：腹膜严重充血、水肿、渗出，导致脱水和电解质紊乱，血浆蛋白减少和贫血，发热、呕吐、肠管麻痹、肠腔内大量积液使血容量明显减少，导致低血容量性休克；另外，细菌入侵、毒素吸收，致感染性休克。如合并心肺功能受损，会加重休克，甚至导致死亡。

(2) 炎症局限和消散：病变损害轻的能与邻近的肠管、其他脏器及大网膜粘连，将病灶包围，形成局限性腹膜炎。渗出物逐渐吸收、炎症消散或局限部位化脓，形成局限性脓肿。

（3）腹腔粘连、肠梗阻形成：腹膜炎治愈后，腹腔内多有不同程度的粘连，大多数粘连无不良后果，但是部分肠管粘连可造成扭曲或形成锐角，导致粘连性肠梗阻。

【临床表现】

急性腹膜炎的临床表现随病因不同而有所差异，如空腔脏器破裂或穿孔引起的腹膜炎，常骤然发生；由急性阑尾炎、急性胆囊炎穿孔等引起的腹膜炎，多先有原发病的临床表现，之后才逐渐出现腹膜炎的表现。

1. 腹痛 是最主要的症状。一般呈持续性剧烈腹痛，常难以忍受。深呼吸、咳嗽、转动身体时疼痛加剧。腹痛范围多自原发病变部位开始，随炎症扩散而延及全腹。

2. 恶心、呕吐 腹膜受到刺激引起反射性恶心、呕吐，呕吐物为胃内容物；发生麻痹性肠梗阻时，呕吐物可含有黄绿色胆汁，甚至呈棕褐色粪水样内容物。

3. 全身症状 患者可出现寒战、高热、脉速、呼吸浅快、大汗及口干。随病情进一步发展，可出现重度脱水、代谢性酸中毒及感染性休克等表现，如眼窝凹陷、皮肤干燥、舌干苔厚、面色苍白、口唇发绀、肢端发凉、呼吸急促、脉细微弱、体温骤升或下降、血压下降、神志恍惚或不清等。

4. 腹部体征 腹胀明显，腹式呼吸运动减弱或消失。腹胀加重是病情恶化的重要标志。腹部压痛、反跳痛和腹肌紧张是腹膜炎的标志性体征，称为腹膜刺激征，以原发病灶处最为明显。幼儿、老人或极度衰弱者腹肌紧张不明显，易被忽视。胃肠胀气时呈鼓音；胃十二指肠穿孔时，逸出的气体积聚于膈下，使肝浊音界缩小或消失；叩诊腹腔内积液较多时，移动性浊音阳性。肠鸣音减弱或消失。直肠指检：直肠前窝饱满及触痛，表明盆腔已有感染或形成盆腔脓肿。

5. 腹腔间室综合征 是急性化脓性腹膜炎的严重并发症之一。发生腹腔间室综合征时，腹腔内压急剧升高，患者胸闷气促，呼吸困难，心率加快，腹部膨隆，张力高可伴有腹痛、肠鸣音减弱或消失等。

【辅助检查】

1. 实验室检查

（1）血常规：白细胞计数及中性粒细胞比值增高。病情危重或机体反应能力低下者，白细胞计数可不升高，仅中性粒细胞比值增高，甚至有中毒颗粒出现。

（2）尿常规：尿液因失水而浓缩，可出现蛋白尿与管型尿，尿酮体可呈阳性。

（3）血生化：可提示酸中毒与电解质紊乱。

2. 影像学检查

（1）立位腹部平片：可见小肠普遍胀气并有多个小液平面；胃肠穿孔时，可见膈下游离气体。

（2）腹部超声：可显示腹腔内积液。

（3）腹部CT检查：腹部CT是腹腔感染影像学诊断的"金标准"，灵敏度和特异度高于超声。CT对腹腔内实质性脏器病变的诊断帮助较大，并有助于确定腹腔内液体量，诊断准确率可达95%。

3. 诊断性腹腔穿刺 根据叩诊或超声进行定位，一般在两侧下腹部髂前上棘内下方进行诊断性穿刺抽液。一项前瞻性研究显示，左下腹的腹壁比正中线处的腹壁薄，且左下腹积聚的腹水也较深。因此，左下腹是首选的穿刺部位。相反，右下腹不太适合穿刺，因为此处可能有阑尾切除术瘢痕，而使用乳果糖的患者此处可能有充满气体的盲肠。选择在左下腹穿刺时，让患者略转向其左侧以使腹水聚集到左下腹对抽取腹水有一定帮助。在正中线脐上或脐下处，可能有腹壁侧支血管，因此穿刺时应避开这些区域。也应避开手术瘢痕及可见的静脉。手术瘢痕可能伴有肠管与腹壁粘连，因此如果在瘢痕附近穿刺，有可能损伤患者肠管。依据抽出液的性状、气味、混浊度、涂片镜检、细菌培养以及淀粉酶测定等，可帮助判断病因（表6-1-1）。

表6-1-1 急性腹膜炎腹腔穿刺的阳性发现

穿刺液性状	可能疾病类型
黄色、混浊，含胆汁，无臭味；有时混有食物残渣	胃十二指肠急性穿孔
稀薄脓性，略有臭味	急性阑尾炎穿孔
色黄，混浊，含稀薄粪便，有臭味	小肠穿孔或破裂
色黄，混浊，含较多胆汁，无臭味	胆囊炎穿孔
血性、胰淀粉酶含量高	急性重症胰腺炎
血性、臭味重	绞窄性肠梗阻
草绿色透明黏性液、渗出液	结核性腹膜炎
鲜血，放置数分钟不凝固	腹腔内出血
鲜血，放置数分钟后发生凝固	误刺入血管

4. 腹腔镜检查 可直视下观察腹腔内积液、腹腔炎症状态、准确定位损伤器官和部位，并进行腹腔镜下冲洗引流等治疗。

【处理原则】

1. 非手术治疗 应在做好术前准备和严密病情观察下进行。

（1）适应证：①病情较轻或病程已超过24小时，且腹部体征已减轻或有减轻趋势者。②伴有严重心、肺等脏器疾病不能耐受手术者。

（2）治疗措施：①体位：一般取半卧位，休克患者取平卧位或休克体位；②禁食和胃肠减压；③纠正水、电解质紊乱；④合理应用抗生素；⑤补充热量和营养支持：通过肠内、肠外营养充分补充热量与营养；⑥镇静、镇痛和吸氧等对症处理；⑦经皮穿刺引流腹腔积液：是创伤小且有效降低腹内压的方法，可在超声或CT引导下多点穿刺，并置管持续引流。

2. 手术治疗 绝大多数继发性腹膜炎患者需及时手术治疗。近年来，腹腔镜手术在弥漫性腹膜炎诊治方面的应用更加广泛，尤其是对原因不明的腹膜炎更显优势。

（1）适应证：①经非手术治疗6～8小时后（一般不超过12小时），腹膜炎症状和体征不缓解或反而加重者；②腹腔内原发病严重，如胃肠道、胆囊坏死穿孔、绞窄性肠梗阻、腹腔脏器损伤破裂或胃肠道手术后短期内吻合口瘘所致的腹膜炎；③腹腔内炎症较重，尤其是有休克表现和发生腹腔间室综合征者；④腹膜炎病因不明且无局限趋势者。

（2）手术目的与方法

1）腹腔间室综合征的手术处理：腹内压持续＞25mmHg且威胁生命时，应施行腹腔开放术。

2）处理原发病：经手术探查病因后决定处理方法。①胃十二指肠溃疡穿孔时间不超过12小时，可做胃大部切除术；②若胃十二指肠穿孔时间较长，腹腔污染严重或患者全身状况欠佳，只选择行穿孔修补术；③化脓坏疽的阑尾及胆囊应切除，但若胆囊炎症状重，解剖层次不清，全身情况不能耐受手术，宜行胆囊造口术和腹腔引流；④坏死的肠管应切除，坏死的结肠如不能切除吻合，应行坏死肠段外置或结肠造口术。

3）彻底清洗腹腔：开腹后应立即将腹腔内的脓液、渗出液、食物残渣、粪便以及其他异物吸净或清除脓液，较多处可用甲硝唑及生理盐水冲洗腹腔至清洁。

4）充分引流：目的是将腹腔内的残留液和继续产生的渗液通过引流管排出体外，以减轻腹腔感染和防止术后发生腹腔脓肿。在严重感染时，放置2根以上引流管，术后可做腹腔灌洗。

（3）术后处理：继续禁食、胃肠减压、补液、应用抗生素和营养支持治疗，防治并发症。

> **知识拓展** 　　　　　　　腹腔镜技术在急性腹膜炎诊治中的作用
> 　　腹腔镜技术是21世纪外科领域一次伟大的技术革命，通过在腹壁穿刺置入腹腔镜等手术器械，用气体充盈腹腔或后腹膜，在电视监视下使用超声刀等手术器械在体内进行分离、切割、止血、缝合等操作，完成切除或重建器官。对于急性腹膜炎的患者，传统的处理方法主要是急诊剖腹探查，但由于早期通常难以明确诊断，所以在手术切口部位的选择上有一定的经验性和盲目性，同时开腹手术对于探查的范围和完整度也有很大的局限性。此外，剖腹手术创伤大，形成对患者的二次打击，巨大的手术切口瘢痕也会给患者带来明显的生理、心理影响。腹腔镜技术在处理各种急性腹膜炎时具有一定的优势。首先，术野显露好，可暴露整个腹膜腔隙，利于彻底探查、冲洗腹腔，避免了术中遗漏病灶造成严重后果；其次，患者术后可早期下床活动，促进胃肠道功能恢复，预防肠粘连、肺部感染、静脉血栓等发生；再次，避免了传统的大切口，患者创伤小，术后疼痛减轻，利于其术后伤口愈合、康复。需要注意的是急性腹膜炎患者病情复杂多变，如腹腔镜下手术困难或出现严重并发症时，应及时中转开放手术。

【护理评估】

（一）术前评估

1. 健康史

（1）一般情况：包括年龄、性别、婚姻、职业及日常生活情况。

（2）现病史：急性腹膜炎的发生情况，如发生时间、进展情况及治疗情况。

（3）既往史：评估有无结核病、糖尿病、高血压等病史，既往治疗情况，药物过敏史，有无酗酒和吸毒史等。询问有无相关既往病史：①胃十二指肠溃疡、慢性阑尾炎、胆囊炎、肝硬化以及其他腹腔内脏器疾病；②腹部外伤史和手术史；③近期呼吸、泌尿、生殖系统感染病史；④营养不良或其他导致抵抗力下降的情况。

2. 身体状况

（1）全身情况：①患者的意识状态、生命体征及尿量；②饮食、活动情况以及恶心、呕吐情况；③有无感染性中毒反应；④有无水、电解质及酸碱平衡失调的表现；⑤有无休克表现。

（2）腹部情况：①腹痛：了解腹痛发生的时间、部位、性质、程度、范围及伴随症状等。②腹膜刺激征：有无腹部压痛、反跳痛、肌紧张及其部位、程度和范围。③腹胀：有无腹胀及其程度。④有无肠鸣音减弱或消失。⑤有无腹部移动性浊音。

（3）辅助检查：了解实验室检查结果、立位腹部平片、超声检查、CT检查、直肠指检、诊断性腹腔穿刺术等辅助检查的结果。

3. 心理-社会状况　　了解患者的心理反应，有无焦虑、恐惧等表现。评估患者及其家属对本病的认知程度和心理承受能力、对医院环境的适应情况和治疗的合作情况。了解家属及亲友的态度、经济承受能力等。

（二）术后评估

1. 术中情况　　了解麻醉方式、术中探查情况和手术类型，术中出血、输血和输液的情况。

2. 身体状况　　评估生命体征；腹部症状与体征变化；腹腔引流管的数量、作用、部位、引流通畅程度、引流液的颜色、性状和量等；观察有无腹腔脓肿、切口感染等并发症发生。

3. 心理-社会状况　　评估患者及家属对手术的心理应对情况和对术后护理与康复的认知程度。

【常见护理诊断/问题】

1. 急性疼痛　　与壁腹膜受炎症刺激、手术创伤有关。

2. 体液不足 与腹膜腔内大量渗出、高热、体液丢失过多、禁食、胃肠减压、呕吐等有关。

3. 体温过高 与腹膜炎毒素吸收有关。

4. 潜在并发症 休克、腹腔间室综合征、切口感染、腹腔脓肿等。

5. 焦虑 与担心术后康复、预后等有关。

【护理目标】

1. 腹痛程度减轻。
2. 水、电解质平衡得以维持，未发生酸碱平衡失衡。
3. 炎症得以控制，体温逐渐降至正常范围。
4. 未发生并发症，或并发症得到及时发现和处理。
5. 焦虑程度减轻，心情放松，配合治疗和护理。

【护理措施】

（一）术前护理

1. 病情观察 ①监测意识状态、生命体征、尿量；②记录24小时出入量，必要时监测中心静脉压、血细胞比容、血清电解质、肾功能、血气分析等；③观察腹部症状和体征的动态变化；④监测危重患者的循环、呼吸、肾功能。

2. 体位与活动 一般取半卧位，以减少毒素吸收、有利于呼吸和循环、减轻腹肌紧张引起的腹胀等不适。休克患者取平卧位或头、躯干和下肢分别抬高20°的体位，尽量减少搬动和按压腹部。

3. 禁食、胃肠减压 目的：①抽出胃肠道内容物和气体；②减少消化道内容物继续流入腹腔；③改善胃肠壁的血运，促进胃肠道蠕动的恢复。禁食、胃肠减压期间应给予肠外营养支持，加强口腔护理和鼻腔清洁，密切观察引流液及腹部情况。

4. 营养支持 急性腹膜炎的代谢率约为正常人的140%，蛋白质的需要量显著增加，因此在给予葡萄糖供给一部分热量的同时应补充氨基酸、脂肪乳剂等。长期不能进食者，应尽早实施肠外营养支持。

5. 维持体液平衡和有效循环血量 迅速建立静脉输液通道，遵医嘱补充液体和电解质等。补液时注意：①计算总补液量（晶体、胶体），安排好各类液体输注的顺序；②根据患者的临床表现和补液的监测指标及时调整输液的成分和速度，维持尿量30~50ml/h；③必要时输血浆、白蛋白或全血，以补充因腹腔内渗出大量血浆引起的低蛋白血症和贫血；④感染中毒症状明显并有休克时，给予抗休克治疗；⑤如果输液、输血未能改善患者状况，遵医嘱使用激素以减轻中毒症状；⑥根据患者的脉搏、血压、中心静脉压等情况给予血管收缩剂或扩张剂，密切观察药物治疗的效果。

6. 控制感染 遵医嘱合理应用抗生素。继发性腹膜炎大多为混合感染，致病菌以大肠埃希菌最为常见，应优先选择窄谱抗菌药物。严格来说，应根据细菌培养及药物敏感试验结果选用抗生素以及确定联合用药方案。

7. 高热护理 高热期间每4小时监测体温1次，遵医嘱给予物理降温或药物降温。

8. 镇静镇痛 遵医嘱给予镇静处理。已经确诊和治疗方案明确者，可用哌替啶类镇痛剂；对于诊断不明确或需要进行观察的患者，慎用镇痛剂，以免掩盖病情。

9. 心理护理 做好患者及其家属的沟通和解释，稳定患者情绪，减轻焦虑；向患者及其家属介绍疾病相关知识，提高其认识并配合治疗和护理；帮助其面对疾病带来的变化，尽快适应患者角色，增加战胜疾病的信心和勇气。

10. 其他护理 根据患者情况，给予吸氧、降温等，做好基础护理；有手术指征或已经决定手术者，做好术前准备。

（二）术后护理

1. 病情观察　密切观察意识状态、监测生命体征变化，注意危重患者心、肺、肝、肾、脑等重要脏器的功能指标；观察并记录 24 小时出入量，尤其是尿量变化；注意腹部体征变化，观察有无膈下或盆腔脓肿等并发症的表现，观察肠蠕动恢复情况，发现异常及时通知医师，配合处理；观察引流及伤口愈合情况等。

2. 体位与活动　术后全麻清醒前，采取去枕平卧位，头偏向一侧，注意呕吐情况，保持呼吸道通畅。全麻清醒或硬膜外麻醉患者平卧 6 小时后，待血压、脉搏平稳改为半卧位，鼓励患者早期活动。

3. 禁食、胃肠减压　术后禁食、胃肠减压，待肠蠕动恢复后，拔除胃管，逐步恢复经口饮食。禁食期间做好口腔护理，每日 2 次。

4. 补液与营养支持　补液：遵医嘱合理补充水、电解质和维生素，必要时输全血、血浆。营养支持：及时给予肠内、肠外营养支持，以防体内蛋白质被大量消耗而降低机体抵抗力和愈合能力。空肠造口者如空肠蠕动恢复，可尽早给予肠内营养。

5. 腹腔引流护理　引流管：妥善固定引流管，将引流袋固定于床边或患者衣服上，严防因翻身、搬动、起床活动时牵拉而脱落，减少引流管牵拉引起疼痛；标识清楚；保持通畅，可经常用手由上向下挤压引流管，防止血块、坏死组织堵塞引流管；引流管及引流袋不能高于腹腔引流口，以免逆行性感染。普通引流袋每日更换，抗反流型引流袋可 2~3 日更换 1 次，更换时严格遵守无菌操作原则。引流液：观察并记录引流液的颜色、性状和量，若发现引流液突然减少，患者伴有腹胀、发热，应及时检查管腔有无堵塞或引流管是否滑脱；对行负压引流者需根据引流液抽吸的情况及时调整负压，维持有效引流。皮肤护理：保持引流管周围皮肤干燥清洁，有渗液时及时更换敷料。拔管指征：引流液清亮且量小于 10ml/d、无发热、无腹胀、白细胞计数恢复正常时，可考虑拔除腹腔引流管。

6. 预防并发症　预防腹腔脓肿和切口感染的发生。合理使用抗生素：遵医嘱使用有效抗生素预防和控制感染。充分引流：半卧位以利于体位引流，密切观察引流情况。切口护理：观察切口敷料是否干燥，有渗血或渗液时及时更换敷料，观察切口愈合情况，及早发现切口感染征象。

（三）健康教育

1. 疾病知识指导　提供疾病本身以及治疗、护理的相关知识，争取患者及其家属的理解与配合。

2. 饮食指导　解释腹部手术后肠功能恢复的规律，指导患者术后饮食从流食开始逐步过渡到半流食—软食—普食，鼓励其循序渐进、少量多餐，进食富含蛋白质、热量和维生素的食物，促进机体恢复和切口愈合。

3. 运动指导　解释术后早期活动的重要性，鼓励患者卧床期间进行床上翻身活动，视病情和患者体力早期下床走动，促进肠功能恢复，防止术后肠粘连，促进术后康复。

4. 复诊指导　术后定期门诊复诊。若出现腹胀、腹痛、恶心、呕吐或原有消化系统症状加重等情况，应立即就诊。

【护理评价】

通过治疗与护理，评价患者是否达到下列目标：
1. 腹痛减轻或缓解。
2. 水、电解质、酸碱平衡得以维持。
3. 炎症得到控制，体温降至正常。

4. 并发症得以有效预防，或得到及时发现和处理。
5. 焦虑程度减轻，心情放松，能配合治疗和护理。

（胡艳杰　李　卡）

第二节　腹腔脓肿

　　腹腔脓肿（peritoneal abscess）指腹腔内某一间隙或部位的局限性脓液积聚，是膈肌以下、盆底以上躯干的腹腔内任何部位脓肿的总称。多继发于急性腹膜炎、腹内脏器穿孔、炎症，或腹腔内手术形成的脓液在腹腔内积聚，由肠袢、内脏、肠壁、网膜或肠系膜等粘连包围，与游离腹腔隔开而成。腹腔脓肿可为一个或数个，以脓肿发生部位命名，其中膈下脓肿、盆腔脓肿居多。

一、膈下脓肿

　　膈下脓肿（subphrenic abscess）是指脓液积聚在一侧或两侧的膈肌下与横结肠及其系膜的间隙内。膈下脓肿可发生在1个或2个以上的间隙。

【病因】

　　膈下脓肿均为感染性液体积聚而形成，患者平卧时膈下部位最低，脓液易积聚在此处。脓肿的位置与原发病有关，十二指肠溃疡穿孔、胆囊及胆管化脓性疾病、阑尾炎穿孔，其脓液常积聚在右膈下；胃穿孔、脾切除术后感染，脓肿常发生在左膈下。病因主要有以下三方面：

1. 急性腹膜炎　约1/3的急性腹膜炎患者经手术或药物治疗后腹腔内的脓液不能被完全吸收而发生局限性脓肿。

2. 邻近器官的化脓性感染　胆囊及胆管化脓性疾病、急性坏死性胰腺炎、肝脓肿等的炎症扩散可引起膈下脓肿。

3. 手术后并发症　如胆囊手术、胃肠道手术，特别是术后发生吻合口瘘，极易引起膈下脓肿。

【病理生理】

1. 膈下区域血液淋巴循环丰富，膈肌运动活跃，容易使感染扩散。
2. 较大的脓肿可因长期感染使身体消耗而致衰竭，病死率较高。
3. 膈下感染可引起反应性胸腔积液，也可穿入胸腔引起脓胸。
4. 个别的可穿透结肠形成内瘘；或因脓肿腐蚀消化道管壁而引起消化道反复出血、肠瘘或胃瘘。
5. 如患者的身体抵抗力低下，有可能发生脓毒血症。

【临床表现】

　　膈下脓肿一旦形成，可出现明显的全身及局部症状。急性腹膜炎或腹腔内脏器的炎性病变经治疗原有病情好转或腹部手术数日后出现发热、腹痛或全身感染症状，应高度怀疑膈下脓肿。

1. 症状

（1）全身症状：发热，初为弛张热，脓肿形成以后呈持续高热，也可为中等程度的持续发热，39℃左右；脉率增快，舌苔厚腻。逐渐出现乏力、衰弱、盗汗、食欲缺乏、消瘦等全身表现。

（2）局部症状：局部症状多不典型，常见症状包括：①脓肿部位持续的钝痛，疼痛常位于近中线的肋缘下或剑突下，深呼吸时加重，可有肩、颈部牵涉痛；②脓肿刺激膈肌可引起呃逆；③膈下感染可引起反应性胸腔积液，重者可累及肺而发生肺不张，患者出现咳嗽、胸痛、气促等表现。

2. 体征　①季肋区叩痛，严重时出现局部皮肤凹陷性水肿，皮温升高；②右膈下脓肿可使肝浊音界扩大；③病侧胸部下方呼吸音减弱或消失。

【辅助检查】
1. 实验室检查 血常规示白细胞计数升高，中性粒细胞比值增高。
2. 影像学检查 胸部 X 线平片可见患侧膈肌升高，随呼吸活动受限或消失，肋膈角模糊、积液膈下可见占位阴影；有 10%～25% 脓肿腔内含有气体，可有液气平面。超声或 CT 对膈下脓肿的诊断及鉴别诊断帮助较大。
3. 脓肿穿刺 超声引导下可对较大脓肿进行穿刺抽脓和置管引流，进行细菌培养和药物敏感试验。

【处理原则】
小的膈下脓肿经非手术治疗可被吸收，较大脓肿需要外科治疗，同时要加强支持治疗，包括补液、输血、营养支持和应用抗生素抗感染。具体措施如下：
1. 经皮穿刺置管引流术 适用于与体壁贴近的、局限的单房脓肿。局部麻醉下，超声引导经皮穿刺插管引流，可同时抽尽脓液、冲洗脓腔、注入有效的抗生素进行治疗，约 80% 的膈下脓肿可以治愈。
2. 脓肿切开引流术 术前经超声和 CT 确定脓肿位置，选择适当切口，吸净脓液后，置入多孔引流管或双套管引流管，进行负压吸引或低压灌洗。目前此治疗方法已很少用。

【护理措施】
1. 体位 取半卧位，并经常变换体位，以利于引流和呼吸。
2. 抗感染 遵医嘱给予有效抗生素；鼓励多饮水和高蛋白饮食，以改善全身中毒症状。
3. 高热护理 体温超过 38.5℃者采取物理降温或遵医嘱给予药物降温。
4. 脓肿引流的护理 鼓励患者深呼吸，以促进脓液的排出和脓腔的闭合。待临床症状消失，超声检查显示脓腔明显缩小甚至消失，脓液减少至每日 10ml 以内，即可拔管。脓肿引流管的其他护理措施同腹腔引流管的护理。
5. 其他护理措施 参见本章第一节中急性化脓性腹膜炎患者的护理。

二、盆腔脓肿

【病因与病理】
盆腔处于腹腔的最低位，腹腔内炎性渗出物或脓液易积聚于此而形成盆腔脓肿（pelvic abscess）。因盆腔腹膜面积小，吸收毒素能力较低，故盆腔脓肿时全身中毒症状较轻。

【临床表现】
1. 症状 急性腹膜炎治疗过程中，出现体温下降后又升高，常有典型的直肠或膀胱刺激症状，如里急后重、大便频而量少、黏液便或伴有尿频、排尿困难等。
2. 体征 腹部检查多无阳性体征。直肠指检多有阳性发现，可发现肛管括约肌松弛，直肠前壁饱满、有触痛，有时可触及波动感。

【辅助检查】
1. 影像学检查 下腹部超声检查、经直肠或阴道超声检查可明确脓肿的位置及大小。必要时可行 CT 检查，进一步明确诊断。
2. 其他 直肠指检；已婚女性还可经阴道检查，经阴道后穹隆穿刺抽出脓液有助于诊断。

【处理原则】

1. 非手术治疗 盆腔脓肿较小或尚未形成时，采用非手术治疗。应用抗生素，辅以腹部热敷、温水坐浴、温热盐水灌肠及物理透热等疗法。部分病例经过上述治疗，脓液可自行完全吸收。

2. 手术治疗 脓肿较大者须手术切开引流，可经肛门在直肠前壁波动处穿刺，抽出脓液后，切开脓腔，排出脓液，然后放置软胶管引流。已婚女患者可经阴道后穹隆穿刺后切开引流。

【护理措施】

1. 取半卧位，有利于脓肿局限。
2. 遵医嘱做好腹部热敷、温水坐浴等物理治疗，并密切观察病情变化，及时了解盆腔脓肿的消退情况。
3. 对盆腔脓肿所引起的大小便异常，积极采取措施，缓解患者症状。
4. 其他护理措施参见膈下脓肿的护理措施。

（胡艳杰 李 卡）

第三节 原发性腹膜肿瘤

原发性腹膜肿瘤（primary peritoneal tumor，PPT）是原发于腹膜，可引起盆、腹腔腹膜弥漫性癌变的恶性肿瘤，其组织形态与卵巢浆液性乳头状癌近似，故又称为卵巢外腹膜浆液性乳头状癌（extrao-varian peritoneal serous papillary carcinoma，EPSPC）。本病多见于女性，男性偶见，而且无特征性的临床表现。以前临床上普遍认为原发性腹膜肿瘤是一类较为罕见的疾病，但随着现代影像、病理诊断和术前诊疗水平的不断提高，诊断阳性率呈不断上升的趋势，传统所认为的原发性腹膜肿瘤是少见疾病的概念也逐渐在发生改变。

【病因及发病机制】

原发性腹膜肿瘤病因尚不明确。病理学表现上本病与卵巢浆液性癌极为相似，部分患者雌激素受体（ER）或孕激素受体（PR）阳性，女性激素在原发性腹膜肿瘤的发病中有一定作用。本病的发生还与遗传因素有关，因为近一半的原发性腹膜肿瘤患者的 *WT1* 基因表达缺失，有家族性卵巢癌或乳腺癌史者以及存在 *BRCA1* 或 *BRCA2* 突变者，本病发生率增加。

目前关于该病发病机制广为接受的观点是第二原发性米勒管瘤系统（secondary Mülerian system，SMS）理论。该理论认为，胚胎细胞可分化为女性的腹部浆膜和米勒管上皮细胞，认为女性的腹部浆膜与米勒管上皮细胞具有同源性。对组织学特征及肿瘤的抗原性进一步分析显示，女性米勒管肿瘤与腹膜肿瘤在一定程度上能找到共性，这更加充分证明了上述观点。另外，米勒管在胎儿时期无论在男性还是女性中都会发育形成，因此该病并不限于女性，男性也有一定的概率，但明显比女性小。

【病理与临床分期】

1. 病理特点 原发性腹膜肿瘤的病理类型有4大类，分别为透明细胞癌、浆液性腺癌、移行细胞癌及恶性混合性米勒管瘤等，其中浆液性腺癌的发生率较高。

2. 临床分期 目前临床上广泛使用的是美国癌症联合会（AJCC）的腹膜肿瘤 TNM 分期方法，具体见表 6-3-1。

表 6-3-1　AJCC 的腹膜肿瘤分期

TNM			
T 分期			
T_x			原发肿瘤无法评估
T_0			无原发肿瘤证据
T_1	Ⅰ		肿瘤局限于（单侧或双侧）卵巢（输卵管）
T_{1a}	ⅠA		肿瘤局限于一侧卵巢（输卵管），包膜完整，腹水或腹腔冲洗液中无恶性细胞
T_{1b}	ⅠB		肿瘤局限于一侧或两侧卵巢（输卵管），包膜完整，卵巢或输卵管表面无肿瘤，腹水或腹腔冲洗液中无恶性细胞
T_{1c}	ⅠC		肿瘤局限于一侧或两侧卵巢（输卵管），有下列特征之一
T_{1c1}		ⅠC1	术中包膜破裂
T_{1c2}		ⅠC2	术前包膜破裂或者卵巢（输卵管）表面有肿瘤
T_{1c3}		ⅠC3	腹水或腹腔冲洗液中有恶性细胞
T_2	Ⅱ		一侧或两侧卵巢，有盆腔浸润和（或）种植
T_{2a}	ⅡA		直接浸润和（或）种植到子宫和（或）输卵管，和（或）卵巢
T_{2b}	ⅡB		直接浸润和（或）种植到盆腔其他组织
T_3	Ⅲ		一侧或两侧卵巢（输卵管/腹膜肿瘤），伴镜下证实的盆腔以外的腹膜转移，和（或）腹膜后［盆腔和（或）腹主动脉旁］淋巴结转移
T_{3a}	ⅢA		镜下可见的盆腔外腹腔转移，伴或不伴腹膜后淋巴结转移
T_{3b}	ⅢB		肉眼可见的盆腔外腹腔转移，转移灶最大径小于或等于 2cm，伴或不伴腹膜后淋巴结转移
T_{3c}	ⅢC		肉眼可见的盆腔外腹腔转移，转移灶最大径大于 2cm，伴或不伴腹膜后淋巴结转移
N 分期			
N_x			区域淋巴结无法评估
N_0			无区域淋巴结转移
N_0 (i+)			区域淋巴结中发现的肿瘤细胞小于 0.2mm
N_1	ⅢA		有腹膜后淋巴结转移（组织学证实）
		ⅢA1i	转移灶最大径达到 10mm
		ⅢA1ii	转移灶最大径超过 10mm
M 分期			
M_0			无远处转移
M_1	Ⅳ		远处转移，包括胸腔积液细胞学阳性，肝脏、脾脏实质的转移，腹腔外器官的转移（包括腹股沟淋巴结及腹腔外淋巴结），肠壁受累
M_{1a}	ⅣA		胸腔积液细胞学阳性
M_{1b}	ⅣB		肝脏、脾脏实质的转移，腹腔外器官的转移（包括腹股沟淋巴结及腹腔外淋巴结），肠壁受累

3. 病理分期 见表 6-3-2。

表 6-3-2 腹膜肿瘤的病理分期

分期	T	N	M
Ⅰ			
ⅠA	T_{1a}	N_0	M_0
ⅠB	T_{1b}	N_0	M_0
ⅠC	T_{1c}	N_0	M_0
Ⅱ			
ⅡA	T_{2a}	N_0	M_0
ⅡB	T_{2b}	N_0	M_0
Ⅲ			
ⅢA1	T_1/T_2	N_1	M_0
ⅢA2	T_{3a}	N_0/N_1	M_0
ⅢB	T_{3b}	N_0/N_1	M_0
ⅢC	T_{3c}	N_0/N_1	M_0
Ⅳ			
ⅣA	AnyT	AnyN	M_{1a}
ⅣB	AnyT	AnyN	M_{1b}

【临床表现】

原发性腹膜肿瘤多见于绝经后妇女，起病症状不明显，早期体征可缺如。但当肿瘤快速生长、消耗营养过高、异常分泌或累及其他器官时，可出现明显的临床症状。腹胀、腹痛、腹围增大是本病的三大典型症状。

1. 腹胀 通常为首发症状，肿瘤增大到一定程度压迫肠道或者腹水达到一定量时可能引起腹部胀满感，其出现时间和程度取决于患者自己的主观感觉及敏感度。

2. 腹痛 初期一般表现为隐痛，部分患者可有坠痛，当肿瘤体积增大引起邻近器官受压时可出现腹部剧痛，受压部位常见为胃肠道及尿道。

3. 腹围增大 因肿瘤体积变大及腹水生成增加，出现腹围逐渐增大，可见"蛙腹"。

4. 其他 腹膜肿瘤患者可触诊到腹部包块，以及有非特异性全身症状等表现。

【辅助检查】

1. 实验室检查

（1）血清学检查：原发性腹膜肿瘤患者的血清 CA125 值增高。腹水 CA125 检查具有一定的意义，当相关检查显示腹部肿块或者存在腹水而卵巢附件未见明显异常时，腹水中 CA125 明显上升的病例，其原发性腹膜肿瘤发生的可能性较大。另外，部分结核患者中也能检测到 CA125 升高，因此原发性腹膜肿瘤应与腹腔结核进一步鉴别，但原发性腹膜肿瘤的增高程度较结核性腹膜炎显著，结核患者一般 CA125 含量＜50ng/L。除此之外，其他消化道肿瘤的腹腔转移、宫颈癌、子宫内膜异位症等疾病的患者也有部分可出现血清 CA125 上升。因此，单纯的 CA125 检测对于原发性腹膜肿瘤的确诊特异性不高。

（2）腹水的肿瘤细胞检测：通过该检测，不仅可以与大部分非肿瘤疾病相鉴别，还能大致诊断疾病性质，但由于所见癌细胞数量少，且难以与其他癌细胞相鉴别等原因，腹水癌细胞检测的灵敏度较低，但其特异性高，同时具有经济、快速的优点，为确诊原发性腹膜肿瘤的首选检查，必要时可多次送检。

2. 影像学检查

（1）超声检查：腹膜肿瘤超声的典型表现包括腹水、网膜团块片状影，检查时可见腹膜处有低回声结、肠系膜不同程度增厚和肠系膜淋巴结肿大等。超声具有限制性、易受肠道气体等影响，且不能定性判断，另外，操作者的水平也很关键。

（2）CT检查：CT在腹膜肿瘤的诊断中占有重要地位，目前临床上腹膜肿瘤的诊断大多根据CT的检查结果。CT具有扫描迅速、多层次扫描、显像立体、大部分疾病均可应用等优势。原发性腹膜肿瘤的典型CT表现为：①腹腔中～大量积液；②腹膜不规则增厚；③肿大的腹膜淋巴结，通常可在原发肿瘤灶附近发现；④网膜或肠系膜依次出现脂肪密度增厚、多发粟粒状病变形成，常见于病情进一步发展者，晚期的典型表现为"网膜饼"。

（3）MRI检查：原发性腹膜肿瘤的MRI表现与CT类似，但MRI的优势明显，诊断腹膜肿瘤的准确率更高，在使用造影剂后可达80%以上。弥散加权成像（DWI）是MRI的新技术，能够比较清晰地显示水相的运动，同时对腹腔内的软组织及肿瘤有着更好的对比度。MRI相比CT等对于腹水的观察更有优势，结合DWI与MRI能提高诊断腹膜肿瘤的敏感性及准确率，明显提高腹膜肿瘤的发现率。联合DWI与CT则能更好地评估腹膜肿瘤的侵犯程度，更好地展示肿瘤形态、各淋巴结群的情况及腹水量等，可见DWI在腹膜肿瘤的诊断方面具有独特优势。一般情况下腹膜肿瘤如为囊性结节，MRI T_2 显示高信号，DWI呈现低信号；如为实性肿瘤结节，MRI T_2 显示低信号，DWI显示高信号，显示强化则更加支持腹膜肿瘤的诊断。值得注意的是，受技术限制，MRI平扫很难发现1cm以下的癌灶，病灶越小漏诊率越高。因此，当MRI显示阴性时，并不能100%排除腹膜肿瘤的存在，应结合其他的检查综合判断。此外，MRI相比于CT需要更长的采集时间，操作也更烦琐，并且易受呼吸运动影响，这些都限制了MRI大范围的临床应用。

（4）PET/CT检查：较CT能更好地检测到转移瘤，因为PET/CT可以灵敏地发现腹部微小病变组织的代谢增强。PET/CT可根据不同病变组织呈现出的不同的代谢状态，明确肿瘤性质及病变程度，尤其对腹部保持节律性活动的脏器如消化道有较好的显像效果，甚至少许位于腹膜或膈肌上的病变结节也能被及时发现。CT和MRI对腹腔软组织病变常难获得较好的显像效果，但PET/CT可以弥补CT和MRI在这方面的不足。临床论证分析表明，PET/CT可明显提高腹膜肿瘤的诊断特异性、灵敏度、诊断准确率等。PET/CT结果为阴性时，较难否定腹膜肿瘤的发生；但当其为阳性时，一般都能正确诊断腹膜肿瘤。但是PET/CT也有自身的不足之处，淋巴结处于炎症状态也能引起高信号影，给临床造成一定程度的误判。另外，由于检查费用昂贵、需要自费及设备紧缺等原因，较少患者使用PET/CT检测相关疾病，仅在CT、MRI仍无法诊断病情时才完善PET/CT检查，进一步评估病情。

3. 病理学检查与手术探查 病理结果是确诊腹膜肿瘤的"金标准"。对于未能明确是否有腹腔癌灶的患者，可多次抽取腹水送检或行腹腔冲洗液脱落细胞学检查，不足之处是有假阴性存在。在无禁忌证的情况下，可通过腹腔镜或者开腹直接获取肿瘤组织行病理检测，两者能直观地评价重要神经血管受肿瘤侵犯情况、腹腔病灶的具体情况等。有时为了鉴别早期表现不明显的腹膜肿瘤，更直观准确地评估腹腔中器官受肿瘤侵犯的情况，更准确地进行术前临床分期或者是评估肿物切除术的可行性，可以考虑对特定的患者群体进行腹腔镜或剖腹探查，尤其是对经各项检查后依然不能进行临床分期或者做出诊断的病例。

【处理原则】

1. 肿瘤细胞减灭术+腹腔热灌注化疗 随着医学研究对原发性腹膜肿瘤治疗方法的不断探索，目前医学界达成了以肿瘤细胞减灭术（cytoreductive surgery，CRS）+腹腔热灌注化疗（hyperthermic intraperitoneal chemotherapy，HIPEC）为原发性腹膜肿瘤治疗首选的整合治疗方案的共识，其疗效被不断肯定并逐步获得推广应用。

CRS 是通过外科手术的方式，将腹腔内可见的肿瘤进行最大限度的切除，减少肿瘤对身体的负担。手术切除范围包括：双侧附件、全子宫、大网膜、阑尾、盆腔及腹主动脉旁淋巴结清扫，尽量切除腹膜的散在病灶，使术后无残留肿瘤，或残留肿瘤直径<2cm。手术治疗目的包括：①明确诊断；②明确分期；③行肿瘤细胞减灭术；④评价疗效的二次探查术；⑤姑息性手术。

HIPEC 是通过将含化疗药物的灌注液加热到治疗温度、灌注到肿瘤患者的腹腔内，维持一定的时间，以预防和治疗原发性腹膜肿瘤及其引起的恶性腹水，是一种新兴的肿瘤化疗方式，对于部分中晚期肿瘤患者预防和治疗腹膜种植转移有显著疗效。

2. 化学治疗　原发性腹膜肿瘤对化学药物敏感性较高，即便是晚期广泛转移也能取得一定的疗效。少数患者可完全缓解，部分获得暂时缓解，甚至可长期存活。辅助化学治疗可用于预防复发，新辅助化疗也可为再次手术创造条件。对于手术未能全部切除者的姑息化疗可以延长寿命。原发性腹膜肿瘤尚缺乏标准的化疗方案，主要参照卵巢癌的化疗方案。多采用以铂类为主的联合化疗方案，如：PAC 方案（顺铂+多柔比星+环磷酰胺），TP 方案（紫杉醇+顺铂/卡铂）。TP 方案（紫杉醇和卡铂）是首选化疗方案，较 PAC 方案患者的生存期和预后有所改善。

3. 其他治疗

（1）生物治疗：免疫治疗（immunotherapy）和基因治疗是原发性腹膜肿瘤"以手术+化疗"综合治疗的重要辅助手段，通过提高机体的免疫识别能力和免疫介导的肿瘤杀伤能力，从而打破患者的免疫耐受和免疫抑制状态。生物治疗一方面可以巩固疗效防止复发；另一方面能够加强二线治疗的效果。

（2）靶向治疗：部分原发性腹膜肿瘤患者的人表皮生长因子受体 2（HER2）过度表达，可选用 HER2 的单克隆抗体曲妥珠单抗进行二线治疗。血管内皮生长因子（VEGF）对原发性腹膜肿瘤的疾病进展有促进作用，对耐药或复发的原发性腹膜肿瘤患者用贝伐单抗 15mg/kg 每 3 周给药，可作为原发性腹膜肿瘤患者二线或三线用药。

【护理措施】

（一）术前护理

1. 心理护理　术前为患者营造良好的治疗氛围，帮助患者树立积极正面的态度，关心、体贴、同情患者。CRS+HIPEC 治疗于患者而言往往很陌生，因此在治疗前应向患者介绍治疗的相关知识、优势、目的、手术过程、时间、麻醉方法等，帮助患者了解治疗方式，缓解恐惧与焦虑心理，并建立信心。同时应得到患者及家属的充分信任，以便能对其进行更好的治疗和护理。

2. 饮食营养护理　术前应摄入高蛋白、高热量、高维生素、低脂肪饮食，如瘦肉、乳制品、鱼等。必要时，根据医嘱给予少量多次输血、清蛋白等，以纠正贫血和低蛋白血症。患者的营养评估可采用患者主观整体评估（patient generated subjective global assessment，PG-SGA）方法进行评估，根据得分情况确定是否采取营养干预措施。

3. 疼痛护理　腹部疼痛是原发性腹膜肿瘤的典型症状之一，需对患者的疼痛进行准确评估，并基于评估结果使用针对性的镇痛方法。疼痛评估可选择：① WHO 的疼痛分级；②数字评定量表法（NRS）；③面部表情疼痛量表法（FPS）；④言语描述量表法（VRS）。

4. 其他准备　术前遵医嘱行肠道准备、备皮、留置导尿管等。

（二）术后护理

1. 病情观察　密切观察生命体征变化，观察患者的腹部症状和体征等。

2. 休息与活动　术后患者采取去枕平卧位，带气管插管者接呼吸机辅助通气，未气管插管者，头偏向一侧，防止误吸。患者清醒后，协助取半坐卧位，摇高床头 25°～30°，可减轻腹壁对伤口的牵拉力及利于肺复张。协助患者床上活动，促进肠蠕动恢复，预防并发症发生。

3. 饮食护理　术后当日禁食，常采用肠外营养进行营养支持治疗，待胃肠功能恢复，消化道重建的吻合口愈合确切后，再进行肠内营养支持，并且根据患者的接受程度，从清水、流食、半流食直至普食进行缓慢过渡。

4. 疼痛护理 术后患者可能因手术切口疼痛不敢深呼吸、咳嗽、活动等，因此应及时对患者疼痛进行评估，并给予针对性的镇痛措施。

5. 引流管护理 ①腹腔引流管：妥善固定腹腔引流管，避免引流管折叠、扭曲、受压，保持引流通畅。密切观察并记录引流液的量、颜色、性质，如引流液颜色较红、较浓，且引流量超过200ml/h 时要及时通知医师。②腹腔化疗管：每周用 125U/ml 的肝素盐水 20ml 冲管以防化疗管堵塞影响术后腹腔化疗的进行。

（三）健康教育

患者出院后应避免劳累，2～3 个月避免增加腹压的活动。遵医嘱进行放疗、化疗及定期复查随访。

（吴晓丹　张美芬）

第四节　腹膜后肿瘤

腹膜后肿瘤（retroperitoneal tumor）是一类临床少见的来源于腹膜后间隙的肿瘤。腹膜后间隙内有肾上腺、肾脏、主动脉及其分支、下腔静脉及其分支、输尿管等。严格说来腹膜后肿瘤应该包括起源于上述器官的肿瘤，但习惯上腹膜后肿瘤指这些器官以外的原发肿瘤。腹膜后肿瘤的组织学类型繁多、生长部位深、与腹膜后重要脏器和血管紧密相邻、临床表现隐秘且缺乏特异性，因而诊断较困难，除少数内分泌性肿瘤外，大多数患者就诊时肿瘤已相当大。

【病因】

腹膜后肿瘤的病因尚不清楚。已知原因包括：理化因子、暴露于电离辐射、遗传及获得性免疫缺陷。因自接触危害因子至发病的潜伏期长，以及该期间多种环境及遗传因子的参与，难以判断该类肿瘤的确切病因。

【病理特点与分期】

腹膜后间隙是一个潜在性腔隙，其上端以第 12 肋骨及椎骨为界，前端为腹膜，后端为后腹壁，两侧为腰肌，下端为骶骨及髂嵴。原发性腹膜后肿瘤的组织类型繁多：①间叶组织起源的肿瘤：包括脂肪、平滑肌、横纹肌、纤维、血管及淋巴，该类肿瘤较为多见（约占 50%）。②神经组织起源的肿瘤：神经纤维、神经鞘、神经节细胞、神经母细胞及副神经节及异位嗜铬细胞等。③生殖细胞起源的肿瘤：主要为畸胎类。④淋巴造血系统起源的肿瘤。⑤其他肿瘤及瘤样病变。

对腹膜后肿瘤进行良恶性及病理学分级、分期的判断，均具有重要的预后判断价值。目前已有数种腹膜后肉瘤分级体系，但多数分为低度（2～10 个核分裂象/10HP）及高度（>10 个核分裂象/10HP）。Ressel 提出了一种腹膜后肿瘤的分期系统，把腹膜后肉瘤分为 4 期（表 6-4-1）。

表 6-4-1　腹膜后肉瘤的 Ressel 分期

分期		
	I	$G_1T_{1\sim 2}N_0M_0$
	II	$G_2T_{1\sim 2}N_0M_0$
	III	$G_3T_{1\sim 2}N_0M_0$；任何 $G_1T_{1\sim 2}N_1M_0$
	IV	任何 G_1T_3，任何 N_1M_0；任何 G 任何 T 任何 N_1M_1

续表

分级（G）	G_X	未能评定级别
	G_1	分化好者
	G_2	分化较好
	G_3	分化差者
	G_4	未分化者
原发肿瘤（T）	T_X	未能评定原发瘤
	T_1	原发瘤最大径<5cm
	T_2	原发瘤最大径>5cm
	T_3	原发瘤肉眼见侵犯骨、重要血管神经或广泛浸润邻近软组织并固定
局部淋巴结（N）	N_X	未能评定局部淋巴结
	N_0	无局部淋巴结受累
	N_1	局部淋巴结转移
转移固定（M）	M_X	未能确定远处转移
	M_0	无远处转移
	M_1	有远处转移

【临床表现】

腹膜后肿瘤早期常常无特殊症状，随着病情进展可出现各类相应症状与体征，主要有下列9个方面的表现。

1.疼痛 包括腹痛、腰背痛、腿痛等各种疼痛，其中44%～75%的患者会出现腹痛或腰痛。疼痛的性质可表现为钝痛、剧痛或是绞痛。疼痛部位多位于肿瘤并发部位，但有时很难找到。腹痛和腰痛通常不会导致活动能力的丧失。

2.胃肠道症状 如恶心、呕吐、排便习惯改变及便秘等，4%～35%的患者可能出现腹胀症状，其中一些患者可能出现肠梗阻。严重者或晚期患者可有厌食、消瘦和疲乏虚弱等表现。

3.泌尿生殖系统症状 与肾、输尿管腹膜后肿瘤密切相关。尿路症状可能有血尿、尿频、尿急、尿痛、排尿困难等。这些症状多由尿路受压迫引起，有或没有出现肿瘤直接侵犯尿路。腹膜后肿瘤患者也可能出现双侧输尿管梗阻引起的氮质血症，同时会出现相应的临床症状。

4.神经系统症状 如腹膜外肿瘤蔓延至盆部，可压迫或入侵一侧或双侧腰骶丛神经根，导致下肢一侧或双侧放射性的腰背部疼痛。如肿瘤浸润椎间孔，可导致脊髓压迫，造成下肢瘫痪、大小便失禁。

5.会阴和下肢水肿伴静脉曲张 是肿瘤向盆部扩散的继发症状。盆部部分静脉和淋巴管阻塞可引起单侧下肢水肿，严重者甚至引起双侧下肢水肿。

6.反复发热 尤指腹膜后复发性肿瘤，与巨大坏死区肿瘤的闭合期相关，肿瘤在切除后的发热症状通常较快停止，腹膜后淋巴瘤也可诱发发热症状。

7.腹壁静脉曲张和腹水 如腹膜后肿瘤压迫门静脉或肝静脉可导致腹壁静脉曲张和腹水产生，部分患者可能会有呕血症状。

8.低血糖症状 少部分腹膜后肿瘤患者出现低血糖症状，主要是由于低分化的腹膜后肉瘤中产生的胰腺分泌胰岛素样产物，也可能是因为代谢活跃的巨大肿瘤对脂肪池的加速利用。

9. 肠梗阻、消化道出血穿孔　当腹膜后肿瘤压迫或浸润到肠道时，可引起肠梗阻、肠穿孔等症状，进而导致急性或慢性消化道出血症状。

【辅助检查】

1. 实验室检查

（1）常规检测：血常规、尿常规、大便常规、肝肾功能、凝血功能等。

（2）血液肿瘤标志物检测：由于腹膜后肿瘤缺乏特异性的血液肿瘤标志，如今暂无可靠的敏感度高特异性强的测试可用作准确的诊断依据。

（3）激素水平检测：对部分伴有功能的腹膜后肿瘤，如副神经节瘤，可通过检测血、尿儿茶酚胺及其代谢物帮助诊断。

2. 影像学检查

（1）超声检查：此检查无禁忌证，分辨率高，成本低，属于无创检查。

（2）CT检查：CT具有理想的定位结果和较好的定性诊断能力，是腹膜后肿瘤最主要、最有用的影像学检查方法。目前广泛应用的螺旋CT具有较高的分辨率和图像质量清晰，能准确显示肿瘤位置、大小、形状、数量、密度等优点，同时增强扫描有助于显示肿瘤周围的器官和血管移位及腹膜后淋巴结转移情况。

（3）MRI检查：能进行横断面、冠状面、矢状面或任何其他断层面的扫描。比CT检查有更高的软组织分辨率，对区分肿瘤和正常组织效果更佳，增强扫描可精确测定肿瘤大小和范围，有助于分辨病变血供及其与邻近脏器的关系，特别是与血管、神经干的关系，可以判断肿瘤是否具有可切除性，为拟定可行的手术方案提供重要依据。

（4）数字减影血管造影术（digital subtraction angiography，DSA）：主要用于查明肿瘤对血管的侵犯情况。血管造影术可了解病变及邻近血管病变情况、位置关系，为了判断必要时切除肿瘤，需对肿瘤的供血动脉行术前栓塞以减少术中出血，提高腹膜后肿瘤的切除率。血管造影包括动脉造影和静脉造影。

（5）PET/CT检查：PET/CT可以协助寻找到临床上难以找到的原发灶，评估术前肿瘤转移情况，以此来判断肿瘤切除残留、复发和远处转移等情况。腹部PET/CT显示腹膜后肿瘤的大小、范围及其与周围组织之间的局部位置关系不如CT和MRI，且费用较高，通常不作为常规的术前检查。

3. 病理学检查　术前穿刺细胞学检查主要是为鉴别腹膜后良恶性肿瘤，同时尽最大可能明确肿瘤的病理类型，协助外科医师评估手术，制定治疗方案。病理学检查的标本包括穿刺活检标本和切除术后标本。

【处理原则】

绝大多数腹膜后肿瘤对放疗、化疗以及其他辅助治疗不甚敏感，故外科手术切除是治疗原发性腹膜后肿瘤最重要和最有效的手段。腹膜后肿瘤的外科手术方式可选择根治性切除术与姑息性切除术。根治性切除指切除整个腹膜后肿瘤病灶，并清除其邻近转移淋巴结，达到肉眼及镜下无肿瘤残留的手术。根治性切除术的原则是力争完整切除肿瘤，包括周围受累的组织和器官，不残留肿瘤包膜和肿瘤组织，不分破肿瘤。通过扩大的外科手术及不惜切除邻近脏器的理念，大多数腹膜后肉瘤目前均可获得大体上的完全切除。姑息性切除术是指腹膜后肿瘤的不完全切除或"包膜内切除"，其与活检加非外科治疗相比，在长期生存率方面并无优势。由于手术切除肿瘤的边界不够完整，导致术后局部复发者很常见，若手术中肿瘤破裂或分割切除，其局部复发率达15%~50%；若能整体切除，肿瘤局部复发率可控制在15%以下。一般认为单纯手术切除不加辅助治疗，应在肿瘤四周至少1cm范围切除肿瘤，而配合辅助放疗，可在肿瘤四周0.5cm范围切除肿瘤。腹膜后肿瘤手术中，当肿瘤累及重要神经、血管或重要器官时，器官的切除要根据个体情况确定，原则上要求器官切除重建后对患者生活质量无明显影响；重要血管、神经合并切除时，必须权衡是有利于控制局部复发，还是会造成患者长期的功能障碍而对控制复发无益或作用较小。

【护理措施】

（一）术前护理

1. 心理护理 腹膜后肿瘤患者可因肿瘤压迫消化道影响进食，同时巨大肿瘤与机体争夺营养，故易出现营养不良。加上病情复杂，医疗费用负担大，且此病罕见，难以从病友处获得成功典范，故患者常有焦虑、恐惧、疑虑等心理。患者一方面渴望早日手术，另一方面又担心手术切除不彻底，情绪波动较大。肿瘤复发的患者上述心理问题更突出。护士应同情、理解患者，深入浅出地向患者介绍将要实施的手术可能出现的问题以及将要采取的针对性措施，以减少患者的疑虑，使其获得安全感和对医护人员的信赖感，调整其不良心态，使其主动配合治疗。

2. 肠道准备 是复杂腹膜后肿瘤术前准备必不可少的。对无胃肠道梗阻者，可采用导泻剂排空胃内容物，同时服用非肠道吸收抗生素。伴有胃肠梗阻时以清洁灌肠准备肠道。

3. 饮食营养护理 对有胃肠梗阻和营养不良者，术前需调整营养状况，补充维生素，适当改变低蛋白血症，补充血容量，补充维生素K，改善凝血功能。

（二）术后护理

1. 生命体征监测 腹膜后肿瘤手术创伤大，手术时间长，失血多，对重要脏器功能及内环境平衡冲击大，故术后应持续心电监护，动态观察体温、脉搏、呼吸、血压及血氧饱和度的变化。依据尿量、尿比重随时调整输液速度。每日常规检查肝肾功能、电解质、血气分析、血糖、血细胞比容，根据生化检查结果调整治疗措施。

2. 引流管护理 腹膜后肿瘤手术失血量可能很大，凝血因子消耗，凝血功能多存在一定问题，而创面大，继续出血的可能性依然存在，术后严密观察腹腔引流量与引流液性质的变化显得尤为重要，可以及时发现出血。

3. 呼吸道管理 腹膜后肿瘤全麻手术后，患者神志未清醒、肌松药作用未消除，自主呼吸尚未完全恢复，术后应带气管插管回麻醉恢复室，用呼吸机同步间歇指令通气（SIMV）或呼气末正压通气（PEEP）辅助呼吸，根据血气分析或血氧饱和度调整呼吸机参数。对尚未拔除气管插管的患者应随时吸痰。吸痰前护士应洗手、戴口罩并注意无菌操作，吸痰负压适中，动作轻柔、迅速，控制吸痰时间，同时观察血氧饱和度变化。为避免吸痰所致血氧饱和度大幅度下降，可在吸痰后短时间内给予纯氧吸入，待血氧饱和度回升后再将氧流量调至吸痰前水平。痰液黏稠时，可向气管插管内交替滴入2.5% $NaHCO_3$ 溶液和氯霉素滴眼液3~5滴，每1~2小时1次，以稀释痰液。吸痰管用后清洗干净，放入盛有0.5%氯己定溶液的带盖方盘中浸泡，并每日更换氯己定溶液。待拔除气管插管后送监护病房，停用呼吸机后取半卧位，每1~2小时翻身拍背1次，同时观察患者面色、呼吸等情况，防止发生呼吸道梗阻。指导并鼓励患者练习深呼吸，学会有效咳痰。必要时行超声雾化吸入，预防坠积性肺炎。

4. 静脉通道护理 患者术前即应留置双腔中心静脉导管，术后每日换药1次，定时推注抗凝药，必要时两条通路同时开放以加快输液速度。术后大量补液时，为防止发生急性心力衰竭、肺水肿，采用输液泵匀速输液为宜。

临床案例与思考

患者，男，42岁。1周前因急性化脓性胆囊炎行胆囊切除术，今晨体温升至39.2℃，伴寒战，有呃逆及右上腹痛。生命体征：T 39.2℃，P 107次/分，R 28次/分，BP 102/52mmHg，腹部压痛，右肺底呼吸音弱，胸部平片显示右肺活动受限，肋膈角少量积液。

请思考：
（1）根据该患者目前的情况，最可能发生了什么问题？应该采取哪些手段明确诊断？
（2）该患者目前主要的护理诊断/问题有哪些？
（3）针对该患者的护理诊断/问题，护士应采取哪些护理措施？

（吴晓丹　张美芬）

第七章　胃十二指肠疾病患者护理

胃十二指肠疾病是临床上的常见病，本章主要介绍胃十二指肠外科疾病，包括胃十二指肠溃疡、胃肿瘤等。这些疾病不仅影响了患者的胃肠道功能，导致营养不良，严重者还会并发酸碱平衡失调、感染、休克等全身功能紊乱。外科手术治疗的同时也会对患者机体造成内环境紊乱，需要重视对患者全身状况的评估，加强并发症的防治，采取一系列举措帮助患者加速康复。胃十二指肠疾病的临床表现、处理原则及其围手术期护理是本章学习的重点。

> **临床案例与思考**
>
> 患者，男，37岁。因上腹部灼烧感3年余，加重1周余，突发上腹部剧痛4小时入院。近3年来常感上腹部灼烧感，进餐后疼痛会有所缓解，近日来症状加重，进食后亦无缓解。4小时前突发上腹部剧痛，伴有恶心、呕吐。体格检查：T 37.9℃，P 88次/分，R 20次/分，BP 105/75mmHg。
>
> 请思考：
> （1）患者可能出现了什么问题？需要做哪些体格检查和辅助检查来确诊？为什么会发生？该患者存在哪些高危因素？
> （2）患者目前的处理措施有哪些？
> （3）患者目前存在哪些护理诊断/问题？应采取哪些针对性的护理措施？

第一节　急性胃十二指肠溃疡穿孔

消化性溃疡（peptic ulcer）是指胃肠黏膜发生的炎性缺损，常与胃酸-蛋白酶的消化作用有关。消化性溃疡常发生于胃、十二指肠，也可发生于食管-胃吻合口、胃-空肠吻合口或附近。消化性溃疡是一种全球性常见病，可发生于任何年龄段，男性发病率高于女性。十二指肠溃疡（duodenal ulcer）较胃溃疡（gastric ulcer）常见，两者之比约为3∶1。胃溃疡多发生于40~60岁的中老年人；十二指肠溃疡多发生于20~40岁的青壮年。随着质子泵抑制剂、H_2受体拮抗剂等药物的发展，消化性溃疡的药物治疗效果明显提高，并发症的发病率明显下降。但随着近年来非甾体抗炎药应用的增多，老年消化性溃疡发病率有所升高。部分患者出现并发症才来就诊。

急性穿孔是胃、十二指肠溃疡的常见并发症，是溃疡活动期逐渐向深部侵蚀、突破浆膜的结果。溃疡穿透浆膜层到达游离腹腔即可导致急性穿孔，是胃十二指肠溃疡的严重并发症之一，也是外科常见的急腹症。急性穿孔的发生率占消化性溃疡的5%~10%，其中男性占90%。通常十二指肠溃疡急性穿孔较胃溃疡急性穿孔多见。

急性十二指肠溃疡穿孔多发生于十二指肠球部前壁偏小弯侧，急性胃溃疡穿孔多发生在近幽门的胃前壁偏小弯侧。溃疡穿孔直径一般在0.5cm左右，其中胃溃疡穿孔较十二指肠溃疡穿孔直径略大。一旦发生溃疡穿孔，如不及时治疗，可由于弥漫性腹膜炎而有致命危险。有文献报道，十二指肠溃疡穿孔的死亡率为5%~13%，胃溃疡穿孔的死亡率为10%~40%。随着年龄的增加、穿孔时间的延长，死亡率也随之相应增高。

【病因】

消化性溃疡的发生是多因素造成的，主要可分为损伤与防御修复不足两个方面。

1. 胃酸与胃蛋白酶　消化性溃疡的发病机制是致病因素使胃酸、胃蛋白酶对胃黏膜的侵袭作用与胃黏膜屏障的防御功能之间发生失衡。侵袭作用的增强和（或）防御作用的减弱均可导致消化性溃疡的发生。其中胃溃疡在发病机制上以胃黏膜屏障防御功能降低为主，而十二指肠溃疡则以高胃酸分泌为主。

2. 幽门螺杆菌（*Helicobacter pylori*，*Hp*） *Hp*感染是消化性溃疡的重要致病因素，十二指肠溃疡患者的*Hp*感染率可高达90%以上。胃溃疡患者的*Hp*阳性率为60%～90%。另一方面，*Hp*阳性率高的人群，消化性溃疡的患病率也较高，根除*Hp*有助于消化性溃疡的愈合并可显著降低溃疡复发。

3. 药物 长期服用非甾体抗炎药、糖皮质激素、氯吡格雷、双膦酸盐、西罗莫司等药物的患者易患消化性溃疡。其中非甾体抗炎药是导致消化性溃疡的最常用药物，主要包括布洛芬、吲哚美辛、阿司匹林等，长期服用非甾体抗炎药的患者，有5%～30%内镜下可见溃疡。

4. 黏膜防御及修复异常 胃黏膜的防御及修复功能对维持胃黏膜完整性、促进溃疡愈合非常重要。胃黏膜活检是一种常见的临床操作，其造成的医源性局灶溃疡不经药物治疗便可迅速修复自愈，反映了胃黏膜强大的自我防御及修复能力。胃黏膜的防御功能受损、修复能力下降都会对消化性溃疡的发生和转归产生影响。

5. 遗传 部分消化性溃疡患者有明显的家族史，存在遗传易感性。

6. 其他 大量饮酒、长期吸烟、应激反应等是消化性溃疡的常见诱因。胃石症患者因胃石长期机械摩擦刺激可引起胃溃疡，放疗可引起胃或十二指肠溃疡。消化性溃疡也可与其他疾病合并发生，如肝硬化、慢性阻塞性肺疾病、促胃液素瘤、克罗恩病、休克、全身严重感染、急性心肌梗死、脑卒中等。少见的感染性疾病如单纯疱疹病毒、结核分枝杆菌、巨细胞病毒等感染累及胃十二指肠也可引起消化性溃疡。

以上病因中，吸烟是75岁以下患者溃疡穿孔的最常见病因，有文献报道吸烟与溃疡穿孔之间存在相关性，吸烟可显著增加各个年龄组的穿孔发生率。使用非甾体抗炎药也是导致穿孔的一个重要原因，在老年患者中发生率更高。

【病理特点】

1. 破溃入腹腔引起弥漫性腹膜炎 十二指肠溃疡穿孔多发生在球部前壁，胃溃疡穿孔多发生于胃小弯。溃疡穿孔后的胃十二指肠内容物流入腹腔引起化学性腹膜炎。腹膜受到刺激产生剧烈腹痛和渗出。约6～8小时后细菌开始繁殖，形成化脓性腹膜炎，常见病菌为大肠埃希菌、链球菌。大量渗出导致的体液丢失及细菌毒素的吸收可以造成休克。

2. 穿透于周围的实质性脏器，如肝、胰、脾等 此类溃疡穿孔称为穿透性溃疡，此类穿孔多为慢性溃疡侵蚀胃或十二指肠壁的全层，但被邻近脏器或大网膜封闭包裹，阻止了消化道内容物进入腹膜腔。如十二指肠后壁溃疡穿入胰腺，为胰腺组织所包裹。

3. 穿破至空腔脏器形成瘘管 十二指肠溃疡可穿破胆总管形成胆瘘，胃溃疡可穿破入十二指肠或横结肠形成肠内瘘。

【临床表现】

患者多有较长的溃疡病史，在穿孔发生前常有溃疡症状加重或精神紧张、过度疲劳等诱发因素。部分患者有服用非甾体抗炎药或糖皮质激素病史。

急性穿孔的典型症状是患者突发上腹部剧烈疼痛，由于强烈的化学刺激反应，引起呈"刀割样"的剧烈腹痛，一开始疼痛主要位于上腹部或穿孔部位，迅速波及至全腹。常伴有恶心、呕吐，早期为反射性呕吐，随着病情进展，呕吐频繁加重。患者出现面色苍白、出冷汗、四肢湿冷、心率加快等症状，严重时可出现血压下降、脉搏细速、呼吸浅快、少尿甚至无尿等休克表现。患者的临床表现与其穿孔的部位、大小、时间、是否空腹，患者的年龄及全身状况密切相关。

体检可见患者表情痛苦，取屈曲体位，不敢移动。腹式呼吸减弱或消失，肠鸣音减弱或消失。腹肌紧张呈"板状腹"，全腹压痛、反跳痛，以穿孔处最明显。腹膜大量渗出后，腹水超过500ml时，叩诊移动性浊音阳性。急性穿孔后，胃十二指肠的气体进入腹腔内，出现膈下游离气体也是诊断胃十二指肠溃疡急性穿孔的重要证据，叩诊发现肝浊音界缩小或消失。

【辅助检查】

1. 实验室检查 穿孔后继发的细菌性腹膜炎可导致患者血白细胞计数和中性粒细胞数显著升高。

2. 影像学检查 80%～90%的患者在立位X线腹部平片检查时可见膈下新月状游离气体影。CT检查可发现穿孔周围组织炎症、包块、积液。增强CT可显示出胃壁中断、穿孔周围组织渗出、增厚等。

3. 腹腔穿刺 诊断性腹腔穿刺可抽出黄色混浊液体，可含有食物残渣。

【处理原则】

1. 非手术治疗 适用于一般情况好、腹腔渗出较少、症状体征较轻的空腹小穿孔；穿孔超过24小时，腹膜炎已局限者；年老体弱，全身情况差，或合并有严重的心肺疾病者；经水溶性造影剂行胃十二指肠造影证实穿孔已封闭者。

非手术治疗的主要措施包括：禁食；留置胃管持续胃肠减压，减少胃肠内容物继续经穿孔处外漏至腹腔，以利于穿孔的闭合和腹膜炎的消退。建立静脉通道，补充水、电解质，维持患者的水、电解质平衡和酸碱平衡。全身应用抗生素控制感染。静脉给予质子泵抑制剂等抑酸药物。

非手术治疗期间要注意密切观察患者的病情变化，如经积极非手术治疗6～8小时后病情持续加重，则应立即手术治疗。非手术治疗痊愈的患者，应择期行胃镜检查了解溃疡愈合情况并排除溃疡癌变可能。

2. 手术治疗 是胃十二指肠溃疡穿孔的主要手段。凡是不适合非手术治疗的急性穿孔患者，以及伴有出血、幽门梗阻、怀疑有恶变的胃十二指肠穿孔患者不能采用非手术治疗。或者是经非手术治疗无效者，需要尽早手术治疗。手术方式主要有以下两种。

（1）穿孔缝合修补术：急性胃十二指肠溃疡穿孔以穿孔缝合术为主要术式，适用于穿孔时间长、感染症状较重、全身情况较差的患者。该手术方法具有操作简单、创伤轻、危险性小的优点。穿孔缝合可终止胃肠内容物继续外漏至腹腔，同时在术中进行的腹腔冲洗可清除腹腔内的胃肠内容物和渗出液，能有效地防止和减少术后并发症。如穿孔时间较短，腹膜刺激症状轻微者可首选腹腔镜手术。如穿孔时间较长，腹腔感染表现重，合并出血者可选择开腹手术。缝合穿孔具体视溃疡穿孔的大小决定针数，一般为3针左右，在溃疡穿孔处一侧沿胃或十二指肠纵轴穿针，从穿孔另一侧出针，贯穿全层。缝合时需要注意：对怀疑有恶变者要取溃疡组织行病理检查；缝合胃壁全层时勿缝合对侧胃壁；穿孔胃壁水肿明显者，缝合间隙松紧适宜，避免造成缝线切割组织。该术式的缺点是溃疡问题仍然存在，复发率高，远期效果差，有些患者需要实施二次彻底手术。患者在穿孔修补术后仍需进行正规的消化性溃疡内科治疗。因胃溃疡有癌变可能，胃溃疡穿孔患者应尽量在术中取标本活检做病理检查，术后应定期做胃镜检查。

（2）胃大部切除术：该术式为行远端胃大部分切除、毕Ⅰ式或毕Ⅱ式胃空肠吻合。该术式可彻底解决胃十二指肠穿孔和溃疡问题，远期效果良好。适用于穿孔时间在12小时以内，腹腔感染较轻，全身情况稳定，有幽门梗阻或出血史的患者。

知识拓展 **腹腔镜胃十二指肠溃疡穿孔修补术**

自1990年Mouret等报道第一例腹腔镜溃疡穿孔修补术以来，随着腹腔镜技术的不断发展和普及，该技术在消化性溃疡急性穿孔方面的应用日益增多，有关研究也不断增多。研究显示与开腹手术相比，腹腔镜胃十二指肠溃疡穿孔修补术具有术后伤口感染率低、并发症发生率低以及住院时间短的优点；而在死亡率、呼吸循环系统并发症、尿路感染、肠梗阻、切口疝等方面两者没有明显差异。腹腔镜胃十二指肠溃疡穿孔修补术的适应证有：①全身情况较好，能够耐受全麻，生命体征尚平稳，血液流变学稳定；②急性穿孔，时间在24小时以内；③溃疡穿孔较小（穿孔直径<1.0cm）；④无合并大出血、幽门梗阻者；⑤无溃疡病史或溃疡病史短，无感染性休克；⑥无上腹部开腹手术史。

腹腔镜胃十二指肠溃疡穿孔修补术具有视野开阔、创伤小、痛苦轻、术后恢复快等优势，只要严格掌握适应证，由熟练的外科医师操作，它将逐渐成为主流的手术方式。

【护理评估】

（一）术前评估

1. 健康史

（1）个人情况：了解患者的一般情况，如年龄、性别、职业、饮食生活习惯、烟酒嗜好等。

（2）既往史：了解患者家族史，有无幽门螺杆菌感染家族史。患者是否有消化性溃疡病史、穿孔史或手术史等。

2. 身体状况

（1）症状与体征：患者有无突发性上腹部刀割样剧痛，腹膜受到刺激可伴有感染症状，如恶心、呕吐、面色苍白、出冷汗、脉搏加速、血压下降等表现。评估患者有无腹胀、全腹压痛、反跳痛、腹肌紧张，呈"板状腹"等腹膜炎的体征。听诊肠鸣音有无减弱，叩诊肝浊音界是否缩小或消失。

（2）辅助检查：了解实验室检查、腹部影像学检查、腹腔穿刺、内镜检查和重要脏器功能检查等结果。

3. 疼痛评估 评估并记录患者疼痛部位、性状、持续时间，遵医嘱及时处理。

4. 护理评估 评估患者生活自理能力、营养、压力性损伤、跌倒、留置管道、血栓风险等。

5. 心理-社会状况 评估患者的心理情况，是否出现焦虑、恐惧情况。患者和家属对疾病的认知程度，家庭的经济承受能力、家庭及社会支持情况。患者和家属能否配合接受治疗护理方案，对拟订的手术安排及可能导致的并发症的承受能力。

（二）术后评估

1. 术中情况 了解患者的手术方式和麻醉类型，手术过程是否顺利，术中出血、输血、补液量以及留置引流管的情况等。

2. 身体状况

（1）一般情况：评估患者术后生命体征、意识状态、营养状况等。

（2）伤口及引流管：评估患者的伤口及敷料情况，观察有无渗血、渗液等。评估患者引流管部位、种类、数量及通畅情况，引流液的颜色、性状和量。

（3）术后不适：评估患者有无恶心、呕吐、腹胀、呃逆、疼痛、睡眠障碍等术后不适情况。

（4）术后并发症：评估患者有无术后出血、感染等并发症及危险因素。

3. 心理-社会状况 评估患者的心理情况，对疾病康复的认知程度，家庭及社会支持情况。

【常见护理诊断/问题】

1. 焦虑/恐惧 与患者溃疡穿孔腹痛加剧、病情加重、担心预后、害怕手术相关。

2. 疼痛 与胃十二指肠黏膜受损，溃疡发生穿孔后消化液进入腹腔引起腹膜刺激有关；与手术切口有关。

3. 营养失调：低于机体需要量 与患者禁饮食、摄入不足、感染和手术创伤后分解代谢增强有关。

4. 体液不足 与患者胃肠减压、溃疡穿孔后消化液进入腹腔有关。

5. 体温过高 与溃疡穿孔，消化液进入腹腔引发腹膜炎毒素吸收有关。

6. 潜在并发症 出血、感染、继续穿孔、吻合口瘘、消化道梗阻、倾倒综合征等。

7. 知识缺乏 缺乏疾病相关治疗和康复知识。

【护理目标】

1. 焦虑/恐惧感程度减轻，能够配合接受治疗与护理。
2. 主诉疼痛感减轻或消失。
3. 营养状况得到改善或维持。
4. 液体出入量、水、电解质酸碱平衡得到及时纠正。
5. 炎症得到控制，体温降至正常范围。
6. 未发生相关并发症，或能够及时发现、处理并发症。
7. 能了解掌握疾病相关知识。

【护理措施】

（一）术前护理

1. 病情观察 观察记录患者生命体征，意识状态、腹部体征等情况，溃疡穿孔患者需要按照急性腹膜炎进行护理，协助做好急诊手术的术前准备。

2. 体位与活动 协助无休克患者取半卧位，减轻患者的腹痛症状，有利于炎性渗出局限于盆腔，减少毒素的吸收。患者取半卧位同时能促使膈肌下降，减轻腹胀对呼吸、循环功能的影响。合并休克的患者取休克体位，平卧或仰卧中凹位。减少搬动和按压腹部，可协助变换体位。

3. 饮食和营养 根据情况给予高热量、高蛋白、高维生素、低脂、易消化、少渣饮食。在溃疡穿孔期指导患者需禁饮食，禁食期间做好口腔护理。遵照医嘱静脉补充热量及其他营养物质，需合理安排输液种类和速度，维持营养支持，纠正水、电解质紊乱和酸碱平衡失调。

4. 胃肠减压 急性胃十二指肠穿孔患者入院后需立即留置胃管，禁饮食，保持胃管引流通畅和有效负压，观察和记录引流液的颜色、性状和量。

5. 心理护理 急性胃十二指肠穿孔患者突发剧烈腹痛，甚至伴发出血症状，心理比较恐慌害怕。医护人员需耐心解释溃疡穿孔发生的病因、治疗方案、手术的必要性、注意事项等，取得患者和家属的理解与配合。鼓励患者表达自身感受，安慰缓解患者的担忧，提高患者治疗疾病的信心，多渠道寻求患者家属、朋友给予患者关心和支持，使其保持稳定的情绪配合诊疗。

（二）术后护理

1. 病情观察 密切监测患者生命体征、神志、尿量变化；观察伤口有无渗血、渗液；观察腹部体征；妥善固定引流管，保持引流通畅，观察引流液的颜色、性状及量；倾听患者的主诉，及时床边查看，必要时向医生汇报。

2. 体位与活动 全身麻醉患者未清醒前，去枕平卧，头偏向一侧，以防误吸。患者清醒后病情允许时即可采取半卧位，可以减轻腹部切口张力和疼痛，也有利于渗液的积聚和炎症的局限，有利于改善通气。根据患者病情和个体差异，循序渐进，鼓励并协助患者术后从床上、床边到病室活动逐步过渡，可防止深静脉血栓和压疮的发生，也可避免肠粘连等并发症。对于老年或体弱的患者，应适当延缓活动进度。

3. 饮食和营养 术后早期禁饮食、胃肠减压，经静脉补充静脉营养，维持水、电解质和酸碱平衡。肠蠕动恢复拔除胃管后进食少量水，给予肠内营养制剂，改善患者营养状况，维持修复肠黏膜屏障。拔除胃管后遵照医嘱逐步从流食—半流食—软食—普食过渡，进食后注意观察有无腹痛、腹胀不适等。需少食多餐，忌食生冷、辛辣、油炸食物。

4. 疼痛护理 指导患者平稳呼吸，咳嗽用手保护切口，以减轻疼痛感。观察患者疼痛部位、性状、持续时间，评估疼痛程度，遵医嘱给予镇痛处理，并观察药物效果和副作用。提供安静舒适的环境，采取舒适卧位，帮助患者缓解不适感。

5. 基础护理 定时翻身、拍背和早期活动，预防术后压力性损伤、尿路感染、肺部感染、下肢静脉血栓等并发症发生。

6. 并发症的护理 观察术后出血、感染等并发症症状与体征，及时协助处理。

（1）出血：包括胃出血和腹腔出血。多发生在术后1~2日，也可能在手术后1周左右甚至更长时间发生。正常情况下，手术后可有少量暗红色或咖啡色液体从胃管引流出，24小时内一般不超过300ml。如果术后持续从胃管或腹腔引流管引出大量新鲜血性液体，应怀疑有胃出血或腹腔内出血，需立即通知医生进行紧急处理。若出血量＞500ml/h，经输血、补液、止血药物治疗无效时，应立即手术止血治疗。

（2）吻合口破裂或瘘：是术后早期最严重的并发症之一。一般发生在手术后3~7日，与缝合不当、吻合口张力过大、组织血供不足有关，患者表现为体温升高，上腹部疼痛和腹膜刺激征等全身感染症状，腹腔引流管的引流量突然增加，引流出混浊含有肠内容物的液体。症状较轻者，可通过禁饮食、胃肠减压、营养支持、充分引流等措施促进愈合。如果保守治疗观察未得到缓解，则需再次手术治疗。

（3）十二指肠残端破裂：常发生在术后3~6日，表现为突发性上腹部剧痛、发热和腹膜刺激征，白细胞计数增加；腹腔穿刺可抽得胆汁样液体。十二指肠残端破裂是毕Ⅱ式胃大部切除术后的早期并发症，也是死亡的主要原因。严重者需要急诊再次手术，进行缝合修补、造瘘及腹腔引流等处理。

（4）残胃排空障碍：也称胃瘫，可能与胆汁进入胃内及输出段空肠麻痹引起胃功能紊乱相关。常发生在术后7~10日，患者在改为进食半流食或不易消化的食物后发生上腹部饱胀、钝痛和呕吐，呕吐物含食物和胆汁。上消化道造影检查显示残胃蠕动减弱、无张力而膨胀。可以给予禁饮食、胃肠减压、营养支持，使用促进胃肠动力药物等保守治疗，无须再次手术。

（5）消化道梗阻：主要是因为吻合口过小、吻合口扭曲、吻合口炎症水肿、内疝等所致。若患者在术后短期内再次出现恶心、呕吐、腹胀，甚至腹痛和停止肛门排气排便，应警惕消化道梗阻。可先行禁饮食、胃肠减压、营养支持等非手术治疗，如无效需手术解除梗阻。

（6）倾倒综合征：是在胃大部切除术后，丧失了幽门括约肌对胃排空的控制，导致胃排空过速所产生的一系列综合征。根据出现症状的时间分早期和晚期。①早期倾倒综合征：多发生在进食后半小时内，因餐后大量高渗性食物快速进入肠道导致肠道内分泌细胞分泌大量肠源性血管活性物质，加上渗透作用使细胞外液大量进入肠腔，主要表现有面色苍白、头晕、心悸、心动过速、出汗、全身无力、腹部绞痛、恶心、呕吐、腹泻等一系列血管舒缩功能的紊乱和胃肠道症状。指导患者少食多餐，避免进食过甜的食物，减少高渗液体或食物的摄入。餐后平卧20分钟后再缓慢起身活动，经过一段时间后可自愈，如未缓解，则需再次手术治疗。②晚期倾倒综合征：发生在餐后2~4小时，出现头昏、心慌、出冷汗、脉搏细弱甚至虚脱晕厥等表现，主要因胃排空过快，含糖食物迅速进入小肠刺激胰岛素大量分泌，继而发生反应性低血糖所致。此时给予进食补充即可缓解，可通过饮食调整改善，如较为严重者可使用生长抑素治疗。

7. 心理护理 根据患者手术的情况以及疾病的转归，患者的接受程度，进行针对性的护理，指导患者自我放松，倾听患者的感受，鼓励家属给予患者关心和支持，增强患者康复的信心。

（三）健康教育

1. 饮食指导 结合患者的饮食习惯，指导患者调整建立健康、合理膳食的习惯，术后宜少食多餐、定时进食，进食高蛋白、高维生素、高热量、易消化饮食，避免生冷、辛辣刺激性食物及暴饮暴食。如有腹痛、腹胀不适感，应调整饮食，或及时就诊寻求帮助。

2. 休息和活动 患者出院后需结合自身状况，循序渐进恢复到日常正常活动度，劳逸结合。日常生活保持心情舒畅，避免情绪激动、精神紧张或劳累等。

3. 戒烟戒酒 强调烟酒的危害性，吸烟、喝酒有损于胃黏膜，劝告患者戒烟酒。

4. 规范用药和随访 遵照医嘱正确服用药物，避免服用对胃黏膜有损害的药物，如阿司匹林、吲哚美辛、皮质类固醇药物等。遵医嘱定期门诊随访，如有腹痛、腹胀不适等需及时就诊。

【护理评价】

通过治疗与护理，评价患者是否达到下列目标：
1. 焦虑、恐惧感减轻。
2. 无疼痛感。
3. 营养状况得到改善。
4. 液体出入量、水、电解质平衡。
5. 体温在正常范围。
6. 未发生相关并发症。
7. 掌握疾病相关知识。

（史雯嘉　彭俊生）

第二节　瘢痕性幽门梗阻

瘢痕性幽门梗阻（cicatricial pyloric obstruction）主要是由于幽门管、幽门溃疡，十二指肠球部溃疡反复发作而形成的瘢痕狭窄。常伴有幽门痉挛、水肿，是溃疡病最常见的并发症，胃十二指肠溃疡并发幽门梗阻者为5%~10%，常见于十二指肠球部，也见于胃窦或幽门部。其中十二指肠溃疡中发生幽门梗阻者约为8%，胃溃疡占2%。溃疡引起幽门梗阻的机制主要有幽门痉挛、炎性水肿和瘢痕三种。呕吐、腹痛及腹胀是胃十二指肠溃疡瘢痕性幽门梗阻的主要表现，最突出的症状即为呕吐，特点是呕吐量大，可达1000~2000ml，常发生在下午或晚上，呕吐物含有大量宿食、带有酸臭腐败味，并因此引发严重营养不良、水与电解质紊乱和酸碱失衡等一系列表现。

【病因】

溃疡引起的幽门梗阻可分为三种，但通常三种情况同时存在：①幽门括约肌痉挛引起的梗阻：呈间歇性发作，属于功能性梗阻。②水肿性幽门梗阻：溃疡引起幽门部炎症水肿造成狭窄，行消炎处理后水肿减轻或消退后梗阻症状缓解。③瘢痕性幽门梗阻：位于幽门附近的溃疡反复发作愈合导致局部形成瘢痕并挛缩导致狭窄，引起梗阻。

【病理特点】

由痉挛和水肿引起的幽门梗阻，可以是暂时的、可逆的。当痉挛缓解、炎症消退后幽门可恢复通畅。但瘢痕造成的梗阻是永久性的、不可逆的，需要手术治疗以解除局部狭窄。瘢痕性幽门梗阻最初是部分性梗阻，但由于多同时伴有痉挛和水肿，使其趋于完全性梗阻。在幽门梗阻初期，为克服狭窄，胃蠕动增强，胃壁肌肉增厚。随后胃代偿功能开始下降，胃张力减弱，胃腔扩张，胃蠕动消失。胃内容物潴留刺激促胃液素分泌，胃酸分泌增加，侵蚀胃黏膜引起胃黏膜糜烂、充血、水肿和溃疡。由于梗阻存在，胃内容物无法到达肠道，肠道吸收减少，患者可出现营养不良、贫血等。同时梗阻可能会导致患者出现呕吐症状，引起水、电解质大量丢失，酸碱平衡失调、低钾低氯性碱中毒。

【临床表现】

大多数患者有长期溃疡反复发作病史，当出现梗阻后，溃疡的症状会随之发生改变，抗酸药物的治疗效果逐渐下降。患者初期主要表现为上腹部饱胀不适，可伴有阵发性腹痛，餐后加重。后期随着症状的加重，患者以呕吐为主要症状，呕吐多发生在下午或晚上，且呕吐量大，一次量可达 1000ml 以上，呕吐物为大量宿食，甚至为前日所进的食物，有腐败酸臭味，不含胆汁。呕吐后感觉腹部舒服，因此患者常自己诱发呕吐以缓解症状。患者在反复大量呕吐后，水、电解质大量丢失，出现低钾、低氯血症和皮肤干燥、丧失弹性、眼眶凹陷、尿量减少、尿液色泽变深等脱水表现。严重者呈慢性消耗表现，尿少、便秘、脱水、消瘦、贫血、恶病质。查体可发现患者空腹时上腹部有隆起，可见胃型；当胃内潴留物过多时，叩诊可闻及上腹部振水音。

【辅助检查】

1. 实验室检查 常有血液浓缩现象，可见血清 K^+、Ca^{2+}、Cl^- 和血浆蛋白降低，非蛋白氮升高；血气分析呈代谢性碱中毒。

2. 影像学检查 ①X 线腹部平片：清晨空腹检查可见胃内有较大液平。②X 线钡餐：可明确诊断，可见幽门狭窄、钡剂不能通过，胃高度扩张，在代偿期可见蠕动波增强，后期胃张力减低，蠕动减弱甚至不出现；胃内有大量空腹潴留液，正常情况下，胃内钡剂 4 小时即可排空，6 小时后胃内仍残留有 1/4 以上的钡剂即为滞留，或者 24 小时后胃内仍有大量钡剂残留，表明为机械性梗阻。高度幽门梗阻史者，在检查完毕后应将钡剂及时抽出。

3. 内镜检查 胃镜下可见胃内有大量食物残渣，幽门部明显狭窄，部分患者可见溃疡存在。内镜检查能确定瘢痕性幽门梗阻的部位和原因，在内镜检查时可同时行组织活检及病理学检查，以确定是否存在恶性病变。

【处理原则】

1. 非手术治疗 瘢痕性幽门梗阻是手术治疗的绝对适应证，非手术治疗主要是对患者进行充分的术前准备，包括补液，纠正患者水电解质酸碱平衡紊乱；术前 3 日每日用温盐水洗胃、胃减压以清除患者胃内容物，减轻水肿；给予抑酸药物减少患者胃酸分泌；给予营养支持，改善患者贫血症状和低蛋白血症。

2. 手术治疗 手术目的是解除梗阻、恢复胃肠道连续性，使食物和胃液能进入小肠消化吸收，改善全身状况。手术方式主要采用胃大部切除术或迷走神经切断加胃窦切除术。对高胃酸分泌，临床症状明显的年轻患者可考虑行胃大部切除术加迷走神经切断术。对老年患者、低胃酸及全身情况差的患者可采取胃空肠吻合术加迷走神经切断术。迷走神经干切断术加内镜下幽门扩张也可用来解除梗阻，但该方法复发率较高。另外腹腔镜迷走神经切断术加胃空肠吻合术也是一种可选的手术方式。

知识拓展　　　　　远端胃大部切除术消化道重建方式选择

远端胃大部切除术是治疗胃十二指肠溃疡常见的手术方式，应该切除远端 2/3～3/4 胃组织并包括幽门和部分十二指肠球部，远端胃切除后的消化道重建方式主要有三种：毕Ⅰ式、毕Ⅱ式和 Roux-en-Y 式。

毕Ⅰ式吻合是将残胃与十二指肠残端直接吻合，重建后的胃肠道接近于正常解剖生理状态，保证了食物进入十二指肠充分与消化液混合，且手术操作较简单。因十二指肠相对固定，如果残胃长度较小，则无法进行此种吻合方式。毕Ⅱ式吻合是将十二指肠残端闭合，将近端空肠与残胃行吻合。此吻合方式可以切除足够大小的胃而不用担心吻合口的张力过大，并且不必离断空肠，因此保留了空肠的电生理功能，缺点是毕Ⅱ式吻合改变了正常的解剖生理关系，导致术后易产生如碱性反流性胃炎、倾倒综合征等功能性并发症。Roux-en-Y 吻合是将十二指肠残端关闭，将距十二指肠悬韧带以远 10～15cm 空肠离断，远端与残胃吻合，在距离肠吻合口 45～60cm 处行近远端空肠吻合。此吻合方式可以有效防止十二指肠液反流入残胃引起的反流性胃炎，但是此吻合方式相对比较复杂，手术操作多，手术时间较长。

随着对患者术后生活质量和术后并发症的关注不断增强，一些新的消化道重建方式相继出现，包括毕Ⅱ式+Braun 吻合、uncut Roux-en-Y 等。临床实际工作中应该结合患者的具体情况和术者的手术经验实施个体化的选择。

【护理评估】

（一）术前评估

1. 健康史

（1）个人情况：了解患者的一般情况，如年龄、性别、职业、饮食生活习惯，烟酒嗜好等。

（2）既往史：了解患者家族史等情况，有无幽门螺杆菌感染家族史。患者是否有消化性溃疡疾病史、穿孔史、梗阻史或手术史等。

2. 身体状况

（1）症状与体征：患者有无自发性呕吐症状，一次量可达1000ml以上，呕吐物为积存的食物，伴有腐臭味，不含胆汁。评估患者有无上腹部有饱胀感或沉重感，进食后加重，食欲减退，呕吐后会感觉腹部舒适，患者常会通过诱发自己呕吐来缓解饱胀不适感。体检发现患者上腹部可见胃型，甚至胃蠕动波。当胃内潴留物较多时，叩诊上腹部可闻及振水音。患者消瘦，眼球凹陷，皮肤干燥、缺乏弹性。

（2）辅助检查：了解实验室检查、腹部影像学检查、内镜检查和重要脏器功能检查等结果。

3. 疼痛评估　评估并记录患者疼痛部位、性状、持续时间，遵医嘱及时处理。

4. 护理评估　评估患者生活自理能力、营养、压力性损伤、跌倒、留置管道、血栓风险等。评估记录患者24小时液体出入量和电解质变化。

5. 心理-社会状况　评估患者的心理情况，是否出现焦虑、恐惧情况。患者和家属对疾病的认知程度，家庭的经济承受能力、家庭及社会支持情况。患者和家属能否配合接受治疗护理计划方案，对拟定的手术安排及可能导致的并发症的承受能力。

（二）术后评估

1. 术中情况　了解患者的手术方式和麻醉类型，手术过程是否顺利，术中出血、输血、补液量以及留置引流管的情况等。

2. 身体状况

（1）一般情况：评估患者术后生命体征、意识状态、营养状况等。

（2）伤口及引流管：评估患者的伤口及敷料情况，观察有无渗血、渗液等。评估患者引流管部位、种类、数量及通畅情况，引流液的颜色、性状和量。

（3）术后不适：评估患者有无恶心、呕吐、腹胀、疼痛、睡眠障碍等术后不适情况。

（4）术后并发症：评估患者有无术后出血、感染等并发症及危险因素。

3. 心理-社会状况　评估患者的心理情况，对疾病康复的认知程度，家庭及社会支持情况。

【常见护理诊断/问题】

1. 焦虑/恐惧　与患者呕吐不适、病情反复逐渐加重、担心预后、害怕手术相关。

2. 疼痛　与上腹部饱胀不适、阵发性胃收缩痛有关；与手术切口有关。

3. 营养失调：低于机体需要量　与患者需禁饮食、摄入不足有关。

4. 体液不足　与患者溃疡瘢痕性幽门梗阻大量呕吐、禁饮食、胃肠减压、电解质丢失有关。

5. 潜在并发症　出血、感染、吻合口瘘、消化道梗阻等。

6. 知识缺乏　缺乏疾病相关治疗和康复知识。

【护理目标】

1. 焦虑/恐惧感程度减轻，能够配合接受治疗与护理。

2. 主诉疼痛感减轻或消失。

3. 营养状况得到改善或维持。

4. 液体出入量、水电解质平衡得到及时纠正。
5. 炎症得到控制，组织水肿减轻。
6. 未发生相关并发症，或能够及时发现、处理治疗并发症。
7. 患者及其家属能了解掌握疾病相关知识。

【护理措施】

（一）术前护理

1. 病情观察 观察记录患者生命体征、意识状态、腹部体征等情况。观察记录患者呕吐的程度，呕吐物的性质、气味及量。

2. 体位与活动 患者需卧床休息，减少搬动，以减轻胃蠕动和热量消耗。由于患者脱水明显，血供量不足，末梢循环欠佳，营养缺乏，应加强皮肤护理。特别是年老体弱的患者应预防坠积性肺炎或压力性损伤的发生。

3. 口腔护理 患者表现大量呕吐症状外，常伴有频繁的食物反流现象，口腔内有腐败酸酵味，易致恶心、呕吐，应加强口腔护理，患者在呕吐和反流后用 0.9% 氯化钠溶液或 5% 硼酸溶液漱口。

4. 饮食和营养 梗阻症状轻者可给予流食，凡有渣及牛奶、豆奶等容易产气的食物不可进食。梗阻症状重者应禁食，由于大量频繁的呕吐，患者往往表现为脱水、电解质紊乱、酸碱失衡、营养不良、消瘦等，应补充高能量营养剂，补充量依据出量及生理需要量进行补充。迅速建立静脉通道，遵照医嘱静脉补充热量及其他营养物质等肠外营养支持。合理安排输液种类和速度，记录 24 小时液体出入量，维持营养支持，纠正水、电解质紊乱和酸碱平衡失调。贫血患者需输血或其他血液制品纠正贫血、低蛋白血症等。

5. 胃减压 溃疡瘢痕性幽门梗阻严重的患者需禁饮食，留置胃管，有效胃肠减压，保持胃管引流通畅，观察记录引流液的颜色、性状和量。若行钡餐检查后应通过胃管将钡剂及时抽出，并用温盐水洗胃防止呕吐误吸。术前 3 日开始，每晚以 300～500ml 温生理盐水洗胃，反复进行，直至洗净，清除胃内的宿食，降低胃内压，减轻胃黏膜的水肿和炎症，恢复胃壁正常弹性，有利于胃肠吻合口愈合。

6. 心理护理 溃疡瘢痕性幽门梗阻患者因病情反复发作，可能并发穿孔，甚至出血，产生恐慌害怕心理。另外患者由于呕吐频繁，伴有酸臭腐败味道，会自感形象紊乱而感到烦躁不安，精神萎靡。医护人员需耐心解释溃疡瘢痕性幽门梗阻发生的病因、治疗方案、手术的必要性、注意事项等，取得患者和家属的理解与配合。鼓励患者表达自身感受，安慰缓解患者担忧，提高患者治疗疾病的信心，使其保持稳定的情绪配合诊疗。

（二）术后护理

1. 病情观察 严密监测患者生命体征、神志、尿量；观察伤口有无渗血、渗液；观察腹部体征；妥善固定引流管，保持引流通畅，观察引流液的颜色、性状及量；记录 24 小时出入量；倾听患者的主诉，及时床边查看，必要时向医生汇报。

2. 体位与活动 全身麻醉患者未清醒前，去枕平卧，头偏向一侧，以防误吸。患者清醒后病情允许时即可采取半卧位，可以减轻腹部切口张力和疼痛，也有利于渗液的积聚和炎症的局限，有利于引流。根据患者病情和个体差异，循序渐进增加活动量，鼓励并协助患者术后从床上、床边到病室活动逐步过渡，可防止深静脉血栓和压力性损伤的发生，也可避免肠粘连等并发症。对于老年或体弱的患者，可以适当延缓活动进度。

3. 饮食和营养 术后早期禁饮食并胃肠减压，在禁食期间经静脉补充静脉营养，提供患者每日所需营养，维持水、电解质和酸碱平衡，有利于吻合口的愈合。肠蠕动恢复拔除胃管后进食少量水，给予肠内营养制剂，改善患者营养状况，帮助修复肠黏膜屏障。拔除胃管后遵照医嘱逐步从流食—半流食—软食—普食过渡，进食后注意观察有无腹痛、腹胀不适等。应注意少食多餐，逐渐增加每次的进食量，逐步恢复到正常易消化饮食，避免生冷、辛辣、油炸等刺激性食物。

4. 疼痛护理 指导患者咳嗽用手保护切口，以减轻疼痛感。观察患者疼痛部位、性状、持续时间，评估疼痛程度，遵医嘱给予镇痛处理，观察药物效果和副作用。提供安静舒适的环境，采取舒适卧位，帮助患者缓解不适感。

5. 基础护理 注意口腔卫生，减少口腔内细菌的生长和繁殖，减轻鼻胃管对黏膜的刺激。定时翻身、拍背和早期活动，鼓励患者深呼吸，预防患者术后肺部感染、压力性损伤、下肢静脉血栓等并发症发生。

6. 并发症的护理 观察术后出血、感染、吻合口瘘等并发症症状与体征，及时协助处理（参见第一节内容）。

7. 心理护理 根据患者手术的情况以及疾病的转归、患者的接受程度，进行针对性的护理，指导患者自我放松，倾听患者的感受，鼓励家属给予患者关心和支持，增强患者康复的信心。

（三）健康教育

1. 饮食指导 溃疡瘢痕性幽门梗阻患者需改善饮食习惯，术后宜少食多餐、定时进食，每次七分饱，宜进食高蛋白、高维生素、高热量、易消化的清淡饮食，避免生冷、辛辣刺激性食物及暴饮暴食。凡有渣及牛奶等易产气的流食均不可食，不要饥饱无常。如有腹痛、腹胀不适感，应调整饮食，或及时就诊寻求帮助。

2. 休息和活动 患者出院后需结合自身状况，循序渐进恢复到日常正常活动度。注意劳逸结合，保持睡眠充足和适度运动锻炼以提高机体抵抗力。保持心情舒畅，避免情绪激动、精神紧张或过度劳累等。

3. 戒烟戒酒 强调烟酒的危害性，吸烟、喝酒有损于胃黏膜，烟草中的尼古丁会使胃内容物排出延迟，进而引起胃酸分泌增加，造成溃疡病情加重，需劝告患者戒烟酒。

4. 规范用药和随访 遵照医嘱正确服用药物，用药的过程中需要注意控制好服药的时间，制酸药物应该在餐后 0.5~2 小时内服用，而抗胆碱的药物最好在餐前 1 小时或者睡前服用。避免服用对胃黏膜有损害的药物等。遵医嘱定期门诊随访，如有腹痛、腹胀不适等需及时就诊。

【护理评价】

通过治疗与护理，评价患者是否达到下列目标：
1. 焦虑、恐惧感减轻。
2. 无明显疼痛感。
3. 营养状况得到改善。
4. 液体出入量和水电解质平衡得以维持。
5. 炎症得到控制，组织水肿减轻。
6. 未发生相关并发症。
7. 患者及其家属掌握疾病相关知识。

（史雯嘉 彭俊生）

第三节 胃 癌

胃癌（gastric cancer）是我国常见恶性肿瘤之一。2020 年全球癌症统计报告显示，胃癌发病率位于全球癌症的第五位，死亡率位于全球癌症的第四位。我国胃癌新发病例占全国总癌症新发病例的 10.5%，新发和死亡人数均位居患癌人数的第三位。年龄＞45 岁者发生胃癌的风险是年轻人的 2 倍，且不同年龄段患者的癌细胞具有不同的组织形态，发病率随年龄的增加逐渐升高，发病高峰年龄为 40～60 岁。男性患者的发病率更高，约为女性的 2 倍。

尽管在全球范围内胃癌的发病率及死亡率整体有下降趋势，但我国胃癌的发病率及死亡率仍处于较高水平，因此，在未来相当长时间内，胃癌仍是我国肿瘤预防和控制工作的重大公共卫生问题之一。

【病因】

胃癌的确切病因目前仍不明确，但与以下因素有关：

1. 地域环境 胃癌发病有明显的地域性差别，在我国的西北与东部沿海地区胃癌发病率高于南方地区。

2. 饮食生活因素 长期进食腌制、熏烤食品的人群中，远端胃癌的发病率较高，食物中缺乏新鲜蔬菜、水果与发病也有一定的关系，吸烟者的胃癌发病危险性较不吸烟者高 50%。

3. 幽门螺杆菌感染 也是引起胃癌的主要因素之一，幽门螺杆菌阳性者胃癌发生的危险性是幽门螺杆菌阴性者的 3～6 倍。

4. 胃慢性疾患和癌前病变 易发生胃癌的胃疾病包括胃息肉、慢性萎缩性胃炎及胃部分切除后的残胃。

5. 遗传和基因 胃癌患者有血缘关系的亲属其胃癌发病率较对照组高 4 倍，其一级亲属患胃癌的比例显著高于二、三级亲属，说明遗传因素起一定的作用。

【病理特点与临床分期】

1. 病理与分型 胃癌的病理与分型包括两个方面，大体分型和组织学类型。

（1）大体分型：①早期胃癌：仅局限于黏膜和黏膜下层，癌灶直径在 5mm 以下称微小胃癌，10mm 以下称小胃癌；癌灶更小仅在胃镜黏膜活检时诊断为胃癌，但切除后的胃标本虽经全黏膜取材未见癌组织，称"一点癌"。早期胃癌的形态可分为 3 型：Ⅰ型（隆起型），癌灶突向胃腔。Ⅱ型（浅表型），癌灶比较平坦，无明显隆起与凹陷；Ⅱ型分 3 个亚型，即Ⅱa 浅表隆起型、Ⅱb 浅表平坦型和Ⅱc 浅表凹陷型。Ⅲ型（凹陷型），为较深的溃疡。此外，还有混合型（Ⅱa+Ⅱc、Ⅱc+Ⅱa+Ⅲ等）。②进展期胃癌：包括中、晚期胃癌，其癌组织超出黏膜下层侵入胃壁肌层为中期胃癌；病变达浆膜下层或是超出浆膜外浸润至邻近脏器或有转移者称为晚期胃癌。国际上多按传统 Borrmann 分类法将其分为 4 型，Ⅰ型：息肉（肿块）型，为边界清楚突入胃腔的块状癌灶。Ⅱ型：无浸润溃疡型，为边界清楚、略隆起的溃疡状癌灶。Ⅲ型：浸润溃疡型，为边缘模糊不清的溃疡状癌灶。Ⅳ型：弥漫浸润型，癌肿沿胃壁各层向四周弥漫浸润生长，边界不清。若全胃受累致胃腔缩窄、胃壁僵硬如革囊状者称"皮革胃"，几乎都为低分化腺癌或印戒细胞癌，恶性程度极高。

（2）组织学类型：世界卫生组织（WHO）将胃癌组织学类型分为：①腺癌；②乳头状腺癌；③管状腺癌；④黏液腺癌；⑤印戒细胞癌；⑥腺鳞癌；⑦鳞状细胞癌；⑧小细胞癌；⑨未分化癌；⑩其他。绝大部分为腺癌。

2. 扩散和转移方式

（1）直接浸润：浸润性生长的胃癌突破浆膜后，可扩散至网膜、结肠、肝、脾、胰腺等邻近器官。

（2）淋巴转移：是胃癌的主要转移途径。进展期胃癌淋巴转移率高达 70% 左右，侵及黏膜下层的早期胃癌淋巴转移率也可达 10%～20%。

（3）血行转移：最常转移的器官有肝、肺、脑、骨骼等，以肝转移最为多见。

（4）种植转移：当胃癌组织浸润至浆膜外后，肿瘤细胞脱落并种植在腹膜和脏器浆膜上，可形成转移结节。女性患者还可出现卵巢转移，称库肯伯格瘤（Krukenberg tumor）。

3. 临床分期 胃癌的临床分期目前按国际抗癌联盟（UICC）和美国癌症联合会（AJCC）共同公布的胃癌 TNM 分期法。分期的病理依据主要是肿瘤浸润深度、淋巴结以及远处转移情况。

以 T 代表原发肿瘤浸润胃壁的深度。T_1：肿瘤侵及固有层、黏膜肌层或黏膜下层；T_2：肿瘤浸润至固有肌层；T_3：肿瘤穿透浆膜下结缔组织而未侵犯脏腹膜或邻近结构；T_{4a}：肿瘤侵犯浆膜；T_{4b}：肿瘤侵犯邻近组织或脏器。N 表示局部淋巴结的转移情况。N_0：无淋巴结转移（受检淋巴结数量≥15 枚）；N_1：1~2 枚区域淋巴结转移；N_2：3~6 枚区域淋巴结转移；N_3：7 枚以上区域淋巴结转移。M 则代表肿瘤远处转移的情况。M_0：无远处转移；M_1：有远处转移。根据 TNM 的不同组合，将胃癌划分为Ⅰ~Ⅳ期（表 7-3-1）。

表 7-3-1 胃癌临床分期

	N_0	N_1	N_2	N_3
T_1	ⅠA	ⅠB	ⅡA	ⅡB
T_2	ⅠB	ⅡA	ⅡB	ⅢA
T_3	ⅡB	ⅡB	ⅢA	ⅢB
T_{4a}	ⅡB	ⅢA	ⅢB	ⅢC
T_{4b}	ⅢB	ⅢB	ⅢC	ⅢC
M_1	Ⅳ			

【临床表现】

1. 早中期胃癌 早期胃癌多数患者无明显症状，随着病情发展，可出现上腹部不适、进食后饱胀恶心等非特异性的上消化道症状。胃窦癌常出现类似十二指肠溃疡的症状，按慢性胃炎和十二指肠溃疡治疗，症状可暂时缓解，易被忽视。随着病情发展，患者出现上腹部疼痛加重，食欲下降、乏力、体重减轻等症状。根据肿瘤的部位不同，可有不同症状，贲门胃底癌（食管胃结合部癌）可有胸骨后疼痛和进行性哽噎感；远端胃癌合并梗阻可有呕吐宿食的表现；肿瘤破溃或侵犯胃周血管后可有呕血和黑便等症状；也有可能发生急性穿孔。

2. 晚期胃癌 患者可触及上腹部质硬、固定的肿块，锁骨上淋巴结肿大、直肠前凹扪及肿块、贫血、腹水、黄疸、营养不良甚至恶病质等表现。

【辅助检查】

1. 胃镜检查 是诊断胃癌的最有效方法。可直接观察胃黏膜病变的部位和范围，并可直接取病变组织做病理学检查。通过使用色素内镜和放大内镜，可显著提高小胃癌和微小胃癌的检出率。采用带超声探头的超声胃镜，对病变区域进行超声探测成像，获取胃壁各层次和胃周围邻近脏器超声图像，可了解肿瘤浸润深度以及周围脏器和淋巴结有无转移，有助于确定胃癌的术前临床分期，以决定病变是否适合做内镜下切除。

2. 实验室检查 大便隐血试验常呈持续阳性。部分患者肿瘤标志物如血清癌胚抗原（CEA）、CA19-9 和 CA125 可升高，但无助于胃癌的诊断，目前仅作为判断肿瘤预后和治疗效果的指标。

3. 腹部 CT 检查 可判断胃癌病变范围、局部淋巴结转移和远处转移情况，有助于胃癌的术前临床分期诊断。

4. X 线钡餐检查 通过钡剂造影观察胃黏膜相和充盈相做出诊断。其优点是痛苦小，易被患者接受；缺点是不如胃镜直观且不能取活检进行组织学检查。早期胃癌的主要改变为黏膜相异常。进展期肿块型胃癌表现为突向腔内的充盈缺损；溃疡型胃癌主要显示胃壁内龛影，黏膜集中、中断、紊乱和局部蠕动波不能通过；浸润型胃癌可见胃壁僵硬、蠕动波消失。

5. PET/CT 检查 是利用胃癌组织对 ^{18}F-氟代脱氧葡萄糖（FDG）的亲和性，对胃癌进行诊断，还可判断淋巴结和远处转移病灶的情况。是一种解剖影像与功能影像的完美结合，随着 PET/CT 在临床应用的逐渐广泛，在胃癌的精准分期中也发挥着越来越重要的作用。PET/CT 是一种无创性的检查，特别适用于肿瘤的原发灶寻找、术前分期、疗效评价、术后随访等。

【处理原则】

早期发现、早期诊断和早期治疗是提高胃癌疗效的关键。外科手术是治疗胃癌的主要手段，也是目前能治愈胃癌的唯一方法，对中晚期胃癌应积极辅以化学治疗、放射治疗、靶向治疗及免疫治疗等综合治疗措施以提高疗效。

1. 非手术治疗

（1）化学治疗：简称化疗，可用于根治性手术的术前和术后，以延长生存期。

1）适应证：早期胃癌根治术后原则上不必辅助化疗。有以下情况者应行辅助化疗：癌灶直径大于5cm、病理组织分化差、淋巴结有转移、多发癌灶、年龄低于40岁者。进展期胃癌根治术后无论有无淋巴结转移均需化疗。对姑息手术后、不能手术或术后复发的晚期胃癌患者采用适当的化疗，多可减缓肿瘤的发展速度，改善症状，有一定的近期效果。近年来的研究表明，对于无远处转移的进展期胃癌，可进行术前的新辅助化疗，有望降低术前分期和根治术后的复发率。施行化疗的胃癌患者应当有明确病理诊断，一般情况良好，心、肝、肾与造血功能正常，无严重并发症。

2）化疗方案：胃癌常用的化疗给药途径有口服、静脉、腹膜腔、动脉插管区域灌注给药等。为提高化疗效果、减轻化疗的毒副作用，常选用多种化疗药联合应用。新辅助化疗方案，可选择基于氟尿嘧啶和顺铂的标准两种或三种药物方案，卡培他滨、多西他赛、奥沙利铂和替吉奥（S-1）也可纳入新辅助化疗方案。但目前最优的新辅助治疗模式和化疗方案尚无定论，也是目前研究关注的热点。

根据指南推荐，D2根治术后且未接受术前治疗，病理分期Ⅱ期或Ⅲ期的进展期胃癌患者，应接受术后辅助化疗。对于Ⅱ期患者，推荐方案为卡培他滨联合奥沙利铂，或S-1单药口服至术后1年。对于Ⅲ期患者，推荐方案为卡培他滨或S-1联合奥沙利铂，或多西他赛联合S-1治疗6周期后序贯S-1单药至术后1年。

（2）其他治疗：包括放疗、免疫治疗、靶向治疗、中医中药治疗等。胃癌对放疗的敏感度较低，较少采用，可用于缓解癌肿引起的局部疼痛症状。胃癌的免疫治疗，近年来最热门的是程序性死亡受体配体1（PD-L1）或程序性死亡受体1（PD-1）抑制剂的免疫治疗，其他的包括非特异生物反应调节剂如卡介苗、香菇多糖等；细胞因子如白介素、干扰素、肿瘤坏死因子等；以及过继性免疫治疗如淋巴细胞激活后杀伤细胞（LAK）、肿瘤浸润淋巴细胞（TIL）、嵌合抗原受体T细胞免疫疗法（CAT-T治疗）等。靶向治疗包括曲妥珠单抗（抗HER2抗体）、贝伐珠单抗（抗VEGFR抗体）和西妥昔单抗（抗EGFR抗体），对晚期胃癌的治疗有一定的效果。

2. 手术治疗 外科手术是胃癌的主要治疗手段，也是目前能治愈胃癌的唯一办法。分为根治性手术和姑息性手术。

（1）根治性手术：原则为彻底切除胃癌原发灶，按临床分期标准清扫胃周围的淋巴结和重建消化道。

①胃的切除范围：胃切线要求距肿瘤肉眼边缘5cm以上；远侧部癌应切除十二指肠第一部约3cm，食管胃结合部癌应切除部分食管下段。必要时应术中取切缘做冰冻活检以保证切缘阴性。
②手术方式：根据肿瘤部位、进展程度以及临床分期来确定（表7-3-2）。

表7-3-2 胃癌的分期与手术方式

分期	常用手术方式
早期胃癌	行腹腔镜或开腹胃部分切除术，对直径小于1cm的非溃疡凹陷型和直径小于2cm的隆起型黏膜癌，可在内镜下行胃黏膜切除术（EMR）
进展期胃癌	行胃切除术，远端胃癌行根治性远端胃大部分切除，胃体和胃近端癌可行根治性全胃切除术，消化道重建常行食管空肠Roux-en-Y吻合。近端胃癌也可以选用根治性近端胃切除，食管胃吻合或双通道吻合等。如胃癌侵及邻近组织或脏器行包括胰体、尾及脾的根治性全胃切除术等

(2) 姑息性手术：是指原发病灶无法根治性切除，针对由于胃癌导致的梗阻、穿孔、出血等并发症而做的姑息性手术，如胃空肠吻合术、空肠造口、穿孔修补术、姑息切除等。

【护理评估】

（一）术前评估

1. 健康史

（1）个人情况：包括年龄、性别、婚姻、职业、饮食、生活习惯、药物使用情况等。

（2）既往史：了解有无其他部位手术治疗史；有无传染病史；有无其他伴随疾病，如糖尿病、冠心病、高血压等；有无药物过敏史。

2. 身体状况

（1）主要症状与体征

1）腹部情况：了解有无腹痛及其发生的时间、部位、性质、程度、范围；有无腹胀、呕血和黑便；有无腹部压痛等。

2）全身情况：了解患者精神状态、生命体征；有无消瘦和贫血等全身表现。

（2）辅助检查：了解各项辅助检查结果，如胃镜及影像学检查的结果等，判断患者各脏器功能状态。

3. 心理-社会状况

（1）了解患者对疾病的认知程度，对手术有何顾虑，有何思想负担。

（2）亲属对患者的关心程度、支持力度、家庭对手术的经济承受能力。

（二）术后评估

1. 术中情况 了解麻醉和手术方式、术中出血、补液、输血情况。

2. 身体状况 生命体征是否平稳，意识是否清楚等。

3. 伤口与引流管情况 伤口是否干燥，有无渗液、渗血；各个引流管是否通畅，引流量、颜色与性状等。

4. 治疗效果 是否根治，切口愈合情况。

5. 并发症发生 吻合口出血、吻合口瘘、梗阻并发症。

【常见护理诊断/问题】

1. 焦虑 与担心疾病和病情反复发作有关。

2. 营养失调：低于机体需要量 与饮食不调和摄入营养不足有关；与肿瘤引起代谢增高有关。

3. 活动无耐力 与疼痛及患者机体消耗有关。

4. 知识缺乏 缺乏有关术前准备及胃癌术后护理的知识。

5. 潜在并发症 出血、十二指肠残端破裂、吻合口瘘、胃排空障碍、术后梗阻、倾倒综合征等。

【护理目标】

1. 未发生过度焦虑或焦虑减轻。
2. 营养状况改善。
3. 减轻疼痛。
4. 能掌握疾病相关知识。
5. 未发生并发症，或并发症及时发现和处理。

【护理措施】

（一）术前护理

1. 心理护理 患者对癌症及预后有很大顾虑，常有消极悲观情绪，鼓励患者表达自身感受，根据人个体情况提供指导，向患者解释胃癌手术治疗的必要性，帮助患者消除负性情绪，增强对治疗的信心。此外，还应鼓励家属和朋友给予患者关心和支持，使其能积极配合治疗和护理。

2. 改善营养状况　伴有梗阻和出血者，术前常由于食欲减退、摄入不足、消耗增加以及恶心、呕吐等导致营养状况欠佳。根据患者的饮食和生活习惯，制定合理食谱，给予高蛋白、高热量、高维生素、低脂肪、易消化和少渣的食物；对不能进食者，应遵医嘱予以静脉输液，补充足够的热量，必要时输血浆或全血，以改善患者的营养状况，提高其对手术的耐受性。

3. 肠道准备　对有幽门梗阻者，在禁食的基础上，术前3日起每晚用温生理盐水洗胃，以减轻胃黏膜水肿；对怀疑侵犯横结肠有可能行联合脏器切除者，可行清洁肠道；对有慢性便秘者，术前给予生理盐水灌肠，以免术后出现排便困难。

（二）术后护理

1. 病情观察　密切观察生命体征、神志、尿量、伤口渗血、渗液和引流液情况。

2. 休息与活动　术后活动注意保护伤口，避免牵拉，麻醉清醒后可改半卧位，有利于呼吸和循环。可鼓励患者在床上多翻身、活动四肢；1~2日后患者情况许可时，下床活动，以促进肠蠕动的恢复，减轻腹胀，避免肠粘连。

3. 营养支持饮食护理

（1）肠外营养支持：术后胃肠减压期间应及时输液以补充患者所需的水、电解质和多种营养素，必要时输血清白蛋白或全血，以改善患者的营养状况，促进切口愈合。详细记录24小时出入量，为合理输液提供依据。

（2）肠内营养支持：对术中放置空肠喂养管的胃癌根治术患者，术后早期经喂养管输注肠内营养液，以改善患者的全身营养状况、维护肠道屏障结构和功能、促进肠功能早期恢复、增加机体的免疫功能以及促进伤口和肠吻合口的愈合等。根据患者的个体状况，合理制定营养支持方案。护理时注意：①妥善固定喂养管；②保持喂养管的通畅；③控制营养液的温度、浓度和速度；④观察有无恶心、呕吐、腹痛、腹胀、腹泻和水电解质紊乱等并发症的发生。

（3）饮食护理：早期经口进食，逐渐恢复至正常饮食。全胃切除术后，肠管代胃容量较小，开始全饮食时宜少量、清淡；每次饮食后需观察患者有无腹部不适。

4. 引流管护理　观察并记录各种引流管引流液的色、质和量，避免管道脱落、受压、扭曲、堵塞等。重点观察胃管引流管的引流液，可以辅助判断患者是否发生吻合口出血。正常的引流液呈暗红色或咖啡色胃液，属于术后正常现象；如短期有大量鲜红色血液自胃管内引出，每小时100ml以上，甚至呕血或黑便，为术中止血不完善并发术后出血。密切观察病情变化，遵医嘱输液、输血、使用止血药物、采用冷盐水洗胃，无效则手术止血。

5. 常见并发症及护理

（1）术后胃出血

1）原因：发生在术后24小时以内的出血，多因术中止血不彻底；术后4~6日发生的出血，常因吻合口黏膜坏死脱落所致；术后10~20日发生的出血，多因吻合口缝线处感染或黏膜下脓肿腐蚀血管所致。

2）表现：胃大部切除术后，可有少许暗红色或咖啡色胃液自胃管抽出，一般24小时内不超过300ml，且逐渐减少、变淡至自行停止。若术后短期内从胃管不断引流出鲜红色血性液体，24小时后仍未停止，甚至出现呕血和黑便，则考虑术后出血。

3）护理：①术后严密观察患者的生命体征和神志的变化；②加强对胃肠减压引流液的颜色、性状和量的观察，若术后短期内从胃管引流出大量鲜红色血性液体，持续不止，需及时报告医师处理；③遵医嘱应用止血药物、用冰生理盐水洗胃或输新鲜血等；④若经非手术治疗不能有效止血或出血量为500ml/h时，应积极完善术前准备。

（2）十二指肠残端破裂：是毕Ⅱ式胃大部切除或全胃切除术后早期严重并发症。

1）原因：多为十二指肠残端处理不当，或者因空肠输入袢梗阻致十二指肠内张力过高所致。

2）表现：多发生在术后 24～48 小时，患者出现突发性上腹部剧痛、发热和腹膜刺激征；白细胞计数增加；腹腔穿刺可抽得胆汁样液体。

3）护理：如发生十二指肠残端破裂，立刻进行术前准备；术后持续负压吸引，积极纠正水、电解质和酸碱平衡失调，经静脉或空肠造瘘管提供肠内营养支持，遵医嘱使用广谱抗生素抗感染，用氧化锌软膏保护引流管周围皮肤。

（3）吻合口破裂或吻合口瘘：是胃大部切除术后的早期严重并发症之一。

1）原因：与缝合不当、吻合口张力过大、组织供血不足有关，贫血、低蛋白血症和组织水肿者易发生。

2）表现：多发生在术后 1 周内，患者出现高热、脉速等全身中毒症状，腹膜炎以及腹腔引流管引流出含肠内容物的混浊液体。如发生较晚，多形成局部脓肿或外瘘。

3）护理：①出现弥漫性腹膜炎的吻合口破裂患者须立即手术，做好急诊手术的准备；②形成局部脓肿、外瘘或无弥漫性腹膜炎的患者，进行局部引流，注意及时清洁瘘口周围皮肤并保持干燥，局部涂以氧化锌软膏、皮肤保护粉或皮肤保护膜加以保护，以免皮肤破损继发感染；③禁食、胃肠减压；④合理应用抗生素和给予肠外营养支持，纠正水、电解质紊乱和维持酸碱平衡。经上述处理后多数患者吻合口瘘可在 4～6 周自愈；若经久不愈，须再次手术。

（4）胃排空障碍：也称胃瘫。

1）原因：精神因素、输出袢痉挛、吻合口水肿、低蛋白血症、饮食结构改变、长期应用抑制胃肠运动的药物、大网膜吻合口周围团块状粘连等均可导致胃肠动力障碍，胃排空延迟。

2）表现：常发生在术后 4～10 日，患者出现上腹饱胀、钝痛和呕吐，呕吐含胆汁胃内容物。消化道 X 线造影可见残胃扩张、无张力、蠕动波少而弱，造影剂通过胃肠吻合口不畅。

3）护理：一旦发生，应禁食、胃肠减压，给予肠外营养支持，纠正低蛋白血症，维持水、电解质和酸碱平衡，应用胃动力促进剂，也可用 3% 温盐水洗胃。一般经非手术治疗均能治愈。

（5）术后梗阻：根据梗阻部位可分为输入袢梗阻、输出袢梗阻和吻合口梗阻，前两者见于毕 Ⅱ 式胃大部切除术后。

1）输入袢梗阻：可分为两类。

急性完全性输入袢梗阻：①原因：系输出袢系膜悬吊过紧压迫输入袢，或输入袢过长穿入输出袢与横结肠系膜的间隙孔形成内疝所致。②表现：患者突起上腹部剧烈疼痛，频繁呕吐，量少，多不含胆汁，呕吐后症状不缓解，且上腹有压痛性肿块。病情进展快，不久即出现烦躁、脉速、血压下降等休克表现。③处理：属闭袢性肠梗阻，易发生肠绞窄，应紧急手术治疗。

慢性不完全性输入袢梗阻：①原因：多由于输入袢过长扭曲或输入袢过短在吻合口处形成锐角，使输入袢内胆汁、胰液和十二指肠液排空不畅而滞留。②表现：进食后出现上腹胀痛或绞痛，随即突然喷射性呕吐出大量不含食物的胆汁，呕吐后症状缓解。由于消化液潴留在输入袢内，进食后消化液分泌明显增加，输入袢内压力增高，刺激肠管发生强烈的收缩，引起喷射样呕吐，也称"输入袢综合征"。③处理：包括禁食、胃肠减压、营养支持等，如症状在数周或数月内不能缓解，亦需手术治疗。

2）输出袢梗阻：①原因：系胃大部切除术后胃肠吻合口下方输出袢因粘连、大网膜水肿、炎性肿块压迫所致的梗阻。②表现：患者上腹饱胀，严重时呕吐出食物和胆汁。③处理：若非手术治疗无效，应手术解除梗阻。

3）吻合口梗阻：①原因：一般因吻合口过小或吻合口的胃肠壁内翻过多所致，也可为术后吻合口炎症水肿所致的暂时性梗阻。②表现：患者进食后出现上腹饱胀感和溢出性呕吐；呕吐物含或不含胆汁。X 线钡餐检查可见造影剂完全停留在胃内。③处理：非手术治疗措施同胃排空障碍的处理措施。若经非手术治疗仍无改善，可手术解除梗阻。

（6）倾倒综合征：详见本章第一节术后护理。

（三）健康教育

1. 胃癌的预防　积极治疗幽门螺杆菌感染和胃癌的癌前疾病，如慢性萎缩性胃炎、胃息肉及胃溃疡；少食腌制、熏、烤食品，戒烟、酒。高危人群定期检查，如大便隐血试验、X线钡餐检查、内镜检查等。

2. 用药指导　指导药物的服用时间、方式、剂量，说明药物作用及不良反应。避免服用对胃黏膜有损害性的药物，如阿司匹林、吲哚美辛、皮质类固醇药物等。

3. 适当活动　参加适当的活动或锻炼，注意劳逸结合，避免过度劳累。

4. 复诊指导　胃癌患者须定期门诊随访，检查肝功能、血常规等，注意预防感染。术后3年内每3～6个月复查1次，3～5年每半年复查1次，5年后每年1次。内镜检查每年1次。若有腹部不适、胀痛、肝区肿胀、锁骨上淋巴结肿大等表现时，应随时复查。

【护理评价】

通过治疗与护理，评价患者是否达到下列目标：

1. 焦虑程度减轻。

2. 营养状况改善。

3. 并发症得以预防，或得到及时发现和处理。

知识拓展　　　　　家族性胃癌

家族聚集性胃癌指一个家族中呈现聚集性发病的胃癌，常因共同生活环境、饮食或某些偶然因素造成，也可由遗传因素导致，故家族聚集性胃癌范畴应包括家族遗传性胃癌。家族遗传性胃癌为常染色体显性遗传病（或遗传性肿瘤综合征），大多有较明确的致病基因变异随家系向下遗传，主要包括三大综合征：遗传性弥漫性胃癌、胃腺癌伴近端多发息肉及家族性肠型胃癌。上述综合征以胃癌为主要临床表现。家族遗传性胃癌还包括以胃癌为次要表现的胃肠道遗传综合征，如林奇综合征、幼年性息肉综合征（juvenile polyposis syndrome，JPS）、黑斑息肉综合征（Peutz-Jeghers syndrome，PJS）、家族性腺瘤性息肉病（familial adenomatous polyposis，FAP）等，上述综合征以家族遗传性结直肠癌为主要表现，同时有较高的胃癌发病风险。

（李　华　彭俊生）

第四节　胃肠道间质瘤

临床案例与思考

患者，男，42岁。拟"空肠间质瘤（高度恶性）术后复发"入院。入院后完善相关检查，在全麻下行"剖腹探查+空肠间质瘤切除术+肠粘连松解术+大网膜切除+腹腔引流术"。术后第2日患者诉腹痛难忍，疼痛评分为5分，体格检查：T 36.5℃，P 72次/分，R 20次/分，BP 120/78mmHg。

请思考：

（1）患者可能出现了什么问题？需要做哪些体格检查和辅助检查来确诊？

（2）患者目前的处理措施有哪些？

（3）患者目前存在哪些护理诊断/问题？应采取哪些针对性护理措施？

胃肠道间质瘤（gastrointestinal stromal tumor，GIST）是消化道最常见的间叶源性肿瘤，占消化道肿瘤的1%～3%，其中60%～70%发生在胃，20%～30%发生在小肠，10%发生在结直肠，也可发生在食管、网膜和肠系膜等部位。发病年龄范围广泛，75%发生在50岁以上人群，男女发病率相近。

以往，因缺少诊断标志，多与平滑肌（肉）瘤、神经源性肿瘤等其他胃肠道间叶源性肿瘤相混淆。研究表明，这类肿瘤起源于胃肠道未定向分化的间质细胞，其分子生物学特点是酪氨酸激酶（*c-kit*）基因发生突变，导致酪氨酸激酶受体持续活化，刺激肿瘤细胞持续增殖。*c-kit* 基因编码 KIT 蛋白（CD117），是重要的诊断标志物。

【病因】

胃肠道间质瘤病因至今不明，现认为基因突变与该病的发生有关。大部分病例有 *c-kit* 或血小板源性生长因子受体 a（*PDGFRa*）基因突变。近 80% 的胃肠道间质瘤患者 *c-kit* 基因发生突变，5%～10% 的患者 *PDGFRa* 基因存在突变。10%～15% 的患者没有 *c-kit* 基因和 *PDGFRa* 基因的突变，但存在其他基因或蛋白的异常，这些基因或蛋白的异常导致肿瘤细胞不断生长。是否有基因突变与胃肠道间质瘤靶向药物类型的选择、剂量及其治疗效果有关。

【诱发因素】

1. 环境因素 尚无明确结论，但土壤、水源中的微量元素，环境中的放射性元素等可能与胃肠道间质瘤的发病有关。

2. 遗传因素 某些遗传性疾病，如 Carney-Stratakis 综合征、神经纤维瘤病 1 型（NF1），可能会增加胃肠道间质瘤的发病风险。

【病理特点与危险度评估】

1. 病理特点 间质瘤一般呈膨胀性生长，可向黏膜下或浆膜下浸润形成球形或分叶状的肿块。肿瘤可单发或多发，直径从数毫米到 20cm 以上不等，质地坚韧，边界清楚，表面呈结节状。恶性间质瘤一般直径较大，生长较快，瘤体较大可造成瘤体内出血、坏死及囊性变，并在黏膜表面形成溃疡导致消化道出血。根据组织学分型可分为：梭形细胞型（70%）、上皮样细胞型（20%）、梭形细胞-上皮样细胞混合型（10%），肠道胃肠道间质瘤是一种组织学上较为均匀的肿瘤，通常含有独特的细胞外胶原蛋白球、类绞绳纤维。

2. 危险度分级 通常将原发胃肠道间质瘤手术切除之后的复发危险度进行分级，可以分为极低危险度、低危险度、中等危险度和高危险度 4 个等级。其中所有胃肠道间质瘤直径≤5cm，且每 50 个高倍视野（HPF）中核分裂象≤5 个的患者，转移的风险较低；肠道胃肠道间质瘤大于 5cm，至少有中等转移风险而不受核分裂象影响；每 50 个 HPF 中＞5 个核分裂象均有较高转移风险。详见表 7-4-1。

表 7-4-1 胃肠道间质瘤的危险度分级

极低危险度	肿瘤可以原发在任何部位，肿瘤直径＜2cm，每 50 个 HPF 核分裂象的数目≤5 个
低危险度	任何部位的原发肿瘤，肿瘤直径在 2.1～5cm，每 50 个 HPF 核分裂象的数目≤5 个
中等危险度	肿瘤的原发部位发生在胃，肿瘤直径在 2.1～5cm，每 50 个 HPF 核分裂象的数目＞5 个。任何部位的原发肿瘤，肿瘤直径＜5cm，每 50 个 HPF 核分裂象的数目在 6～10 个。肿瘤原发部位在胃，肿瘤大小 5.1～10cm，每 50 个 HPF 核分裂象的数目≤5 个，也属于中等危险度
高危险度	任何大小的肿瘤，任何数目的核分裂象，只要肿瘤发生了分裂都属于高危险度的分级。此外，该等级又包括以下五种情况： 1. 肿瘤原发在任何部位，肿瘤直径＞10cm，核分裂象的数目可以是任何数值 2. 肿瘤原发的部位是任何部位，肿瘤可以是任意大小，每 50 个 HPF 核分裂象的数目＞10 个 3. 肿瘤原发部位是任何部位，肿瘤直径＞5cm，每 50 个 HPF 核分裂象的数目＞5 个 4. 肿瘤的原发部位是非胃来源的，肿瘤直径 2.1～5.0cm，每 50 个 HPF 核分裂象的数目＞5 个 5. 肿瘤的原发部位是非胃来源的，肿瘤直径 5.1～10cm，每 50 个 HPF 核分裂象的数目≤5 个

【临床表现】

胃肠道间质瘤无明显临床特异性。临床症状的不同主要与肿瘤的部位、大小和生长方式有关。有的患者以远处转移为首发症状，而大约有1/3的患者没有相应临床表现，常常是在胃肠镜检查、常规体检或手术中意外发现。

1. 胃间质瘤的临床表现 早期一般无明显症状。随着疾病进展以及肿瘤的部位和对消化系统的影响，表现出相应的消化系统症状。如部分患者有腹痛、腹部不适、吞咽困难、腹胀等症状；少数患者有恶心、呕吐、呕血、黑便等症状。肿瘤较大或出现转移者可扪及腹部包块。

2. 肠间质瘤的临床表现 肠间质瘤约60%位于空肠，约20%位于回肠，约10%位于十二指肠和结直肠。多发生于40～70岁的中老年人。

多数起病隐匿，早期临床症状和体征缺乏特异性，最常见的临床表现为腹痛、腹胀、消化道出血、腹部肿块等，10%～20%的患者没有症状。当患者出现临床症状时，往往肿瘤较大甚至破裂或已侵犯周围器官或发生转移。可并发消化道大出血、肠梗阻、穿孔及继发感染坏死等情况而危及生命。

【辅助检查】

1. 实验室检查 ①血常规：检测血细胞数量及形态是否正常、血红蛋白水平等，可判断是否存在贫血等情况。②肝肾功能：了解有无肝肾功能受损、胆管阻塞及营养状况。③电解质检查：检测血液中钠、钾等电解质是否紊乱。④尿常规：尿常规异常可以提示肾脏病变，某些全身性疾病如糖尿病、血液病、肝胆疾病等也可引起尿常规异常，临床医生会综合判断。⑤大便常规：了解消化道有无出血情况。

2. 影像学检查 ①上消化道X线造影检查：该检查灵敏性、特异性比较低，仅用于常规排查，但该检查具有价格低廉、操作简便的优势。②腹部超声：临床常用检查手段，具有无创便捷、可实时显示、可重检查的优点，能够观察肿瘤大小、形态、内部血供及其与周围组织的关系，对侵袭危险性的评估亦有重要价值。不过该项检查受患者腹腔内脂肪、消化道内气体干扰，以及操作者经验等方面的影响，因此通常不能明确诊断该病。③CT检查：尤其是增强CT是评价胃肠道间质瘤的常规方法，它可以帮助了解肿物的大小、位置、范围、与周围组织器官的关系及其他部位有没有转移等。④MRI：对软组织结构显示效果较好，对CT造影剂过敏者或怀疑肝转移者建议行MRI检查。此外，对于直肠间质瘤的诊断MRI也优于CT。⑤PET-CT检查：可作为CT检查中疑似有远处转移病灶时的进一步排查手段，也可作为早期靶向治疗效果的评价手段。

3. 内镜及超声内镜 常规内镜可直观地显示胃肠道间质瘤的位置，医生可观察肿瘤表面是否有出血等情况，还可考虑是否在内镜下取部分组织送病理诊断。超声内镜结合了常规内镜和超声的优点，在对肿瘤进行定位的同时，可通过腔内对位置较深的（黏膜下）的肿瘤进行穿刺活检，是目前临床应用中较准确的诊断方法。

4. 病理检查 通过穿刺活检或手术取得的组织进行病理诊断是确诊胃肠道间质瘤的"金标准"。免疫组化检查亦有助于胃肠道间质瘤的诊断及鉴别诊断。

5. 基因检测 胃肠道间质瘤的分子检测十分重要，有助于疑难病例的诊断、预测分子靶向药物治疗的疗效及指导临床治疗。中国临床肿瘤学会（Chinese Society of Clinical Oncology，CSCO）胃肠间质瘤专家委员会推荐存在下列情况时应进行分子检测：①疑难病例应进行 *c-kit* 或 *PDGFRa* 突变分析，以明确胃肠道间质瘤的诊断；②术前拟行分子靶向药物治疗者；③所有初次诊断的复发和转移性胃肠道间质瘤，拟行分子靶向药物治疗；④原发可切除胃肠道间质瘤手术后，中-高度复发风险，拟行分子靶向药物治疗；⑤鉴别野生型胃肠道间质瘤；⑥鉴别同时性和异时性多原发胃肠道间质瘤；⑦继发性耐药需要重新检测。

【处理原则】

胃肠道间质瘤的治疗方式包括药物治疗、手术治疗。手术治疗是主要的治疗方式，其目标在于实现肿瘤的完全切除，以最大幅度地根治肿瘤，提高治愈率。

1. 药物治疗 ①伊马替尼：对诊断明确，且肿瘤较大者，在手术前使用的伊马替尼治疗，使本来不能手术的患者获得手术机会，降低手术风险，增加根治肿瘤的机会，保护重要器官的结构和功能。对于以下患者，可进行伊马替尼术前治疗：术前评估难以彻底切除的肿瘤；肿块巨大（直径>10cm）；某些特殊部位的肿瘤（如十二指肠等）；本来不能手术，但预计可通过治疗获得手术机会；需要进行联合脏器切除手术的患者。②舒尼替尼：对于严格遵从医嘱服用伊马替尼仍出现疾病进展的患者，建议可换用舒尼替尼二线治疗。③瑞戈非尼：对于伊马替尼与舒尼替尼均治疗失败的转移或不可切除的间质瘤患者，可换用瑞戈非尼三线治疗。对于严重的出血、皮肤毒性、高血压、心肌梗死等需停止用药。

2. 手术治疗 手术治疗适用于：胃部直径≥2cm的局限性肿瘤；瘤体短时间内增大或具有恶性表现者，以及所有胃外肿瘤；胃肠道间质瘤导致的急腹症，如消化道穿孔、完全性肠梗阻等。手术是病灶较局限的胃肠道间质瘤的最佳治疗方法。对于不能切除，有可切除的可能性，但因手术风险过大等原因，评估暂时不能进行手术的患者，医生会先行术前靶向药物治疗，待肿瘤缩小后再评估是否进行手术。不可切除的胃肠道间质瘤经术前伊马替尼治疗后，病灶明显康复，达到可切除标准时应尽快手术。需要注意的是，关于复发或转移性胃肠道间质瘤，手术的时机与适应证仍存在争议，必要时经多学科会诊决定手术介入的时机，对于在某些药物治疗过程中仍局灶性进展的胃肠道间质瘤，切除局灶性进展病灶，可能有利于进一步延长药物治疗时间。

（1）开放性手术：对于大多数胃肠道间质瘤，某些特殊部位的胃肠道间质瘤，以及腹腔镜难以进行手术的胃肠道间质瘤，需要进行开放性手术切除。根据肿瘤的不同部位、大小及其生长方式选择具体的术式。

（2）腹腔镜手术：小间质瘤的切除手术可通过腹腔镜进行，其优点是创伤小，恢复快，且基本可以达到与开放手术同样的根治效果。

（3）内镜下切除术：主要包括内镜黏膜下剥离术（ESD）、内镜下全层切除术（EFTR）、经黏膜下隧道内镜肿瘤切除术（STER），腹腔镜和内镜双镜联合手术。

知识扩展　　　　　胃肠道间质瘤的靶向治疗

胃肠道间质瘤首选手术治疗，手术争取彻底切除，瘤体与周围组织粘连或已穿透周围脏器时应将粘连的邻近组织切除。如病理诊断明确则不必行广泛淋巴结清扫。姑息性切除或切缘阳性可给予甲磺酸伊马替尼以控制术后复发，改善预后。伊马替尼能针对性地抑制kit蛋白的激酶活性，治疗进展转移的胃肠道间质瘤总有效率在50%左右，也可以用于术前辅助治疗。完全切除病例的存活期明显高于不完全切除病例。

【护理评估】

（一）术前评估

1. 健康史

（1）一般情况：包括年龄、性别、婚姻、职业、饮食、生活习惯、性格特征、药物使用情况等。

（2）既往史：了解有无其他部位手术史；有无传染病史；有无其他伴随疾病，如糖尿病、冠心病、高血压；有无药物过敏史。

（3）家族史：了解家族中有无胃肠道间质瘤患者。

2. 身体状况

（1）症状与体征

1）腹部情况：了解患者腹部有无腹痛、腹胀情况，腹部不适发生的时间、部位、性质、程度、范围及伴随症状；有无恶心、呕吐及呕吐物性状和量；有无腹部压痛、反跳痛、肌紧张情况；有无粪便表面带血、黏液情况；腹部有无扪及肿块，肿块大小、部位、硬度、活动度情况。

2）全身情况：了解患者精神状态、生命体征；有无消瘦和贫血等全身表现；有无眼睑、皮肤黄疸情况。

（2）辅助检查：了解各项辅助检查结果，如血常规、电解质、肝肾功能、凝血功能、血型、心电图、胸片、胃镜及X线钡餐检查的结果等，判断患者各脏器功能状态。

3. 心理-社会状况 ①了解患者对疾病的认知程度，对手术有何顾虑，有何思想负担。②亲属对患者的关心程度、支持力度，家庭对手术的经济承受能力。

（二）术后评估

1. 术中情况 了解麻醉和手术方式、术中出血、补液、输血情况。

2. 身体状况 评估患者术后生命体征；胃肠减压引流液颜色、性状和量，伤口愈合情况；患者是否发生术后出血、十二指肠残端破裂、吻合口瘘、胃排空障碍、术后梗阻、倾倒综合征等并发症。

3. 心理-社会状况 了解患者对疾病康复的认知程度和情绪状态；了解患者的社会支持情况。

【常见护理诊断/问题】

1. 焦虑 与不了解疾病知识、担心手术和疾病预后有关。

2. 腹痛 与肿瘤的炎症、溃疡、梗阻等有关。

3. 营养失调：低于机体需要量 与腹部不适、长期食欲减退、消化吸收不良有关。

4. 潜在并发症 吻合口出血、吻合口瘘、肺部感染等。

【护理目标】

1. 焦虑减轻或消失。
2. 腹痛逐渐减轻或消失。
3. 营养状况改善。
4. 术后未发生并发症，或并发症得到及时发现和处理。

【护理措施】

（一）术前护理

1. 病情观察 观察患者生命体征及腹部情况，观察患者排便及留置胃管的患者的引流液性状，判断有无活动性出血及止血效果。

2. 胃肠减压 留置胃管的患者保持引流通畅和有效负压，注意观察和记录引流液的颜色、性状和量。

3. 改善营养状况 伴有梗阻和出血者，术前常由于食欲减退、摄入不足等导致营养状况欠佳。根据患者的饮食和生活习惯，制定合理食谱，给予高蛋白、高热量、高维素、低脂肪、易消化和少渣的食物；对不能进食者，应遵医嘱予以静脉输液，补充足够的热量，必要时输血浆或全血，以改善患者的营养状况，提高其对手术的耐受性。

4. 术前准备 指导患者进行呼吸功能锻炼（如深呼吸、练习吹气球等）以及科学的咳嗽、排痰及床上排尿训练；术前一天遵医嘱备皮，去除脐孔污物，嘱患者术前一日洗澡，做好卫生处理；术前需禁饮至少2小时；协助患者更换病号服，取下首饰、义齿。

5. 心理护理 入院时责任护士对患者及家属介绍入院环境，讲解饮食、休息及检查注意事项，消除患者陌生感，建立良好护患关系；安抚患者紧张情绪，向患者讲解治疗方法及过程，举例成功治愈患者的例子，减轻患者及家属心理压力，增强患者的安全感和信心。

（二）术后护理

1. 病情观察 患者返回病房后，严密监测患者生命体征、腹部切口、渗液和引流液情况，并查看患者有无腹部压痛、反跳痛、肌紧张等体征，以及有无呕血、黑便等出血倾向。

2. 体位 全麻清醒前取平卧位，待患者麻醉清醒、血压平稳后予半坐卧位，以保持腹肌松弛，减轻腹部切口张力，减轻疼痛，也有利于呼吸和引流。

3. 饮食护理 留置胃管期间予禁食，禁食期间予静脉补液，补充患者所需的水、电解质和营养素；拔除胃管后当日可饮少量水或米汤；如无不适，第2日进半量流食，如菜汤、鱼汤、瘦肉汤水、粥水，每次50~80ml；第3日进全量流食，每次100~150ml；进食后无不适，第4日可进半流食，如烂面条、玉米粥、白米粥等，后可向普食过渡，如小蛋糕、松软的米饭等。食物宜温、软、易于消化，避免产气食物，如豆浆、牛奶，忌生、冷、硬和刺激性食物，少量多餐，不宜过饱，以免刺激创面。

4. 鼓励早期活动 除年老体弱或病情较重者，鼓励并协助患者术后当日或术后第1日床上轻微活动，并逐渐至床边活动、病室内活动。患者活动量根据个体情况而定，早期活动可促进肠蠕动恢复，预防术后肠粘连和下肢深静脉血栓等并发症的发生。

5. 引流管护理 留置胃管、腹腔引流管、导尿管的患者，护理时需注意：①妥善固定并准确标记各引流管，避免脱出，一旦脱出后不可自行插回；②保持引流通畅，防止受压、扭曲、折叠等，经常挤捏各引流管以防堵塞，引流袋位置应低于引流开口部位放置；③观察并记录引流液的颜色、性状和量等；④向患者及家属强调留置胃管的重要性及目的，嘱患者勿随意拔管。

6. 术后留置胃管 可引流胃液减轻对创面的刺激与腐蚀，引流胃内气体，使胃壁塌陷，降低胃壁张力，利于创面愈合，也可以通过对引流液的观察，判断患者是否发生术后出血以及评估出血的程度，术后24小时内可由胃管引流出少量血性液体或咖啡样液体，若有较多鲜红色血性液体，应及时报告医师并配合处理；术后胃肠减压量减少，肠蠕动恢复，遵医嘱予拔除胃管。

7. 疼痛护理 术后患者往往产生不同程度的疼痛感，此时应注意观察患者对疼痛的反应及利用疼痛评定量表进行疼痛评分，及时采取应对措施，并不断鼓励患者，增强患者战胜疾病的信心，同时不断分散患者注意力，减轻患者痛苦，根据医嘱给予镇痛药物，可采用多模式镇痛，减少阿片类药物用量。

8. 并发症的观察与护理

（1）吻合口出血：常发生于术后24小时之内，术后仔细观察胃管引流量及引流液性状，若为鲜血，1小时大于200ml，患者出现心率增快、血压波动明显并逐渐下降，表明有出血情况。应密切观察患者生命体征变化，向医师汇报病情，遵医嘱及时予以止血、补液，维持有效循环血量，积极做好配血、输血准备，并予中等流量氧气吸入，必要时予内镜下止血治疗。

（2）吻合口瘘：常见于术后4~7日，患者出现发热，腹部疼痛、压痛、反跳痛，腹腔引流管引流出胆汁样胃液，甚至混有食物残渣，应予以禁食，注意观察记录引流量及引流液性状，向医师汇报病情，遵医嘱予抗菌药物预防感染。

（3）肺部感染：多数患者术后害怕切口疼痛，不敢深呼吸及用力咳嗽，易引起肺部感染。应鼓励患者做有效深呼吸及咳嗽、咳痰，严密监测体温变化，指导患者家属进行拍背排痰，予雾化吸入以稀释痰液，促进排痰。

（4）高碳酸血症：腹腔镜在CO_2气腹下完成，术中可能因大量吸入CO_2，出现高碳酸血症及血流动力学改变，表现为疲乏、烦躁、呼吸浅慢、肌肉颤抖、双手扑动等症状，术后予持续低流量吸氧，密切监测血氧饱和度，必要时抽动脉血行血气分析。

（三）健康教育

1. 药物指导 指导患者遵医嘱服用质子泵抑制剂以及胃黏膜保护药，详细讲解服药时间和剂量，勿轻易停药。

2. 饮食指导 告知患者饮食要有规律，少食多餐，1~2个月内进食易消化的细软食物，不宜进食生、冷、硬、刺激性、过热及不洁饮食，避免高脂食物。

3. 活动指导 参加适当的活动或锻炼，注意劳逸结合，避免过度劳累。

4. 复查随访 强调复查的重要性，嘱患者术后3个月、6个月、1年复查胃镜，观察创面愈合情况，病变有无残留和复发。有无术后并发症等。

【护理评价】

通过治疗与护理，评价患者是否达到下列目标：

1. 焦虑程度减轻。
2. 腹痛减轻或消失。
3. 营养状况得到改善。
4. 未发生并发症，或并发症得到及时发现和处理。

临床案例与思考

患者，男，63岁。因"上腹部不适半年余"入院，经检查诊断为胃体小弯侧低分化腺癌，先行术前新辅助化疗4疗程，过程顺利，化疗结束后3周，在全麻下行"腹腔镜下根治性全胃切除术+食管空肠 Roux-en-Y 吻合术"。术后当天患者诉头晕、心悸不适，行床旁心电图检查提示室性二联律。血液分析结果示：白细胞 $26.13×10^9$/L。体格检查：T 37.2℃，P 85次/分，R 22次/分，BP 185/105mmHg。

请思考：

（1）患者可能出现了什么问题？
（2）该患者存在哪些高危因素？
（3）患者目前存在哪些护理诊断/问题？应采取哪些针对性护理措施？

（李 华 彭俊生）

第八章　小肠外科疾病护理

小肠是食物消化和吸收的主要部位。除接受来自肝脏、胰腺和胃的消化液外，小肠黏膜还分泌含多种酶的碱性肠液。食糜在小肠内消化分解后，由小肠黏膜吸收。小肠还吸收大部分的水、无机盐、各种维生素、胆固醇，以及胃肠道上皮细胞在内的内源性物质，还可分泌多种胃肠激素，也具有重要的免疫功能。肠梗阻和肠瘘患者的临床表现及围术期的护理是本章学习的重点。

临床案例与思考

患者，女，55岁，因间歇性腹痛、腹胀伴呕吐4天、停止排气排便3天入院。患者于4天前无明显诱因突发腹痛、腹胀，疼痛为阵发性绞痛以右下腹明显，伴有肠鸣和多次呕吐，初始呕吐物为胃内容物，以后呕吐物有粪臭味。3天来未进食，亦未排便排气，尿少。

既往史：4年前曾行阑尾切除术。

体格检查：T 38.4℃，BP 93/63mmHg，P 134次/分，R 24次/分；急性病容，皮肤干燥无黄染，眼眶凹陷，唇干。腹膨隆，可见胃肠型，全腹触诊柔软，广泛轻压痛，无反跳痛及肌紧张，未触及肿块，肝脾肋下未触及，移动性浊音阴性，肠鸣音高亢，有气过水音。

辅助检查：血红蛋白151g/L，白细胞13.5×10^9/L，血钠150mmol/L，血钾3.1mmol/L，尿常规检查正常，腹部平片双侧膈下未见游离气体，右侧中下腹可见多个气液平面。

请思考：
（1）该患者的护理评估有哪些内容？
（2）该患者主要存在的护理诊断/护理问题有哪些？
（3）针对患者的问题，应采取哪些相应的护理措施？

第一节　肠　梗　阻

肠梗阻（intestinal obstruction）是指由各种原因引起的肠内容物在肠道中不能顺利通过和运行，是外科常见的急腹症之一。肠梗阻不但可引起肠管本身形态和功能的改变，还可导致一系列全身病理生理改变，严重时可危及生命。

【病因与分类】

1. 按肠梗阻发生的基本原因分类

（1）机械性肠梗阻：最常见。是机械性因素引起肠腔狭小或不通，肠内容物通过障碍。主要原因包括：①肠腔内因素，如粪块、结石、蛔虫梗阻、异物等；②肠管外因素，如疝嵌顿、肿瘤压迫、肠粘连等；③肠壁因素，如肠套叠、肠扭转、先天性畸形等。

（2）动力性肠梗阻：是因神经抑制或毒素刺激引起肠壁肌肉功能紊乱，使肠蠕动消失或肠管痉挛，以致肠内容物无法正常通行，但无器质性肠腔狭小。分为麻痹性肠梗阻及痉挛性肠梗阻两类。麻痹性肠梗阻较为常见，多发生在腹腔手术后、腹部创伤或弥漫性腹膜炎患者，由严重的神经、体液及代谢（如低钾血症）改变所致。痉挛性肠梗阻较为少见，可在急性肠炎、肠道功能紊乱或慢性铅中毒患者发生。

（3）血运性肠梗阻：是由于肠管血运障碍，致肠蠕动减弱甚至消失，肠腔虽无梗阻，但肠内容物停止通行，如肠系膜血栓形成、栓塞或血管受压等。亦可纳入动力性肠梗阻中，但可迅速发生肠坏死，在处理上与其截然不同。随着人口老龄化及动脉硬化等疾病的增多，发生率也有所增加。

2. 按肠壁有无血运障碍分类
（1）单纯性肠梗阻：仅有肠内容物通过受阻，而无肠管血运障碍。
（2）绞窄性肠梗阻：因肠管血运障碍，而使相应的肠段急性缺血，引起肠坏死、穿孔。
3. 其他分类 肠梗阻还可以根据梗阻部位分为高位（空肠）和低位肠梗阻（回肠与结肠）；根据梗阻的程度分为完全性和不完全性肠梗阻；根据梗阻发展快慢分为急性和慢性肠梗阻；当发生肠扭转、结肠肿瘤等时，病变肠袢两端完全阻塞，称为闭袢性肠梗阻。上述分类在不断变化的病理过程中可相互转化。

【病理生理特点】

1. 局部病理生理变化 机械性肠梗阻发生后，梗阻以上肠管蠕动增加，以克服肠内容物通过障碍。另外肠腔内因积气、积液而膨胀，积液主要来自胃肠道分泌液；气体大部分是咽下的气体。肠梗阻位置越低，时间越长，肠膨胀越明显。肠腔内压力会不断升高，使肠壁静脉回流受阻，毛细血管及淋巴管淤积，肠壁充血水肿、呈暗紫色。同时由于组织缺氧，毛细血管通透性增加，肠壁上有出血点，并有血性渗出液渗入肠腔和腹腔。随着血运障碍的发展，继而出现动脉血运受阻，血栓形成，肠壁失去活力，肠管变成紫黑色。因肠壁变薄、缺血和通透性增加，可引起腹膜炎，腹腔内出现带有粪臭的渗出液，最后肠管可缺血坏死而溃破穿孔。

2. 全身性变化
（1）水、电解质、酸碱平衡失调：肠梗阻时，可在短时间内丧失大量的液体，引起严重的水、电解质和酸碱平衡失衡。高位肠梗阻时由于早期呕吐频繁、不能进食，更容易出现脱水；加之酸性胃液及大量氯离子丢失产生代谢性碱中毒。低位肠梗阻时，丢失大量的碱性消化液，同时组织灌注不良，酸性代谢产物剧增，可引起代谢性酸中毒；大量的钾离子丢失还可引起肠壁肌张力减退，加重肠腔膨胀，并可引起肌无力及心律失常。
（2）感染和中毒：低位肠梗阻表现显著。梗阻以上肠腔内细菌数量大量增加，细菌繁殖并产生大量毒素。加上肠壁血运障碍导致通透性增加，细菌和毒素能透过肠壁引起腹腔内感染，经腹膜吸收而引起全身性感染。
（3）休克及多器官功能障碍：体液的大量丧失、血液浓缩、酸碱平衡失调、电解质紊乱及细菌的大量繁殖、毒素的释放等均可引起严重的休克。当肠坏死、穿孔，发生腹膜炎时，全身中毒尤为严重。最后可引起严重的低血容量性休克和脓毒症休克。肠腔大量积气、积液导致腹内压升高，膈肌上升，腹式呼吸减弱，影响肺内气体交换；同时腹内压增高阻碍了下腔静脉血液回流，从而导致呼吸、循环功能障碍。最后可因多器官功能障碍乃至衰竭而死亡。

【临床表现】

不同类型肠梗阻的临床表现各有其特点，但共同的表现为腹痛、呕吐、腹胀及停止排气排便。
1. 症状
（1）腹痛：单纯性机械性肠梗阻由于梗阻部位以上肠管剧烈蠕动，即发生腹痛。之后由于肠管肌肉过度疲劳而呈现暂时性弛缓状态，腹痛也随之减轻或消失，故机械性肠梗阻的腹痛呈阵发性绞痛。疼痛发作时，患者自觉有"气团块"在腹内窜动，并受阻于某一部位，即梗阻部位。如腹痛间歇期缩短，呈持续性剧烈腹痛，应警惕可能发展为绞窄性肠梗阻。麻痹性肠梗阻表现为全腹持续性胀痛或不适。闭袢性肠梗阻多表现为突发腹部持续性绞痛伴阵发性加剧。肠蛔虫堵塞多以阵发性脐周腹痛为主。
（2）呕吐：与肠梗阻发生的部位、类型有关。高位肠梗阻呕吐出现较早且频繁，呕吐物为胃及十二指肠内容物等；低位性肠梗阻呕吐出现较迟，呕吐物初为胃内容物，后期呈粪水样，若吐出蛔虫，多为蛔虫团引起的肠梗阻；麻痹性肠梗阻时呕吐呈溢出性；绞窄性肠梗阻呕吐物可呈血性或棕褐色液体，是肠管血运障碍表现。
（3）腹胀：症状出现在腹痛之后，程度与梗阻部位和程度有关。高位肠梗阻腹胀较轻，但有时可见胃型；低位性肠梗阻腹胀明显，常伴显著的全腹膨胀。闭袢性肠梗阻患者腹胀多不对称；麻痹性肠梗阻则表现为均匀性全腹胀。肠扭转时腹胀多不对称。

(4) 停止排便排气：完全性肠梗阻发生后，肠内容物不能通过梗阻部位，梗阻以下的肠管处于空虚状态，临床表现为肛门停止排气排便。完全性肠梗阻排便和排气现象消失；不完全性肠梗阻可有多次少量排便排气；绞窄性肠梗阻可排黏液血便。但是在高位肠梗阻早期，由于梗阻以下肠腔内仍残存粪便及气体，可在灌肠后或自行排出，故不应因此而排除肠梗阻或误认为是不完全性肠梗阻。

2. 体征

(1) 腹部

1) 视诊：机械性肠梗阻时可见肠型和异常蠕动波；肠扭转时腹胀多不对称；麻痹性肠梗阻腹胀均匀。

2) 触诊：单纯性肠梗阻因肠管膨胀，可有轻度压痛，但无腹膜刺激征；绞窄性肠梗阻时，可有腹部压痛和腹膜刺激征，压痛的包块常为绞窄的肠袢；蛔虫性肠梗阻时，可在腹中部触及条索状团块；肠套叠时可扪及腊肠样肿块。

3) 叩诊：绞窄性肠梗阻时腹腔有渗液，移动性浊音可呈阳性。

4) 听诊：单纯机械性肠梗阻时肠鸣音亢进、有气过水音或金属音；麻痹性肠梗阻时肠鸣音减弱或消失。

(2) 其他：肠梗阻初期，患者全身情况可无明显变化。晚期或绞窄性肠梗阻患者可出现唇干舌燥、眼窝凹陷、皮肤弹性消失、尿少或无尿等明显脱水体征，甚至出现脉搏细速、血压下降、面色苍白、四肢发冷等中毒和休克征象。

【辅助检查】

1. 影像学检查　一般在梗阻 4～6 小时后，腹部 X 线可见多个气液平面及胀气肠袢。空肠梗阻时，空肠黏膜环状皱襞可显示"鱼肋骨刺"状；回肠扩张的肠袢多，可见阶梯样液平面；结肠胀气位于腹部周边，显示结肠袋形。当怀疑肠套叠、乙状结肠扭转或结肠肿瘤时，可行钡剂灌肠或 CT 检查以帮助诊断，以明确梗阻的位置和性质。CT 检查可以明确肠梗阻发生的部位、性质、狭窄情况，有无缺血，与周围组织有无粘连等。近年来，超声检查和 MRI 检查在肠梗阻中也有一定的应用。

2. 实验室检查　单纯性肠梗阻早期变化不明显，随着病情发展，由于失水和血液浓缩，白细胞计数、血红蛋白和血细胞比容、尿比重均升高。血气分析、血清电解质、血尿素氮及肌酐检查出现异常结果，可了解酸碱失衡、电解质紊乱和肾功能情况。呕吐物和粪便检查，有大量红细胞或隐血阳性，应考虑肠管有血运障碍。

【处理原则】

1. 非手术治疗

(1) 胃肠减压：是治疗肠梗阻的主要措施之一。可留置胃管或肠梗阻导管行胃肠减压。

(2) 纠正水、电解质和酸碱失衡：是肠梗阻最突出的生理紊乱，应及早给予纠正。当血液生化检查未出结果前，先静脉补给平衡盐。待有结果后调整水电解质补与纠正酸碱平衡。

(3) 防治感染：肠梗阻后肠腔内细菌直接穿透肠壁至腹腔内产生感染。膈肌上升影响肺部气体交换与分泌物排出，易发生肺部感染。肠道菌群移位可致全身感染。

(4) 其他治疗：给予生长抑素减少胃肠液的分泌量以减轻胃肠道膨胀，营养支持治疗、酌情应用解痉剂和镇静剂等。

2. 手术治疗　手术是治疗肠梗阻的重要措施，手术的目的是解除梗阻、去除病因，手术方式根据患者的全身情况与梗阻的病因、性质、部位等选择。

（1）单纯解除梗阻的手术：如肠粘连松解术、小肠排列术、肠切开取异物、肠套叠复位、肠扭转复位术等。

（2）肠段切除术：如肠肿瘤、炎症性狭窄或局部肠袢已坏死，则应做肠切除肠吻合术。

（3）肠短路吻合术：当既不能简单解除肠梗阻原因，又不能切除，如晚期肿瘤已浸润固定，或肠粘连成团与周围组织粘连广泛者，可将梗阻近端与远端肠袢行侧侧吻合术。

（4）肠造口或肠外置术：肠梗阻部位病变复杂或患者一般情况极差，可行肠造口术，暂时解除梗阻。

> **知识拓展　　　　　　　　　肠梗阻导管的应用**
>
> 肠梗阻导管是一种硅胶材质的导管，全长3米，因其较好的亲水性、顺应性和组织相容性，前导子可顺利通过幽门引导导管前行进入梗阻部位。可以快速有效地解除梗阻，动态造影诊断和判断梗阻的部位和程度，减轻肠壁水肿，恢复肠道功能。治疗肠梗阻的优势在于：①直接在肠梗阻上方进行减压，有利于吸引潴留的食物和气体，从而有助于解决梗阻。②可以往里面注入中药或者生植物油之类的物质，直接作用于梗阻的上部，有利于解决梗阻。③治疗周期短、见效快、创伤小。

【护理评估】

（一）术前评估

1. 健康史　一般情况，包括年龄、性别，发病前有无体位不当、饮食不当、饱餐后剧烈活动等诱因。既往有无腹部手术及外伤史、各种急慢性肠道疾病史及个人卫生情况等。了解家族中是否有各种急慢性肠道疾病患者。尤其需了解其胃肠道肿瘤家族史。

2. 身体状况

（1）症状：评估腹痛、腹胀、呕吐、停止排气排便等症状的程度，有无进行性加重；有无腹膜刺激征及其范围；呕吐物、排泄物、胃肠减压抽出液的量及性状。

（2）体征：观察患者神志及生命体征的变化情况；有无口唇干燥、眼窝凹陷、皮肤弹性降低、尿少或无尿等脱水体征；有无出现水、电解质、酸碱失衡或休克的征象。

（3）辅助检查：实验室检查是否提示有水、电解质紊乱及酸碱失衡，腹部X线平片检查有无液气平面等异常表现。

3. 心理-社会状况　评估患者的心理情况，有无过度焦虑或紧张；了解患者的家庭、社会支持情况，对患者心理和经济的支持情况等。

（二）术后评估

1. 术中情况　了解患者采取的麻醉、手术方式及术中输血、输液情况。

2. 身体状况　评估患者回病房后生命体征及意识状态；评估切口渗出、疼痛情况；评估腹腔引流管是否通畅有效，引流液的颜色、性状和量；评估患者术后有无发生肠粘连、腹腔内感染或肠瘘等并发症。

3. 心理-社会状况　评估患者的心理情况；是否了解术后康复的相关知识；了解患者的家庭、社会支持情况。

【常见护理诊断/问题】

1. 急性疼痛　与肠蠕动增强或肠壁缺血有关。

2. 体液不足　与频繁呕吐、腹水、胃肠减压等有关。

3. 潜在并发症　术后肠粘连、腹腔感染、肠瘘等。

【护理目标】

1. 患者腹痛程度减轻。
2. 患者体液能维持平衡,能维持重要器官的有效灌注量。
3. 患者未发生并发症,或并发症被及时发现和处理。

【护理措施】

(一)术前护理

1. 缓解疼痛与腹胀

(1)胃肠减压:有效的胃肠减压对单纯性肠梗阻和麻醉性肠梗阻可达到解除梗阻的目的。现多采用鼻胃管减压,先将胃内容物抽空,再行持续低负压吸引。低位肠梗阻患者,可采用较长的小肠减压管,如肠梗阻导管。胃肠减压期间应注意保持负压吸引装置的通畅,妥善固定,密切观察并记录引流液的颜色、性状及量,并正确记录。若抽出血性液体,应高度怀疑绞窄性肠梗阻。单纯性肠梗阻者可向减压管内注入生植物油或中药等,以润滑肠管、刺激肠蠕动恢复。注入药物后,须夹管1~2小时再松开。中药应浓煎。每次100ml左右,防止量过多引起患者呕吐、误吸。

(2)适当安置体位:取低半卧位,有利于患者的呼吸,减轻腹肌紧张。

(3)遵医嘱用药:给予生长抑素减少胃肠液的分泌量以减轻胃肠道膨胀。在确定无肠绞窄后,可应用阿托品、山莨菪碱等抗胆碱类药物,以解除胃肠道平滑肌的痉挛,抑制胃肠道腺体的分泌。遵循急腹症治疗的原则给予镇痛镇静剂。

(4)按摩或针刺疗法:若为痉挛性、不完全性肠梗阻,可遵医嘱配合应用针刺疗法,并适当顺时针轻柔按摩腹部,以缓解疼痛。

2. 维持体液与营养平衡

(1)补液:严密监测呕吐次数、呕吐物的量和性状以及皮肤弹性、尿量、尿比重、血液浓缩程度、血清电解质、血气分析结果等,根据病情医嘱补充液体。

(2)饮食与营养支持:肠梗阻应禁食,给予肠外营养支持。若经积极治疗解除梗阻,患者开始排气、排便,腹痛、腹胀消失12小时后,可进流食,忌食用易产气的甜食和牛奶等;如无不适,24小时后进半流食;3日后进软食。

3. 呕吐护理 呕吐时坐起或头偏向一侧,及时清除口腔内呕吐物,以免误吸引起吸入性肺炎或窒息。呕吐后协助患者漱口,保持口腔清洁,并观察和记录呕吐物的颜色、性状和量。

4. 严密观察病情变化 定时测量体温、脉搏、呼吸和血压,观察腹痛、腹胀和呕吐等变化,及时了解患者各项实验室指标,及早发现绞窄性肠梗阻。若出现以下情况应警惕绞窄性肠梗阻的发生,此类患者病情危重,应在抗休克、抗感染的同时,快速做好术前准备。

(1)腹痛发作急骤,发病起始即可表现为持续性剧烈疼痛,或持续性疼痛伴阵发性加重,有时出现腰背痛。

(2)早期出现频繁而剧烈的呕吐。

(3)腹胀不对称,腹部有局限性隆起或触及压痛性包块。

(4)呕吐物、胃肠减压液或肛门排出物为血性,或腹腔穿刺抽出血性液体。出现腹膜刺激征,肠鸣音不亢进或由亢进转为减弱甚至消失。

(5)体温升高、脉率增快、白细胞计数明显升高。

(6)病情进展迅速,早期出现休克,抗休克治疗无效。

(7)经积极非手术治疗而症状体征未见明显改善。

(8)腹部X线检查可见孤立、突出胀大的肠袢,位置固定不变,或有假肿瘤状阴影;或肠间隙增宽,提示腹水。

5. 肠道准备 慢性不完全性肠梗阻需做肠切除手术者,除一般术前准备外,应按要求进行肠道准备。急诊手术者,紧急做好备皮、配血、输液等术前准备。

(二)术后护理

1. 体位 全麻术后未清醒时暂时取平卧位,头偏向一侧;麻醉清醒且血压平稳后取半卧位。

2. 饮食 术后暂禁食,禁食期间给予静脉补液。术后早期经口进食,开始可进少量流食;进食后若无不适,可逐步过渡至半流食。

3. 术后并发症观察和护理

(1) 肠梗阻:可由广泛性肠粘连未能分离完全,或手术后胃肠道处于暂时麻痹状态,加上腹腔炎症,引起粘连导致。鼓励患者术后早期活动,以促进机体和胃肠道功能的恢复,预防肠粘连。一旦出现阵发性腹痛、腹胀、呕吐等,应积极采取禁食、胃肠减压,纠正水、电解质及酸碱失衡和防治感染。

(2) 腹腔内感染及肠瘘:如患者有引流管,应妥善固定并保持通畅,观察记录引流液的颜色、性质和量。更换引流管时应注意无菌操作。监测生命体征变化及切口情况,若术后3~5日出现体温升高、切口红肿及剧痛时应警惕切口感染;若出现局部或弥漫性腹膜炎表现,腹腔引流管或周围流出液体带粪臭味时,应警惕腹腔内感染及肠瘘的可能。根据医嘱进行积极的全身营养支持和抗感染治疗,局部双套管负压引流。引流不畅或感染不能局限者需再次手术处理。

(三)健康教育

1. 调整饮食 少食刺激性强的辛辣食物等,宜进高蛋白、高维生素、易消化吸收的食物。避免暴饮暴食,饭后忌剧烈活动。

2. 保持排便通畅 指导患者养成良好的排便习惯。便秘者应注意通过调整饮食、腹部按摩等方法保持大便通畅,无效者可适当给予缓泻剂,避免用力排便。

3. 自我监测 指导患者自我监测病情,若出现腹痛、腹胀、呕吐、停止排便等不适,及时就诊。

【护理评价】

通过治疗与护理,评价患者是否达到下列目标:
1. 患者疼痛程度减轻,舒适度改善。
2. 患者呕吐、腹胀缓解,水、电解质、酸碱平衡得以维持。
3. 患者术后并发症得到有效预防或及时发现和有效处理。

(张丽莎)

第二节 肠系膜血管缺血性疾病

肠系膜血管缺血性疾病,是由各种原因引起的肠道急性或慢性血流灌注不足、回流受阻,所致的肠壁缺血性坏死和肠管运动功能障碍的一种综合征。肠系膜血管缺血性疾病分为急性肠系膜血管缺血性疾病和慢性肠系膜血管缺血性疾病。急性肠系膜血管缺血性疾病主要包括肠系膜上动脉栓塞、肠系膜上动脉血栓形成、肠系膜上静脉血栓形成、非阻塞性肠系膜血管供血不全;慢性肠系膜血管缺血性疾病主要包括肠系膜上动脉狭窄或闭塞以及慢性肠系膜上静脉血栓形成。本病男性多于女性,多发于40~60岁,多数患者有可形成动脉栓子的心脏病史,伴有肢体或脑血管栓塞史。急性肠系膜血管缺血性疾病,一般发病急骤,病死率高,多发生于老年人,严重影响患者的健康。早期表现为:腹部绞痛,恶心、呕吐频繁,腹泻,与轻微的体征不相称:腹部平坦、柔软,可有轻度压痛,肠鸣音活跃或正常,而后有腹膜炎体征及肠坏死表现。常常易被误诊,且病情发展迅速,导致大范围的肠绞窄或肠坏死而有较高的死亡率。因此,护理干预对其康复非常重要。

【病因】

肠系膜血管缺血性疾病多发生于肠系膜动脉,特别是肠系膜上动脉多于肠系膜静脉,可由下列原因引起:

1. 肠系膜上动脉栓塞 栓子多来自心脏,如心肌梗死后的壁栓,心瓣膜病、心房纤颤、心内膜炎等,也可来自主动脉壁上的粥样斑块;栓塞可发生在肠系膜上动脉出口处,更多见于远侧较窄处,常见部位在中结肠动脉出口以下。

2. 肠系膜上动脉血栓形成 大多在动脉硬化性阻塞或狭窄的基础上发生,常累及整个肠系膜上动脉,也有较局限者。

3. 肠系膜上静脉血栓形成 可继发于腹腔感染,肝硬化门静脉高压致血流瘀滞、真性红细胞增多症、高凝状态和外伤或手术造成血管损伤等。

4. 非阻塞性肠系膜血管供血不全 由长时间的血管收缩、血管痉挛、心肌梗死、肾脏衰竭或其他疾病引发的肠道缺氧,缺血再灌注损伤,肠道新陈代谢增加,感染等所致。

【病理特点】

肠系膜血管一旦栓子脱落栓塞或血栓形成后,受阻塞的动脉供应区的肠管发生血运障碍,肠管缺血、缺氧使肠管失去光泽,颜色苍白,肠黏膜不易耐受缺血,若缺血时间超过15分钟,小肠黏膜绒毛结构就会发生坏死脱落,继而肠壁血液淤滞,充血,水肿,肠管失去张力,出现发绀水肿,大量血浆渗至肠壁,肠壁呈现出血性坏死。大量血浆渗出至腹腔及肠腔内,循环血容量锐减,肠腔内细菌大量繁殖及由于肠管缺血缺氧后发生坏死的毒性代谢产物不断被吸收,导致低血容量,脓毒症休克。肠坏死时,肠管扩张,蠕动消失,表现为血运性肠梗阻。

肠系膜动脉栓塞的部位不同,肠管缺血的范围亦不同。栓塞发生在肠系膜上动脉入口处,可引起十二指肠悬韧带以下全部小肠和右半结肠的缺血坏死;在结肠中动脉分支以下发生栓塞,引起大部分小肠坏死;发生在肠管的一个分支动脉而侧支循环良好时,则不发生坏死;但边缘动脉栓塞发生梗死,其所供应区域肠管发生坏死。

肠系膜静脉血栓通过影响肠道静脉回流,引起肠淤血进而导致肠坏死。肠系膜静脉血栓所致的肠缺血占整个肠系膜缺血性疾病的5%~15%,通常主要累及肠系膜上静脉。血管内皮损伤、局部静脉充血淤积、患者的高凝状态以及具有血栓形成倾向是肠系膜静脉血栓形成的主要原因。肠系膜静脉血栓形成主要危害是造成系膜血管阻塞、血流减少,并由此引起一系列的问题,如肠淤血、肠系膜供血不足、肠管透壁性坏死等。

【临床表现】

根据肠系膜血管阻塞的性质、部位、范围和发生的缓急,其临床表现各有差异。一般阻塞发生过程越急,范围越广,表现越严重。动脉阻塞的病情又较静脉阻塞急而严重。

1. 肠系膜上动脉栓塞 一般发病急骤,病情发展迅速。早期表现为突然发生剧烈的腹部绞痛,频繁的恶心呕吐,腹泻。腹部平坦、柔软,可有轻度压痛,肠鸣音活跃或正常。其特点是症状和体征不相称,即严重的症状与轻微的体征。全身改变不明显,但如血管闭塞范围广泛,也可较早出现休克。随着肠坏死和腹膜炎的发展,腹胀渐趋明显,肠鸣音消失,出现腹部压痛、腹肌紧张等腹膜刺激征,呕出暗红色液体,或出现血便,腹腔穿刺抽出液为血性,血常规多表现血液浓缩,患者逐渐可出现尿少,代谢性酸中毒。白细胞计数在病程早期便可明显升高。

2. 肠系膜上动脉血栓形成 患者常先有慢性肠系膜上动脉缺血的征象。表现为饱餐后腹痛,以致患者不敢进食而日渐消瘦和伴有慢性腹泻等肠道吸收不良的症状。当血栓形成突然引起急性完全性血管阻塞时,则表现与肠系膜上动脉栓塞相似。

3. 肠系膜上静脉血栓形成 症状发展较慢，多有腹部不适、便秘或腹泻的前驱症状，数日至数周后可突然剧烈腹痛、持续性呕吐，但呕血和便血更为多见，腹胀和腹部压痛，肠鸣音减少。腹腔穿刺可抽出血性液体，常有发热和白细胞计数增高。

【辅助检查】

1. 腹部 X 线检查 一般无特异性表现。随病情发展可出现杂乱的肠袢、肠梗阻和因黏膜下水肿或出血引起的肠壁增厚。

2. 血管超声检查 彩色多普勒血管超声已成为筛查腹腔动脉和肠系膜上动脉病变的重要无创手段。彩色多普勒血管超声可以评估肠系膜上动脉和门静脉血流，但其缺点是只能用于主干血管近端部分的评估，对分支血管病变易漏诊。超声受个体差异影响大。

3. CT 检查 多排螺旋 CT 在肠系膜缺血性病变的诊断中起到越来越重要的作用；尤其是三维血管重建、最大密度投影等技术的应用大大提高了 CT 对缺血性肠系膜病变诊断的特异性和敏感性，已经成为诊断肠系膜缺血性疾病的主要手段。不明原因的腹部剧烈疼痛，只要患者情况允许，应进行腹部增强 CT 检查。

4. 数字减影血管造影（DSA）检查 无论是对闭塞性还是非闭塞性肠系膜血管缺血性病变，DSA 都是主要手段并被认为是诊断肠系膜缺血性病变的"金标准"。在造影的同时，还可以进行相关的扩血管、溶栓治疗。但 DSA 是有创且有潜在的肾毒性，所以通常被应用于怀疑肠系膜缺血性疾病，而其他无创方法诊断方法不能明确诊断时。

【处理原则】

1. 非手术治疗
（1）维持水电解质平衡，纠正酸碱平衡失调。
（2）静脉补液，控制饮食，降低肠道氧耗。
（3）抗凝治疗，常见药物为肝素类药物，能较好地提高生存率和减少复发的风险，对于明确有血栓形成的患者可予溶栓治疗，抗凝、溶栓的同时给予抗血小板聚集。
（4）及时应用扩血管药物治疗。
（5）积极抗感染治疗：足量、广谱有效的抗生素，减少细菌从肠黏膜移位。
（6）应严密观察患者的病情变化，准确把握手术时机，避免延误治疗。

2. 介入治疗 对于确定为肠系膜血管急性病变者采用介入放射治疗是适时的、至关重要的治疗手段。在未发生肠坏死前，发病少于 6~8 小时且无腹膜刺激征的患者，是治疗肠系膜缺血症的首选方法。介入治疗的方法包括腔内血管成形术、血管支架置入术、肠系膜上动脉插管注入抗凝剂、血管扩张剂、溶栓药物等。

3. 手术治疗 对于肠系膜上动脉栓塞或血栓的患者，可行动脉切开取栓术；血栓形成的患者则可行血栓内膜切除或肠系膜上动脉血管旁路术；如果已有肠坏死，应做肠切除术；肠系膜上静脉血栓形成引发肠管坏死时不建议进行切开取栓术，应进行血管重建和坏死肠管切除，切除范围应包括全部有静脉血栓形成的肠系膜，否则术后静脉血栓有继续发展的可能，术后应长期抗凝；对存在腹膜刺激征的患者应进行剖腹探查和肠切除。

【护理评估】

（一）术前评估

1. 健康史 了解个人情况，包括患者的年龄、性别、职业、饮食习惯，有无烟酒、饮茶嗜好等。该病临床相对少见，容易误诊，而既往史往往能提示不少信息，因此须重点询问既往有无高血压、糖尿病、高脂血症、脑卒中及心肌梗死病史，还要注意询问患者有无心房纤颤、恶性肿瘤及脾切除等病史。

2. 身体状况

（1）主要症状与体征：患者是否突然发生剧烈的腹部绞痛，恶心、呕吐频繁，腹泻，腹部可有轻度压痛，肠鸣音是否正常，有无出现腹部压痛、腹肌紧张等腹膜刺激征。

（2）辅助检查结果：血液检查、腹部 X 线平片检查、超声检查、CT、DSA 肠系膜血管造影检查等。

3. 心理-社会状况　起病急，腹痛剧烈，且病情发展快，患者和家属对所患疾病的认知程度，担心不能得到及时治疗和预后不良，出现焦虑、恐惧等心理反应。

（二）术后评估

1. 术中情况　了解患者手术、麻醉方式，手术过程是否顺利。

2. 生命体征　是否平稳，患者是否意识清醒。

3. 伤口与引流管情况　伤口是否干燥，有无渗液、渗血；各个引流管是否通畅，引流量、颜色与性质等。

4. 并发症发生　有无发生肠瘘、再栓塞、休克、弥漫性腹膜炎、肠梗阻和出血等并发症。

5. 抗凝治疗时，应观察有无出血现象，监测凝血时间、血常规结果。

【常见护理诊断/问题】

1. 焦虑　与对疾病的认知程度有关。

2. 营养失调：低于机体需要量　与长期禁食、呕吐有关。

3. 潜在并发症　肠瘘、再栓塞、休克、弥漫性腹膜炎、肠梗阻等。

【护理目标】

1. 患者未发生过度焦虑或焦虑减轻。
2. 患者的营养状况得以维持。
3. 患者未发生并发症，或并发症及时发现和处理。

【护理措施】

（一）术前护理

1. 病情观察　严密监测患者血压、脉搏、呼吸、体温及意识状态，持续心电监护，注意心电图变化，及时通知医生，以利于诊断和治疗。每 15 分钟测 1 次血压，血压低时应及时通知医生。如患者出现口渴、烦躁不安、脉搏细数、呼吸急促、体温升高或降低及血压降低应高度怀疑脓毒症休克的发生，应及时报告医生，迅速抗休克及手术治疗。

2. 建立静脉通道　需要外科干预的急性肠系膜血管栓塞或血栓形成患者几乎都会出现腹膜炎体征，提示可能存在肠坏死，发生脓毒症休克的可能性大，需及时补充血容量，应用敏感抗菌药物，纠正水电解质紊乱等。但患者多为老年人，心功能差，故有条件应根据中心静脉压（CVP）指导补液。

3. 记录出入量　准确记录患者的出入水量，包括尿量、便量、呕吐物量及胃肠减压量等，及时通知医生，积极纠正水电解质平衡紊乱。

4. 观察腹部症状　该病典型的临床表现为持续剧烈腹痛或进行性加剧的腹胀，多位于脐周，亦可波及全腹，伴有呕吐、腹泻、腹胀及休克等表现。早期体征轻微，晚期可出现肠坏死和腹膜炎的体征。如果患者出现以下情况说明有肠坏死可能：①经有效的胃肠减压后仍有持续性腹痛阵发性加剧；②有明显的腹膜刺激征；③患者呕吐物、胃肠减压抽出物、肛门排出物或腹穿抽出液为血性；④输液治疗后，休克症状无明显缓解等。出现上述情况应及时报告医生，积极配合做好各种辅助检查及手术常规准备工作。

5. 合并症的观察　患者多为老年人，多合并有其他脏器疾病，特别是心脑血管疾病及肾病，故需注意患者其他系统疾病可能。

6. 心理护理 患者及家属缺乏对该病的认识，多表现出焦虑、恐惧的心理。此时应用通俗易懂的语言向患者及家属耐心解释病因、治疗方案及注意事项等，尽量减轻患者及家属的担忧，告知配合治疗的关键性，使患者能积极配合治疗。

（二）术后护理

1. 基础护理 密切观察患者生命体征变化，准确记录24小时出入量，按时协助患者进行床上活动；鼓励患者咳嗽及深呼吸，做好皮肤及口腔护理，保护好静脉通道，做好胃管、腹腔引流管及导尿管护理，预防并发症发生。

2. 抗凝剂应用及护理 术后合理应用抗凝药物是整个治疗过程的重要部分，能有效降低术后复发率和病死率。可采用低分子肝素皮下注射，注射部位为脐旁两侧，注射时先提起皮肤，垂直进针，注射后直接提捏注射部位止血。并注意紫癜、皮疹及局部血肿等，及时向家属解释，并注意凝血及肝肾功能。

3. 营养支持 术后通过肠外营养维持机体的水、电解质平衡和营养，应注意在配制及输注营养液时严格无菌操作，随时观察切口部位渗出情况，防止置管切口处的感染；并防止静脉导管折叠或脱落，严禁液体输空造成空气栓塞。

4. 合并症观察与护理 由于患者一般年龄较大，同时伴有高血压、心律失常或冠心病等。当患者术后出现胸闷、胸痛、心悸及气促等症状时，需警惕术后发生心肌梗死、脑梗死及肺栓塞等可能，需做到及时发现与处理。另外部分抗心律失常药物常有致心律失常作用，故应用时要注意电解质及心电监护情况。

（三）健康教育

1. 高脂血症、糖尿病、高血压、肥胖、吸烟、高同型半胱氨酸血症等是缺血性心脑血管疾病血栓形成的重要独立危险因素，应积极预防和治疗引起血栓的疾病。
2. 长期使用抗凝药物，应定期监测凝血及肝肾功能情况，观察皮肤有无出血点等。
3. 提倡低脂饮食、易消化、高蛋白饮食，保证营养均衡。
4. 戒烟戒酒、控制体重和血脂，养成良好的生活习惯。
5. 保持心情愉快，注意劳逸结合，适当进行体育锻炼、加强机体免疫力。

【护理评价】

通过治疗与护理，评价患者是否达到下列目标：
1. 焦虑程度减轻。
2. 营养状况得到改善。
3. 未发生并发症，或并发症得到及时发现和处理。

（刘爱红）

第三节 肠　　瘘

肠瘘（intestinal fistula）是指肠管与其他脏器、体腔或体表之间存在病理性通道，肠内容物经此进入其他脏器、体腔或至体外，引起严重感染、体液失衡、营养不良等改变。肠瘘分为内瘘和外瘘，肠内瘘是指肠腔通过瘘管与腹内其他脏器或肠管的其他部位相通，其病理生理改变、症状与治疗方法随所在器官而异。肠外瘘较多见，指肠腔与体表相通的瘘。肠外瘘主要是手术后并发症，也继发于创伤、炎症、感染等。本节主要介绍肠外瘘。

【病因】

1. 先天性畸形 与胚胎发育异常有关，如卵黄管未闭所致脐肠瘘。

2. 腹部损伤 无论是开放性还是闭合性腹部损伤，受损的肠管若未经及时处理可发展为肠瘘。手术损伤如手术误伤肠壁或吻合口愈合不良是绝大多数肠瘘的病因。

3. 腹腔或肠道感染 如憩室炎、腹腔脓肿、克罗恩病、溃疡性结肠炎、肠结核、肠系膜缺血性疾病。

4. 腹腔内脏器或肠道的恶性肿瘤穿透肠壁。

5. 腹腔开放治疗 由于肠袢暴露在敞开的腹腔中，致使肠袢浆膜面干燥、损伤成瘘。

【病理特点】

肠瘘形成后的病理生理改变与瘘管的部位、大小、数目等相关。按瘘管所在的部位可分为高位瘘和低位瘘。高位瘘包括胃、十二指肠、位于十二指肠悬韧带 100cm 范围内空肠上段的瘘。低位瘘指距离十二指肠悬韧带 100cm 以上的空肠下段、回肠与结肠的瘘。一般而言，高位肠瘘以水、电解质紊乱及营养素丢失为严重；而低位瘘则以继发性感染更为明显。

1. 水、电解质及酸碱失衡 正常成人每日分泌约 8000ml 消化液，绝大部分由肠道重吸收，仅有 150ml 液体随粪便排出体外。肠外瘘时，消化液可经瘘管排至体外、其他器官或间隙，或因消化道短路过早地进入低位消化道，重吸收率大大降低，导致消化液大量丢失，严重时导致周围循环和肾衰竭。根据肠道的日漏出量可分为两类。一类是每日消化液排出量在 500ml 以上的高流量瘘，另一类是每日消化液排出量在 500ml 以下的低流量瘘。伴随消化液的流失，还可出现相应电解质的丧失；如以胃液丢失为主，丧失的电解质为 H^+、Cl^-、K^+，患者可出现低氯低钾性碱中毒；如肠液丢失过多，丧失的电解质为 Na^+、K^+、HCO_3^-，患者表现为代谢性酸中毒及低钠、低钾血症。

2. 营养不良 消化液大量流失影响消化道的消化吸收功能，加之消化液中大量消化酶和蛋白质的丧失以及炎症、创伤的额外消耗，可导致蛋白质的分解代谢增加，引起负氮平衡及多种维生素和微量元素的缺乏。患者表现为体重骤减，并发贫血、低蛋白血症，若未及时处理，可因恶病质而死亡。

3. 消化液腐蚀及感染 排出的消化液中含有大量消化酶，可消化腐蚀瘘管周围的组织及皮肤，引起局部糜烂、出血并继发感染。消化液若流入腹膜腔或其他器官内，还可引起弥漫性腹膜炎、腹腔内脏器感染、腹腔脓肿等。

【临床表现】

1. 症状 手术后肠外瘘一般可在术后 3~5 日出现症状。由于肠内容物外漏，对周围组织器官产生强烈刺激，可有腹痛、腹胀、恶心、呕吐或由于麻痹性肠梗阻而停止排便、排气。腹壁的瘘口可有肠液、胆汁、气体、食物或粪便排出。

2. 体征 腹壁可有 1 个或多个瘘口。肠壁瘘口与腹壁外口之间存在瘘管为管状瘘；在瘘口处有外翻成唇形的肠黏膜为唇状瘘；敞开的腹腔出现破裂的肠管，不与腹部皮肤愈合则为肠空气瘘。高流量的高位小肠瘘漏出的肠液中含有大量的胆汁、胰液等，多呈蛋花样且刺激性强，腹膜刺激征明显；而低位肠瘘，若瘘口小，其漏出液排出量小，也可形成局限性腹膜炎，漏出液中含有粪渣，有臭气。肠液有较强的腐蚀性，导致瘘口周围皮肤糜烂、红肿、疼痛。继发感染者体温可高达 38℃ 以上。患者可出现严重水、电解质及酸碱失衡，严重脱水者可出现低血容量性休克。若未得到及时、有效处理，则有可能并发脓毒症、多器官功能障碍综合征，甚至死亡。

【辅助检查】

1. 实验室检查 血常规检查可出现血红蛋白、红细胞计数下降；严重感染时白细胞计数及中性粒细胞比例升高。血生化检查可有 Na^+、K^+ 浓度降低；血清白蛋白、转铁蛋白和总淋巴细胞计数下降，肝酶谱（谷丙转氨酶、谷草转氨酶、碱性磷酸酶、γ-谷氨酰转移酶等）及胆红素值升高。

2. 口服染料或药用炭 是最简便实用的检查手段。适用于肠外瘘形成初期。通过口服或胃管内注入亚甲蓝、骨炭末等染料后，可帮助观察和初步判断瘘的部位和瘘口大小。

3. 影像学检查

（1）CT检查：早期诊断首选该检查，可明确腹腔脓肿位置、腹腔感染情况，肠瘘可能位置，肠瘘所致的肠壁炎性水肿的情况，若窦道形成还有利于明确窦道走向，窦道周围情况等。

（2）超声检查：有助于明确瘘的部位，便于穿刺引流。

（3）瘘管造影检查：适用于瘘管已形成者。利于明确瘘管的长度、部位、走向、大小，脓腔范围等情况。

【处理原则】

1. 非手术治疗

（1）补液及营养支持：纠正水、电解质及酸碱平衡和营养失调。根据病情需要给予肠外或肠内营养支持。肠内营养方面，高位瘘可采用鼻肠管，将导管尖端置于肠瘘以下的肠管部分，或是在肠瘘口以下肠管行置管或造口进行喂养；可收集近端瘘口的肠液，再从远端瘘口置管回输。

（2）控制感染：根据肠瘘的部位及其常见菌群或药物敏感性试验结果选择抗生素。

（3）药物治疗：对于高流量瘘，应用生长抑素制剂，降低胃肠液分泌量，从而减少瘘口肠液的排出量，减少液体丢失。当肠液明显减少时，可改用生长激素，以促进蛋白质合成，加速组织修复。

（4）瘘口局部处理：①局部引流：常用双套管负压引流，可局部冲洗并负压吸引，以稀释和及时将溢出的肠液引流到体外，部分患者经有效引流后可以愈合；如感染得到控制形成局限病灶，亦可采用负压引流；对于肠空气瘘合并切口开放等患者，持续负压密封吸引引流可以达到良好效果。对肠瘘后腹腔感染局限者或脓肿形成后全身状况差、不能耐受手术引流者，可在B超或CT引导下，经皮穿刺置管引流。②封堵处理：对于较直的单个瘘，可通过胶片、胶管、医用胶等材料封堵瘘口。近年来，有从管状瘘的外口注入黏合剂或纤维蛋白胶，或者以自体纤维蛋白胶促进管状瘘愈合的方法，但此法仍有较大争议。③对于复杂性肠瘘，建议有条件的单位，由医师和造口护理师共同处理瘘口。

（5）腹腔开放：如肠瘘多发或感染范围广泛，可将腹腔敞开，避免腹腔高压的发生，并在负压引流的基础上，达到更有效引流、控制感染的目的。

2. 手术治疗

（1）瘘口造口术：对于瘘口大、腹腔污染严重、不能耐受一次性彻底手术者，适合行瘘口造口术。待腹腔炎症控制、粘连组织大部分吸收、患者全身状况改善，再行二次手术，行切除瘘口和肠管吻合术。

（2）肠段部分切除吻合术：经以上处理不能自愈，且局部炎症已控制的肠瘘，可切除瘘管及附近肠袢，酌情行肠吻合术。此方法最常用且效果最好。

（3）肠瘘局部楔形切除缝合术：较简单，适合于瘘口较小且瘘管较细的肠瘘。

知识拓展　　　　　　内镜下治疗肠瘘的应用

内镜技术的发展使通过非手术的介入性治疗手段修复肠瘘成为可能。这些疗法包括内镜下真空负压吸引、纤维蛋白胶封堵、支架、窦道栓、缝合和吻合夹等。各型介入手段可综合应用。内镜下真空负压吸引适用于肠瘘早期，可清除瘘周围炎性物质，为组织愈合创造良好环境。支架跨过瘘，可帮助患者暂时恢复胃肠道的连续性。胶封堵适合管状瘘。窦道栓插入瘘口及窦道可封闭肠瘘。内镜下缝合用于治疗最大直径<1cm的瘘，成功率较高。吻合夹的适应范围广，适合大的缺损。

【护理措施】

（一）术前护理

1. 维持体液平衡　根据患者生命体征、皮肤弹性、黏膜湿润情况、出入液量、血电解质及血气分析检测结果，及时调整输液的种类与量，纠正水、电解质及酸碱平衡失调。

2. 控制感染

（1）体位：取低半坐卧位，利于漏出液积聚于盆腔，使感染局限化、减少毒素的吸收，同时有利于呼吸及引流。

（2）遵医嘱合理应用抗生素。

（3）负压引流的护理：经手术切口或瘘管内放置双套管行腹腔冲洗并持续负压吸引，以充分稀释肠液，保持引流通畅，减少肠液的溢出。减轻对瘘口周围组织的侵蚀，促进局部炎症消散及肉芽组织生长，从而为瘘的愈合创造有利条件。双套管引流应注意以下几个方面：

1）调节负压大小：一般情况下负压以 10～20kPa（75～150mmHg）为宜，具体应根据肠液黏稠度及日排出量调整；注意避免负压过小以致引流不充分，或者负压太大造成肠黏膜吸附于肠壁引起损伤、出血。当瘘管形成、漏出液减少时，应降低压力。

2）保持引流管通畅：妥善固定引流管，保持各处连接紧密，避免扭曲、脱落；定时挤压引流管，若出现管道堵塞，要及时清除双腔套管内的血凝块、坏死组织等；若出现管腔堵塞，可沿顺时针方向缓慢旋转松动外套管，若无效，通知医生，另行更换引流管。

3）调节灌洗液的量及速度：灌洗液的量及速度取决于引流液的量及性状。一般每日的灌洗量为 2000～4000ml 左右，速度为 40～60 滴/分，若引流量多且黏稠，可适当加大灌洗的量和速度；而在瘘管形成、肠液溢出减少后，灌洗量可适当减少。灌洗液以等渗盐水为主，若有脓腔形成或腹腔内感染严重，可中间加入敏感抗生素冲洗。注意保持灌洗液为室内常温，避免过冷对患者造成不良刺激。

4）观察并记录：观察并记录各种引流液及灌洗液的量及性状。多发瘘者常用多根引流管同时冲洗和引流，应分别标记冲液瓶和引流瓶，并分别观察、记录。通过灌洗量和引流量判断进出量是否平衡（每日肠液排出量=引流量−灌洗量）。若灌洗量大于引流量，常提示吸引不畅，须及时处理。灌洗过程中应观察患者有无畏寒、心慌气急、面色苍白等不良反应，一旦出现应立即停止灌洗，对症处理。每日更换灌洗液收集内囊，或根据收集的量及时更换。

3. 营养支持　在肠瘘发病初期原则上应停止经口进食，可通过中心静脉置管行全胃肠外营养，达到迅速补充所需热量和减少肠液分泌的目的。应注意中心静脉导管的护理，避免导管感染。随着病情的好转，漏出液的减少和肠功能的恢复，逐渐恢复肠内营养。可通过胃管或空肠喂养管给予要素饮食，但应注意逐渐增加灌注的量和速度，避免引起渗透性腹泻。消化液回输被认为是一种有效、经济、简单的营养支持模式。在患者全身及局部炎症得到控制，引流出的消化液无脓性分泌物，肠蠕动恢复后进行消化液的收集后回输。导管应妥善固定，输注速度先慢后快，量由少到多。消化液应在收集后尽快回输，避免污染。

4. 瘘口周围皮肤的护理　从瘘管渗出的肠液具有较强的腐蚀性，可造成周围皮肤糜烂，甚至溃疡、出血。因此需保持腹腔有效引流，减少肠液漏出；及时清除漏出的肠液，保持皮肤清洁干燥，可选用 0.9% 氯化钠或温开水清洗皮肤；局部清洁后涂抹复方氧化锌软膏、皮肤保护粉或皮肤保护膜加以保护。若局部发生糜烂，可采用红外线或超短波等物理治疗。

5. 腹腔开放护理　患者咳嗽时可给予双手保护减轻腹部切口张力。创面尽量保持湿润，防止肠管干燥引起肠瘘发生。创面下放置引流管者，保证引流管通畅。真空负压密闭引流，需检查连接管有无漏气、接头有无血凝块堵塞、创面封闭等情况。开放创面上方用支撑架，以免被子压迫创面，也便于引流和观察创面。

6. 心理护理 由于肠瘘多发生于术后，且病情较严重，治疗时间长，患者很容易产生悲观的情绪。向患者及家属讲解肠瘘的相关知识，介绍愈合良好的康复患者，通过患者间的经验交流，消除心理顾虑，增强对疾病治疗的信心，以积极配合各项治疗和护理。

7. 术前准备 除胃肠道术前的常规护理外，还应加强以下护理措施：

（1）皮肤准备：术前认真清除瘘口周围皮肤的污垢及油膏，保持瘘口周围局部清洁。

（2）口腔护理：由于患者长期未经口进食，易发生口腔溃疡等，应加强口腔护理。

（二）术后护理

肠瘘术后患者除肠道术后常规护理外，还应加强以下几点的护理。

1. 营养支持 术后早期禁食期间给予全肠外营养支持，并做好相应护理。

2. 引流管护理 肠瘘术后留置的引流管较多，包括腹腔负压引流管、胃肠减压管、导尿管等。应妥善固定并标志各种管道，保持各管道引流通畅，避免扭曲、滑脱；负压引流管须根据引流情况及时调整负压；更换引流袋时注意连接紧密，严格无菌操作；观察并记录各引流液的颜色、性状和量。

3. 并发症的观察与护理 术后再发肠梗阻、腹腔内感染和肠瘘的护理参见本章第一节中肠梗阻患者术后并发症的护理。

临床案例与思考

患者，男，32岁，7天前行腹腔镜下结肠癌根治术，术后放置腹腔引流管。患者现主诉腹痛、腹胀、未排气排便，T 38.6℃，切口缝线处可见混浊性液体渗出，伴有臭味。

请思考：

（1）该患者主要的护理诊断有哪些？

（2）针对患者目前的问题，应采取哪些护理措施？

（3）若患者完成手术后康复出院，应如何对患者进行出院指导？

（张丽莎　彭俊生）

第九章 阑尾疾病患者护理

阑尾疾病包括急性阑尾炎、慢性阑尾炎和阑尾肿瘤等。急性阑尾炎是外科常见的急腹症之一,患者常表现为转移性右下腹痛,伴发热、恶心及呕吐。急性阑尾炎如未及时处理可导致急性腹膜炎和腹腔脓肿等,也可逐步缓解转化为慢性阑尾炎。在明确诊断的基础上,采取适当的术前准备,做好术后并发症的预防、观察、护理是促进患者加速康复的关键。急性阑尾炎患者的临床表现、处理原则以及围手术期护理是本章学习的重点。

> **临床案例与思考**
>
> 患者,男,28 岁。1 天前出现中上腹及脐周阵发性疼痛,后转为右下腹持续性隐痛,伴有恶心呕吐,呕吐物为胃内容物。体格检查:T 38.1℃,R 24 次/分,P 90 次/分,BP 125/75mmHg,腹平,右下腹麦氏点有压痛、反跳痛。查血白细胞 $14.8×10^9$/L,中性粒细胞比值 84%。
>
> 请思考:
> (1)患者最可能的诊断是什么?需要做哪些辅助检查来确定?
> (2)患者目前的治疗原则有哪些?
> (3)患者目前存在哪些护理诊断/问题?应采取哪些针对性护理措施?

第一节 急性阑尾炎

急性阑尾炎(acute appendicitis)是外科常见病,也是最多见的急腹症。1886 年,Fitz 首先将本病命名为"阑尾炎",提倡用阑尾切除术治疗本病。1894 年,McBurney 采用分离右下腹肌肉的手术切口行阑尾切除术,后人将其称为"麦氏切口",沿用至今。1982 年,Semm 首次报道了腹腔镜阑尾切除术,目前腹腔镜技术已得到广泛应用。急性阑尾炎可在各个年龄人群中发病,但以 20~30 岁青壮年发病率最高,约占 40%;男多于女,比例约为 3∶2。本病的治疗原则是早期诊断、早期手术。少数患者临床表现不典型,易被误诊而延误病情,应特别注意。

【病因】

阑尾易发生炎症是由其自身解剖特点决定的,其解剖结构为一细长盲管,腔内富含微生物,肠壁内有丰富的淋巴组织,容易发生感染。一般认为阑尾炎有以下发病因素。

1. 阑尾管腔阻塞 是急性阑尾炎最常见的病因。导致阑尾管腔阻塞的主要原因是淋巴滤泡明显增生,约占 60%,多见于年轻人;粪石也是阻塞的原因之一,约占 35%;异物、炎性狭窄、食物残渣、蛔虫、肿瘤等是较少见的原因;因阑尾管腔细,开口狭小,系膜短,使阑尾卷曲,这些都是导致阑尾管腔易于阻塞的原因。阑尾管腔阻塞后阑尾黏膜仍继续分泌黏液,腔内压力上升可致血运障碍,使阑尾炎症加剧。

2. 细菌入侵 阑尾管腔阻塞,细菌繁殖,分泌内毒素和外毒素,损伤黏膜上皮导致溃疡形成,细菌穿过溃疡黏膜进入阑尾肌层。阑尾壁间质压力升高,影响动脉血流,造成阑尾缺血,最终造成坏疽穿孔。致病菌多为肠道内的各种革兰氏阴性菌和厌氧菌。

【病理特点与临床分型】

根据临床过程和病理改变,急性阑尾炎分为四种病理类型。

1. 急性单纯性阑尾炎 属轻型阑尾炎或病变早期,病变多局限于黏膜和黏膜下层。阑尾外观轻度肿胀,浆膜充血并失去正常光泽,表面有少量纤维素性渗出物。镜下见阑尾各层均有水肿和中性粒细胞浸润,黏膜表面有小溃疡和出血点。本型临床症状和体征较轻。

2. 急性化脓性阑尾炎 也称急性蜂窝织炎性阑尾炎，常由单纯性阑尾炎发展而来。阑尾肿胀明显，浆膜高度充血，表面覆有纤维素性渗出物。镜下阑尾黏膜溃疡面大并深达肌层和浆膜层，各层均有小脓肿形成，腔内有积脓。阑尾周围的腹腔内有稀薄脓液，具有局限性腹膜炎的临床表现。

3. 坏疽穿孔性阑尾炎 是一种重型阑尾炎。儿童和老年人多见。阑尾管壁坏死或部分坏死，呈暗紫色或黑色。由于阑尾管腔内积脓，压力升高，管壁血液循环障碍，严重者发生穿孔，穿孔部位多发生在阑尾根部和尖端。若穿孔后局部未能被大网膜包裹，感染扩散，可引起急性弥漫性腹膜炎。

4. 阑尾周围脓肿 急性阑尾炎化脓、坏疽或穿孔，若此过程进展较慢，大网膜可移至右下腹部，将阑尾包裹并形成粘连，可形成炎性肿块或阑尾周围脓肿（periappendiceal abscess）。

【特殊类型阑尾炎】

1. 新生儿急性阑尾炎 新生儿阑尾呈漏斗状，不容易发生阑尾管腔阻塞。因此，新生儿急性阑尾炎很少见。又由于新生儿不能提供病史，其早期临床表现又无特殊性，仅有厌食、恶心、呕吐、腹泻和脱水等，发热和白细胞升高均不明显，因此早期确诊比较困难，穿孔率可高达50%～80%，死亡率也很高。诊断时应仔细检查右下腹部压痛和腹胀等体征。一旦确诊应尽早手术治疗。

2. 小儿急性阑尾炎 小儿大网膜发育不全，不能起到充分的保护作用。病儿也不能清晰地提供病史。其临床特点：①病情发展较快且较重，早期即出现高热、呕吐等症状；②右下腹体征不明显、不典型，但有局部压痛和肌紧张，是小儿阑尾炎的重要体征；③穿孔及并发症较高。治疗原则是早期手术，注意病情观察，遵医嘱输液、纠正脱水，应用广谱抗生素等。

3. 妊娠期急性阑尾炎 较常见。妊娠中期子宫增大较快，盲肠和阑尾被增大的子宫推挤向右上腹移位，压痛部位也随之上移。腹壁被抬高，炎症阑尾刺激不到壁层腹膜，所以腹部压痛、肌紧张和反跳痛均不明显；大网膜难以包裹炎症阑尾，腹膜炎不易被局限而易在腹腔内扩散。这些因素致使妊娠中期急性阑尾炎难以诊断，炎症刺激子宫，易导致流产或早产，威胁母子生命安全。

治疗以早期手术为主。妊娠后期的腹腔感染难以控制，更应早期手术。围手术期应加用黄体酮。尽量不用腹腔引流。术后使用广谱抗生素。加强术后护理。临产期的急性阑尾炎如并发阑尾穿孔或全身感染症状严重时，可考虑经腹剖宫产术，同时切除病变阑尾。注意评估患者及家属对胎儿风险的认识，对疾病和治疗的心理承受能力和应对能力。

4. 老年人急性阑尾炎 随着人均寿命的延长，老年人急性阑尾炎也有增多的趋势。因老年人对疼痛感觉迟钝，腹肌薄弱，防御功能减退，所以具有下列临床特点：①主诉不强烈，体征不典型，临床表现轻，但是病理改变却很重。②体温和白细胞计数均可无明显变化，容易延误诊断和治疗。③由于老年人动脉硬化，阑尾动脉也会发生改变，易导致阑尾缺血坏死。④老年人常伴发心血管病、糖尿病、肾功能不全等，使病情更趋复杂严重。处理原则是一旦确诊应及时手术，并加强围手术期管理，同时注意处理伴发疾病，预防并发症的发生。

5. AIDS/HIV 感染患者的急性阑尾炎 其临床症状及体征与免疫功能正常者相似，却不典型，患者白细胞不高，容易被延误诊断和治疗。超声或 CT 检查有助于诊断。强调早期诊断和手术治疗，可获较好的短期生存率，否则穿孔率较高（占40%）。因此，不应将 AIDS 和 HIV 感染患者视为阑尾切除的手术禁忌证。

急性阑尾炎的转归有以下几种：①炎症消退，单纯性阑尾炎经及时药物治疗后炎症消退。大部分将转为慢性阑尾炎，易复发。②炎症局限，化脓、坏疽或穿孔性阑尾被大网膜和邻近的肠管粘连包裹，炎症局限，形成阑尾周围脓肿。经积极抗菌治疗、穿刺引流或中药治疗多数可以吸收，但过程缓慢。③阑尾炎症重，发展快，未予及时手术切除，又未能被大网膜包裹局限，炎症扩散，可发展为盆腔或髂窝脓肿、弥漫性腹膜炎、化脓性门静脉炎、感染性休克等。

> **知识拓展　　　　　　　　腹腔镜技术在妊娠期阑尾炎的应用**
> 妊娠期阑尾炎主要由妊娠期阑尾腔部阻塞造成细菌入侵所致，以右下腹剧烈疼痛为临床常见表现，随着病情逐渐发展，机体炎症反应加重，易发生坏死、穿孔，影响母婴健康。手术切除阑尾是目前治疗妊娠期阑尾炎的首选方式，而开放手术虽能观察到病变阑尾并切除，但仍存在术野受限、创伤较大等情况，手术切口感染、术后肠粘连等并发症较多，不利于预后。随着微创外科的发展，诸多传统开放式手术逐渐被腹腔镜下手术所替代，其已在阑尾切除手术中被广泛应用。

【临床表现】

1. 症状

（1）转移性右下腹痛：腹痛发作始于上腹部，逐渐移向脐部，最后转移并局限于右下腹。此过程的长短取决于病变发展的程度和阑尾位置。70%～80%的患者具有此典型的转移性腹痛特点，也有部分患者在发病初即表现为右下腹痛。不同类型阑尾炎其腹痛也存在差异，如单纯性阑尾炎表现为隐痛；化脓性阑尾炎表现为阵发性胀痛和剧痛；坏疽性阑尾炎呈持续性剧烈腹痛；穿孔性阑尾炎因阑尾腔压力骤减，腹痛可暂时减轻，但出现腹膜炎后，腹痛又持续加剧。不同位置的阑尾炎，其腹痛部位也有区别，如盲肠后位阑尾炎疼痛为右侧腰部；盆位阑尾炎疼痛为耻骨上区；肝下区阑尾炎可引起右上腹痛；极少数左下腹部阑尾炎呈左下腹痛，应予以注意。

（2）胃肠道症状：发病早期可有厌食、恶心、呕吐等，但程度较轻。有的病例可发生腹泻，如盆位阑尾炎，炎症刺激直肠和膀胱，引起排便、里急后重症状。

（3）全身症状：乏力、发热等。体温升高发生在腹痛之后。炎症重时出现中毒症状，心率增快，发热，体温升高达38℃左右。阑尾穿孔时体温会更高，达39℃或40℃并反应迟钝。若发生门静脉炎时则会出现寒战、高热和黄疸。

2. 体征

（1）右下腹压痛：是急性阑尾炎最常见、最重要的体征。压痛点通常位于麦氏点、Lanz点（左右髂前上棘连线的右、中1/3交点上），或Morris点（右髂前上棘与脐连线和腹直肌外缘交会点）。但对某一个患者来说，压痛点始终固定在一个位置上。发病早期腹痛尚未转移至右下腹时，右下腹便可出现固定压痛。压痛程度与病变程度相关。当炎症加重时，压痛范围也相应扩大，但仍以阑尾所在部位的压痛最明显。老年人对压痛的反应较轻。

（2）腹膜刺激征：反跳痛（又称Blumberg征）、腹肌紧张、肠鸣音减弱或消失等。这是壁腹膜受到炎症刺激的一种防御性反应，常提示阑尾炎症加重，可能有化脓、坏疽或穿孔等病理改变。但是，小儿、老人、孕妇、肥胖、虚弱者或盲肠后位阑尾炎时，腹膜刺激征不明显。

（3）右下腹包块：查体时如发现右下腹扪及压痛性包块，边界不清，固定，可考虑阑尾周围脓肿形成或阑尾炎性肿块。

其他特殊体征：①结肠充气试验阳性（Rovsing征）：患者仰卧位，检查者右手压迫左下腹，左手挤压近端结肠，结肠内气体可传至盲肠和阑尾，引起右下腹疼痛者为阳性。②腰大肌试验阳性（Psoas征）：患者左侧卧位，右大腿后伸，引起右下腹痛者为阳性，提示阑尾位于腰大肌前方，为盲肠后位或腹膜后位阑尾。③闭孔内肌试验（Obturator征）：患者仰卧位，屈曲右髋和右大腿各90°，然后被动向内旋转，引起右下腹者为阳性，提示阑尾靠近闭孔内肌。直肠指检：炎症阑尾所在位置有压痛，压痛常在于直肠右前方。当阑尾穿孔时可出现直肠前壁广泛压痛。当形成阑尾周围脓肿时，有时可触及痛性肿块。

【辅助检查】

1. 实验室检查　大多数急性阑尾炎患者白细胞计数和中性粒细胞比例升高。白细胞计数高达

$20×10^9/L$,且发生白细胞核左移。部分患者白细胞可无明显升高,多见于单纯性阑尾炎或老年患者。尿检查一般无阳性发现,如尿中出现少数红细胞,说明炎症可能累及输尿管或膀胱。血清淀粉酶及脂肪酶测定可帮助排除胰腺炎;β-HCG测定以排除异位妊娠所致的腹痛。

2. 影像学检查 ①超声检查可以发现肿大的阑尾或脓肿,推荐常规应用。②诊断困难时可做CT检查,有助于阑尾周围脓肿的诊断。③腹部立位平片偶尔可见钙化的粪石和异物影。

3. 腹腔镜检查 可以直接观察阑尾有无炎症,也能分辨与阑尾炎有相似症状的其他邻近脏器疾病,对明确诊断可起决定作用。诊断同时可行阑尾切除术。

【处理原则】

1. 非手术治疗 仅适用于客观条件不容许手术的单纯性阑尾炎,急性阑尾炎诊断尚未确定、发病已超过72小时或形成炎性肿块或阑尾周围脓肿形成等有手术禁忌证者。治疗措施包括使用有效的抗生素和补液治疗等。

2. 手术治疗 不同类型急性阑尾炎的手术方法不同。可通过传统的开腹或腹腔镜完成,现临床上大多数采用腹腔镜阑尾切除术。

(1)急性单纯性阑尾炎:行阑尾切除术。

(2)急性化脓性或坏疽性阑尾炎:行阑尾切除术,若腹腔有脓液,应冲洗腹腔,吸净脓液后关腹,保护切口。

(3)穿孔性阑尾炎:行阑尾切除术,术中注意保护切口,清除腹腔脓液,彻底冲洗腹腔后冲洗切口,根据情况放置腹腔引流管,可一期缝合,观察切口,有感染时及时引流。

(4)阑尾周围脓肿:脓肿尚未破溃穿孔时按急性化脓性阑尾炎处理;若阑尾穿孔已被包裹形成阑尾周围脓肿,病情稳定者,应用抗生素治疗或同时联合中药治疗,以促进脓肿吸收消散,也可在超声引导下置管引流或穿刺抽脓;如脓肿无局限趋势,可先行超声检查确定切口部位后行切开引流手术,手术以引流为主要目的。在治愈后3个月左右再行择期阑尾切除术。

【护理评估】

(一)术前评估

1. 健康史

(1)个人情况:了解患者年龄、性别,女性患者月经史、生育史;饮食习惯及不洁饮食史,是否经常进食高脂肪、高糖、低纤维食物。

(2)既往史:了解患者有无急性阑尾炎、胃十二指肠疾病史、右肾与右输尿管结石、急性胆囊炎或妇科病史,有无手术治疗史。老年人需要注意有无心、肺、肾等重要脏器疾病和糖尿病等。

2. 身体状况

(1)症状与体征:评估是否有乏力、发热、恶心、呕吐等症状;有无腹泻、里急后重等。妊娠中后期急性阑尾炎患者会出现流产或早产征兆,注意观察其腹痛的性质,是否有阴道流血的情况。新生儿及小儿需评估有无脱水和或呼吸困难的表现;全面评估腹部压痛的部位,麦氏点有无固定压痛,有无腹膜刺激征;腰大肌试验、结肠充气试验、闭孔内肌试验的结果;直肠指检有无直肠前壁触痛或触及肿块。

(2)辅助检查:血常规检查评估白细胞计数和中性粒细胞比值;影像学检查有无异常。

3. 心理-社会状况 了解患者和家属对所患疾病的认知程度,是否出现焦虑、恐惧等心理反应。是否接受制定的治疗护理方案,对手术的认知和心理承受能力。

(二)术后评估

1. 术中情况 了解患者手术和麻醉方式,手术过程是否顺利。

2. 生命体征 是否平稳,患者是否意识清楚。

3. 伤口与引流管情况 伤口是否干燥,有无渗液、渗血;各个引流管是否通畅,引流量、颜色与性状等。

4. 治疗效果 腹痛、发热、伤口疼痛及切口愈合等情况。

5. 并发症发生 有无出血、切口感染等并发症发生。

【常见护理诊断/问题】

1. 急性疼痛 与阑尾炎症刺激壁腹膜及手术创伤有关。

2. 体温升高 与阑尾炎症有关。

3. 焦虑 与发病急、担心手术有关。

4. 潜在并发症 腹腔脓肿、门静脉炎、出血、切口感染、阑尾残株炎及粘连性肠梗阻、肠瘘等。

【护理目标】

1. 患者疼痛减轻或缓解。
2. 患者体温接近正常,舒适感增加。
3. 患者情绪平稳,焦虑减轻。
4. 患者未发生并发症或并发症得到及时发现与处理。

【护理措施】

(一)术前护理

1. 病情观察 严密观察患者的生命体征、腹痛及腹部体征的变化。如体温升高,脉搏、呼吸增快,提示炎症较重,或炎症已有扩散;如腹痛加剧,范围扩大,腹膜刺激征明显,提示病情加重。在非手术治疗期间,出现右下腹痛加剧、发热,血白细胞计数和中性粒细胞比值上升,要做好急诊手术的准备。

2. 避免肠内压增高 非手术治疗期间禁食,必要时行胃肠减压,同时给予静脉输液;禁止服用泻药及灌肠,以免肠蠕动加快,增高肠内压力,导致阑尾穿孔或炎症扩散。

3. 控制感染 遵医嘱及时应用抗生素;脓肿形成者可配合医生行脓肿穿刺抽液。高热患者给予物理降温。

4. 缓解疼痛 协助患者取舒适体位,如半卧位,可放松腹肌,减轻腹部张力,缓解疼痛。对诊断明确或已决定手术者,疼痛剧烈时,遵医嘱给予镇痛或镇静、解痉药。

5. 心理护理 了解患者及家属的心理反应,适时给予其讲解有关知识,减轻患者对手术的焦虑与恐惧,使其能够积极配合治疗及护理。

6. 并发症的护理

(1)腹腔脓肿:是阑尾炎未经及时治疗的结果,阑尾周围脓肿最常见。也可在腹腔其他部位形成脓肿,常见部位有盆腔、膈下及肠间隙等处。临床表现为麻痹性肠梗阻所致腹胀、压痛性肿块和全身中毒症状等。超声和CT检查可协助定位。可采取超声引导下穿刺抽脓、冲洗或置管引流,必要时做好急诊手术的准备。脓肿较小以及无明显临床症状的患者以保守治疗为主,静脉应用敏感的抗生素治疗等。

(2)内、外瘘形成:阑尾周围脓肿未及时引流,少数病例脓肿可向小肠或结直肠内穿破,亦可向膀胱、阴道或腹壁穿破,形成各种内瘘或外瘘,此时脓液可经瘘管排出。腹部MRI、X线钡剂检查和经外瘘口置管造影可协助了解瘘管走行,有助于选择相应的治疗方法。

(3)门静脉炎:较少见。急性阑尾炎时,阑尾静脉中感染性血栓沿肠系膜上静脉至门静脉,可导致门静脉炎。主要表现为寒战、高热、剑突下压痛、肝大、轻度黄疸等。如病情加重会发生感染性休克或脓毒症,治疗延误可发展为细菌性肝脓肿。应及时行阑尾切除并大剂量使用抗生素。

7. 术前准备 拟急诊手术者应紧急做好备皮、输液、皮试等术前准备。

（二）术后护理

1. 病情观察 监测生命体征并准确记录；加强巡视，注意倾听患者的主诉，观察患者腹部体征的变化，发现异常及时通知医生并配合处理。

2. 休息与活动 全麻清醒后可取半卧位，以利腹腔引流。鼓励患者术后尽早在床上翻身、活动四肢，术后活动注意保护伤口，避免牵拉，待麻醉反应消失后即下床活动，以促进肠蠕动恢复，减少肠粘连的发生。

3. 饮食护理 术后1～2日，根据情况恢复经口进食。先进流食，无不适后逐步恢复至正常饮食。

4. 引流管护理 阑尾切除术后一般不留置引流管，只在局部有脓肿、阑尾穿孔、阑尾残端包埋不满意或有肠瘘形成时采用，用于引流脓液和肠内容物。引流管应妥善固定，保持通畅，注意无菌，注意观察引流液的颜色、性状及量，如有异常，及时通知负责医生并配合处理。一般1周左右拔除引流管。

5. 并发症观察护理

（1）出血：多因阑尾系膜的结扎线松脱，引起系膜血管出血。常在手术后发生，主要表现为腹痛、腹胀、失血性休克等；一旦发生，应立即遵医嘱输血、补液，并做好紧急再次手术止血的准备。

（2）切口感染：是最常见的并发症，多见于急性化脓性或穿孔性阑尾炎。表现为术后2～3日体温升高，切口胀痛或跳痛、局部红肿、压痛，甚至可出现波动感。可先行试穿抽出伤口脓液，或在波动处拆除缝线敞开引流，排出脓液，定期换药，保持敷料清洁、干燥。

（3）粘连性肠梗阻：是阑尾切除术后常见的并发症，多与局部炎症重、手术损伤、切口粘连和术后卧床时间长等因素有关。早期手术，术后左侧卧位，早期下床活动可适当预防此并发症。

（4）阑尾残株炎：阑尾残端若保留过长超过1cm，术后残株易复发炎症，症状表现同阑尾炎，行X线钡剂灌肠可明确诊断。症状较重者再行手术切除阑尾残株。

（5）粪瘘：较少见。产生粪瘘的原因有多种，可由阑尾残端结扎线脱落，盲肠原有结核、癌肿等病变，盲肠组织水肿脆弱，术中缝合时裂伤等导致。临床表现与阑尾周围脓肿相似，术后数日内可见肠内容物经切口或瘘口溢出。粪瘘发生时若已局限化，不致发生弥漫性腹膜炎，如为非结核或肿瘤病变等，一般经非手术治疗可闭合自愈。如经2～3个月仍不闭合，则需手术治疗。

（三）健康教育

1. 预防指导 指导健康人群改变不良的生活习惯，如改变高脂肪、高糖、低膳食纤维的饮食，注意饮食卫生。积极治疗慢性结肠炎、便秘等。

2. 知识指导 向患者介绍有关阑尾炎护理、治疗知识。告知术前准备及术后康复方面的相关知识及配合要点。

3. 活动指导 鼓励患者适当参加体育锻炼，注意掌握活动强度，保持心情舒畅。

4. 复诊指导 出院后如出现腹痛、腹胀等不适，要及时就诊。阑尾周围脓肿未切除阑尾者，告知患者3个月后再次就诊，考虑行阑尾切除术。

【护理评价】

通过治疗与护理，评价患者是否达到下列目标：

1. 疼痛减轻或缓解。
2. 体温恢复正常，舒适感增加。
3. 焦虑减轻或消失，可积极配合治疗。
4. 并发症得以预防，或得到及时发现和处理。

临床案例与思考

患者，女，29岁，孕29周，因上腹部疼痛2小时就医。主诉：2小时前自觉上腹部疼痛，逐渐加重伴恶心、呕吐，右侧腹部局部压痛、肌紧张、反跳痛不明显，体格检查：T 38.4℃，P 96次/分，R 20次/分，BP 134/82mmHg。

请思考：
（1）该患者还应该做哪些辅助检查？
（2）该患者可采用的治疗方法有哪些？
（3）该患者需要采取哪些护理措施？

（张丽莎　彭俊生）

第二节　慢性阑尾炎

慢性阑尾炎（chronic appendicitis）大多由急性阑尾炎转变而来，少数病变开始即呈慢性过程。

【病因】

慢性阑尾炎多由于急性阑尾炎发作时病灶未能彻底去除、残留感染，病情迁延不愈而致。部分慢性阑尾炎没有急性阑尾炎发作史，有时出现阑尾点压痛，可能与阑尾慢性梗阻有关，症状隐蔽，体征不确切，容易误诊。

【病理特点】

主要病理改变是阑尾壁不同程度的纤维化及慢性炎症细胞浸润。黏膜层和浆肌层以淋巴细胞和嗜酸性粒细胞浸润为主，替代了急性炎症时的多形核白细胞。还可见阑尾管壁中有异物巨细胞。另外，阑尾因纤维组织增生，脂肪增多，管壁增厚，管腔狭窄，不规则，甚而闭塞。这些病变妨碍了阑尾排空，压迫阑尾壁内神经而产生疼痛症状。多数患者阑尾腔内有粪石，或阑尾粘连，淋巴滤泡过度增生，使管腔变窄。

【临床表现】

患者既往常有急性阑尾炎发作病史，也可能症状不重或者不典型。经常有右下腹疼痛，或者有的患者仅有隐痛或不适，剧烈活动或饮食不节会诱发急性发作。主要的体征是阑尾部位的局限性压痛，且经常存在，位置也较固定。左侧卧位体检时，少数患者可在右下腹扪及条索状包块。

【辅助检查】

钡剂灌肠X线或阑尾造影检查，如果出现阑尾变形、形态扭曲、边缘毛糙以及分节状改变，单个或多个充盈缺损等征象，阑尾腔不规则狭窄、72小时后透视复查阑尾腔内仍有钡剂，充盈的阑尾走行僵硬、位置不易移动，压痛点在阑尾位置可确诊为慢性阑尾炎。

薄层CT扫描可发现阑尾内粪石，管径不规则增粗、粘连等表现，可作为辅助诊断。

【处理原则】

诊断明确后应手术切除阑尾，并行病理检查证实诊断和排除阑尾肿瘤；但对未经内镜或影像学检查证实、非反复发作者可先应用抗生素等保守治疗。

【护理措施】

参见本章第一节急性阑尾炎患者的护理措施。

> **知识拓展** **内镜逆行阑尾炎治疗术**
>
> 内镜逆行阑尾炎治疗术（endoscopic retrograde appendicitis therapy，ERAT）是一种新型的微创内镜治疗术，损伤较小，安全性较高，费用也低于一般的外科手术。它是通过头端带有透明帽的结肠镜经盲肠内阑尾开口入路，在 X 线的监视下，予以阑尾插管、造影以明确阑尾炎诊断，并在此基础上解除阑尾管腔梗阻，引流脓液，从而控制炎症。成人急性阑尾炎的起因多为阑尾的管腔阻塞，ERAT 可通过对阑尾管腔的冲洗、取出粪石、置管引流再结合抗生素治疗，相比于单纯抗生素治疗，其疗效更为显著。ERAT 在小儿中的疗效也令人满意，其优势在于避免了因误诊而切除正常阑尾的风险及外科手术所带来的风险和创伤，减少患儿的痛苦，同时缓解患儿术后腹痛。

（张丽莎　彭俊生）

第三节　阑尾肿瘤

一、阑尾肿瘤的常见类型

阑尾肿瘤较少见，多在阑尾切除术中或术后阑尾标本病检中或尸体解剖中被诊断。主要包括类癌、腺癌和囊性肿瘤三种。

（一）阑尾类癌

阑尾类癌（appendiceal carcinoid）属于神经内分泌肿瘤，是阑尾原发肿瘤中最多见的一种，占阑尾肿瘤的 90%。阑尾是消化道类癌最常见的部位，阑尾类癌大约占胃肠道类癌的 45%。典型的阑尾类癌是肉眼所见一小的（1～2cm）、坚硬的、边界清楚的黄褐色肿物，约 3/4 在阑尾远端，少数发生在阑尾根部、伴黏液囊肿形成。临床表现与急性阑尾炎相似，几乎是在阑尾切除术中或术后对阑尾进行常规组织学检查时偶然发现。如癌肿直径<2cm，无转移，阑尾切除即可达到治疗目的。其中 2.9% 的病例（直径>2cm）表现恶性肿瘤的生物学特性，肿瘤浸润或有淋巴结转移，此时应采用右半结肠切除术。

（二）阑尾腺癌

阑尾腺癌（appendiceal adenocarcinoma）起源于阑尾黏膜的腺上皮，极少见。分为结肠型和黏液型两种亚型。结肠型，因其临床表现，肉眼及显微镜下所见与右结肠癌相似，常被称为阑尾的结肠型癌，其术前最常见的表现与急性阑尾炎或右结肠癌相似。多见于 50 岁以上的患者。术前钡灌肠常显示盲肠和回肠外肿物。常需术中病理确诊。治疗原则为右半结肠切除术。预后与盲肠癌相近。黏液性腺癌的治疗同结肠型，其预后优于结肠型。

（三）阑尾囊性肿瘤

阑尾囊性肿瘤（cystic neoplasm of the appendix）包括阑尾黏液囊肿和假性黏液瘤。阑尾病变为囊状结构，或含有黏液的阑尾呈囊状扩张，称为阑尾黏液囊肿。其中 75%～85% 是由于阑尾根部管腔梗阻后远端阑尾黏膜分泌的黏液潴留。少数为囊性腺癌。患者可有无痛性肿块，或在腹部 CT 中偶然发现。囊壁可有钙化。当囊肿破裂时，良性者经阑尾切除可治愈。如为恶性可发生腹腔内播散种植转移。

假性黏液瘤是阑尾分泌黏液的细胞在腹腔内种植而形成，可造成肠粘连梗阻和内瘘。治疗措施是手术切除，加腹腔热灌注治疗，但容易复发，常需反复多次手术处理。

二、阑尾肿瘤的诊断、处理和护理

阑尾肿瘤的诊断、处理和护理与盲肠癌或右半结肠癌相似。相关内容可参见第十章所述。

（张丽莎　彭俊生）

第十章　结直肠肛管疾病患者护理

结直肠肛管疾病，包括结肠、直肠和肛管组织肿瘤、结构异常和感染等，手术治疗是关键。肠道在围手术期受到创伤和影响，肠道功能对患者生活质量产生重要影响，围手术期需加强营养支持、心理护理、实施个体化肠道准备并促进肠道功能恢复，促进患者康复。结直肠癌具有较强遗传背景，再发性肿瘤风险较高，在患者顺利完成治疗的同时，需促进其及家族成员进行癌症预防筛查。结直肠癌及肛管其他疾病患者的临床表现、处理原则及围手术期护理是本章学习的重点。

临床案例与思考

患者，男，42岁。因排便习惯改变2个月，便中带血3个月入院，经检查诊断为低位直肠癌，后行术前辅助放化疗共3个月，化疗结束后2个月，于上周在全麻下行直肠低位前切除术。患者术后第3天排气后开始进流食，术后第5天突发腹痛。体格检查：T 38.4℃，P 96次/分，R 20次/分，BP 134/82mmHg。

请思考：
（1）患者可能出现了什么问题？需要做哪些体格检查和辅助检查来确定？为什么会发生？该患者存在哪些高危因素？
（2）患者目前的处理措施有哪些？
（3）患者目前存在哪些护理诊断/问题？应采取哪些针对性护理措施？

第一节　结直肠癌

结直肠癌（colorectal cancer，CRC）是结肠癌（colon cancer）及直肠癌（rectal cancer）的总称，为常见的恶性肿瘤之一。根据2020年全球癌症统计数据，结直肠癌的发病率和死亡率在恶性肿瘤中分别位居第3位和第2位，我国每年新发结直肠癌病例超过40万例，死亡病例逾20万例。结直肠癌有以下流行病学特点：①男性略多于女性；发病率随年龄的增加而逐步上升，60岁以后发病率及死亡率均显著增加，但近年有年轻化趋势，我国中位发病年龄为53~58岁，比欧美等国家提前10余年，我国30岁以下的病例约占10%，年轻结直肠癌已经日益引起学者们的关注。②直肠癌略多于结肠癌，且80%以上的直肠癌发生在中下段直肠，近年数据显示癌症好发部位有由直肠上移到结肠的趋势，尤其是经济发达地区。③不同地区结直肠癌发病率有差异，如美国、加拿大、丹麦等发达国家发病率高，城市高于农村。④一般来说，结肠癌根治性切除术后5年生存率一般为70%左右，直肠癌为50%左右，分期越早预后越好，Ⅰ期患者术后5年生存率在90%以上，Ⅱ期和Ⅲ期患者分别为60%和40%。

【病因】

结直肠癌的病因尚未明确，但大量的研究证据表明结直肠癌的发生发展可能与以下因素有关：

1. 遗传因素　结直肠癌是一种具有较强遗传背景的恶性肿瘤。据估计，约20%的结直肠癌患者的致病因素中遗传因素起了更重要的作用，其中有10%的患者为遗传性结直肠癌。流行病学数据表明，即使是散发性患者家族成员的结直肠癌发病率仍高于一般人群，说明散发性结直肠癌的发生也有遗传因素的作用。

2. 结直肠非癌性疾患　有慢性溃疡性结肠炎、息肉、腺瘤等。据估计3%~5%的溃疡性结肠炎将发生结直肠癌，病程越长发生率越高。近40%的结直肠癌由息肉和腺瘤发展而来。家族性腺瘤性息肉病（FAP）的癌变率更高（详见第二节）。此外，结肠的克罗恩病也有癌变风险。

3. 饮食因素 一般认为高脂肪、低纤维饮食、红肉和加工肉类、腌制和油煎炸食品是结直肠癌高发的因素，这些饮食都不同程度使肠道内的厌氧菌酶活性增高，促使厌氧的梭形芽孢杆菌等厌氧菌活跃，已经证实厌氧的梭形芽孢杆菌可将脱氧胆酸转变为致癌物 3-甲基胆蒽。

4. 环境及生活方式 环境因素与结直肠癌有关，缺钼、接触石棉和放射线是结直肠癌的高危因素。缺乏体力活动、久坐、糖尿病、肥胖、吸烟和大量饮酒者结直肠癌发病风险增高。

5. 肠道菌群 临床证实肠道菌群分为有用菌群和致病菌群，有用菌群通过构建宿主的免疫系统、参与食物消化来维持宿主机体内环境的平衡。暴饮暴食、饮食不平衡或应用抗生素会使有用菌群数量减少，致病菌群增加。证据表明，肠道菌群与结肠肿瘤的发生有关。梭形杆菌、肠毒素脆弱类杆菌、脆弱拟杆菌、大肠杆菌和厌氧消化链球菌等致病菌可能导致结直肠癌的发生。也有许多学者指出监测肠道菌群中的致病菌群可成为结直肠癌筛查的方法，但目前为止尚未在结直肠癌的早期阶段监测到肠道菌群的改变，尚需进一步研究来证实。目前关于肠道菌群与结直肠癌的相关关系是临床研究的前沿热点。

知识拓展　　　　　　　　　　早发性结直肠癌

早发性结直肠癌（early-onset colorectal cancer）是指 50 岁之前诊断的结直肠癌，过去 10 年，其发病率和死亡率在全球范围内呈显著增加趋势。导致早发性结直肠癌增加的首要或主要危险因素尚未得到确证，但学者们一致认为肠道微生物在其中起着非常重要的作用，而持续几十年的生活方式和环境暴露等危险因素会改变肠道微生物群，使其发生菌群多样性减少等改变。进行大规模前瞻性队列研究评估"生命早期暴露"有可能找到早发性结直肠癌的关键危险因素，并帮助我们认识癌症的发生机制。我国是早发性结直肠癌高发地区之一，但对此患者群体的关注和研究更显不足，是需要重点开发的领域。

【病理特点与临床分期】

1. 病理与分型 结直肠癌的病理与分型包括两个方面，大体分型和组织学类型。我国结直肠癌病理研究组反复研究确定，结直肠癌的大体分型分为隆起型（肿瘤主体向肠腔内突出，呈菜花状，大的肿块表面易发生溃疡）、溃疡型（最常见的类型，占半数以上，肿瘤表面形成明显的深达或超过肌层的溃疡）和浸润型（肿瘤向肠壁各层弥漫浸润，使局部肠壁增厚，但表面无明显溃疡或隆起）三个大类。组织学类型分为：①腺癌，非特殊型；②腺癌，特殊型，包括黏液腺癌、印戒细胞癌、锯齿状腺癌、微乳头状癌、髓样癌、筛状粉刺型腺癌；③腺鳞癌；④鳞状细胞癌；⑤梭形细胞癌或肉瘤样癌；⑥未分化癌；⑦其他特殊类型；⑧不能确定类型癌。其中腺癌占 90% 以上，结直肠癌个体可出现 2 种或 2 种以上，且分化程度并非完全一致的组织学类型。

2. 扩散和转移方式

（1）局部扩散：癌细胞可向肠壁深层、环状及纵轴 3 个方向浸润，90% 的病例癌细胞扩散是一个漫长的过程，癌环绕肠壁一周生长约需 2 年。浸润至肌层后易发生血行转移。穿透肠壁后可侵蚀邻近器官，如膀胱、子宫、输尿管、输卵管、前列腺等。

（2）淋巴转移：是结直肠癌最常见的转移途径。①结肠癌：可沿结肠上淋巴结、结肠旁淋巴结、系膜血管周围的中间淋巴结及系膜血管根部的中央淋巴结转移，通常呈逐级扩散。②直肠癌：其淋巴转移可分 3 个方向：向上沿直肠上动脉及腹主动脉周围的淋巴结转移；侧方经直肠下动脉旁淋巴结至盆腔侧壁的髂内淋巴结；向下则沿肛管动脉、阴部内动脉旁淋巴结达髂内淋巴结。

（3）血行转移：癌肿向深层浸润后，常侵入肠系膜血管。多转移至肝，其次为肺，再次为骨、脑和卵巢。

（4）种植转移：癌细胞穿透肠壁后脱落种植在腹膜或其他器官表面形成结节。结肠癌较常见。

3. 临床分期 目前临床上广泛使用的是 AJCC 和国际抗癌联盟（Union for International Cancer Control，UICC）发布的第 8 版结直肠癌分期系统（详见表 10-1-1）。

表 10-1-1　结直肠癌的 TNM 分期

期别	T 分期	N 分期	M 分期
0	T_{is}	N_0	M_0
Ⅰ	$T_1 \sim T_2$	N_0	M_0
ⅡA/ⅡB/ⅡC	$T_3/T_{4a}/T_{4b}$	N_0	M_0
ⅢA/ⅢB/ⅢC	$T_1/T_2/T_3/T_{4a}/T_{4b}$	$N_1/N_{1c}/N_{2a}/N_{2b}$	M_0
ⅣA/ⅣB/ⅣC	任何 T	任何 N	$M_{1a}/M_{1b}/M_{1c}$

cTNM 是临床分期，pTNM 是病理分期；前缀 y 用于接受新辅助治疗后的肿瘤分期（如 ypTNM），病理学完全缓解的患者分期为 $ypT_0N_0M_0$，可能类似于 0 期或Ⅰ期。前缀 r 用于经治疗获得一段无瘤间期后复发的患者（rTNM）。

T 代表原发肿瘤。原发肿瘤无法评价为 T_x；无原发肿瘤证据为 T_0；原位癌为 T_{is}；肿瘤侵犯黏膜下层为 T_1；肿瘤侵犯固有肌层为 T_2；肿瘤浸透固有肌层达结直肠周围组织为 T_3；肿瘤浸透脏腹膜，或者侵犯或粘连邻近器官或结构为 T_4。

N 代表区域淋巴结。区域淋巴结无法评价为 N_x；无区域淋巴结转移为 N_0；1~3 枚区域淋巴结转移或存在任何数量的肿瘤结节并且所有可辨识的淋巴结无转移为 N_1；4 枚以上区域淋巴结转移为 N_2。

M 代表远处转移。无远处转移为 M_0；转移至一个或更多远处部位或器官，或腹膜转移被证实为 M_1。

【临床表现】

1. 结肠癌　早期多无特异性表现或症状，易被忽视，进展后主要症状如下。

（1）排便习惯和粪便性状改变：常为最早出现的典型症状，多表现为排便次数增多，腹泻，便秘，排血性、脓性或黏液性粪便，该症状易被忽视，文献报道患者多在出现本症状逾 4 个月才就诊。

（2）腹痛或腹部不适：也是常见的早期症状。疼痛部位常不确切，为持续性隐痛或仅为腹部不适或腹胀感；当癌肿并发感染或肠梗阻时腹痛加剧，甚至出现阵发性绞痛，由于腹痛无特异性常被忽视，常伴随排便改变等症状出现。

（3）腹部肿块：多为癌肿本身，也可能是梗阻近侧肠腔内的积粪。位于横结肠或乙状结肠的癌肿可有一定活动度。若癌肿穿透肠壁并发感染，可表现为固定压痛的肿块。

（4）肠梗阻：多为中晚期症状。一般呈慢性、低位、不完全性肠梗阻，表现为便秘、腹胀，可伴腹部胀痛或阵发性绞痛，进食后症状加重。当发生完全性梗阻时，症状加剧，部分患者可出现呕吐，呕吐物含粪渣。有的左侧结肠癌患者以急性完全性肠梗阻为首发症状。

（5）全身症状：由于长期慢性失血、癌肿破溃、感染以及毒素吸收等，患者可出现贫血、消瘦、乏力、低热等全身性表现。发生远处脏器转移时，可出现相应脏器的病理生理改变及临床症状，如晚期出现肝转移时可有腹水、肝大、黄疸、消瘦、水肿等。

因癌肿部位及病理类型不同，结肠癌的临床表现存在差异：①右半结肠肠腔较大，癌肿多呈肿块型，突出于肠腔，粪便稀薄，患者往往腹泻、便秘交替出现，便血与粪便混合；部分患者以贫血、腹部包块、腹痛为首发主要表现，肠梗阻症状不明显。②左半结肠肠腔相对较小，癌肿多倾向于浸润型生长引起环状缩窄，且肠腔中水分已经基本吸收，粪便成形，故临床以便血、腹痛和便频最多见，肠梗阻较多见。

2. 直肠癌　早期无明显症状，癌肿破溃形成溃疡或感染时才出现显著症状。

（1）直肠刺激症状：癌肿刺激直肠频繁产生便意，引起排便习惯改变，便前常有肛门下坠、里急后重和排便不尽感；晚期可出现下腹痛。

（2）黏液血便：最常见，80%~90% 患者可出现便血。癌肿破溃后，可出现粪便带血性和

（或）黏液性，多附于粪便表面；严重感染时可出现脓血便。患者常将血便归于痔疮而延误就诊，研究报道直肠癌患者出现症状后就诊延误时间比结肠癌患者更长，最长的达2年。

（3）肠腔狭窄症状：癌肿增大和（或）累及肠管引起肠腔缩窄，初始粪便变形、变细，之后可有腹痛、腹胀、排便困难、肠鸣音亢进等不完全性肠梗阻症状。

（4）转移症状：当癌肿穿透肠壁，侵犯前列腺、膀胱时可出现尿道刺激征、血尿、排尿困难等；侵及骶前神经则出现骶尾部、会阴部持续性剧痛、坠胀感。女性直肠癌可侵及阴道后壁，引起白带增多；若穿透阴道后壁，则可导致直肠阴道瘘，可见粪质及血性分泌物从阴道排出。发生远处脏器转移时与结肠癌类似。

结直肠癌的发生是多种可能致病因素共同作用的结果，无法做到精准有效的预防。通过筛查发现早期病变是已经明确的可以改善治疗效果和预后的方法，但目前民众的筛查率仍较低，存在许多瓶颈问题未解决。由于结直肠癌的早期症状不明显，首发症状缺乏特异性，患者就诊延迟现象在临床普遍存在，亟须开发有效的面向公众的减少结直肠癌就诊延迟的干预方案，提高早中期结直肠癌诊治率。

【辅助检查】

1. 直肠指检 简单易行，在诊断低位直肠癌中起到重要作用，我国80%以上的直肠癌可通过直肠指检实现诊断。检查时采取左侧卧位，重点了解肿瘤大小、形状、质地、占肠壁周径的范围、基底部活动度、下缘距肛缘的距离、向肠外浸润情况、与周围器官的关系、有无盆底种植等，同时观察指套有无血染。对女性已婚患者，宜行三合诊以了解肿块与阴道后壁的关系。高位直肠癌和结肠癌患者也应重视直肠指检。

2. 实验室检查 ①大便隐血试验：可作为高危人群的普查及初筛方法。对消化道少量出血的诊断有重要价值，阳性者应行进一步检查。②肿瘤标志物测定：癌胚抗原（CEA）和CA19-9是目前公认对结直肠癌诊断和术后监测有意义的肿瘤标志物，但缺乏对早期结直肠癌的诊断价值，主要用于预测结直肠癌的预后和监测复发，研究证实CEA水平对肝转移的诊断有重要意义。

3. 内镜检查 是结直肠癌筛查和诊断中最有效、可靠的方法，可通过肛门镜、乙状结肠镜或纤维结肠镜进行检查。内镜检查可了解肿物距肛缘距离、大小、形态等，并在直视下获取活组织行病理学检查，超声结肠镜还能了解局部浸润的深度，辅助临床分期。疑似结直肠癌患者均推荐行全结肠镜检查，但以下情况除外：①一般状况不佳，难以耐受；②急性腹膜炎、肠穿孔、腹腔内广泛粘连；③肛周或严重肠道感染。

4. 影像学检查 ①CT检查：在初诊时可用来进行结直肠癌的临床分期，治疗过程中判断原发灶及转移瘤的新辅助治疗、转化治疗的效果，随访中筛查结直肠癌吻合口复发及远处转移；鉴别肠壁内和外在性压迫性病变的内部结构，明确其性质；术后辅助诊断吻合口瘘等，但CT评价直肠系膜筋膜状态的价值有限，尤其是低位直肠癌。②MRI检查：可评估肿瘤在肠壁内的浸润深度，对中低位直肠癌的诊断和临床分期有重要价值，另在肝转移的鉴别诊断中发挥重要作用。③超声检查：直肠超声可了解直肠癌的浸润深度及淋巴转移情况，腹盆超声可提示有无腹腔种植转移、是否侵犯邻近组织器官或有无肝转移灶等。④X线检查：可辅助判断肺部转移、术前肺部基本情况评估等。钡剂灌肠可用来辅助诊断直肠癌术后是否发生吻合口瘘或吻合口狭窄。⑤PET-CT：对于病情复杂、常规检查无法明确诊断的患者可作为有效的辅助检查手段。

【处理原则】

手术切除是治疗结直肠癌的最有效手段，同时辅以化学治疗、放射治疗、免疫治疗等综合治疗。目前临床上已开展新辅助治疗（包括术前新辅助放化疗、术前新辅助化疗和术前新辅助免疫治疗等），目的在于提高手术切除率和保全患者器官功能，提高治愈率并延长患者无瘤生存期，但需掌握适应证，个体化应用。由于患者在确诊结直肠癌时，常常处于中晚期，需要复杂综合的治疗手段,多学科诊疗团队(multidisciplinary therapy team,MDTT)和多学科诊疗(multidisciplinary therapy,MDT)为病情复杂的患者提供更优的诊疗方案,以取得最佳治疗效果,因此,目前国际国内各高水平医院均在大力推行多学科综合治疗团队,为患者提供多学科治疗。

1. 非手术治疗

(1)化学治疗:多数结直肠癌对化学药物敏感,化学治疗既往多用于术中、术后辅助治疗及姑息治疗中。近年已经开展规范的术前新辅助化学治疗,有助于缩小原发灶,使肿瘤降期,提高手术切除率、保全患者直肠等器官功能、降低术后复发率;术后化学治疗可杀灭残余肿瘤细胞,预防肿瘤复发和转移。给药途径有静脉给药、区域动脉灌注、温热灌注及腹腔置管灌注给药等,以静脉给药为主。化学治疗以铂类和 5-氟尿嘧啶为基础,方案主要有 XELOX 方案、FOLFOX 方案、FOLFIRI 方案等。Ⅱ期和Ⅲ结肠癌患者常用术后辅助化学治疗,部分Ⅲ、Ⅳ期结肠癌患者和中低位、中晚期直肠癌建议术前应用新辅助化学治疗,Ⅰ期结直肠癌患者不建议使用。

(2)放射治疗:术前新辅助放射治疗适用于距肛门<12cm 的直肠癌或癌肿侵犯邻近重要器官的结直肠癌,可缩小癌肿体积、降低癌细胞活力,提高手术切除率,降低术后复发率,保全直肠等器官功能;术后放射治疗适用于晚期癌肿、T_3 直肠癌且术前未经放射治疗和术后局部复发者。

(3)其他治疗:①靶向治疗:目前临床中常用于结直肠癌的靶向药物有西妥昔单抗、帕尼单抗、贝伐珠单抗和瑞戈非尼单抗等,常联合化学治疗使用,常为二三线用药。②免疫治疗:已经成为结直肠癌治疗领域的热点,主要是免疫检查点抑制剂 PD-1 和 PD-L1 的应用,目前对错配修复缺陷(dMMR)状态的患者疗效比较明确,但仍有部分患者存在耐药,关于耐药机制的探索是研究热点。此外,对于免疫治疗的应用时机和人群,医学界也在进行积极探索,正在开展多项临床试验来探索免疫药物在术前辅助治疗、术后辅助化疗等群体中的应用效果。③中医治疗:应用补益脾肾、调理脏腑、清肠解毒的中药制剂,配合放化疗或手术后治疗,可减轻毒副作用,但不具备抗肿瘤作用。④局部治疗:对低位直肠癌致肠腔狭窄且不能手术者,可用电灼、液氮冷冻和激光凝固烧灼等局部治疗或放置金属支架扩张肠腔,以改善症状争取治疗时间。

2. 手术治疗 目前临床均广泛使用腹腔镜辅助下结直肠癌切除术,部分医院已经开展机器人的腹腔镜辅助下结直肠癌切除术。若术中出现大出血等意外情况,则可能需及时由腹腔镜辅助下转为开腹手术。

(1)根治性手术

1)结肠癌根治性手术:切除范围包括癌肿、两端足够的肠段及其所属系膜和区域淋巴结。①右半结肠切除术:适用于盲肠、升结肠、结肠肝曲癌。②横结肠切除术:适用于横结肠癌。③左半结肠切除术:适用于结肠脾曲癌和降结肠癌。④乙状结肠癌根治切除术:适用于乙状结肠癌。

2)直肠癌根治性手术:切除范围包括癌肿、两端足够的肠段、受累器官的全部或部分、周围可能被浸润的组织及全直肠系膜。根据癌肿的部位、大小、活动度、细胞分化程度及术前控便能力等选择手术方式:①局部切除术:适用于早期瘤体小、T_1、分化程度高的直肠癌。②腹会阴联合直肠癌根治术(abdomino-perineal resection,APR):即 Miles 手术,适用于腹膜反折以下的直肠癌。③直肠低位前切除术(low anterior resection,LAR):或称经腹直肠癌切除术,即 Dixon 手术,适用于腹膜反折线以上的直肠癌,对于直肠上 1/3 的肿瘤可行肿瘤特异性直肠系膜切除,对于直肠下 2/3 的肿瘤应行全直肠系膜切除(total mesorectal excision,TME),由于新辅助放化疗的开展,许多低位直肠癌患者均能接受保肛术,但由于位置太低,且放化疗会影响吻合口愈合,临床常给患者留置临时性回肠造口,待吻合口愈合后再行回纳手术。

临床上对于结直肠癌患者肠段的切除较成熟,但对于相关区域淋巴结清扫的范围尚无定论,每个肠段的癌肿对应的区域淋巴结差异较大,如何通过相关区域淋巴结清扫来提高手术治疗效果、改善预后是目前的研究热点。

（2）姑息性手术：适用于结肠癌并发急性肠梗阻、局部癌肿尚能切除但已经发生远处转移、无法切除的晚期结肠癌等情况的患者。急性肠梗阻患者需积极完善术前准备后行紧急手术，以解除梗阻。若为右半结肠癌可行一期切除；若患者全身情况差，可先行肿瘤切除、盲肠造瘘或短路手术以解除梗阻，待病情稳定后再行二期根治性手术。若为左半结肠癌致梗阻，多先行肿瘤切除，远端肠管封闭，近端肠管做结肠造瘘，即 Hartmann 手术，术后根据病情发展情况再择期行二期手术。直肠癌侵犯子宫时，可一并切除子宫，称为后盆腔脏器清扫术；直肠癌侵犯膀胱时，行直肠和膀胱（男性）或直肠、子宫和膀胱（女性）切除，称为全盆腔脏器清扫术。

【护理评估】

（一）术前评估

1. 健康史

（1）个人情况：患者的年龄、性别、职业、饮食习惯，有无烟酒、饮茶嗜好等。

（2）既往史：家族成员中有无多发性息肉病、家族性无息肉结直肠癌综合征、结直肠癌或其他肿瘤患者。患者是否有过结直肠腺瘤、溃疡性结肠炎、克罗恩病、结肠血吸虫性肉芽肿等疾病史或手术史等。

2. 身体状况

（1）主要症状与体征：患者排便习惯有无改变，是否出现腹泻、便秘，腹痛腹胀等肠梗阻症状，有无粪便表面带血、黏液和脓液的情况。患者全身营养状况对术后恢复有重要影响，受到了临床医护人员的广泛关注。还需评估患者有无肝大、腹水、黄疸、消瘦或贫血等。腹部有无扪及肿块，肿块大小、部位、硬度、活动度、有无局部压痛等。

（2）辅助检查：粪便隐血试验、直肠指检、癌胚抗原测定、内镜检查、影像学和重要器官功能检查结果等。

3. 心理-社会状况 患者和家属对所患疾病的认知程度，是否出现焦虑、恐惧等心理反应。患者及其家属能否接受制定的治疗护理方案，对治疗及未来的生活是否充满信心，能否积极寻求社会及他人的帮助。对结肠造口知识及术前配合知识是否了解；对即将进行的手术及手术可能导致的并发症、应用造口袋所造成的不便和生理功能的改变是否表现出恐慌、焦虑，有无足够的心理承受能力。

（二）术后评估

1. **术中情况** 了解患者手术、麻醉方式，手术过程是否顺利。
2. **生命体征** 是否平稳，患者是否意识清醒。
3. **伤口与引流管情况** 伤口是否干燥，有无渗液、渗血；各个引流管是否通畅，引流量、颜色与性状等是否有异常。
4. **治疗效果** 是否根治，切口愈合情况。
5. 患者对人工肛门接纳的程度。
6. **并发症发生** 有无发生出血、切口感染、吻合口瘘、造口缺血坏死或狭窄及造口周围皮肤糜烂等并发症。

【常见护理诊断/问题】

1. **焦虑** 与对癌症治疗缺乏信心及担心结肠造口影响生活和工作有关。
2. **营养失调：低于机体需要量** 与癌肿慢性消耗、手术创伤、放化疗反应等有关。
3. **体像紊乱** 与人工结肠造口后排便方式改变有关。
4. **知识缺乏** 缺乏有关术前准备及结肠造口术后护理的知识。
5. **潜在并发症** 切口感染、吻合口瘘、泌尿系统损伤及感染、造口并发症及肠粘连等。

【护理目标】

1. 患者未发生过度焦虑或焦虑减轻。
2. 营养状况得以维持。
3. 能适应新的排便方式，并自我认可。
4. 能掌握疾病相关知识。
5. 未发生并发症，或并发症得到及时发现和处理。

【护理措施】

（一）术前护理

1. 心理护理 结直肠癌患者往往对治疗存在许多顾虑，对疾病的康复缺乏信心。指导患者及其家属通过各种途径了解疾病的发生、发展及治疗护理进展，以树立与病魔做斗争的勇气及信心。术前可通过图片、模型及实物等向患者解释造口的目的、部位、功能、术后可能出现的情况以及相应的处理方法，必要时，可介绍术后恢复良好、心理健康的术后患者与其交流并示范，使其了解只要护理得当，人工造口并不会对其日常生活、工作造成太大影响，以消除恐慌情绪，增强治疗疾病的信心。同时多方面、多渠道争取社会、家庭的积极配合，关心、支持患者。

2. 饮食营养护理 术前应摄入高蛋白、高热量、高维生素、易消化的营养丰富的少渣饮食，如瘦肉、乳制品、鱼等。必要时，根据医嘱给予少量多次输血、清蛋白等，以纠正贫血和低蛋白血症。应使用肿瘤患者营养筛查工具对每个患者进行评估，有营养不良者应在术前1~2周经口补充营养制剂，有明显梗阻且营养状况过差者可经静脉补充营养液。若患者出现明显脱水及急性肠梗阻，应及早纠正体内水、电解质及酸碱失衡，以提高其对手术的耐受性。

3. 肠道准备 为有效减少或避免术中污染、术后感染，有利于吻合口愈合，增加手术的成功率，预防吻合口瘘和腹腔感染的发生，结直肠癌的患者术前应做充分的肠道准备。

（1）传统肠道准备法：术前3日进少渣半流食，术前2日起进流食，以减少粪便；口服15~20g硫酸镁或30ml蓖麻油。术前12小时禁食、4小时禁水；术前1日晚上清洁灌肠；口服肠道抗生素，如甲硝唑、庆大霉素等。

（2）新型肠道准备：术前3日至术前1日口服全营养制剂，对于有慢性肠梗阻的患者，术前3日每天服用乳果糖等缓泻剂。目前肠道清洁主张采用全肠道灌洗法，术前1日进行，目前最常用等渗性导泻，常用制剂为复方聚乙二醇电解质散溶液，其通过分子中的氢键与肠腔内水分子结合，增加粪便含水量及灌洗液的渗透浓度，刺激小肠蠕动，以达到清洁肠道的作用。开始口服的速度宜快，待排便后可适当减慢速度，多饮水，总量达2000ml以上，直至排出的粪便呈无渣、清水样为止，全过程2~3小时。

需特别注意的是，年迈体弱、心肾等脏器功能不全以及肠梗阻者不宜选用该方法。此类患者及上述方法灌洗效果不佳者仍采用灌肠法，可用磷酸钠或甘油灌肠剂或1%~2%肥皂水。直肠癌肠腔狭窄者，应选用适宜管径的肛管，在直肠指检引导下轻柔通过肠腔狭窄部位。均应避免高压灌肠，避免穿孔及癌细胞扩散。

以上肠道准备方法需综合考虑患者情况个体化选择，但目前仍不能实现100%的患者都能有理想的肠道准备效果，甚至在肠道准备后排清水样便的患者，术中也可见肠道积存了大量粪便，是什么因素影响了患者肠道准备的效果，采用什么方法能实现更理想的肠道准备，仍需要临床探索。

4. 肠造口腹部定位

（1）标准造口位置应满足四个特点：根据手术方式及患者生活习惯选择位置；患者自己能看清楚造口；造口的周围皮肤平整，应避开皮肤凹陷、瘢痕、皱褶、皮肤慢性病变处、系腰带处及骨突处；开口位于脐与髂前上棘连线中上1/3的腹直肌内。另外，定位应由医生或造口治疗师进行。

(2) 定位后处理：选用耐擦、耐水的油性标记笔在造口处做好标记，然后用透明薄膜覆盖。

5. 其他准备　为避免女性患者术中污染、术后感染，尤其癌肿侵犯阴道后壁时，术前 3 日每晚需行阴道冲洗。术晨给予备皮、留置胃管及导尿管。

（二）术后护理

1. 病情观察　密切观察生命体征变化，观察患者的腹部症状和体征等。根据患者病情，准确判断，并合理制订护理计划，必要时启动护理主导的多学科治疗，通过多学科综合治疗团队发挥多学科治疗在疑难护理中的优势。

2. 休息与活动　术后活动注意保护伤口，避免牵拉，麻醉清醒后可改半卧位，以利腹腔引流。可鼓励患者在床上多翻身、活动四肢；1～2 日后患者情况许可时，下床活动，以促进肠蠕动的恢复，减轻腹胀，避免肠粘连。

3. 饮食护理　术后早期禁食，有肠梗阻等情况致肠麻痹风险等患者需行胃肠减压，经静脉补充水、电解质及营养物质。近年快速康复理念认为，术后尽早进食利于胃肠功能恢复，术后第 1 天可循序渐进经口摄入含电解质的水，文献也报道了可通过咀嚼等措施促进胃肠功能恢复，但目前临床实践尚无具体统一标准，仍需大量循证实践来进行规范。患者出现肛门排气等胃肠功能恢复等情况或结肠造口开放后，若无腹胀、恶心、呕吐等不良反应，经口进流食或肠内全营养制剂，维持并修复肠黏膜屏障，改善患者营养状况；术后 1 周进少量半流食，2 周左右可进普食，注意补充高热量、高蛋白、低脂、维生素丰富的食物；造口患者注意调整饮食结构，少食大蒜、洋葱、豆类、山芋等可产生刺激性气味或胀气的食物，以免因频繁更换造口袋而影响工作和生活；避免食用可致便秘的食物。

4. 引流管护理　常见的引流管有腹盆腔引流管、肛管引流管、皮下引流管，部分患者置有胃管或特殊手术留置的引流管，目前临床专家对于引流管的留置存在较大争议，尚无统一标准。观察并记录各种引流管引流液的色、质和量，避免管道脱落、受压、扭曲、堵塞等。重点观察盆腹腔引流管的引流液，可以辅助判断患者是否发生术后出血、吻合口瘘和乳糜漏等。正常的引流液呈淡红色，逐渐减少，若术前接受放化疗等治疗的患者，引流液一般相对较多。若出现异常情况，立即通知医生给予相应的处理。向患者及家属充分交代引流管的重要性和作用、留置的注意事项，取得其理解和配合，严防发生非计划性拔管。

5. 肠造口护理

（1）肠造口及周围皮肤护理：正常肠造口颜色呈新鲜牛肉红色，表面光滑湿润。术后早期，肠黏膜轻度水肿属正常现象，于 1 周左右消退；若肠造口呈暗红色或淡紫色提示造口黏膜缺血；若部分或全部肠管变黑，提示肠管缺血坏死；肠造口高度一般突出皮肤表面 1～2cm，利于排泄物排入造口袋内；肠造口一般呈圆形或椭圆形，结肠造口比回肠造口直径大。肠造口周围用凡士林纱条保护，一般术后 3 日拆除，应及时擦洗肠管分泌物、渗液等，更换敷料，避免感染。观察造瘘口肠黏膜的血液循环，注意有无肠段回缩、出血、坏死等。肠道准备良好的乙状结肠造口，常在术后 2～3 日才开始排便，回肠造口或肠道准备不充分的患者于手术当日就会排便，应及时粘贴造口袋。

（2）指导患者正确使用人工造口袋：根据患者情况及造口大小选择合适的人工造口袋。常用的人工造口袋分为一件式和两件式人工造口袋。

1）一件式造口袋：底盘与便袋合一，使用时只需要将底盘上的胶质贴面直接贴于皮肤上即可。用法简单，但不方便清洁。用温水或生理盐水清洁造口及其周围皮肤（避免使用乙醇等刺激性消毒剂），用清洁柔软的毛巾或纱布轻柔擦拭；依据造口测量板测量的造口大小剪裁造口底板，造口底板孔径大于造口直径 0.2cm；除去造口袋底盘外的粘纸，对准造口平整粘贴，用手均匀按压造口底板边缘各处以贴紧皮肤，袋囊朝下，尾端反折，并用外夹关闭。必要时用有弹性的腰带固定人工造口袋。一件式造口袋使用方法简单，但反复撕脱易导致撕脱性皮炎，且清洁不便。

2）两件式造口袋：因其底板和袋子是分开的，因此在粘贴好造口袋底板后，将袋子沿着浮动环扣好于底板上,并确保连接紧密。两件造口袋便于清洁。

6. 并发症预防及护理

(1) 造口及其周围常见并发症

1) 造口出血:多因造口黏膜与皮肤连接处毛细血管或小静脉出血所致,部分为肠系膜小动脉未结扎或缝线脱落。出血少者可用无菌棉球或纱布压迫止血;出血较多时可用1%肾上腺素溶液浸湿纱布以压迫止血;大量出血需缝扎止血。

2) 造口缺血坏死:多由造口血运不良,张力过大引起。术后72小时内密切观察造口情况,解除对造口产生压迫的因素。

3) 皮肤黏膜分离:造口局部坏死、缝线脱落或缝合处感染可导致皮肤黏膜分离。浅分离,应用溃疡粉后再用防漏膏阻隔并贴上造口袋;较深的分离,由于渗液较多,可选用吸收性敷料填塞后再贴造口袋。

4) 结肠造口狭窄:术后瘢痕挛缩,可致造口狭窄。应观察患者是否出现腹痛、腹胀、恶心、呕吐、停止排气及排便等肠梗阻症状。为避免造口狭窄,在造口拆线、愈合后,可用示指、中指轻轻插入以扩张造口,每日1次。

5) 粪水性皮炎:多由于造口位置差,难贴造口袋或自我护理时底板剪裁开口过大而致。故应指导患者正确护理造口。

6) 造口旁疝:多由造口位于腹直肌外、腹部力量薄弱或持续腹压增高等原因导致。应指导患者避免增加腹压,如提举重物、慢性咳嗽等;必要时,佩戴特制的疝气带,严重者需手术修补。

(2) 切口感染:患者取侧卧位,腹壁切口与造瘘口间用塑料薄膜隔开,切口渗出多时,及时清除并更换渗湿的敷料,避免造口内排泄物污染腹壁切口,导致感染。观察局部切口有无充血、水肿、剧烈疼痛等。对会阴部切口,可于术后4~7日以1:5000高锰酸钾温水坐浴,每日2次。若发生感染,则开放伤口,彻底清创;遵医嘱应用抗生素防治感染。

(3) 吻合口瘘:患者营养状况不良、术前肠道准备不充分、术中损伤、吻合口缝合过紧、术后护理不当等均可导致吻合口瘘。术后7~10日内忌灌肠,以避免刺激手术伤口和影响吻合口愈合。术后严密观察患者有无腹痛加重、腹膜炎等表现。一旦发生,立即报告医师并协助处理,遵医嘱给予禁食、胃肠减压、腹腔灌洗和引流及肠外营养支持等。对于无临时造口的患者,如保守治疗无效,则需做好急诊临时造瘘术的准备。

(4) 切口愈合不良:对于Miles手术患者,若患者会阴部张力过大,容易发生会阴部切口愈合不良,尤其常见于行放射治疗后的患者。若发生切口愈合不良,积极予以营养支持,以1:5000高锰酸钾温水坐浴,每日2次,直至愈合。指导正确坐姿,避免会阴部局部张力过大。

(三) 健康教育

1. 疾病预防 指导患者和家属预防结直肠癌的发生或再次发生。普及遗传性结直肠癌的筛检,转介有风险的患者进行遗传咨询。积极治疗结直肠的各种慢性炎症及癌前病变,做到早诊断、早治疗。定期进行粪便隐血试验、乙状结肠镜检查、纤维结肠镜检查等。

2. 饮食指导 保肛手术患者,应多进食新鲜蔬菜、水果等高纤维素饮食,多饮水,避免辛辣、刺激性及高脂肪食物;肠造口者需控制粗纤维、过稀及可致胀气的食物。尤其需确保出院患者掌握饮食摄入的要点,保证营养摄入量,促进切口和吻合口的继续愈合。

3. 指导患者正确行结肠造口灌洗 目的是洗出肠内积气、粪便,训练有规律的肠道蠕动,养成定时排便的习惯。方法:连接灌洗装置,用37~40℃左右温水(500~1000ml)经灌洗管灌入造瘘口内。灌入后在体内保留10~20分钟,再开放灌洗袋,排空肠内容物。灌洗期间注意观察,若感腹部膨胀或腹痛,应立即减慢灌洗速度或停止灌洗。可每日1次或2日1次进行灌洗,时间尽量固定。

4. 活动指导 鼓励患者适当参加体育锻炼,注意掌握活动强度,保持心情舒畅,积极融入正常人的生活、工作及社交活动中。近年来，运动对癌症防治的作用受到了较多关注，但各类人群的运动处方尚未形成，需通过临床实践及研究为运动发挥促进癌症防治的作用提供基础。

5. 功能锻炼及造口回纳准备　指导患者进行直肠肛门功能训练，改善直肠功能。对于临时性肠造口的患者，需定期进行扩肛，为造口回纳做好准备。同时做好心理疏导，若届时不具备回纳条件时，提高患者对造口的接纳程度，更好地回归社会。

6. 复查随访　每3～6个月门诊复查。永久性结肠造口患者，如有腹痛、腹胀、排便困难等造口狭窄的征象时，须及时到医院就诊。

【护理评价】

通过治疗与护理，评价患者是否达到下列目标：
1. 患者的焦虑程度减轻。
2. 未发生营养障碍。
3. 能正视肠造口问题。
4. 能获取疾病的相关知识，主动配合治疗及护理。
5. 未发生并发症，或并发症得到及时发现和处理。

（吴晓丹　张美芬）

第二节　家族性结直肠癌

大多数结直肠癌属于散发性，但有15%～20%的患者为家族性结直肠癌，包括原因未明的家族聚集性结直肠癌和遗传性结直肠癌综合征（hereditary CRC）。遗传性结直肠癌综合征由遗传性肿瘤基因变异引起，病例数约占10%，具有发病年龄早（以中青年为主）、可遗传、易患某些特定肿瘤及同时性或异时性多原发肿瘤的特点，主要包括非息肉病综合征（non-polyposis syndrome）和息肉病综合征（polyposis syndrome）两类，前者以林奇综合征（Lynch syndrome，LS）为代表，而后者以家族性腺瘤性息肉病（familial adenomatous polyposis，FAP）和MutY人类同源物基因 *MUTYH* 相关息肉病（*MUTYH*-associated polyposis，MAP）常见。

【病因】

部分家族聚集性结直肠癌病因尚未明确，有可能是共同的生活环境习惯或尚未发现的基因变异导致。而遗传性结直肠癌常由明确的致病基因导致，如林奇综合征和家族性腺瘤性息肉病的遗传方式是常染色体显性遗传，MAP是常染色体隐性遗传；较少见的有Peutz Jeghers综合征、幼年息肉综合征和PTEN错构肿瘤综合征等。相对于其他因素而言，基因异常带来的风险大得多，且可遗传，因此，常存在家族聚集现象。家族性腺瘤性息肉病由单个致病基因（*APC*）突变引起，其良性息肉数可高达上千个。而林奇综合征与5个主要致病基因（*MLH1*、*MSH2*、*MSH6*、*PMS2* 和 *EPCAM*）相关，其患者的息肉数较少，其以正常速率发展成腺瘤，但其癌变发生阶段进展更快，林奇综合征中的腺瘤和癌症在近端结肠中发生更多，易发生同时性或异时性多原发肠内或肠外恶性肿瘤（包括胃癌、子宫内膜癌、小肠癌、输尿管癌或肾盂癌、卵巢癌、肝胆管癌）。

【病理特点与基因检测】

1. 林奇综合征　以低分化腺癌和黏液腺癌多见，免疫生化具有MLH1、MSH2、MSH6或PMS2等MMR蛋白缺失的特征性变化，且有典型的肿瘤浸润淋巴细胞、克罗恩样（Crohn-like）淋巴细胞反应和黏液印章（mucus seal）反应，除此之外，还没有发现其他与散发性CRC特征性区别的林奇综合征相关CRC的细胞形态病理改变。

经基因检测发现存在MMR蛋白相关基因或 *EPCAM* 基因等林奇综合征致病性基因变异，即可确诊林奇综合征。目前认为与林奇综合征的4个MMR蛋白相关基因为 *MLH1*、*MSH2*、*MSH6* 和 *PMS2*。*MLH1* 和 *MSH2* 变异约占林奇综合征基因变异的90%，*MSH6* 变异占7%~10%，*PMS2* 变异占不到5%。

2. 家族性腺瘤性息肉病 家族性腺瘤性息肉病患者表现为肠腔布满大小不等的腺瘤和息肉，可以恶变为乳头状腺癌或管状腺癌。

【临床诊断】

1. 林奇综合征 其诊断是通过相关的林奇综合征诊断标准以及基因检测识别先证者的 *MLH1*、*MSH2*、*MSH6* 或 *PMS2* 基因的生殖细胞杂合致病性变异或 *EPCAM* 基因缺失来建立的。常用的临床诊断标准包括 Amsterdam Ⅱ 标准、修改后的 Bethesda 指南。中国专家在此基础上修订了适合国人的诊断标准，即中国抗癌协会大肠癌专业委员会有关中国人林奇综合征/遗传性非息肉病性结直肠癌（hereditary non-polyposis colorectal cancer）筛查标准：家系中至少有2例组织病理学明确诊断的结直肠癌，其中的2例是父母与子女或同胞兄弟姐妹的关系（一级亲属），并且符合以下其中的一项：①至少1例为多发性结直肠癌患者（包括腺瘤）；②至少1例结直肠癌患者发病年龄早于50岁；③家系中至少1人患林奇综合征相关性结直肠外恶性肿瘤（包括胃癌、子宫内膜癌、小肠癌、输尿管癌或肾盂癌、卵巢癌、肝胆道癌）。

2. 家族性腺瘤性息肉病 家族性腺瘤性息肉病患者肠腔布满大小不等的息肉和腺瘤，在20岁以前即可发病，多能检测出 *APC* 基因突变。家族性腺瘤性息肉病患者在50岁以前便几乎100%发生癌变，25岁时恶性变率为9.4%，30岁时恶性变率为50%。

【处理原则】

1. 综合治疗 传统抗肿瘤综合治疗在家族性结直肠癌的应用与散发性结直肠癌类似，参照第一节结直肠癌。免疫治疗以MMR蛋白在DNA修复中的作用及微卫星高度不稳定（microstatellite instability high，MSI-H）治疗为基础而使用不同抗体的免疫疗法。例如单独使用的抗PD-1抗体帕博利珠单抗（pembrolizumab），或者使用不同抗体组合，即一种抗PD-1抗体纳武单抗（nivolumab）与抗细胞毒性T淋巴细胞抗原4（cytotoxin T-lymphocyte associatedprotein 4，CTLA-4）抗体伊匹单抗（ipilimumab）合用，能明显延长肿瘤患者的生存期。临床资料已经显示出对于林奇综合征及MMR蛋白缺失的患者而言，免疫疗法将是传统疗法的候选替代疗法。

2. 手术治疗

（1）林奇综合征：一旦确诊为结直肠癌，或者发现无法避免癌变的腺瘤，可以考虑进行结直肠切除术。随着手术治疗手段的发展，对于确诊的腺癌和（或）腺瘤性息肉患者，可以选择部分肠段或扩大的结肠切除术，这取决于患者个体病情的考虑和风险的讨论评估。肠道以外的多原发肿瘤，如子宫内膜癌的主要治疗手段是全子宫切除术和双侧输卵管卵巢切除术。放射疗法和化学疗法也可以起到治疗作用，低至中等风险的子宫内膜增生可采用非手术治疗。生存期通常由疾病的阶段和组织学结果而定，大多数处于Ⅰ和Ⅱ期的患者预后良好。卵巢癌及其他结肠外肿瘤参照有关肿瘤手术处理方法。

（2）家族性腺瘤性息肉病：一旦确诊为经典型家族性腺瘤性息肉病，需密切监测息肉情况，并定期切除较大息肉，若个别发生癌变，均建议行根治性切除术，推荐的术式有全结肠切除后行回肠结肠吻合术、全大肠切除后行回肠造瘘术、全大肠切除后行回肠贮袋-肛管吻合术。

3. 再发性肿瘤的预防 与散发性结直肠癌相比，林奇综合征相关结直肠癌的预后相对乐观。心理咨询、预防性治疗和多学科小组制定并同意的患者个体化的预防措施方案，是影响肿瘤患者长期生存和再发性肿瘤预后的三大管理内容。

（1）结直肠癌：林奇综合征相关致病基因携带者建议20岁以后开始行结肠镜检查，每1~2年复查。治疗后的患者每隔1~2年行结肠镜检查跟踪随访。对于未发生癌变的林奇综合征患者，预防性结肠切除术还没有确定的作用。目前，欧洲肿瘤内科学会（European Society for Medical

Oncology，ESMO）及美国临床肿瘤学会（American Society of Clinical Oncology，ASCO）指南均不推荐对林奇综合征家族成员中健康携带者行预防性结肠切除术。尽管手术是主要治疗手段，但截至目前，预防性切除手术时机选择还缺乏明确的指导原则，其临床程序仍然存在争议。

药物预防主要有非甾体抗炎药和免疫治疗药物。目前有较多研究报道非甾体抗炎药能预防林奇综合征和家族性腺瘤性息肉病患者的肠内肿瘤发生，有数据表明阿司匹林的使用可能会降低其结直肠癌发生风险，但最佳剂量和持续时间仍然不确定，正处于研究中。有学者指出免疫治疗药物抗 PD-1 抗体可预防林奇综合征相关肿瘤的发生，但尚未得到临床证实，已经有中心（中山大学肿瘤防治中心）正在开展相关临床试验。

（2）子宫内膜癌和卵巢癌：林奇综合征女性个体建议 25 岁以后开始接受子宫内膜癌和卵巢癌等肿瘤筛查，以及时发现相关风险，根据盆腔检查、经阴道超声检查、子宫内膜活检和（或）CA125 检测结果进行个体化处理。对任何异常的子宫/阴道出血均应立即评估，生育完成后推荐行子宫切除术与输卵管切除术。控制肥胖、糖尿病和高血压等危险因素可以在预防子宫内膜癌的发生及复发中起重要作用。子宫内膜癌的预后受病理组织分类影响，诊断为林奇综合征的非子宫内膜样子宫内膜癌的无病生存期明显增加，若要更好地了解这一预后的机制，有待于对遗传分子谱进一步研究。

（3）尿路上皮癌：通常发生在上尿道，是与林奇综合征相关的常见癌症。经过三个步骤对林奇综合征确诊：符合临床标准，组织和基因检测以及家族遗传咨询。对于 60 岁之前患有上尿路上皮癌者以及根据阳性肿瘤家族病史，必须怀疑该病。当怀疑诊断时，下一步是免疫组织化学和 PCR 检测，以确认诊断。确认后，管理的关键是使用尿液分析和成像以及对一级亲属的筛查，以对疾病复发起到良好监视作用。对其管理需要泌尿科专家的建议，对个人和家庭应告知进行密切筛查和监视的重要性。

【护理措施】

（一）术前护理

1. 心理护理 家族性结直肠癌患者往往比散发性结直肠癌患者有更重的心理负担，尤其是家族里有治疗效果不佳的成员或者多处患癌者，对疾病的诊治康复缺乏信心。部分患者又缺乏相关知识，未引起对此病的足够重视。详细了解家族史并结合基因检测结果等为患者正确诊断，指导患者及其家属正确认知家族性结直肠癌，以树立与病魔做斗争的勇气及信心。与患者及家属讨论其发生多发性肿瘤的风险，共同制定治疗方案。可介绍数位恢复良好、心理健康的有过多发肿瘤的遗传性结直肠癌患者与其交流，向其展示本病有比较良好的预后，不会对其日常生活、工作造成太大影响，以消除恐慌情绪，增强治疗疾病的信心。同时多方面、多渠道争取社会、家庭的积极配合，关心、支持患者。

2. 其他部位手术的准备 对于需要行其他器官预防性切除手术的患者，参考相应章节的术前护理。

3. 其他 肠道准备、造口定位等，详见本章第一节。

（二）术后护理

1. 造口高排量的护理 家族性腺瘤性息肉病患者及短时间患多原发结直肠癌的林奇综合征者常常行结直肠全切或次全切除术，由于排泄物失去结肠的处理，这类患者术后可能会出现造口高排量。术后肠造口排出量＞1500ml/24h 可确定为造口高排量。造口排出量＞2000ml/24h 持续 3 日以上，将引起机体电解质紊乱，并发生相关并发症。需加强记录和观察，监测患者血液指标，及时通过补液保持患者的水电解质和酸碱平衡。需要时可进行空肠造瘘回输回肠排出液。遵医嘱给予患者服用降低胃肠蠕动的药物，采取指导患者摄入高能量、高蛋白、低纤维素食物，干湿饮食分开摄入，饮用等渗电解质水等措施，促使逐渐恢复至正常造口排量，并避免发生相关并发症。

2. 心理护理 主动与患者交谈，鼓励其说出内心的真实感受，有针对性地进行帮助；鼓励患者参与日后的自我照顾，可安排同伴教育。引导鼓励患者参与制定家族成员癌症筛查预防的计划，共同探讨如何与家系成员进行关于癌症风险的沟通等。

3. 其他术后护理措施 详见本章第一节。

4. 其他部位手术的术后护理 同时行其他器官预防性切除手术的患者，参考相应章节的术后护理。

> **知识拓展　　　　　　　免疫治疗与直肠癌**
>
> 目前，局部晚期直肠癌的标准治疗是新辅助放化疗序贯手术及术后辅助化疗。直肠癌的整体疗效得到显著改善，但患者承受排便功能受损、性功能障碍和不孕不育等副作用严重影响患者生活。免疫检查点PD-1抗体是当前最常用的肿瘤免疫治疗药物，在dMMR/MSI-H结直肠癌患者中有显著疗效且毒副作用低。权威期刊《新英格兰医学杂志》和《欧洲癌症杂志》于2022年相继报道了国内外关于PD-1抗体免疫治疗作为dMMR/MSI-H局部晚期直肠癌根治性治疗方法的研究，结果显示，免疫治疗后直肠癌患者能达到临床完全缓解，进而免除放化疗及手术治疗。通过免疫治疗使局部晚期直肠癌达到治愈，实现器官功能保全和长期治愈的目的，是直肠癌治疗中的一个重大突破，使患者的生活质量得到大大提高，是患者的福音。

（三）健康教育

1. 遗传咨询、生殖咨询及家系成员肿瘤预防 保护患者隐私，取得患者信任。与普通人群相比，林奇综合征家系中携带MMR蛋白相关基因变异的成员患结直肠癌、子宫内膜癌以及其他恶性肿瘤的风险较普通人群显著升高，林奇综合征基因变异携带者至70岁时肿瘤发生风险在60%~80%。应遵循级联筛查的原则，从患者的一级亲属开始将与其有血缘关系的亲属进行逐级筛查。对于患者亲属中MMR蛋白相关基因变异携带者，建议按照指南推荐进行结肠镜检查等癌症筛查检查，以达到早期诊断治疗的目的。对于确诊的患者及基因携带的亲属，有生育需求者建议选择产前诊断和辅助生殖技术，包括胚胎植入前遗传学诊断，以生育无携带致病基因的后代。遗传咨询宜由受过专门训练、取得资格证书的遗传咨询师或肿瘤遗传护士承担，国内尚未建立系统的遗传咨询师及肿瘤遗传护士的培训课程和体系。中山大学肿瘤防治中心遗传性肿瘤协作组正在牵头构建肿瘤遗传护士培训课程体系，并探索肿瘤遗传护士岗位角色职能，将为这类专科人才的培养及专科实践提供基础。

2. 工作与社交 保持心情舒畅，避免自我封闭，引导患者避免形成过重的病耻感，鼓励其应尽可能地融入正常的生活、工作和社交活动中，帮助其家人及家族成员形成正确的疾病认知，加强彼此间的风险沟通，加入遗传性肠癌和年轻肠癌公益群体，学习交流彼此的经验和体会，重拾自信。

3. 其他健康教育内容 详见本章第一节。

临床案例与思考

患者，男，32岁。因腹痛半年诊断为右半结肠癌+乙状结肠癌入院，其母亲于42岁诊断为子宫内膜癌后完成治疗，现存活，舅舅于38岁确诊结肠癌后完成治疗，现存活。他不希望自己患病的事被舅舅知晓。

请思考：

（1）患者目前还需要完善哪些检查项目才能确定治疗方案？

（2）患者的哪些亲属是应优先进行癌症筛查的人群？重点筛查哪些癌症？

（3）针对患者目前的问题，应采取哪些护理措施？

（4）若患者完成手术后康复出院，应如何对患者进行出院指导？

（吴晓丹　张美芬）

第三节 痔

痔（hemorrhoid）是肛垫的病理性肥大、移位及肛周皮下血管丛血流瘀滞形成的团块。是一种常见病、多发病，其发病率占肛肠疾病的首位，约占80.6%。好发于2~40岁的青壮年，但任何年龄皆可发病。随着年龄的增长，发病率增高，故民间有"十人九痔"之说。主要表现为便血、肿物脱出及肛缘皮肤突起三大症状。

【病因】

痔的病因尚未完全明确，可能与多种因素有关：

1. 解剖因素 人在站立或坐位时，肛门直肠位于下部，由于重力、脏器和粪便的压迫，静脉向上回流受阻，容易扩张与迂曲，形成痔。

2. 职业因素 某些职业的人群需要久站或久坐或长期负重远行，影响静脉回流，使盆腔内血流缓慢和腹内脏器充血，引起痔静脉过度充盈，静脉壁张力下降，血流瘀滞而静脉扩张。又因为运动不足，肠蠕动减少，粪便下行迟缓，或习惯性便秘，导致痔的发生。

3. 饮食环境因素 肛门部受冷、受热、便秘、腹泻、过量饮酒和多吃辛辣食物，都可刺激肛门和直肠，使痔静脉丛充血，影响静脉血液回流，以致静脉壁抵抗力下降。

4. 感染因素 痔静脉丛因急慢性感染，静脉壁弹性组织逐渐纤维化而变弱，抵抗力不足，加上其他原因，使静脉曲张逐渐加重，从而出现痔块。

5. 遗传因素 痔的发生有明显的遗传因素，父母患有痔，子女发病率明显高于普通人群。静脉壁先天性薄弱，抗压力减低，不能耐受血管内压力，因而逐渐扩张，从而诱发痔的出现。

6. 排便因素 腹泻或便秘时会对肛门括约肌造成一定的刺激，易诱发痔。

7. 妊娠、分娩因素 妊娠、分娩腹腔压力会增加，直接影响肛门、直肠静脉的血液回流，容易静脉迂曲，形成痔。

【临床表现】

痔根据其所在部位不同分为三类。不同类型的痔有不同的临床表现。

1. 内痔 主要临床表现是便血和肿物脱出。

（1）便血：其特点是无痛性、间歇性便后出鲜血，是内痔及混合痔的早期常见症状。便血较轻时表现为大便表面附血或手纸上带血，继而滴血，严重时则可出现喷射状出血。长期出血可导致患者发生缺铁性贫血。

（2）肿物脱出：常是晚期症状。轻者可自行回纳，重者需手法复位，严重时，因不能还纳，常可发生嵌顿、绞窄。

（3）肛门疼痛：单纯性内痔无疼痛，当合并有外痔血栓形成内痔、感染或嵌顿时，可出现肛门剧烈疼痛。

（4）肛门瘙痒：痔块外脱时常有黏液或分泌物流出，可刺激肛周皮肤引起肛门瘙痒。

按病情内痔可分为四度。

（1）Ⅰ度：便时带血、滴血或手纸带血，便后出血可自行停止，无痔脱出。

（2）Ⅱ度：排便时有痔脱出，便后可自行还纳，可伴出血。

（3）Ⅲ度：排便或久站、咳嗽、劳累、负重时痔脱出肛门外，需用手辅助还纳，可伴出血。

（4）Ⅳ度：痔脱出不能还纳或还纳后又脱出，可伴出血。内痔严重时，可表现为喷射状出血。

2. 外痔 主要临床表现是肛门不适、潮湿不洁，有时有瘙痒。结缔组织外痔（皮赘）及炎性外痔常见。如发生急性血栓形成时，可伴有肛门剧痛，称为血栓性外痔，疼痛的程度与血栓大小及与肛门括约肌的关系相关。

3. 混合痔 表现为内痔和外痔的症状可同时存在。内痔发展到Ⅲ度以上时多形成混合痔。混合痔逐渐加重，呈环状脱出肛门外，脱出的痔块在肛周呈梅花状或环状，称为环状痔。脱出痔块若被痉挛的括约肌嵌顿，不能有效还纳于肛门内，导致水肿、血流障碍甚至坏死，临床上称为嵌顿性痔或绞窄性痔。

【辅助检查】

1.直肠指检 内痔早期无阳性体征，晚期可触到柔软的痔块。其意义在于排除肛管直肠肿瘤性疾病。

2.肛门镜检查 是确诊内痔的首选检查方法。不仅可见到痔的情况，还可观察到直肠黏膜有无充血、水肿、溃疡、肿块等，血栓性外痔表现为肛周暗紫色卵圆形肿物，表面皮肤水肿、质硬、急性期触痛压痛明显，以排除其他直肠疾病。

3.直肠镜检查 图文并茂、定位准确，可准确诊断痔、直肠肿瘤等肛肠疾病。

4.结肠镜检查 对于年龄超过45岁便血者，应建议行电子结肠镜检查，排除结直肠肿瘤及炎症性肠病等。

【鉴别诊断】

1.直肠癌 临床上常有将直肠癌误诊为痔而延误治疗的病例，主要原因是仅凭症状及大便化验而诊断，未进行直肠指检和直肠镜检查。直肠癌在直肠指检时可扣及高低不平的肿块，而痔为暗红色圆形柔软的血管团。

2.直肠息肉 低位带蒂息肉脱出肛门外易误诊为痔脱出。但息肉为圆形、实质性、有蒂，这种情况多见于儿童。

3.肥大肛乳头 来源于齿状线区域有蒂的固定肿块多为肥大肛乳头。

4.直肠脱垂 内痔的脱出与不完全性直肠脱垂有时难以鉴别，直肠脱垂黏膜皱襞多呈同心圆排列，多伴括约肌松弛；而内痔多为分隔脱出，常见放射状沟。

【处理原则】

无症状的痔无须治疗，仅合并出血、痔块脱出、血栓形成和嵌顿时才需治疗。有症状的痔，重在减轻或消除其主要症状，而非根治。失败或不宜保守治疗时才考虑手术治疗。

1.非手术治疗

（1）一般治疗：是各种疗法的基础，适用于痔的初期及无症状静止期的痔。

1）调整饮食：多饮水，多吃新鲜蔬菜、水果，忌食辛辣刺激性食物，增加膳食纤维性食物，改变不良的排便习惯。

2）保持大便通畅：通过饮食来调整排便，养成定时排便习惯，每日排出1～2次软便，预防和治疗便秘和腹泻。

3）温水坐浴：改善局部血液循环，有利于炎症消散及减轻瘙痒症状。便后温水清洗或坐浴、便纸擦干，便纸宜柔软清洁。

（2）药物治疗：是首选的治疗方法。能润滑肠管，促进炎症吸收，减轻疼痛，解除或减轻症状。

1）内服药：如乳果糖、麻仁软胶囊等通过软化大便，以确保排出软便，治疗便秘。

2）外用药：根据局部症状和体征选择外用药。①熏洗药：痔熏洗的药物临床选择较多，例如复方荆芥熏洗剂、金玄痔科熏洗散，加入沸水后使用，可以先用热气熏患处，水变温后坐浴20分钟，有利于缓解痔部位的水肿、疼痛；1:5000高锰酸钾溶液，具有清洁作用，可预防感染，同时具有消炎止痛的作用，但注意浓度不能过高，避免对皮肤产生烧灼不适。②塞肛药：痔疮栓主要是塞进肛门里面去，作用于齿状线附近，对于内痔出血、疼痛、肿胀治疗效果明显，如复方角菜酸酯栓。③外敷药：外敷药物主要保护痔黏膜、可以减轻局部炎症。临床可使用药物种类较多，例如复方黄柏液涂剂具有清热解毒、祛腐消肿的作用，当痔发生水肿时，可以用纱布浸透该洗液后湿敷于痔处,能够起到止痛、消肿的作用;痔疮膏具有清热解毒、化瘀止痛、收敛止血等作用。

2. 手术治疗

(1) 内痔注射术:治疗Ⅰ、Ⅱ度出血性内痔的效果较好。作用是使痔和痔块周围产生无菌性炎症反应,黏膜下组织纤维化,致使痔块萎缩。用于注射的硬化剂很多,常用的硬化剂有5%苯酚植物油、5%鱼肝油酸钠、5%盐酸奎宁尿素水溶液、4%明矾水溶液及一些有合格认证的中药制剂等,忌用腐蚀性药物。如果一次注射效果不够理想,可在1个月后重复一次。如果痔块较多,也可分2~3次注射。

(2) 胶圈套扎疗法(RBL):可用于治疗Ⅰ~Ⅲ度内痔。原理是将特制的胶圈套扎到内痔的根部,利用胶圈的弹性阻断痔的血运,使痔慢性缺血、坏死、脱落而愈合。胶圈套扎器种类很多,可分为牵拉套扎器和吸引套扎器两大类。术后应注意痔块脱落时有出血的可能,因此应注意术后的排便管理,防止大便硬结。套扎不能套在齿状线及皮肤,否则引起剧烈疼痛。

(3) 多普勒超声引导下痔动脉结扎术:适用于Ⅱ~Ⅳ度的内痔。采用一种特制的带有多普勒超声探头的直肠镜,于齿状线上方2~3cm探测到痔上方的动脉,然后进行准确的缝合结扎,通过阻断痔的血液供应以达到缓解症状的目的。

(4) 痔单纯切除术:主要用于Ⅱ~Ⅳ度内痔和混合痔的治疗。可取侧卧位、截石位或俯卧位,椎管麻醉或局麻后,括约肌松弛后适度扩肛,显露痔块,在痔块基底部两侧肛缘皮肤上做"V"形切口,分离曲张静脉团,直至显露肛管内括约肌。用止血钳于痔块基底根部钳夹,贯穿缝扎后,切除结扎线远端痔核。齿状线以上黏膜用可吸收线予以缝合;齿状线以下的皮肤切口可不予缝合,创面用凡士林油纱布填塞。嵌顿痔或绞窄性痔也可用同样方法急诊切除。

(5) 吻合器痔上黏膜环切钉合术:也称吻合器痔上黏膜环切术。主要适用于Ⅲ、Ⅳ度内痔,非手术疗法治疗失败的Ⅲ度内痔和环状痔,直肠黏膜脱垂也可采用。主要方法是通过专门设计的管状圆形吻合器环行切除距离齿状线2cm以上的直肠黏膜及黏膜下层2~4cm,使下移的肛垫上提固定,该术式在临床上通用名称为PPH(procedure for prolapse and hemorrhoids),与传统手术比较具有疼痛轻微、手术时间短、患者恢复快等优点。

(6) 血栓外痔剥离术:用于治疗血栓性外痔。在局麻下将痔表面的皮肤梭形切开,摘除血栓,伤口内填入油纱布,不缝合创面。

知识拓展

PNB 在痔手术中的应用

痔切除术后疼痛是常见的并发症,疼痛的主要来源是手术伤口部位、肛周皮肤和黏膜水肿部位。由于会阴极度敏感,术后患者常经历严重的疼痛。围手术期控制疼痛主要依靠局部麻醉药和止痛药,首选药物包括口服止痛剂,如非甾体抗炎药和对乙酰氨基酚,当这些镇痛剂对疼痛控制无效时,使用阿片类药物,但常引起不良反应,如便秘。脊髓麻醉也可以缓解疼痛,但是止痛效果短暂,常伴随着副作用,如尿潴留。

外阴神经阻滞(pudendal nerve block,PNB)是通过阻滞耻神经分叉的肛门神经来缓解疼痛的麻醉方法,近年在治疗痔术后疼痛的相关研究中有报道。一项包括6项双盲随机对照试验共501例患者的meta分析结果显示,在接受痔切除术的患者中使用PNB可以在术后6小时、12小时、24小时内减轻疼痛,同时因麻醉药物引起的恶心和呕吐的发生率降低,痔切除手术的尿潴留的发生率也降低。故,在接受痔切除术的患者中使用PNB在减轻术后疼痛方面具有显著优势。

【护理措施】

(一)非手术治疗的护理/术前护理

1. 饮食与活动 嘱患者多饮水,多吃新鲜蔬菜、水果及粗粮,少饮酒,少吃辛辣刺激食物,以保证肠道内有足够水分和粗纤维对肠壁刺激而引起排便反射,减少对肠道的不良刺激和腹胀;保持心情愉快及规律的生活起居,养成定时排便的习惯;适当增加运动量,促进肠蠕动,切忌久站、久坐、久蹲。

2. 温水坐浴 便后及时清洗,保持局部清洁舒适,可用 1∶5000 高锰酸钾溶液 3000ml 温水坐浴,温度控制在 43~46℃。每日 1~2 次,每次 20 分钟,以改善局部血液循环,预防病情进展及并发症。

3. 痔块回纳 痔块脱出时应及时用手轻轻将脱出的痔块推回肛内,阻止其脱出。嵌顿性痔应尽早行手法回纳,注意动作轻柔,避免损伤。

4. 疼痛护理 肛管内注入抗生素油膏或栓剂,以润滑肛管、促进炎症吸收、减轻疼痛。血栓性外痔者局部热敷、外敷消炎镇痛药物后,疼痛可缓解而不需手术治疗。

5. 术前准备

(1) 精神状态及睡眠:术前要安慰患者,尽量让患者放心、安静,以减轻疼痛和出血。放松精神,保持充足睡眠,有利于肌肉放松,方便手术治疗。

(2) 戒烟、戒酒:外科手术治疗,必须要做局部浸润麻醉,长期嗜烟及饮酒的患者,对麻醉药不甚敏感,可能造成麻醉效果不理想,影响手术效果。

(3) 饮食节制:术前要控制饮食,不要摄入过多,或摄入过粗食物,以免造成术中大便排出,造成伤口污染,引起感染。另外,食物宜清淡,忌辛辣刺激物,防止引起肛门直肠部位毛细血管充血过度,术中出血过多。

(4) 肠道准备:术前常规备皮,患者病情允许的情况下,可口服泻药或生理盐水清洁灌肠,利于创面愈合,防止感染,同时有利于手术操作。

(5) 药物运用:适当使用镇静镇痛药物,以确保患者睡眠;口服或静脉注射抗生素,防止术后感染。

(二) 术后护理

1. 饮食与活动 术后 1~2 日应以无渣或少渣流食、半流食为主。术后 6 小时内可在床上活动四肢、翻身等,6 小时后可适当下床活动,逐渐延长活动时间,并指导患者进行轻体力活动;伤口愈合后可以恢复正常工作、学习和劳动,但避免久站、久坐、久蹲。控制排便,术后早期患者会存在肛门下坠感或便意,告知其是肛门填塞敷料刺激所致;术后 24 小时内尽量避免排便,以利于切口愈合;之后应保持大便通畅,防止用力排便使伤口裂开。如有便秘,可口服缓泻剂,但切忌灌肠。

2. 疼痛护理 大多数肛肠术后患者伤口疼痛剧烈,是由于肛周末梢神经丰富,或因括约肌痉挛、排便时粪便对伤口的刺激、敷料堵塞过多等导致。评估疼痛的原因,给予相应处理,如使用镇痛药、去除多余敷料等。

3. 局部坐浴 术后每次排便或换药前均用温水、1∶5000 高锰酸钾溶液或中药洗剂熏洗坐浴,水温控制在 43~46℃,每日 1~2 次,每次 20 分钟,坐浴后可予红外线照射治疗及复方角菜酸酯乳膏局部上药。

4. 并发症的观察与护理

(1) 尿潴留:术后 24 小时内,嘱患者每 4~6 小时排尿 1 次,避免因手术、麻醉、疼痛等原因造成尿潴留。若术后 6~8 小时仍未排尿且感下腹胀痛、隆起时,可行诱导排尿或导尿等。

(2) 出血:由于肛管直肠的静脉丛丰富,术后容易因为止血不彻底、用力排便等导致伤口出血。通常术后 7 日内粪便表面会有少量出血,如患者出现恶心、呕吐、心慌、出冷汗、面色苍白等并伴肛门坠胀感和急迫排便感进行性加重,敷料渗血较多时,应及时处理。

(3) 切口感染:直肠肛管部位由于易受粪便、尿液等的污染,术后易发生切口感染。应注意术前改善全身营养状况;术后 24 小时内控制好排便;保持肛门周围皮肤清洁,便后用 1∶5000 高锰酸钾溶液或中药洗剂熏洗坐浴；切口定时换药，充分引流。

（4）肛门狭窄：术后观察患者有无排便困难及粪便变细，以排除肛门狭窄。如发生狭窄，应在手术切口愈合后及早行扩肛治疗。

（三）健康教育

1. 疾病预防 指导患者养成良好的排便习惯、避免久坐和久站。

2. 饮食指导 嘱患者多饮水，多吃新鲜蔬菜、水果，少吃辛辣刺激食物，不饮酒；如有便秘，多食纤维食物，服用适量植物油或蜂蜜，促进肠蠕动，防止便秘。

3. 指导患者正确的排便习惯 每日晨起或睡前做 10 分钟腹部按摩，即用手掌轻柔自右下、右上、左上、左下反复按摩腹壁。指导患者避免增加腹压的动作，如用力排便、咳嗽、久站、久蹲等。

4. 活动指导 如手术创面较大，伤口尚未完全愈合期间以卧床休息为主。可适当下床活动，但走动幅度不宜过大，避免伤口边缘因摩擦而形成水肿，延长创面愈合时间。创面愈合后 3 个月内不要长时间骑自行车，防止愈合的创面因过度摩擦引起出血。

5. 功能锻炼 提肛运动可改善局部血液循环，增强肛门括约肌的功能，有利于切口愈合。指导患者术后第 2 日开始做提肛运动，即吸气时收小腹同时提肛，保持 5 秒，然后呼气放松肛门，每次 20 下，每日 2 次。

6. 复查 伤口未愈合前每周复查，直至伤口愈合。如发现术后肛门大量出血，应及时到医院就诊。

【护理评价】

通过治疗与护理，评价患者是否达到下列目标：
1. 患者焦虑程度减轻。
2. 能正视伤口情况。
3. 能获取疾病的相关知识，主动配合治疗及护理。
4. 未发生并发症，或并发症得到及时发现和处理。

（刘梦醒　叶新梅）

第四节　直肠肛管周围脓肿

直肠肛管周围脓肿（perianorectal abscess），是一种常见的、发生于直肠肛管周围间隙或软组织的急性化脓性感染性疾病，属肛肠外科最常见的急症。国内相关文献表明其发病率占肛肠外科疾病的 5%～25%。任何年龄均可发病，多见于 20～40 岁的青壮年，男性多于女性。临床上多数起病急骤，疼痛剧烈，伴有寒战发热，脓肿破溃等。直肠肛管周围脓肿的治疗在于早期切开引流，控制感染和缩短疗程，防止脓肿向周围间隙蔓延或向附近器官穿通。但仍有部分患者术后形成肛瘘，需再次手术治疗。

【病因和病理】

感染是引起直肠肛管周围脓肿的主要原因。常见的致病菌有大肠埃希菌、金黄色葡萄球菌、链球菌和铜绿假单胞菌，大多为需氧菌和厌氧菌混合感染，其特点是肠源性、多菌性和厌氧菌高感染率。绝大部分直肠肛管周围脓肿由肛腺感染引起。肛腺开口于肛窦，部分肛腺位于内外括约肌之间。因肛窦开口向上，呈口袋状，存留粪渣易引发肛窦炎，感染延及位于括约肌间隙的肛腺后导致括约肌间感染。感染蔓延至直肠肛管周围间隙的疏松脂肪结缔组织后可形成不同类型的直肠肛管周围脓肿，向上可达直肠周围形成高位肌间脓肿或骨盆直肠间隙脓肿；向下达肛周皮下，形成肛周脓肿；向外穿过外括约肌，形成坐骨肛管间隙脓肿；向后可形成肛管后间隙脓肿或直肠后间隙脓肿。以肛提肌为界将直肠肛管周围脓肿分为肛提肌下部脓肿和肛提肌上部脓肿；前者包括肛周脓肿、坐骨直肠间隙脓肿、肛管后间隙脓肿；后者包括骨盆直肠间隙脓肿、直肠后间隙脓肿、高位肌间脓肿。直肠肛管周围脓肿也可继发于肛周皮肤感染、损伤、肛裂、内痔、药物注射、骶尾骨骨髓炎等。克罗恩病、溃疡性结肠炎及血液病患者，易并发直肠肛管周围脓肿。

【临床表现】

1. 肛周脓肿 最常见，占 40%～45%。常位于肛门后方或侧方皮下间隙，因此又称肛周皮下间隙脓肿。脓肿范围一般不大。主要症状为肛周持续性跳动性疼痛，全身感染性症状不明显。病变处明显红肿，有硬结和压痛，脓肿形成可有波动感，穿刺易抽出脓液。

2. 坐骨肛管间隙脓肿 又称坐骨肛管窝脓肿，也比较常见。多由肛腺感染穿过外括约肌向外扩散到坐骨肛管间隙而形成。也可由肛周脓肿向深部扩散而成。由于坐骨肛管间隙较大，形成的脓肿亦较大而深，单侧容量约为 60～90ml。发病时病侧出现持续性胀痛，逐渐加重，继而为持续性跳痛，排便或行走时疼痛加剧，可有排尿困难和里急后重；脓肿范围较大时全身感染症状明显，如头痛、乏力、发热、食欲缺乏、恶心、寒战等。早期局部体征不明显，以后出现肛门病侧红肿，双侧臀部不对称；局部触诊或直肠指检时病侧有深压痛，甚至波动感。如不及时切开，脓肿多向下穿入肛管周围皮下间隙，再由皮肤穿出，形成肛瘘。

3. 骨盆直肠间隙脓肿 又称骨盆直肠窝脓肿，较为少见，但很重要。多由肛腺脓肿或坐骨肛管间隙脓肿向上穿破肛提肌进入骨盆直肠间隙引起，也可由直肠炎、直肠溃疡、直肠外伤所引起。由于此间隙位置较深，空间较大，引起的全身症状较重而局部症状不明显。早期就有全身中毒症状，如发热、寒战、全身疲倦不适。局部表现为直肠坠胀感，便意不尽，排便时尤感不适，常伴排尿困难。会阴部检查多无异常，直肠指检可在直肠壁上触及肿胀隆起，有压痛和波动感。诊断主要靠穿刺抽脓。肛管超声检查或 CT 及 MRI 检查对骨盆直肠间隙脓肿诊断有重要意义。位置较深，临床上常常易被误诊。

4. 其他 如肛管括约肌间脓肿、直肠后间隙脓肿、高位直肠肌间脓肿、直肠壁内脓肿（黏膜下脓肿）。由于位置较深，局部症状大多不明显，主要表现为会阴、直肠部坠胀感，排便时疼痛加重，患者可伴有不同程度的全身感染症状。直肠指检可触及痛性肿块。

【辅助检查】

1. 直肠指检 肛周可触及一肿块，压痛（+），波动感（+），皮温升高。

2. 局部穿刺抽脓 有确诊价值，且可将抽出的脓液行细菌培养及药敏试验。

3. 实验室检查 有全身感染症状者血常规可见血白细胞计数和中性粒细胞比值增高。

4. 其他 如肛管超声、CT 或 MRI 检查。

【处理原则】

1. 非手术治疗 原则是控制感染，缓解疼痛，促进排便。包括使用抗生素、温水坐浴、局部理疗、口服缓泻剂。

2. 手术治疗 切开引流是直肠肛管周围脓肿最基本的治疗。现有许多学者采取脓肿切开引流并挂线术，使脓肿完全敞开保证引流通畅，还可避免形成肛瘘后的二次手术。

【治疗】

1. 非手术治疗

（1）抗生素治疗：选用对革兰氏阴性杆菌有效的抗生素。

（2）温水坐浴。

（3）局部理疗。

（4）口服缓泻剂或液体石蜡以减轻排便时疼痛。

2. 手术治疗 脓肿切开引流是治疗直肠肛管周围脓肿的主要方法，一旦诊断明确，即应切开引流。手术方式因脓肿的部位不同而异。

（1）肛周脓肿切开引流术在局麻下就可进行，在波动最明显处做与肛门呈放射状切口，不需要填塞以保证引流通畅。

（2）坐骨肛管间隙脓肿要在腰麻或椎管麻醉下进行，在压痛明显处用粗针头先做穿刺，抽出脓液后，在该处做一平行于肛缘的弧形切口，切口要足够大以便引流通畅，可用手指探查脓腔。切口应距离肛缘3～5cm，以免损伤括约肌。可置管或放置油纱布条引流。

（3）骨盆直肠间隙脓肿切开引流术要在腰麻或全麻下进行，切开部位因脓肿来源不同而不同，脓肿向肠腔突出，手指在直肠内可触及波动，应在肛门镜下行相应部位直肠壁切开引流，切缘应彻底止血。若经坐骨直肠间隙引流，日后易出现括约肌上型肛瘘。源于经括约肌肛瘘感染者，引流方式与坐骨肛管间隙脓肿相同，只是手术切口稍偏肛门后外侧，示指在直肠内作引导，穿刺抽出脓液后，切开皮肤、皮下组织，改用止血钳分离，当止血钳触及肛提肌时，则遇到阻力，在示指引导下，稍用力即可穿破肛提肌到达脓腔。若经直肠壁切开引流，易导致难以治疗的括约肌外型肛瘘。其他部位的脓肿，若位置较低，在肛周皮肤上直接切开引流；若位置较高，则应在肛镜下切开直肠壁引流。

【护理评估】

（一）术前评估

1. 健康史和相关因素

（1）个人情况：了解患者的一般情况，发病前有无饮食不当、大量饮酒、过度劳累等诱因；了解患者是否存在易引发肛腺感染的因素。

（2）既往史：如有无长期便秘、腹泻史，或有无外伤、肛裂、痔疮药物治疗史；有无糖尿病、恶性肿瘤史。

2. 身体状况

（1）评估患者肛周局部有无红肿、硬结、肿块，皮肤破溃后有无脓液排出的情况。

（2）有无寒战、高热、乏力、纳差、恶心等全身症状，有无出现排尿困难或里急后重。

（3）有无持续高热、恶心、头痛等，有无会阴、直肠坠胀、排便不尽感，有无大小便困难。

（4）是否伴有精神紧张、情绪焦虑等精神症状，除外肛门直肠神经症。

（5）评估患者生命体征变化，有无面色苍白、出冷汗、脉搏细速、血压不稳等休克的早期征象；有无体温升高、脉搏增快等全身中毒症状。

（6）直肠指检肛周肿胀部位有无压痛、波动感、皮温高，指套退出有无血迹、直肠内有无肿块等。

（7）辅助检查：红细胞计数、白细胞计数、血红蛋白和血细胞比容等数值的变化；其他辅助检查，如腹腔穿刺/腹腔灌洗、X线、B超、CT、MRI等影像学检查的结果。

3. 心理-社会状况 了解患者及家属对直肠肛管周围脓肿相关知识的认知程度及心理承受能力，了解有无过度焦虑、恐惧等影响康复的心理反应，了解患者能否接受制定的治疗护理方案，对治疗是否充满信心等，以及对治疗和护理的期望程度。

（二）术后评估

1. 术中情况 了解患者术中采取的麻醉方法、手术方式、病变部位及深浅程度，手术过程是否顺利，术中有无脓液及脓液的量有多少。

2. 生命体征 是否平稳。

3. 伤口情况 手术切口愈合情况，有无发生出血、切口感染、假性愈合等并发症，注意保持伤口引流通畅，防止假性闭合。注意观察挂线橡皮筋松紧度，术后15日定期紧线，使其脱落。

4. 并发症发生 评估患者术后的排尿、排便情况，有无难以控制排气、排便等。

5. 心理-社会状况 评估患者有无焦虑、失眠及家庭支持情况。了解患者及其家属对术后康复知识的掌握程度；是否担心并发症及预后等。

【常见护理诊断/问题】

1. 急性疼痛 与肛周炎症及手术有关。

2. 便秘 与疼痛恐惧排便有关。

3. 体温升高 与直肠肛管周围感染和全身感染有关。

4. 皮肤完整性受损 与脓肿破出皮肤、皮肤瘙痒、手术治疗等有关。

5. 潜在并发症 肛瘘和肛门狭窄。

【护理目标】

1. 患者未发生重度疼痛。
2. 排便顺畅。
3. 体温降至正常范围。
4. 能掌握受损皮肤的护理。
5. 未发生并发症，或并发症得到及时发现和处理。

【护理措施】

（一）非手术治疗护理/术前护理

1. 急性炎症期应卧床休息，协助患者取舒适体位，避免局部受压加重疼痛。
2. 高热患者给予物理降温或遵医嘱药物降温，嘱患者增加饮水。
3. **应用抗生素** 根据医嘱全身应用抗生素，全身应用革兰氏阳性菌敏感的抗菌药控制感染，有条件时穿刺抽取脓液，并根据药敏试验结果合理选择抗生素，控制感染。

（二）术后护理

1. 有脓液形成时，及时切开引流 切开引流早期分泌物较多，应定时观察敷料有无渗出，有渗出应及时更换敷料，可每日更换2次，防止切口感染。

2. 脓肿切开引流术的护理 对脓肿切开引流者，应密切观察引流液的颜色、量、性状，并记录。予以甲硝唑或中成药等定时冲洗脓腔，保持引流通畅，当脓液变稀，引流量小于50ml/d时，可考虑拔管。

3. 脓肿切开挂线术的护理

（1）皮肤护理：保持肛门皮肤清洁，嘱患者局部皮肤瘙痒时不可搔抓，避免皮肤损伤感染。

（2）挂线橡皮筋护理：嘱患者术后7～15日至门诊收紧橡皮筋，直到橡皮筋脱落。脱落后局部创面可使用藻酸盐敷料，以促进创面愈合。

（三）健康教育

参见本章第三节的相关内容。

【护理评价】

参见本章第三节的相关内容。

（刘梦醒　叶新梅）

第五节 肛周会阴部坏死性筋膜炎

肛周会阴部坏死性筋膜炎（perianal and perineum necrotizing fasciitis），也称 Fournier 综合征和 Fournier 坏疽，是一种发生于肛周会阴部腹股沟和生殖器软组织的坏死性感染。以发病急骤，恶寒高热，发展迅速、病情凶险，组织广泛坏死为特征。好发于免疫抑制剂使用者和长期使用糖皮质激素的患者，病死率在 25%～45%，以手术清创、抗感染、支持治疗为主要手段。

【病因】

75% 以上会阴部坏死性筋膜炎多因局部损伤、肛门、尿道周围感染或骶前混合感染引起，其余是不明原因的特发性感染。常见的致病菌包括革兰氏阳性的溶血性链球菌、金黄色葡萄球菌、革兰氏阴性菌和厌氧菌。外部因素，如软组织损伤、裂伤、血肿等损害了防御屏障，为细菌入侵提供了条件，常继发于会阴和肛门部各种感染、肿瘤、创伤、手术后等。其中直肠肛管周围脓肿是最常见的原因。机体免疫力低下是导致此病的诱因，如糖尿病、恶病质、年老体弱、免疫抑制剂治疗的患者。

【病理特点】

表皮、真皮、皮下组织有大片的凝固性坏死，周围组织呈非特异性炎症细胞浸润，血管壁呈纤维蛋白样坏死，血管内可见血栓。

【临床表现】

1. 局部症状
（1）早期皮肤红肿，呈紫红色片状，边界不清，疼痛明显，逐步由紫红变为蓝灰色斑点，在发病的 3～5 日内出现出血性大疱。
（2）进展期，疼痛缓解，患处麻木，由于炎性物质的刺激和病菌的侵袭，早期感染局部有剧烈疼痛，当病灶部位的感觉神经被破坏后，则剧烈疼痛可被麻木或麻痹所替代。
（3）脓液稀薄奇臭，呈洗碗水样，溃疡周围皮肤呈潜行状，且有捻发音，局部感觉麻木或疼痛。
（4）血性水疱，由于营养血管被破坏和血管栓塞，皮肤颜色逐渐发紫、淤黑，出现含有血性液体的水疱。

2. 全身中毒症状 患者常有明显毒血症，出现寒战、高热和低血压。

3. 其他症状 皮下组织广泛坏死时，可出现低钙血症。

4. 并发症 坏死性筋膜炎由于全身中毒症状会引起肾衰竭，表现为少尿甚至无尿。

【辅助检查】

1. 实验室检查 60%～90% 患者的红细胞和血红蛋白有轻度至中度的降低，白细胞计数升高，计数大多在（20～30）×10^9/L 之间，有核左移，并出现中毒颗粒。血清电解质：游离钙低于正常值，<1.1mmol/L，出现低钙血症。血清抗体：血中有链球菌诱导产生的抗体，有助于诊断。在液体供给充足时出现少尿或无尿，尿蛋白阳性提示肾小球和肾小管存在损害。细菌学检查对诊断具有特别重要意义，尤其是伤口脓液的涂片检查。病理学活检：取筋膜组织进行活检，有助于诊断。

2. 影像学检查 X 线检查可见皮下组织有气体产生；CT 检查可用于感染定位和确定病变深度，是明确坏死性筋膜炎发展状况的最好手段，有助于早期确立诊断和发现进展性组织坏死所致的并发症，帮助制定治疗方案，还可以观察病变的进展、转归及手术后改变；MRI 检查，能够较好地识别坏死性筋膜炎。

3. 手指试验 是诊断坏死性筋膜炎的最佳方法，在局麻下切开皮肤，如果能轻易地将皮肤与筋膜分离，说明极有可能是坏死性筋膜炎。

【处理原则】

明确诊断后尽早广泛切开、彻底清创引流，根据感染部位、细菌培养和药敏试验的结果，正确选择和合理应用抗生素，同时纠正水、电解质和酸碱平衡失调，补充血容量，改善微循环，增强营养，术后创面促愈治疗等。

【护理措施】

（一）术前护理

1. 心理护理 会阴部坏死性筋膜炎由于病变部位的特殊性，起初患者羞于启齿感到心理压抑，所以经常延误诊治，而本病进展又快，全身症状重，肛周会阴疼痛明显，患者恐惧焦虑明显，缺乏安全感。护理人员应加强与患者和家属的沟通，耐心倾听，并以适当的语言安慰。一方面能及时了解病情变化情况，另一方面给予患者安慰和鼓励，使患者树立战胜疾病的信心，配合治疗和护理。

2. 监测生命体征 体温大于38.5℃时可选用冰毯、冰帽等物理降温。药敏试验结果出来后按医嘱给予广谱抗生素及抗厌氧菌抗生素联合使用。如出现血压低、心率快、脉压缩小时，应积极抗休克、扩容治疗，同时纠正水、电解质及酸碱失衡。

（二）术后护理

1. 病情观察 术后给予持续使用心电监护至病情平稳，严密监测生命体征、血氧饱和度、24小时出入量、末梢血糖等。密切观察体温变化，通过体温观察判断清创的程度，如手术清创彻底引流通畅，术后第2日体温应呈下降趋势，若仍呈稽留热，需尽快报告医生检查伤口，并做好高热的护理；术后高热给予物理降温及药物降温。密切监测血糖变化，血糖升高时予低剂量胰岛素持续泵入。根据监测血氧饱和度结果给予持续吸氧，指脉氧饱和度保持在95%以上。随时监测血常规、血电解质等。

2. 皮肤观察 做好压力性损伤的预防，保持皮肤的清洁干燥。关注创面周围皮肤是否有肿胀发硬，可用手术记号笔做好标记，以便观察局部症状是否得到控制。

3. 创面护理 严密观察手术创面的颜色以及周围肿胀的消退情况。创面周围皮肤的颜色、温度、弹性、触痛、血运及肢体活动情况，以判断溃烂是否向周围蔓延；注意观察创面分泌物的色、质、量。正常情况下创面应该新鲜、红润，说明血运良好；如创面苍白，说明营养血管栓塞；如创面灰黑色，说明创面有坏死，应进一步清创。早期伤口每日常规换药2次，先用双氧水、甲硝唑交替冲洗再用生理盐水冲洗，用抗菌敷料或高渗盐敷料逐层填塞引流，外用棉垫或泡沫敷料。

4. 营养支持及饮食护理 坏死性筋膜炎患者常处于高代谢状态，术后禁食期间采用静脉营养支持治疗，必要时可输注白蛋白、新鲜血等。

5. 并发症的观察与护理

（1）感染性休克：是会阴部坏死性筋膜炎最常见的并发症，患者表现为心跳呼吸加快、脉压缩小、表情淡漠、皮肤苍白、四肢湿冷、脉搏细速、血压低于80/50mmHg，尿少，应立即实施抢救。

1）密切观察病情，持续心电监护，监测生命体征，每30~60分钟测1次血压。给予抗休克体位，吸氧，保持呼吸道通畅。开放静脉双通道扩容，纠正电解质紊乱。

2）遵医嘱给予强心剂西地兰和抗心律失常药，多巴胺升压，输血或血浆。输入白蛋白纠正低蛋白血症。

3）及时准确应用抗生素，并注意观察药物反应。

4）高热给予物理或药物降温，以缓解症状，减轻痛苦。

5）监测每小时尿量，准确记录24小时出入量，根据血压、尿量监测结果调整输液速度。

（2）糖尿病酮症酸中毒：患者表现体温高于38.5℃，精神差，嗜睡，呼吸深大，呼气带有烂苹果味，尿糖及尿酮均呈阳性。

1）遵医嘱补液：大剂量生理盐水，开始24小时补液总量4000ml，同时抗生素治疗。

2）胰岛素治疗：采用小剂量（短效）胰岛素持续泵注，随时监测血糖、尿糖、酮体及电解质，观察患者有无口渴、出汗、恶心、心率加快和昏迷，及时记录和报告，以便调整剂量。

3）纠正低钾血症和酸碱失衡，防止pH值过低诱发心律失常，静脉滴注5%碳酸氢钠。

其他内容参见本章第三、四节。

（刘梦醒　叶新梅）

第六节　肛　瘘

肛瘘（anal fistula）是指肛管或直肠与肛周皮肤相通的肉芽肿性管道，是常见的直肠肛管疾病之一，多见于青壮年男性。肛瘘的临床表现、处理原则及其围手术期护理是本节的重点。

【病因与病理】

大多数肛瘘由直肠肛管周围脓肿发展而来。肛瘘由内口、瘘管及外口组成。内口常位于肛窦，外口为脓肿破溃处或位于手术切开的肛周皮肤上，内、外口之间是脓腔周围增生的纤维组织包绕的管道即瘘管，近管腔处为炎性肉芽组织。由于致病菌不断由内口进入，而瘘管迂曲，少数存在分支，常引流不畅，且外口皮肤生长速度较快，常发生假性愈合并形成脓肿。脓肿可从原外口破溃，也可从他处穿出形成新的外口，反复发作，发展为有多个瘘管和外口的复杂性肛瘘。

【分类】

（1）根据瘘口与瘘管的数目分为：①单纯性肛瘘：只存在单一瘘管。②复杂性肛瘘：存在多个瘘口和瘘管，甚至有分支。

（2）根据瘘管所在的位置分为：①低位肛瘘：瘘管位于外括约肌深部以下，包括低位单纯性肛瘘和低位复杂性肛瘘。②高位肛瘘：瘘管位于外括约肌深部以上，包括高位单纯性肛瘘和高位复杂性肛瘘。

（3）根据瘘管与括约肌的关系分为：①肛管括约肌间型；②经肛管括约肌型；③肛管括约肌上型；④肛管括约肌外型。

【临床表现】

1. 流脓　自外口反复流出少量分泌物或粪水污染内裤，分泌物时多时少，有时有粪便及气体排出。

2. 疼痛　若瘘管引流通畅，一般无疼痛。当外口暂时封闭，污染物不断从内口流入，局部会出现红肿、疼痛、压痛等再次脓肿的表现。

3. 瘙痒　由于分泌物对皮肤的刺激，可以引起局部皮肤潮湿、瘙痒，严重者皮肤发生湿疹样改变。

4. 全身症状　多由反复发作而外口被增生的皮肤覆盖形成假性愈合，引流不畅所致，如发热、寒战、乏力等。

一般全身无明显症状。局部症状有的很轻，只觉得有时肛门瘙痒，有的流脓水，肛门潮湿发痒，时好时犯。有的外口暂时闭合，引流不畅又形成新的小脓肿而肿痛明显，不能端坐，封闭外口再穿破，或在别处皮肤穿破又形成新的外口，则流脓血增多。若内口较大，用力排便时偶有气体从外口排出，甚至排出稀便。因慢性炎症刺激，导致肛管直肠环纤维化，或瘘管围绕肛管，形成半环纤维索条，影响肛门括约肌的舒缩，则排便不畅。若黏膜下瘘管出口处在肛缘或肛窦内，则常有脓液从肛门流出，污染内裤。

【辅助检查】

1. 内镜检查 肛门镜检查有时可发现内口。确定内口位置对明确肛瘘诊断非常重要。

2. 特殊检查 若无法判断内口位置，可将白色湿纱布条填入肛管及直肠下端，并从外口注入亚甲蓝溶液1~2ml，根据纱条染色部位确定内口。

3. 实验室检查 当发生直肠肛管周围脓肿时，患者血常规检查可出现白细胞计数及中性粒细胞比值增高。

4. 影像学检查 碘油瘘管造影是临床常规检查方法，MRI检查可清晰显示瘘管位置及与括约肌之间的关系。

【处理原则】

1. 非手术治疗

（1）堵塞法：瘘管用0.5%甲硝唑、生理盐水冲洗后，自外口注入生物蛋白胶。该方法适用于单纯性肛瘘，但治愈率较低。

（2）挂线疗法：是利用橡皮筋或有腐蚀作用的药线的机械性压迫作用，使结扎处组织发生血运障碍坏死，以缓慢切开肛瘘，炎症反应引起的纤维化使切断的肌肉与周围组织粘连而逐渐愈合，还可防止大便失禁。适用于距肛门3~5cm内，有内、外口的低位单纯性肛瘘，高位单纯性肛瘘或作为复杂性肛瘘切开、切除的辅助治疗。

2. 手术治疗 原则是将瘘管切开或切除以形成敞开的创面来促进愈合。关键是避免损伤肛门括约肌。以防大便失禁，同时避免肛瘘复发。

（1）瘘管切开术：将瘘管全部切开，靠肉芽组织生长使切口愈合。适用于低位肛瘘，术后不会出现大便失禁。

（2）肛瘘切除术：切除全部瘘管壁直至健康组织，创面敞开，使其逐渐愈合。适用于低位单纯性肛瘘。

3. 术后复查 出院后1周内复查1~2次，术后2~4周可酌情每周复查1次或每2周复查1次，直至伤口愈合。

其他内容参见本章第三、四节。

（吴　霞　叶新梅）

第七节　肛　　裂

肛裂（anal fissure）是指齿状线以下（肛管后正中线）皮肤层裂伤后形成的经久不愈的缺血性溃疡，方向与肛管轴线平行，长0.5~1cm，呈梭形或椭圆形，常引起肛周剧痛。可发生于任何年龄，但多见于青壮年，男女发病率无差别。

【病因】

病因尚不清楚，可能与多种因素有关，但直接原因大多是因长期便秘、粪便干结致排便时损伤肛管及其皮肤层。好发部位为肛管后正中线，此处肛管外括约肌浅部在肛管后方形成的肛尾韧带较坚硬、伸缩性差，此区域血供亦差；且排便时，肛管后壁承受压力最大。

【临床表现】

1. 症状

（1）疼痛：为主要症状，一般较剧烈，有典型的周期性。排干硬粪便时刺激裂口内神经末梢，出现烧灼样或刀割样疼痛；便后数分钟可缓解；随后因肛门括约肌反射性痉挛，再次发生剧烈疼痛，常持续半小时到数小时，直到括约肌疲劳，松弛后疼痛缓解，以上"排便时疼痛—间歇期—括约肌痉挛痛"称为肛裂疼痛周期。

（2）便秘：肛裂患者因惧怕疼痛而不愿排便，引起或加重便秘，粪便更加干结，便秘又加重肛裂，形成恶性循环。

（3）出血：排便时粪便擦伤溃疡面或撑开肛管撕拉裂口会有少量出血，故在粪便表面、便纸上见到少量血迹或排便过程中滴鲜血。大量出血少见。

2. 体征 典型体征是肛裂的"三联征"，即肛乳头肥大、肛裂、前哨痔同时存在。若在肛门检查时发现此体征，可明确诊断。肛裂患者行肛门检查时，常会引起剧烈疼痛，有时需在局麻下进行。

【辅助检查】

已确诊者，一般不宜行直肠指检或肛门镜检查，避免增加患者痛苦。可以取活组织做病理检查，以明确诊断。

【处理原则】

1. 非手术治疗 原则是软化大便，保持大便通畅；解除肛门括约肌痉挛，缓解疼痛，中断恶性循环，促进局部创面愈合。

具体措施：①用缓泻剂；②局部坐浴；③扩肛疗法：扩肛时患者侧卧位，局麻后，先用示指扩肛，再用两指循序渐进、持续地扩张肛管5分钟，使括约肌松弛，创面扩大，促进溃疡愈合。其常见并发症是出血、肛周脓肿、大便失禁等，且复发率高。

2. 手术治疗 适用于经久不愈、非手术治疗无效且症状较重的陈旧性肛裂。手术方法有肛裂切除术和肛管内括约肌切断术，前者已较少使用。

其他内容参见本章第三、四节。

临床案例与思考

患者，男，28岁。主诉为反复大便出血4年余，每遇大便干燥时，肛门疼痛，出血量多，色鲜红，曾保守治疗效果不佳。近3天来，症状加重，排便时大便干结，2~3天一次，排便时腹部疼痛及肛门剧烈疼痛，出血量多，色鲜红，呈点滴状，伴有口渴喜冷饮，平时喜食辛辣食物。体格检查：T 36.7℃，P 78次/分，R 18次/分，BP 108/63mmHg，舌质红，苔薄黄，脉弦数。意识清楚，身体健壮。肛检：截石位6点位肛管有一深约0.5cm的裂口，有结缔组织增生，裂口面空旷，触痛明显。指检：肛门括约肌紧张，6点位肛缘向尾骨方向触及一条索状物，未见外口。镜检：5点位肛窦部肛乳头肥大。

请思考：

（1）请问患者目前存在的护理问题有哪些？请针对护理问题给出相关的护理措施。

（2）如患者需手术治疗，何种手术方式最佳？

（吴　霞　叶新梅）

第十一章 消化道出血患者护理

消化道出血（gastrointestinal hemorrhage）是消化系统常见的临床症状，病因多且复杂。临床表现为呕血、黑便或血便等，轻者可无任何症状，重者伴有贫血及血容量减少，甚至休克，危及生命。对消化道出血量的估计主要根据血容量减少所致周围循环变化的临床表现，特别是血压、脉搏的动态观察，并结合患者的血红细胞计数、血红蛋白及血细胞比容检测结果等估计失血的程度。

正常成人全身总血量约占体重的8%。出血量低于总血容量10%（400ml）以下，血容量变化较小，经由体液与脾脏储存血代偿性补充，循环血量可逐步恢复，脉搏与血压波动不大，一般不产生明显临床症状；出血量超过总血容量10%，且在短期内发生时，患者表现为头晕、乏力、口干、脉搏加快，每分钟可增至90~100次，收缩压尚正常，但脉压常缩小；出血量达总血容量的25%（1000ml）以上时，患者出现晕厥、四肢冰凉、尿少、烦躁不安等症状，脉搏每分钟超过120次，收缩压降至70~80mmHg；若出血持续，出血量可达2000ml或以上，患者收缩压可降至50mmHg或更低，出现严重的失血性休克症状，如气促、少尿或无尿，脉搏细速，甚至扪不清。

临床上常用休克指数（shock index）来帮助估计失血量，休克指数=脉率/收缩压，正常值为0.5。指数=1，大约失血量为800~1000ml（占总血量的20%~25%）；指数＞1.5，失血量为1200~2000ml（占总血量30%~50%）。

消化道出血根据解剖部位分为上消化道出血和下消化道出血。上消化道出血根据病因又分为门静脉高压所致的消化道出血和溃疡性出血等。本章重点介绍上消化道出血、门静脉高压症和下消化道出血患者的临床表现、处理原则以及围手术期护理。

> **临床案例与思考**
>
> 患者，女，45岁。2日前因胃多发息肉在医院门诊行胃肠镜下息肉切除术，术后嘱患者冷流饮食3日，避免剧烈运动，注意休息1周。1日前患者自行正常饮食。上午出现头晕、恶心，黑便3次急诊入院。患者面色苍白，伴冷汗，T 36℃，HR 124次/分，R 22次/分，BP 80/50mmHg。
>
> 请思考：
> （1）该患者的诊断是什么？紧急处理措施有哪些？
> （2）该患者目前存在哪些护理问题？

第一节 上消化道出血

上消化道出血是指发生在十二指肠悬韧带以上的消化道出血，包括食管、胃、十二指肠和胆胰部位，以及胃空肠吻合术后吻合口附近病变引起的出血。本节主要介绍需要进行外科处理的上消化道大出血，即经消化道一次性失血超过全身总血容量的20%（800ml以上），并引起了休克的症状和体征。

【病因】

引起上消化道大出血的原因较多，常见的病因如下：

1. 胃十二指肠溃疡 胃十二指肠溃疡出血是上消化道出血最常见的病因，占40%~50%，其中以十二指肠溃疡出血多见，占75%。

2. 门静脉高压症 占20%~25%，几乎所有门静脉高压症患者均伴有食管胃底静脉曲张，其中50%~60%可在一定诱因下发生曲张静脉破裂出血。

3. 应激性溃疡 约占20%，又称应激性黏膜病变、急性出血性胃炎、急性糜烂性胃炎等。当机体处在各种严重创伤、危重疾病等严重应激状态下，可继发急性消化道黏膜糜烂、溃疡、大出血、穿孔等病变。

4. 胃癌 多发生在进展期胃癌或晚期胃癌。胃癌患者中上消化道出血的发生率为30%。

5. 胆道出血 肝内血管受损，血液经肝外胆管排至肠腔引起的消化道出血。

还有其他相对少见的上消化道出血病因，如上消化道（血管）畸形、上消化道损伤、贲门黏膜撕裂综合征等。

【病理特点】

1. 胃十二指肠溃疡出血 溃疡基底血管被侵蚀引起血管破裂导致的出血，多为动脉出血。溃疡出血多发生于胃小弯或十二指肠后壁。胃溃疡出血多来自胃左、右动脉，肝胃韧带内的血管；十二指肠溃疡出血多来自胃十二指肠动脉、胰十二指肠上动脉。慢性溃疡反复发作者，其伴有大量瘢痕组织，缺乏收缩能力，呈搏动性出血，止血药物效果较差，不易自止。

2. 门静脉高压症 肝硬化引起的门静脉高压症多伴有食管下段和胃底黏膜下层的静脉曲张，曲张静脉的黏膜较正常静脉更薄，易被食物机械损伤或胃酸反流腐蚀导致破裂出血，同时由于门静脉内压力较高，常发生难以自止的出血。

3. 应激性溃疡 当机体受到如严重创伤、大面积烧伤、严重感染、休克、心脑血管意外、心理应激、大手术等各种应激源刺激后导致机体内神经内分泌失调、胃黏膜损伤作用增强和胃黏膜保护功能减弱等综合作用下导致胃黏膜受损形成溃疡。当其侵蚀至相应血管时便可引起上消化道出血。

4. 胃癌 癌组织发生缺血性坏死，表面发生坏死组织脱落或溃疡，其侵蚀血管可引起出血。

5. 胆道出血 肝内局限性感染灶可引起肝内毛细胆管或胆管扩张合并脓肿，这些感染灶和脓肿可侵犯肝内血管导致出血，出血经肝外胆管排入肠腔。肝肿瘤、肝外伤引起的肝实质破裂导致肝内胆道出血。

【临床表现】

不同病因所导致的上消化道出血在病史、症状、体征和检查结果上有不同的特点，在患者病情允许的前提下，在短时间内有重点地对患者完成病史询问、体格检查、辅助检查等步骤，经过综合分析后，明确出血病因，定位出血部位。

1. 病史特点 胃十二指肠溃疡出血的患者既往常有长期溃疡病史或长期反复上腹部周期性疼痛，服用抑酸药物后疼痛可缓解。有胃部分切除术病史的患者，考虑吻合口溃疡出血可能性。食管胃底静脉曲张破裂出血的患者常有慢性肝炎、血吸虫病、长期酗酒等病史，或既往钡餐、内镜等检查结果提示食管胃底静脉曲张。应激性溃疡出血患者在短期内有外伤、创伤、感染、手术等应激源刺激病史。有胃癌病史的患者考虑胃癌出血的可能性。胆道出血的患者在出血前可能有与胆绞痛类似的剧烈腹痛病史。

2. 呕血和便血 上消化道出血的症状以呕血和便血为主。根据出血的部位、速度和出血量的不同，相应的症状也会产生变化。当出血量小，未引起恶心呕吐时，血液经肠道排出导致便血；当出血量大、出血速度快时，胃受血液刺激导致呕吐，引起呕血。当血液在胃内滞留较长时间后再呕出，血液中的血红蛋白与胃酸发生反应形成正铁血红蛋白，呕出的血液呈咖啡样或黑褐色。当血液在胃内滞留时间较短便被呕出时，血液呈暗红或鲜红色，伴有血块。血液中血红蛋白内的铁在肠道中被反应为硫化铁，产生黑便。当出血量大且迅速时，大便呈暗红色或鲜红色。

3. 伴发症状

（1）胃十二指肠溃疡出血、应激性溃疡出血与胃癌出血类似，主要表现为呕血和柏油样黑便，此类出血速度虽快，但一次性出血量一般不超过500ml，多数患者仅有便血症状，无呕血，若出血迅速时大便色泽鲜红并伴有呕血症状。食管胃底静脉曲张破裂出血的患者，出血一般很急，以呕血为主要表现，一次性出血量可达 500~1000ml，出血量很大时可呕出鲜血伴血块，此类出血一般较少表现为单纯便血，治疗如不及时很快出现休克症状。胆道出血一般以便血为主要症状，呕血量相对较少，一次约 200~300ml，有类似胆绞痛的剧烈上腹痛表现，经积极内科治疗后可暂时止血，但常会周期性复发，伴有寒战、高热和黄疸症状。

（2）食管胃底静脉曲张破裂出血的患者营养不良风险较高，伴有巩膜黄染、肝掌、蜘蛛痣、男性乳房发育等慢性肝病体征；腹壁可见静脉曲张，即水母头征，肝左叶可在剑突下扪及。脾脏肿大可在肋下扪及，严重者可达脐下。移动性浊音阳性。胆道出血患者有时可触及肿大的胆囊。溃疡及胃癌出血的患者一般无明显阳性体征。

【辅助检查】

1. 实验室检查 红细胞计数、血红蛋白、血细胞比容等在出血早期无明显变化，一般出血 3~4 小时以后才会出现明显变化，其变化量有助于判断出血量。肝功能（谷丙转氨酶、谷草转氨酶、胆红素、血清白蛋白等）和血氨测定有助于帮助鉴别胃十二指肠溃疡出血和门静脉高压引起的出血，门静脉高压症患者肝功能数值一般有明显升高和血氨升高，而胃十二指肠溃疡出血的患者肝功能和血氨数值一般正常。

2. 内镜检查 在无禁忌证的情况下，急诊内镜检查为首选，可迅速明确消化道出血的部位和原因，在明确出血部位的同时酌情进行止血治疗。内镜检查在发生出血后的 24 小时内阳性率高达 95%。在明确出血部位和性质后，还可通过双极电凝、激光、套扎、注射硬化剂等方法进行止血处理。如果患者胃十二指肠镜检查结果为阴性，但仍有活动性出血，则可考虑行胶囊内镜或小肠镜进一步检查，明确小肠内是否有出血。内镜最好在出血后 2~24 小时内进行，若时间延长，浅表的黏膜得以修复，会使诊断阳性率降低。对于失血性休克的患者，应迅速纠正休克，补充血容量，待血压稳定后再行内镜检查。

3. 选择性腹腔动脉或肠系膜上动脉造影 经股动脉插管进行选择性腹腔动脉或肠系膜上动脉造影可以帮助确定活动性出血部位，是诊断出血的"金标准"。但需要至少每分钟同时有 0.5ml 含有造影剂的血液从血管裂口溢出才能准确显示出血部位。在确定出血部位后，进行血管栓塞等止血处理，是目前应用发展迅速的微创诊疗方法。该项检查较为安全，在条件允许时作为首选的诊断和急诊止血方法，可使部分患者免于急诊剖腹探查的创伤和风险。在临床实践中仅 25% 的消化道出血病例能显示活动性出血，但能观察到血管痉挛、动脉瘤、血管畸形等征象，可以作为诊断和手术探查的参考依据。

4. 三腔二囊管 既是诊断方法，也是治疗方法。三腔二囊管对食管胃底静脉曲张破裂的中小量出血止血效果较好，也可在实施其他治疗前作为大量出血的应急措施暂时控制出血。在放置好三腔二囊管后，将胃囊和食管囊充气，使其压迫食管下段和胃底，再经第三管用盐水将胃内容物清洗干净，此时如再无血液流出，则可定位为食管胃底曲张静脉破裂出血。如果还有血液流出，则需考虑胃十二指肠溃疡出血。

5. X 线钡餐 钡餐检查现已较少采用，在上消化道急性出血期行钡餐检查可促使休克发生或使已停止出血的出血灶再次出血，因而不宜施行。在休克改善后，为明确病因可做钡餐检查。

6. 核素扫描 用 ^{99m}Tc 标记红细胞后进行腹部闪烁扫描，出血部位会出现放射性浓集，其可对间歇性出血进行定位，阳性率可达 90% 以上，多在扫描后 1 小时内获得阳性结果。

7. 超声、CT 和 MRI 检查 有助于发现肝、胆和胰腺的脓肿、肿瘤等病变，有助于进行鉴别诊断。

【处理原则】

在上消化道急性大出血的危急时刻接受麻醉和手术，会增加患者的创伤和应激反应，增加死亡风险。需要快速评估患者生命体征和休克程度，迅速建立静脉通道，纠正休克治疗，输注止血药物对症治疗，严密监测生命体征，待稳定血压，危重状态缓解后再进行出血原因和部位的判断，接受进一步治疗。

1. 非手术治疗 也是为必要的手术创造条件,争取时间。迅速建立中心静脉或多个静脉通道,可选择颈内静脉或锁骨下静脉穿刺置管,以保证可迅速补充血容量。首先静脉滴注晶体液再输注胶体液扩充容量,同时进行血型鉴定、交叉配血、血常规等检查。使用心电监护仪动态监测生命体征,每15～30分钟对血压和脉率进行监测,观察周围末梢循环情况,为补液和输血提供参考。总的扩容量和输血量应达到失血量的2～3倍。输血治疗以输注红细胞悬液为首选,如短时间内出血和输血量大(>2000ml)时,需要输注血小板和冷沉淀补充凝血物质。进行扩容和输血时应注意速度、量和心肺负荷情况,特别是有心肺疾患和老年患者,避免因快速大量补液发生急性肺水肿或心衰。

如患者出现休克症状,应立即大量补液、输血,给予保暖。监测患者生命体征、中心静脉压,复查血常规,动态监测电解质。若患者已发生休克,应留置尿管,记录每小时尿量,及时评估病情进展,动态调整治疗。使患者血压维持在(90～100)/(50～60)mmHg,脉率控制在100次/分以下,尿量>30ml/h,血红蛋白>80g/L。

患者休克改善后应用止血药物治疗,静脉注射维生素K_1、纤维蛋白原、凝血酶等。通过胃管用冰盐水(加去甲肾上腺素0.04mg/ml)或5%Monsel溶液反复冲洗。适当地应用血管升压素可促进内脏小血管收缩达到止血目的,降低门静脉压力使食管胃底静脉曲张破裂出血停止,但有高血压、冠心病的患者不宜使用,会引起血压升高或心绞痛。

2. 病因治疗

(1) 胃十二指肠溃疡出血:如患者为30岁以下的青壮年人群,其常为急性溃疡出血,经上述初步止血处理后,出血多自行停止。如患者为50岁以上的中老年人群,其多为慢性溃疡,出血多难以自行停止,在进行初步处理,血压、脉率稳定后,应尽早安排胃大部切除术。如考虑患者为吻合口溃疡出血,此类出血多难以自行停止,需早期行手术治疗,切除吻合口,并再次行胃空肠吻合术,同时行迷走神经切断术。如为药物引起的急性溃疡出血,在停用相应药物后,出血常自行停止。

(2) 门静脉高压症出血:根据患者肝功能情况来决定止血方式。如患者有黄疸、腹水、肝性脑病等临床表现,肝功能较衰竭的患者,可采用三腔二囊管压迫止血或内镜下止血,必要时急诊行经颈静脉肝内门体分流术。而对无上述症状的肝功能相对良好的患者应采取手术治疗,在止血的同时还可以有效预防肝性脑病的发生,主要术式为贲门周围血管离断术。

(3) 应激性溃疡:通过静脉注射H_2受体拮抗剂、质子泵抑制剂等抑酸药物,帮助病变愈合和止血。生长抑素对于此类出血的患者止血效果显著。若经过以上的治疗仍不能有效止血则可采取手术治疗,主要术式为胃大部切除术或选择术式为迷走神经切断术加幽门成形术。

(4) 胃癌:如明确为胃癌出血,则应尽早手术治疗。对于未发生远处转移的胃癌,行根治性胃大部切除术或全胃切除术。对于晚期胃癌的患者,尽量行姑息性胃癌切除以达到止血目的。

(5) 胆道出血:此类出血的出血量一般不大,在行初步处理后出血多自行停止。

若无法明确出血的部位和性质,且经初步处理后患者的血压、脉率等仍不稳定,则应早期行剖腹探查或胃镜检查,以期找到病因并进行止血。

【知识拓展】 权衡出血与缺血风险个体化管理抗栓药物

急性上消化道出血后的抗血小板治疗,需要从药物使用的必要性和出血风险两方面考虑。如果药物非必要,如使用阿司匹林作为心血管事件的一级预防,应予以停药,临床需要时再进行评估。而单独使用阿司匹林或双联抗血小板治疗的二级预防应采用个体化策略,可根据内镜下出血征象风险高低给予先停药后恢复、不停药或其他处理。对于使用双联抗血小板治疗的急性冠状动脉综合征(ACS)患者,中国专家建议轻度出血无须停用,明显出血先停用阿司匹林，若出现危及生命的活动性出血，停用所有抗血小板药物，有效止血且病情稳定后，尽快恢复抗血小板治疗。一般在有效止血3～5日后恢复氯吡格雷，5～7日后恢复阿司匹林。对于不能停用抗血小板治疗的急性非静脉曲张性上消化道出血，需持续使用质子泵抑制剂治疗。

【护理评估】

（一）术前评估

1. 健康史

（1）个人情况：了解患者的一般情况，如年龄、性别、职业、饮食生活习惯、烟酒嗜好等。

（2）既往史：了解患者家族史等情况，患者是否有弥漫性胃炎、消化性溃疡疾病史、食管胃底静脉曲张史、消化道血管畸形异常或手术史等。

2. 身体状况

（1）症状和体征：评估患者有无因呕血而误吸或窒息的风险；评估有无贫血、腹痛、腹胀、呕血、黑便等临床症状；评估患者呕血前有无上腹部不适或恶心等症状；评估呕吐物的颜色、性状和量，呕吐物的颜色与出血部位、出血量以及在胃内停留的时间相关；评估患者生命体征、腹部体征、外周循环、辅助检查结果等情况；评估患者尿量、失血量及输注量等，评估出入量平衡，判断是否失血性休克。

（2）辅助检查：了解实验室检查、腹部影像学检查、内镜检查和重要脏器功能检查等结果。

3. 心理-社会状况 评估患者的心理情况，是否出现焦虑、恐惧情况。患者和家属对疾病的认知程度，家庭的经济承受能力、家庭及社会支持情况。

（二）术后评估

1. 术中情况 了解患者的手术方式和麻醉类型，手术过程是否顺利，术中出血、输血、补液量以及留置引流管的情况等。

2. 身体状况

（1）一般情况：评估患者术后生命体征、意识状态、营养状况、尿量等，关注出入量平衡。

（2）伤口及引流管：评估患者的伤口及敷料情况，观察有无渗血、渗液等。评估患者引流管部位、种类、数量及通畅情况，引流液的颜色、性状和量。

（3）术后不适：评估患者有无恶心、呕吐、腹胀、疼痛、睡眠障碍等术后不适情况。

（4）术后并发症：评估患者有无术后出血、感染等并发症及危险因素。

【常见护理诊断/问题】

1. 有误吸、窒息的危险 与大量呕血、呕血阻塞气道、三腔二囊管压迫气管有关。

2. 组织灌注量不足 与短时间大量失血、休克、组织缺血再灌注损伤有关。

3. 活动无耐力 与上消化道出血导致贫血、低蛋白血症有关。

4. 焦虑/恐惧 与突然大量呕血、休克、濒死感、病情危重、害怕手术有关。

5. 营养失调：低于机体需要量 与呕血、禁饮食、食物摄入不足、丢失过多、肝功能损害有关。

6. 知识缺乏 缺乏相关疾病知识和检查注意事项。

【护理目标】

1. 未发生误吸、窒息，或发生窒息得到及时有效的抢救。
2. 积极扩容、输血治疗，纠正或改善失血性休克，组织灌注量改善。
3. 患者贫血指标、生化指标改善。
4. 焦虑和恐惧感减轻或缓解，情绪稳定，能配合治疗。

5. 营养得以维持和改善。

6. 了解疾病知识、知晓检查注意事项和目的。

【护理措施】

（一）术前护理

1. 体位 急性上消化道出血患者应绝对卧床休息，取平卧位或半卧位。呕血患者头偏向一侧，防止误吸；休克患者取中凹休克体位，给予保暖。

2. 病情观察 严密监测患者生命体征；观察患者意识状态、有无表情淡漠、烦躁不安、嗜睡、昏迷；观察患者周围末梢循环，肢端温度，有无湿冷或紫绀；观察呕吐物的性质、颜色和量，保持呼吸道畅通，床边备吸引器，防止呕吐物误吸引起窒息；有意识障碍或休克的患者留置尿管，准确记录24小时出入量，保持尿量＞30ml/h，必要时监测中心静脉压；积极协助做好急诊手术的术前准备。如发现患者意识丧失、大动脉搏动不能触及应立即进行心肺复苏。有晕厥、持续的呕血/便血、四肢末梢湿冷、心率＞100次/分、收缩压＜90mmHg或基础收缩压降低＞30mmHg、血红蛋白＜70g/L表现的患者，应迅速开始抢救治疗。

3. 评估有无活动性出血 ①反复呕血，或胃管抽吸液持续为血性液体；②黑便次数增多，或转为暗红色，伴肠鸣音亢进；③经充分输血补液后，休克症状仍未见明显改善，或好转后又恶化；④红细胞计数、血红蛋白与血细胞比容持续下降，经输血后仍继续下降或未增加至应达到的水平。以上情况提示有活动性出血，出血尚未停止，需要积极抢救治疗。

4. 补充血容量 建立中心静脉通道或多条静脉通道，必要时行深静脉血管穿刺输液。在失血性休克中，容量复苏应避免大量晶体液输注，大量输注等渗晶体液时，呼吸衰竭、间隔综合征（腹部和肢体）及凝血病等并发症发生风险增加。同时做好血型鉴定、交叉配血。依据出血的程度，合理安排输液、输血量及速度，避免短时间快速大量扩容引起急性肺水肿或心衰，使患者收缩压维持在80~90mmHg为宜。床边准备好抢救器械和药物。

5. 饮食控制 呕血严重时或活动性出血期的患者禁饮禁食，出血停止后的患者可进流食，选择营养丰富、易消化、无刺激性软食，少量多餐，逐步过渡到正常饮食。

6. 胃肠减压 既往应用胃管辅助评估出血情况，但目前循证证据不支持放置胃管有益。因此特别对有肝硬化、食管胃底静脉曲张破裂出血或配合度差的患者，放置胃管应慎重，避免操作加重出血或给患者带来不适。如留置胃管情况下，保持引流通畅和有效负压，观察和记录引流液的颜色、性状和量。

7. 皮肤护理 及时清理呕吐物，做好口腔护理。清理排泄物，预防潮湿相关性皮炎发生，让患者感觉舒适。

8. 心理护理 关心患者，告知患者治疗的必要性，解答患者的疑问，指导患者自我放松，让患者说出担忧和顾虑，及时心理疏导。获取患者家属的支持及鼓励，消除患者紧张情绪，配合手术治疗。

9. 三腔二囊管护理 三腔二囊管利用充气气囊分别机械性压迫胃底及食管下段破裂的曲张静脉从而起到止血作用，是治疗食管胃底静脉曲张破裂出血简单有效的方法，通常用于对血管加压素或内镜治疗无效的患者。对需使用三腔二囊管的患者，做好相关健康教育，使患者和家属能够了解使用的目的、注意事项、存在风险和并发症等，安定患者情绪，能够积极配合。

（二）术后护理

1. 病情观察 密切监测患者生命体征、意识、尿量变化；观察伤口有无渗血、渗液；观察腹部体征；妥善固定引流管，保持引流通畅，观察引流液的颜色、性状及量；倾听患者的主诉，及时床边查看，必要时向医生汇报。

2. 体位与活动 全身麻醉患者未清醒前，去枕平卧，头偏向一侧，以防误吸。患者清醒后病情允许时即可采取半卧位，可以减轻腹部切口张力和疼痛，也有利于改善通气和术后引流。根据患者病情和个体差异，鼓励并协助患者尽早下床，术后从床上、床边到病室循序渐进活动，避免肠粘连，也可防止深静脉血栓和压力性损伤等并发症。对于老年或体弱的患者，可适当延缓活动进度。

3. 饮食和营养 术后留置胃管期间禁饮食、胃肠减压，记录每日引流液颜色、量和性状，做好口腔护理。禁饮食期间经静脉补充静脉营养，维持水、电解质和酸碱平衡。术后早期拔除胃管进食少量水，给予肠内营养制剂，改善患者营养状况，维持修复肠黏膜屏障。遵照医嘱进食逐步从流食—半流食—软食—普食过渡，注意观察有无腹痛、腹胀不适等。需少食多餐，忌食生冷、辛辣、油炸食物。

4. 疼痛护理 保持病室安静舒适，帮助患者缓解不适感。观察患者疼痛部位、性状、持续时间，评估疼痛程度，遵医嘱给予镇痛处理，并观察药物效果和副作用。

5. 基础护理 鼓励患者早期活动，预防术后压力性损伤、尿路感染、肺部感染、下肢静脉血栓等并发症发生。

6. 并发症的护理 观察术后出血、感染等并发症症状与体征，及时协助处理。

（1）出血：严密监测患者生命体征的变化，有无伤口渗血或消化道出血情况。留置的胃管及腹腔引流管应注意记录引流液的颜色、性质和量。出血多在手术后24~48小时出现，胃管及腹腔引流管引流出血性液体大于200ml/h，患者出现腹部膨隆，血压下降、心率加快、面色苍白等失血性休克表现，应通知医生迅速抢救。若存在活动性出血根据病情选择内镜和介入治疗，避免再次手术给患者造成更大的创伤和应激反应。

（2）感染：感染的常见部位为腹腔、呼吸系统和泌尿系统。遵医嘱使用抗生素；做好引流管的护理，保持无菌操作及引流的有效性；伴有黄疸者避免皮肤瘙痒抓伤感染，卧床时间长者预防压力性损伤的发生；禁食期间注意口腔护理，鼓励患者进行呼吸运动等肺康复锻炼，预防肺部并发症。

（3）吻合口瘘：是消化系统手术后最严重的并发症，一般发生在手术后3~7日，与缝合不当、吻合口张力过大、组织血供不足有关，患者表现为体温升高、上腹部疼痛和腹膜刺激征等全身感染症状，腹腔引流管的引流量突然增加，引流出混浊含有肠内容物的液体。症状较轻者，可通过禁饮食、胃肠减压、营养支持、充分引流等措施促进愈合。如果保守治疗观察未得到缓解，则需再次手术治疗。

7. 心理护理 通过人文关怀与沟通，充分评估理解患者的需求，解释各种不适症状产生的原因，消除患者恐惧焦虑心理问题。指导术后康复的要点，增强患者的治疗信心，积极乐观面对术后生活。

（三）健康教育

1. 合理饮食 结合患者的作息，指导患者建立健康、合理膳食的习惯。术后宜少食多餐，食物以易消化、少渣、稀软、富含营养的食物为宜，避免生冷、粗糙、辛辣刺激性食物。如有腹痛、腹胀不适感，应调整饮食，或及时就诊寻求帮助。

2. 休息和活动 保证充足的睡眠，劳逸结合，循序渐进恢复到日常正常活动度，可做些舒缓的运动，不宜做剧烈的运动。保持心情舒畅，培养乐观、积极向上的心态，避免情绪激动、精神紧张或劳累等。

3. 戒烟戒酒 强调烟酒的危害性，吸烟、喝酒有损胃黏膜，增加肝功能损害。应劝告患者戒烟、戒酒。

4. 用药和随访 遵照医嘱正确服用药物，遵医嘱定期门诊随访，如有腹痛、腹胀不适等需及时就诊。

【护理评价】

通过治疗与护理，评价患者是否达到下列目标：

1. 未发生误吸或窒息。
2. 失血性休克得到及时纠正或改善。
3. 血常规、血液生化指标改善。
4. 焦虑、恐惧感减轻。
5. 营养状况得到改善。
6. 掌握疾病相关知识。

（史雯嘉　叶新梅）

第二节　门静脉高压症

门静脉高压症（portal hypertension）是指各种原因导致门静脉血流受阻和（或）血流量增加所引起的门静脉系统压力增高，继而引起脾大和脾功能亢进、食管胃底静脉曲张、呕血或黑便和腹水等表现的一组临床综合征。

【病因与分类】

门静脉系统内没有瓣膜，门静脉压力通过流入血流和流出阻力形成并维持。门静脉血流阻力增加，常是门静脉高压症的始动因素。按阻力增加的部位，可将门静脉高压症分为肝前、肝内和肝后3型。

1. 肝前型　常见病因有肝外门静脉血栓形成（脐炎、腹腔感染如急性阑尾炎和胰腺炎、创伤等）、先天性畸形（闭锁、狭窄、海绵样变等）和外在压迫（上腹部肿瘤、转移癌等）。此型门静脉高压症患者，肝功能多正常或轻度损害，预后较肝内型好。

2. 肝内型　肝内病变所致门静脉高压症，根据血流受阻部位又分为窦前、窦后和窦型。在我国，肝炎肝硬化是引起肝窦和窦后阻塞性门静脉高压症的常见病因。首先，增生的纤维束和再生的肝细胞结节挤压肝小叶内的肝窦，使其变窄或闭塞，导致门静脉血流受阻，引起门静脉压力增高。其次，位于肝小叶间汇管区的肝动脉小分支和门静脉小分支之间的许多动静脉交通支，在肝窦受压和阻塞时大量开放，压力高的肝动脉血流直接流入压力较低的门静脉小分支，引起门静脉压力进一步增高。肝内窦前阻塞性门静脉高压症的常见病因是血吸虫病。

3. 肝后型　常因布-加综合征（Budd-Chiari syndrome）、缩窄性心包炎、严重右心衰竭等，使肝静脉流出道（包括肝静脉、下腔静脉甚至右心）被阻塞而致。

【病理生理】

门静脉高压持续存在一段时期后，可发生以下病理变化。

1. 脾大（splenomegaly）、脾功能亢进（hypersplenism）　门静脉压力升高后，脾静脉血回流受阻，脾窦扩张，脾髓组织增生，脾脏肿大。脾内血流在脾脏内的驻留时间延长，遭到脾脏吞噬细胞吞噬的概率增大。脾亢脾巨噬细胞吞噬功能增强，吞噬大量血细胞，导致外周血白细胞、血小板和红细胞减少，称为脾功能亢进。

2. 交通支扩张　由于正常的肝内门静脉通路受阻，门静脉系和腔静脉系之间的4个交通支（胃底、食管下段交通支，直肠下端、肛管交通支，前腹壁交通支，腹膜后交通支）大量开放，并扩张、扭曲形成静脉曲张。胃底、食管下段形成的曲张静脉离门静脉主干和腔静脉最近，压力差最大，受门静脉高压的影响最早、最显著、最有临床意义。其他交通支也可以发生扩张，如直肠上、下静脉丛扩张可引起继发性痔；脐旁静脉与腹上、下深静脉交通支扩张，可以引起前腹壁静脉曲张，如曲张静脉以脐为中心呈放射状分布，称为水母头征（caput medusa sign）。

3. 腹水 门静脉压力升高，使门静脉系统毛细血管床的滤过压增加，肝硬化引起低蛋白血症，血浆胶体渗透压下降和淋巴液生成增多，促使液体从肝表面、肠浆膜面漏入腹腔形成腹水。门静脉高压症时门静脉内血流量增加，有效循环血量减少，继发刺激醛固酮分泌过多，加上慢性肝病时醛固酮、抗利尿激素等在肝内的灭活减少，也可导致钠、水潴留，加剧腹水形成。

【临床表现】

1. 症状 主要是脾大、脾功能亢进、呕血或黑便、腹水和非特异性全身症状，如疲乏、嗜睡、厌食。曲张的食管、胃底静脉一旦破裂，即刻发生急性大出血，呕吐鲜红色血液。因肝功能损害引起凝血功能障碍，脾功能亢进引起血小板减少，出血不易自止。大出血可引起肝组织严重缺氧，容易导致肝性脑病。

2. 体征 ①如能触及脾脏，提示可能有门静脉高压症。如有黄疸、腹水和前腹壁静脉曲张等体征，表示门静脉高压症严重。②如能触到质地较硬、边缘较钝而不规整的肝，提示肝硬化，但临床更多见的是肝硬化致肝缩小而难以触及。③还可有慢性肝病的其他征象如肝病面容、蜘蛛痣、肝掌、男性乳房发育、睾丸萎缩等。

【辅助检查】

1. 血常规 脾功能亢进时，血细胞计数减少，以白细胞计数降至 $3×10^9/L$ 以下和血小板计数减少至 $70×10^9/L$ 以下最为多见。出血、营养不良、溶血或骨髓抑制都可以引起贫血。

2. 肝功能检查 常见血浆白蛋白降低而球蛋白增高，白、球蛋白比例倒置。由于许多凝血因子在肝合成，加上慢性肝病患者有原发性纤维蛋白溶解亢进，所以凝血酶原时间常有延长。还应做肝炎病原免疫学和甲胎蛋白检查。CT 肝脏体积检测和吲哚菁绿排泄试验对肝功能尤其是肝储备功能的评价有临床指导意义。

3. 腹部超声检查 可以显示腹水、肝密度及质地异常、门静脉扩张、血管开放情况、门静脉与肝动脉血流量，门静脉系统有无血栓等。门静脉高压症时门静脉内径≥1.3cm。

4. 骨髓检查 可以排除骨髓纤维化患者骨髓外造血引起的脾大，避免误切脾脏。还可评价脾切除术后患者三系细胞的恢复情况。

5. 钡餐和内镜检查 食管在钡剂充盈时，曲张的静脉使食管的轮廓呈虫蚀状改变；排空时，曲张的静脉表现为蚯蚓样或串珠状负影；钡剂进入胃、十二指肠中还可显示有无胃底静脉曲张、鉴别有无溃疡形成。但这些在内镜检查时更为明显。

6. CT、CT 血管造影（CTA）或磁共振门静脉血管成像（MRPVG） 可以了解肝硬化程度（包括肝体积）、肝动脉和脾动脉直径、门静脉和脾静脉直径、入肝血流，以及了解侧支血管的部位、大小及其范围。有助于指导手术方式的选择。手术切口和穿刺口须避开腹壁曲张静脉处，尽可能保留天然分流通道。

【处理原则】

外科治疗门静脉高压症主要是预防和控制食管胃底静脉曲张破裂出血，解除或改善脾大伴脾功能亢进，治疗顽固性腹水和原发性肝病。根据患者具体情况，采用非手术治疗或手术治疗。

（一）食管胃底静脉曲张破裂出血的治疗

1. 非手术治疗 适用于一般状况不良，肝功能较差，难以耐受手术的患者。也可以作为术前准备。

（1）补充血容量：发生急性出血时，尽快建立有效静脉通道，输液、输血，肝硬化患者宜用新鲜全血，因其含氨量低，且保存有凝血因子，有利于止血和预防肝性脑病。维持血流动力学稳定并使血红蛋白水平维持在 80g/L 左右后，输血补液应缓慢进行，避免过量，防止门静脉压力反跳性增加引起再出血。

(2) 药物治疗

1) 止血：三甘氨酰赖氨酸血管升压素（特利加压素，terlipressin）是合成的血管升压素类似物，可持久有效地降低肝静脉压力梯度（hepatic vein pressure gradient，HVPG），减少门静脉血流量，且对全身血流动力学影响较小。使用方法为首剂 2mg 静脉推注，继以 2mg 每 4 小时静脉推注一次，如出血控制可逐渐减量至 1mg 每 4 小时静脉推注一次。主要不良反应有心脏和外周器官的缺血、心律失常、高血压和肠道缺血。生长抑素（somatostatin）及其类似物（如奥曲肽）能选择性减少内脏血流量，尤其是门静脉系的血流量，从而降低门静脉压力，有效控制出血。

2) 预防感染：在大出血时或操作治疗前后给予抗菌药物。

3) 其他：包括使用质子泵抑制剂抑制胃酸分泌、利尿、预防肝性脑病以及护肝治疗等。

(3) 三腔二囊管压迫止血：利用气囊分别压迫胃底及食管下段破裂的曲张静脉而起止血作用，是紧急情况下暂时控制出血的有效方法，但再出血率较高，需与药物、内镜治疗联合使用。该管有三腔，一腔通胃囊，充气 150~200ml 后压迫胃底；一腔通食管囊，充气 100~150ml 后压迫食管下段；一腔通胃腔，经此腔可吸引、冲洗或注入止血药。牵引重量为 0.25~0.5kg。根据病情 8~24 小时放气囊 1 次，气囊放气后观察 24 小时，若无活动性出血即可拔管。并发症包括吸入性肺炎、气管阻塞及食管、胃底黏膜压迫坏死、再出血等。

(4) 内镜治疗

1) 食管静脉曲张内镜硬化剂注射（endoscopic injection sclerosis，EIS）：经内镜将硬化剂直接注射到曲张静脉腔内或曲张静脉旁的黏膜下组织，使曲张静脉闭塞，以治疗食管静脉曲张出血和预防再出血。

2) 内镜下食管静脉曲张套扎术（endoscopic variceal ligation，EVL）：经内镜将要结扎的曲张静脉吸入到结扎器中，用橡皮圈套扎在曲张静脉基底部，相对简单和安全，被公认是控制急性出血的首选方法，与药物治疗联合应用更为有效。两种方法均需要反复多次进行，EIS 间隔时间一般为 7 日，EVL 间隔时间一般为 10~14 日。

(5) 经颈静脉肝内门体静脉分流术（transjugular intrahepatic portosystemic shunt，TIPS）：采用介入治疗方法，经颈静脉途径在肝静脉与门静脉之间的肝实质内建立分流道，置入支架实现门体分流，其内支撑管直径为 8~12mm。TIPS 一般可降低门静脉压力至原来的一半，能治疗急性出血和预防再出血。目前主要用于经药物和内镜治疗无效、外科手术后再出血和等待肝移植者。其主要问题是支撑管可进行性狭窄，并发肝衰竭（5%~10%）、肝性脑病（20%~40%）等。

2. 手术治疗 适用于曾经或目前发生消化道出血，或静脉曲张明显和"红色征"出血风险较大，且一般情况尚可、肝功能较好（Child A 级、B 级），估计能耐受手术者。门静脉高压症手术方式较多，包括分流术、断流术、联合手术、肝移植四大类。根据手术时机分为对无消化道出血史的预防性手术、大出血时的急诊手术以及出血停止后防止再出血的择期手术。下面介绍分流术、断流术和联合手术。

(1) 分流术：通过在门静脉系统与腔静脉系统间建立分流通道，降低门静脉压力，达到止血效果的一类手术。其优点为降压效果好、再出血率低；缺点为术后肝脏更加缺少门静脉血供，对肝功能不利，不适用于肝功能较差的患者；术后肝性脑病的发生率较高。因此该术式更适用于有食管胃底曲张静脉破裂出血（史）伴随有明显门静脉高压性胃病出血及断流术后再次出血者。分流术分为非选择性门体分流术和选择性门体分流术（包括限制性分流）两类。

1) 非选择性门体分流术：将入肝的门静脉血完全转流入体循环。代表术式有：①门-腔静脉端侧分流术：将门静脉肝端结扎，防止肝内门静脉血倒流。②门-腔静脉侧侧分流术：离肝门静脉血流一并转流入下腔静脉，降低肝窦压力，有利于控制腹水形成。③肠系膜上-下腔静脉"桥式"（H 形）分流术：在肠系膜上静脉和下腔静脉之间用人造血管或自体静脉（一段颈内静脉）架桥吻合。④中心性脾-肾静脉分流术：切除脾，将脾静脉近端与左肾静脉端侧吻合。非选择性门体分流术治疗食管胃底曲张静脉破裂出血效果好，但肝性脑病发生率为30%～50%，易引起肝衰竭。如破坏第一肝门的结构，则给日后肝移植造成困难。

2）选择性门体分流术：旨在保存门静脉的入肝血流，同时降低食管胃底曲张静脉的压力。代表术式有：①远端脾-肾静脉分流术（Warren手术）：不切除脾脏，将脾静脉远端和左肾静脉进行端侧吻合，同时离断门-奇静脉侧支，包括胃冠状静脉和胃网膜静脉。②限制性门-腔静脉"桥式"分流术：将冠状静脉的食管支主干（胃左静脉）直接或中联一段自体静脉吻合到下腔静脉。

（2）断流术：阻断门-奇静脉间的反常血流，达到止血的目的。其优点为手术操作相对简单、创伤小，对肝脏门静脉血供影响较小，适应证宽，手术死亡率及并发症发生率低，术后生存质量高；缺点为术后门静脉高压仍较明显、再出血率高。断流手术的方式也很多，应用较多的有贲门周围血管离断术、胃周围血管缝扎术、食管下端横断术、胃底横断术和食管下端胃底切除术等，最有效的是脾切除加贲门周围血管离断术，该术式不仅离断了食管胃底的静脉侧支，还保存门静脉入肝血流，适合于门静脉循环中没有可供与体静脉吻合的通畅静脉，肝功能C级，既往分流术和其他非手术治疗失败的患者。

（3）联合手术：联合应用分流术与断流术，既保持一定的门静脉压力及门静脉向肝血流，又疏通门静脉系统的高血流状态，起到"断、疏、灌"的作用，但联合手术创伤大和技术难度较大，且对患者肝功能要求高。

（二）严重脾大，合并明显脾功能亢进的治疗

最多见于晚期血吸虫患者，也见于脾静脉栓塞引起的左侧门静脉高压症。对于此类患者单纯行脾切除术效果良好。

（三）肝硬化引起的顽固性腹水的治疗

可采用腹腔穿刺外引流、TIPS和腹腔-上腔静脉转流术等治疗。

> **知识拓展**　　　　　　　**TIPS术后患者的管理**
>
> TIPS术后随访项目包括人体测量学指标、实验室指标、影像学检查。营养干预期间应定期监测营养状态以评估营养干预疗效，出院后门诊随访，建议肝硬化患者尤其是失代偿期患者注意监测营养状态。病情出现变化时再次评定患者的营养状态，必要时可调整营养方案。患者营养不良干预的时机越早越好，而干预后的效果出现较慢，所以建议每4周进行一次疗效评价；快速变化指标（白蛋白、肝功能等）每周检测1～2次；中速变化指标（人体测量学指标、人体成分分析等）每4～12周评估1次。

（四）原发肝病的治疗

我国大部分门静脉高压症是病毒性肝炎肝硬化所致，多数病例肝功能损害较严重，所以抗病毒及护肝治疗应贯穿于整个治疗过程。如果肝硬化严重，肝功能差而药物治疗不能改善者，有条件可考虑做肝移植手术。

【护理评估】

（一）术前评估

1. 健康史

（1）一般情况：包括年龄、性别、婚姻以及吸烟、饮酒史。

（2）既往史：评估有无慢性肝炎、血吸虫病；有无黄疸、腹水、肝性脑病；有无血液病、溃疡病、食管异物病史；是否有容易发生感染、黏膜及皮下出血、贫血等脾功能亢进表现。

（3）发病诱因：评估是否存在发病的诱因，如是否进食质地坚硬、刺激性大的食物；是否有

腹腔内压力骤然升高的因素，如剧烈咳嗽、呕吐、打喷嚏或用力排便等；是否服用激素或非甾体抗炎药。

2. 身体状况

（1）症状与体征

1）局部：有无腹部膨隆、腹壁静脉曲张；肝、脾大小和质地；有无腹水，腹围大小，有无移动性浊音等。

2）全身：评估患者生命体征、意识、面色、肢端皮肤温度、弹性色泽、尿量变化；有无呕血和黑便，出血的急缓，呕吐物及排泄物的颜色、性状和量；有无失血性休克表现；有无肝性脑病先兆症状，有无黄疸、肝掌、蜘蛛痣及皮下出血点，下肢有无水肿等；有无脾功能亢进的表现，如黏膜及皮下出血、贫血和易感染。

（2）辅助检查：根据血常规、肝功能等检查结果了解脾功能亢进及程度；依据胃镜、X线钡餐和腹部CT等检查结果判断食管胃底静脉曲张程度及出血部位。

3. 心理-社会状况 评估患者是否感到紧张、恐惧；是否因长期、反复发病，工作和生活受到影响而感到焦虑、悲观、失望；家人能否提供心理和经济支持；患者及家属对门静脉高压症的诊疗、预防再出血知识的了解程度。

（二）术后评估

1. 术中情况 了解麻醉方式和手术类型、范围，术中出血量和补液量。

2. 身体状况 评估患者生命体征、意识状态、血氧饱和度、尿量、肝功能等；观察伤口是否干燥，有无渗血、渗液；了解引流管固定及引流情况；了解有无出血、肝性脑病、感染等并发症的发生。

3. 心理-社会状况 了解患者对疾病和术后各种不适的心理反应；患者及家属对术后康复过程及出院健康教育知识的掌握程度。

【常见护理诊断/问题】

1. 恐惧 与突然大量呕血、便血、肝性脑病、病情危重有关。

2. 体液不足 与食管胃底静脉曲张破裂出血有关。

3. 体液过多：腹水 与肝功能损害致低蛋白血症、门静脉压增高、血浆胶体渗透压降低及醛固酮分泌增加有关。

4. 营养失调：低于机体需要量 与肝功能损害、营养素摄入不足和消化吸收障碍等有关。

5. 潜在并发症 出血、肝性脑病、感染、门静脉血栓形成、肝肾综合征。

【护理目标】

1. 患者恐惧减轻或缓解，情绪稳定。
2. 体液不足得到改善。
3. 腹水减少，尿量增加，体液平衡得到维持。
4. 食欲增加，获得足够营养。
5. 并发症得以预防，或并发症得到及时发现和处理。

【护理措施】

（一）非手术治疗的护理/术前护理

1. 心理护理 门静脉高压症患者长期患有肝病，合并上消化道出血时，出血量大、来势凶猛，患者紧张、恐惧，易对治疗失去信心。护士应沉着、冷静，配合医师积极采取各项抢救措施，安抚并稳定患者情绪。

2. 病情观察 监测生命体征、中心静脉压和尿量。观察出血的特点，如呕血前有无恶心、上腹部不适等症状，记录呕血、黑便的颜色、性状和量。

3. 维持体液平衡 迅速建立静脉通路，按出血量调节输液种类和速度，及时备血、输血，并预防过度扩容，注意纠正水电解质紊乱。

4. 食管胃底静脉曲张破裂出血的预防和护理
（1）预防
1）择期手术前，可按需成分输血，补充维生素 C、K 及凝血因子，以防术中和术后出血。
2）术前一般不放置胃管，必须放置时，应选择细、软胃管，插管时涂大量润滑油，动作轻柔。
3）避免进食坚硬粗糙食物，以及咳嗽、呕吐、用力排便、负重等引起腹内压增高的因素。
（2）护理
1）用冰盐水或冰盐水加血管收缩剂行胃内灌洗至回抽液清澈，低温灌洗液可使胃黏膜血管收缩，减少血流，降低胃分泌及运动，起止血作用。
2）遵医嘱应用止血药，注意观察药物疗效及不良反应。
3）三腔二囊管压迫止血的护理参见内科护理学相关章节。

5. 控制或减少腹水
（1）注意休息，术前尽量取平卧位，增加肝、肾血流灌注。
（2）注意补充营养，纠正低蛋白血症。
（3）限制液体和钠的摄入，每日钠摄入量限制在 500~800mg（氯化钠 1.2~2.0g），少食咸肉、酱菜、酱油、虾皮、味精等含钠高的食物。
（4）遵医嘱使用利尿剂，记录 24 小时出入量，观察有无低钾、低钠血症。
（5）测量腹围和体重，每日同一时间、同一体位在同一部位测腹围 1 次，每周测体重 1 次。

6. 保护肝功能，预防肝性脑病
（1）休息与活动：肝功能较差者以卧床休息为主，安排少量活动。
（2）改善营养状况：给予高能量、高维生素、适量蛋白饮食，可输全血及白蛋白纠正贫血和低蛋白血症。
（3）常规吸氧，保护肝功能。
（4）药物应用：遵医嘱给予多烯磷脂酰胆碱、谷胱甘肽等护肝药物，避免使用对肝脏有损害的药物。
（5）纠正水、电解质和酸碱失衡：积极预防和控制上消化道出血；及时处理严重的呕吐和腹泻；避免快速利尿和大量放腹水。
（6）预防感染。
（7）保持肠道通畅：及时清除肠道内积血；防止便秘，口服硫酸镁溶液导泻或酸性液，灌肠忌用肥皂水等碱性液。

7. 术前准备 做好急诊手术的常规术前准备。

（二）术后护理

1. 休息与活动 断流术和脾切除术后，麻醉清醒、生命体征平稳后取半卧位。分流术后，为防止血管吻合口破裂出血，取平卧位或 15° 低坡半卧位，翻身动作宜轻柔，鼓励早期下床活动。

2. 病情观察 观察生命体征，神志，尿量，引流液的量、性状和颜色等。分流术取自体静脉者，观察局部有无静脉回流障碍；取颈内静脉者，观察有无头痛、呕吐等颅内压增高表现，必要时遵医嘱快速滴注甘露醇。

3. 改善营养状况 术后早期禁食期间，根据患者情况给予肠外或肠内营养支持。术后 24~48 小时肠蠕动恢复后可进流食，再逐步过渡至半流食、软食、普食。

4. 并发症的护理
（1）出血：观察血压、脉搏、伤口或消化道有无出血。置引流管者应注意观察、记录引流液的颜色、性状和量，如 1～2 小时内引流出 200ml 以上血性液体应及时告知医师，并妥善处理。

（2）肝性脑病：分流术后，定时监测肝功能、血氨浓度；观察有无性格异常、定向力减退、嗜睡与躁动交替，黄疸有无加深、有无发热、厌食、肝臭等肝衰竭表现。肝性脑病的护理参见内科护理学相关章节。

（3）感染：常见腹腔、呼吸系统和泌尿系统的感染，术后应加强观察。护理措施：①遵医嘱及时使用抗生素。②引流管护理：膈下引流管应保持负压引流系统的无菌、通畅；观察和记录引流液的颜色、性状和量；引流液逐渐减少、色清淡、引流量＜10ml/d 时可拔管。③加强基础护理：卧床期间预防压力性损伤；有黄疸者，加强皮肤护理；做好会阴护理；禁食期间做好口腔护理。④呼吸道护理：鼓励深呼吸、有效咳嗽咳痰，必要时给予雾化吸入，预防肺部并发症。⑤脾热：是脾切除术后目前尚不明原因的持续性发热，体温常波动于 38～39℃，可持续 2～4 周甚至更久，应注意与各部位感染引起的发热加以鉴别，做好对症护理。

（4）静脉血栓：术后应注意监测血常规、凝血功能和 D-二聚体；视病情行超声等检查，注意有无门静脉血栓形成，必要时遵医嘱给予低分子肝素、阿司匹林等抗凝治疗。

（三）健康教育

1. 饮食指导
（1）进食高热量、高维生素的无渣软食，避免粗糙、干硬及刺激性食物，以免诱发大出血。
（2）少量多餐，规律进食，补充足够能量。
（3）肝功能损害较轻者，摄取优质蛋白饮食（50～70g/d）。
（4）肝功能严重受损及分流术后患者应限制蛋白质摄入。
（5）有腹水患者限制水和钠摄入。

2. 生活指导
（1）避免劳累和过度活动，保证充分休息；活动时注意安全，防止外伤。
（2）避免引起腹内压增高的因素，以免诱发曲张静脉破裂出血。
（3）保持乐观、稳定的心理状态。
（4）用软毛牙刷刷牙，避免牙龈出血。
（5）指导患者戒烟、酒，少喝咖啡和浓茶。

3. 复诊指导 指导患者及家属掌握出血的观察和急救方法，熟悉紧急就诊途径和方法。

【护理评价】

通过治疗与护理，评价患者是否达到下列目标：
1. 患者是否情绪稳定，能配合各项诊疗和护理。
2. 生命体征平稳、体液平衡、尿量正常。
3. 营养需要得到满足，低蛋白血症或贫血得到控制或改善。
4. 腹水减少，腹围缩小，腹压减轻。
5. 术后并发症得以预防，或得到及时发现和处理。

（吴　霞　叶新梅）

第三节　下消化道出血

下消化道出血是指空肠以下的小肠、盲肠、阑尾、结肠和直肠内的病变而引起的出血，一般不包括痔疮或肛裂等引起的出血。下消化道出血占全消化道出血的 20%～30%，其中 90% 的出血灶位于结肠内，其余的位于小肠。临床表现以便血为主，分为急性大出血（失血量＞800ml）、活动性出血和隐性出血，大出血时会引起血液循环紊乱甚至休克。

【病因】

能引起下消化道出血的疾病众多，其中常见的病因主要为大肠癌、肠息肉、炎症性肠病、肠憩室、肠壁血管性疾病等，也可以因邻近器官的病变或全身性疾病累及消化道所致。

1. 小肠出血

（1）常见病因：对于年龄<40岁的青壮年患者，其以炎症性肠病（克罗恩病）、小肠肿瘤、Meckel憩室、Dieulafoy病和息肉病综合征等为较常见的病因；对于年龄>40岁的中老年患者，其以血管畸形、Dieulafoy病、NSAID相关性溃疡、应激性溃疡、小肠肿瘤、小肠憩室和缺血性肠病等为较常见的病因。

（2）少见病因：过敏性紫癜、小肠血管畸形和（或）合并门静脉高压、肠道寄生虫感染、淀粉样变性、蓝色橡皮疱痣综合征、遗传性息肉病综合征、血管肠瘘和卡波西肉瘤等。

2. 结直肠出血

（1）常见病因：结肠肿瘤、缺血性结肠炎、结肠憩室病、急性感染性肠炎、溃疡性结肠炎、结肠病变外科或内镜治疗术后出血等。近年来因非甾体抗炎药、阿司匹林、氯吡格雷等抗血小板药物，抗凝药物等的广泛使用，药物也逐渐成为引起结直肠出血的重要病因。

（2）少见病因：结肠血管畸形、Dieulafoy病、放射性肠炎、孤立性直肠溃疡综合征、直肠静脉曲张或物理化学性损伤等。另外还有一些全身疾病，如肝肾功能障碍、凝血机制障碍、血液系统恶性肿瘤、结缔组织病等也可引起结直肠出血。

【临床表现】

1. 小肠出血 根据出血的部位、速度和出血量，小量（失血量400ml以下）、慢性失血患者无明显自觉症状，可表现为缺铁性贫血、大便隐血试验阳性、黑便、血便、呕血；当失血量大时（失血量>800ml）可出现全身循环衰竭表现如头晕、乏力、心悸、冷汗、四肢冰凉、尿少、晕厥等。

肿瘤及小肠钩虫病引起的出血多表现为缺铁性贫血、大便隐血试验阳性或黑便。恶性肿瘤患者同时伴有消瘦、腹部包块、肠梗阻等表现。血管性病变引起的出血多以无痛性血便及黑便为主；炎症性肠病引起的出血多表现为间歇性大出血或慢性少量出血，并常伴有腹痛腹泻及发热，其中克罗恩病的患者可同时伴有腹部包块及瘘管形成。息肉、肠套叠及肠憩室引起的出血则主要表现为腹痛及血便。

2. 结直肠出血 其典型的临床表现为突发的便血，即暗红色或鲜红色的血液通过直肠排出，出血量较大时还可出现循环衰竭表现如头晕、乏力、心悸、晕厥等。此外，痔疮、肛裂等肛门疾病引起的出血在临床上也十分常见，在诊断下消化道出血时要注意排除肛门疾病引起的出血。

结肠恶性肿瘤的患者常有乏力、全身消瘦、大便习惯改变等表现，药物相关的出血患者多有明确的用药史，缺血性结肠炎的患者在出现血便前多有突发痉挛性腹痛病史。此外，便血也可能出现在上消化道急性出血的患者身上，约15%的假定急性下消化道出血的患者最终发现出血来源于上消化道，因此要注意在诊断过程中排除。

【辅助检查】

1. 直肠指检 约70%的直肠癌可以通过直肠指检发现。

2. 结肠镜检 引起急性下消化道出血的各类疾病中有80%位于结直肠，行电子结肠镜检查可直视病灶，确定病灶部位、数量、范围的同时，钳取病灶组织进行病理检查，帮助明确诊断。结肠镜实现了大多数的特异性诊断和直接治疗。

3. 小肠镜检 若怀疑出血灶位于小肠则可应用胶囊内镜进行检查。其可观察病灶形态和范围，但其也存在每秒仅能输出两张图像，可能造成出血灶的遗漏，对出血灶的定位不如小肠镜准确，无法对病灶进行活检等不足。若胶囊内镜无法诊断可进行小肠镜检查，包括单气囊小肠镜和双气囊小肠镜，能直接观察小肠的病变，能精确定位和取组织活检，但因检查时间较长，患者耐受较差，易并发肠出血和穿孔等危险，在急性大出血时不适用。

4. 选择性动脉造影 是一种具有微创优势的诊疗方法。对出血灶的定位准确，可以发现血管扩张、畸形、肿瘤等病变。对于严重的急性出血，选择动脉造影是较为可靠的诊断方法。选择肠系膜上动脉造影有助于发现十二指肠悬韧带以下的小肠至结肠脾曲的出血灶，选择肠系膜下动脉造影可发现结肠脾曲至直肠的出血灶。

5. 核素显像 应用放射性核素 ^{99m}Tc 标记红细胞，并行腹部闪烁照相检查，是一项敏感、无创的检查。多次扫描可发现出血部位有放射性浓集现象，可做出定位诊断，但不适用于急性大出血时的检查。

6. 全消化道钡餐造影 此检查对肠道肿瘤、憩室、炎性病变等诊断价值较高，不适用于危重病例。其价格低、技术要求简单。目前随着内镜及CT重建技术的进步，该方法亦无应用价值。

【处理原则】

下消化道出血通常没有上消化道出血凶猛，因出血引起休克较少，多可以通过保守治疗进行止血。治疗上以定位诊断为先，明确诊断后根据病变性质和出血缓急进行不同处理。

1. 非手术治疗

（1）支持治疗：对于急性大出血的患者，应先稳定患者生命体征后再治疗。首先要密切监测患者呼吸、脉搏、心率、血压等生命体征，根据失血量、并发症情况等给予止血、输液、输血治疗，以维持生命体征平稳，为后续完成相关检查，明确出血病因和部位争取时间。

（2）内镜下治疗：对于血管畸形病变引起的出血，非接触热凝固治疗是目前最常用的方法，使用简便、安全且效果好。由小肠溃疡表面血管所致的活动性出血、Dieulafoy 溃疡和憩室出血，应用内镜下金属夹止血效果较好，与热凝固治疗相比，金属夹止血能避免透壁性损伤和穿孔的风险。对于较为局限的小出血灶，尤其是血管性病变，或在视野不清晰无法进行镜下治疗时，可经结肠镜插入注射针行局部黏膜下注射治疗。

（3）血管栓塞治疗：是目前腹腔急性出血性疾病的重要微创诊疗方法。适用于下消化道活动性出血，尤其是上述常规内科治疗效果不佳或无效者。经 DSA 发现活动性出血或可能出血病灶后，根据不同病因采用不同的短暂或永久性的栓塞材料进行治疗。目前常用的是微小线圈、聚乙烯醇颗粒及水溶性明胶进行超选择性栓塞治疗。

2. 手术治疗

随着内镜技术的发展，外科手术已不是治疗小肠出血的重要手段。但小肠肿瘤、经保守内科治疗无效的大出血、小肠穿孔、小肠梗阻和不明原因的小肠反复出血仍是手术治疗的指征。

大部分结直肠出血的患者经过适当的内科治疗能成功止血，复发率也较低。急诊手术的指征包括：①急性大量出血合并肠梗阻、肠套叠、肠穿孔、腹膜炎者；②出现失血性休克，血流动力学不稳定，经正规内科治疗后仍不能纠正者；③反复多次不明原因出血导致患者贫血，反复出血者。术前确定出血部位非常重要，应尽量避免盲目的结肠切除。

随着腹腔镜技术的快速发展，腔镜技术在下消化道出血中的应用也比较广泛，可以全面探查腹腔和盆腔，并可与内镜联合，通过双镜技术提高诊断率，协助腹腔镜切除病变部位。具有创伤小、应激反应小、患者恢复快等优势。

【知识拓展】　　　　　　　　小肠出血的药物治疗

生长抑素及其类似物在急性消化道出血治疗中的短期应用较为广泛，长期应用对胃肠道毛细血管扩张与蓝色橡皮疱痣综合征引起的慢性肠道出血有一定的治疗作用，其机制包括通过抑制血管生成、减少内脏血流量、增加血管阻力和改善血小板聚集来减少出血。推荐用法：先用奥曲肽 0.1mg 皮下注射，每日 3 次，共 4 周，第 2 周起采用长效奥曲肽 20mg 每月肌内注射 1 次，疗程 6 个月；或兰瑞肽（lanreotide，一种长效生长抑素八肽类似物）90mg

每月肌内注射1次。一项多中心随机对照研究，评估了奥曲肽在小肠血管畸形引起的消化道出血中的疗效；另一项meta分析，综合了4项生长抑素治疗胃肠道血管畸形的回顾性研究，结果均显示奥曲肽有效。

【护理措施】

（一）术前护理

1. 体位 绝对卧床休息，取平卧位或半卧位。呕吐患者头偏向一侧，防止误吸；休克患者取中凹休克体位，给予保暖。

2. 病情观察 严密监测患者生命体征；观察患者意识状态、有无表情淡漠、烦躁不安、嗜睡、昏迷；观察患者周围末梢循环，肢端温度，有无湿冷或紫绀；观察记录血便的性质、颜色和量；记录24小时出入量，保持尿量＞30ml/h，必要时监测中心静脉压；积极协助做好急诊手术的术前准备。

3. 补充血容量 建立中心静脉通道或多条静脉通道，做好血型鉴定、交叉配血，迅速补充血容量，维持体液平衡。依据出血的程度，合理安排输液、输血量及速度，避免短时间快速大量扩容引起急性肺水肿或心衰。床边准备好抢救器械和药物。

4. 饮食 便血严重时或活动期出血期的患者禁饮食，出血停止后的患者可进流食，选择营养丰富、易消化、无刺激性软食，少量多餐，逐步过渡到正常饮食。

5. 排泄护理 及时清理排泄物，做好肛周护理，保持肛周清洁干燥，使患者感觉舒适。密切观察患者继续便血和再次便血的情况。

6. 心理护理 关心患者，告知患者治疗的必要性，解答患者的疑问，指导患者自我放松，让患者说出担忧和顾虑，及时进行心理疏导。获取患者家属的支持及鼓励，消除患者紧张情绪，配合手术治疗。

（二）术后护理

1. 病情观察 密切监测患者生命体征、意识、尿量变化；观察伤口有无渗血、渗液；观察腹部体征；妥善固定引流管，保持引流通畅，观察引流液的颜色、性状及量；倾听患者的主诉，及时床边查看，必要时向医生汇报。

2. 体位与活动 全身麻醉患者未清醒前，去枕平卧，头偏向一侧，以防误吸。患者清醒后病情允许时即可采取半卧位，以减轻腹部切口张力和疼痛，也有利于改善通气和术后引流。根据患者病情和个体差异，鼓励并协助患者尽早下床，术后从床上、床边到病室循序渐进活动，避免肠粘连，也可防止深静脉血栓和压力性损伤等并发症。对于老年或体弱的患者，可适当延缓活动进度。

3. 饮食和营养 术后留置胃管期间禁饮食、胃肠减压，记录每日引流液颜色、量和性状，做好口腔护理。禁饮食期间经静脉补充营养，维持水、电解质和酸碱平衡。早期拔除胃管后进食少量水，给予肠内营养制剂，改善患者营养状况，维持修复肠黏膜屏障。遵照医嘱进食逐步从流食—半流食—软食—普食过渡，注意观察有无腹痛、腹胀不适等。需少食多餐，忌食生冷、辛辣、油炸食物。

4. 疼痛护理 保持病室安静舒适，帮助患者缓解不适感。观察患者疼痛部位、性状、持续时间，评估疼痛程度，遵医嘱给予镇痛处理，并观察药物效果和副作用。

5. 基础护理 鼓励患者早期活动，预防术后压力性损伤、尿路感染、肺部感染、下肢静脉血栓等并发症发生。

6. 并发症的护理 观察术后出血、感染等并发症症状与体征，及时协助处理（见本章第一节内容）。

7. 心理护理 通过人文关怀与沟通，充分评估理解患者的需求，解释各种不适症状产生的原因，消除患者恐惧、焦虑等心理问题。指导术后康复的要点，增强患者的治疗信心，积极乐观面对术后生活。

（三）健康教育

1. 饮食、休息、活动见本章第一节健康教育内容。

2. 如有排便习惯发生改变、排便次数增多、大便带血、大便变细、排便不尽感等应及时就诊。

3. 用药和随访　遵照医嘱正确服用药物，积极治疗已患的肠道疾病，遵医嘱定期门诊随访，如有腹痛、腹胀不适、排便异常等须及时就诊。

【护理评价】

通过治疗与护理，评价患者是否达到下列目标：

1. 患者能逐步活动，生活能够自理。

2. 未发生体液不足。

3. 情绪稳定，能配合治疗。

4. 停止便血，无排便异常。

5. 了解疾病知识，树立信心。

6. 未发生并发症或并发症得到控制。

（史雯嘉　叶新梅）

第十二章 肝胆疾病患者护理

常见的肝胆外科疾病有原发性肝癌、胆石症、胆道感染、胆管癌等。胆道系统疾病种类很多，在我国以胆石症最为常见。原发性肝癌和胆管癌也是国人常见的恶性肿瘤。这些疾病多以手术治疗为主。术前预防并控制感染，术中预防胆道损伤，术后保持引流管通畅、积极预防并有效处理胆道出血及胆漏等并发症是促进患者快速康复的关键。患者的临床表现、处理原则以及围手术期护理是本章学习的重点。

> **临床案例与思考**
>
> 患者，女，48 岁。因进食油腻食物后突然出现右上腹疼痛并向右肩部放射，伴恶心、呕吐，以胆囊结石伴急性胆囊炎入院。T 38.4℃，P 98 次/分，R 23 次/分，BP 103/60mmHg；皮肤巩膜无黄染，右上腹压痛、反跳痛及肌紧张，墨菲征（+）。辅助检查：血常规示：红细胞 $4.3×10^{12}$/L，血红蛋白 127g/L，白细胞 $12×10^9$/L；腹部超声示胆囊大小正常，胆囊壁增厚，囊腔内见一直径约 2.5cm 的强回声团，肝内外胆管未见扩张。完善相关术前检查后，拟行腹腔镜胆囊切除术。
>
> 请思考：
> （1）患者目前存在哪些护理诊断/问题？
> （2）针对病情，应采取哪些措施缓解患者疼痛？
> （3）患者行腹腔镜胆囊切除术后应采取哪些护理措施？

第一节 胆囊结石

胆囊结石（cholecystolithiasis）指发生在胆囊内的结石，主要为胆固醇结石、混合性结石或黑色素结石，常与急性胆囊炎并存，为常见病和多发病。主要见于成年人，发病率在 40 岁以后随年龄增长而增高，女性多于男性。

【病因】

胆囊结石是综合性因素作用的结果，主要与胆汁中胆固醇过饱和、胆固醇成核过程异常以及胆囊功能异常有关。这些因素引起胆汁的成分和理化性质发生变化，使胆汁中的胆固醇呈过饱和状态，沉淀析出、结晶而形成结石。

【病理生理】

饱餐、进食油腻食物后胆囊收缩，或睡眠时体位改变致结石移位并嵌顿于胆囊颈部，导致胆汁排出受阻，胆囊内压力增高，胆囊强烈收缩引发胆绞痛。结石长时间持续嵌顿和压迫胆囊颈部，或排入并嵌顿于胆总管，临床可出现胆囊炎、胆管炎或梗阻性黄疸。小结石可经胆囊管排入胆总管，通过胆总管下端时可损伤奥狄括约肌或嵌顿于壶腹部引起胆源性胰腺炎。结石压迫引起胆囊慢性炎症导致穿孔，可造成胆囊十二指肠瘘或胆囊结肠瘘，大的结石通过瘘管进入肠道偶尔可引起肠梗阻称为胆石性肠梗阻。此外，结石及炎症的长期刺激可诱发胆囊癌。

【临床表现】

大多数患者可无症状，称为无症状胆囊结石。典型症状为胆绞痛，只有少数患者出现，其他常表现为急性或慢性胆囊炎。

（1）胆绞痛：典型的发作是在饱餐、进食油腻食物后或睡眠中体位改变时发生，疼痛位于右上腹或上腹部，呈阵发性，或持续疼痛阵发性加剧，可向右肩胛部或背部放射。

（2）上腹隐痛：多数患者仅在进食油腻食物、工作紧张或疲劳时感到上腹部或右上腹隐痛，或有饱胀不适、嗳气、呃逆等，常被误诊为"胃病"。

（3）胆囊积液：胆囊结石长期嵌顿或阻塞胆囊管但未合并感染时，胆囊黏膜吸收胆汁中的色素，并分泌黏液性物质，导致胆囊积液，积液呈透明无色，称为白胆汁。

（4）Mirizzi综合征：是一种特殊类型的胆囊结石，临床特点是反复发作的胆囊炎和胆管炎，明显的梗阻性黄疸。

（5）其他类型：胆囊小结石进入胆总管成为胆总管结石，通过奥狄括约肌可引起损伤或嵌顿于壶腹部引起胰腺炎，称为胆源性胰腺炎。因结石压迫引起胆囊炎症慢性穿孔、胆囊十二指肠瘘、胆囊结肠瘘；大的结石通过瘘管引起胆石性肠梗阻；结石及炎症的长期刺激诱发胆囊癌。

（6）体检：右上腹有时可触及肿大的胆囊。若合并感染，右上腹可有明显压痛、反跳痛或肌紧张。

【辅助检查】

1. 实验室检查 血常规示白细胞计数及中性粒细胞比值升高，部分患者可有血清胆红素、转氨酶升高。

2. 影像学检查 首选腹部超声检查，诊断胆囊结石的准确率接近100%。CT、MRI也可显示胆囊结石，但不作为常规检查。

【处理原则】

1. 非手术治疗 包括溶石治疗、体外冲击波碎石术、经皮胆囊碎石溶石等方法，但这些方法危险性大、效果不确定。

2. 手术治疗 胆囊切除术是治疗胆囊结石的最佳选择。无症状胆囊结石无须积极手术治疗，可观察和随访。

（1）手术适应证：①结石反复发作引起临床症状；②结石嵌顿于胆囊颈部或胆囊管；③慢性胆囊炎；④无症状，但结石已充满整个胆囊。

（2）手术方式：可采用开腹胆囊切除术（open cholecystectomy，OC）和腹腔镜胆囊切除术（laparoscopic cholecystectomy，LC），首选LC，LC具有切口小，恢复快，瘢痕小等优点，已得到迅速普及。行胆囊切除时，如有必要可同时进行胆总管探查术。

【护理评估】

（一）术前评估

1. 健康史

（1）一般情况：包括年龄、性别、婚姻、职业、饮食习惯、劳动强度、有无吸烟饮酒史及妊娠史。

（2）既往史：了解是否发生过胆绞痛，有无上腹隐痛不适；有无反酸、嗳气、餐后饱胀等消化道症状；有无胆囊炎和黄疸病史，有无过敏及其他腹部手术史，是否有冠心病、高血压、脑血管疾病、糖尿病、传染病史、疫情地区接触史。

（3）家族史：了解家庭中有无胆囊结石、胆囊炎、胆囊癌等患者。

2. 身体状况

（1）腹部情况：了解腹痛发生的诱因、时间、部位、性质、程度、范围及有无肩背部放射痛等。有无肝大、肝区压痛和叩痛等，是否触及肿大的胆囊，有无腹膜刺激征等；有无食欲减退、恶心、呕吐、黄疸、寒战高热等症状。

（2）全身情况：了解患者精神状态、生命体征；了解患者体温的变化，有无感染中毒反应，有无休克表现；了解患者有无消化道症状，患者体重的变化，有无电解质紊乱和酸碱失衡表现。

（3）主要辅助检查的阳性结果：了解白细胞计数和中性粒细胞比值、肝功能、心电图、肺功能、腹部超声检查、其他影像学检查结果等有无异常发现。

3. 心理-社会状况 了解患者对疾病的认知程度，对手术有何顾虑，有何思想负担。亲属对患者的关心程度、支持力度，家庭对手术的经济承受能力。

（二）术后评估

1. 术中情况 了解麻醉和手术方式与效果、病变组织切除情况、术中出血及引流情况、引流管放置的位置及目的、补液情况、术后诊断等。

2. 身体状况 评估患者术后生命体征是否平稳，患者是否清醒，末梢循环、呼吸形态，体温是否正常等；切口是否干燥，有无渗血、渗液；引流管是否通畅，引流液的颜色、性质及量、尿色尿量等。

3. 心理-社会状况 了解患者有无焦虑；康复训练和早期活动是否配合；对出院后继续治疗是否清楚。

【常见护理诊断/问题】

1. 急性疼痛 与胆囊结石突然嵌顿、胆汁排空受阻致胆囊强烈收缩有关。

2. 知识缺乏 缺乏胆囊结石和腹腔镜手术的相关知识。

3. 潜在并发症 出血、感染、胆漏、皮下气肿、高碳酸血症。

【护理目标】

1. 患者疼痛缓解或消失。
2. 知晓胆囊结石、腹腔镜手术及术后康复的相关知识。
3. 未发生并发症，或并发症得到及时发现和处理。

【护理措施】

（一）术前护理

1. 控制疼痛 评估疼痛程度、性质、部位、发作时间、诱因及缓解的相关因素，以及与饮食、体位、睡眠的关系。诊断明确者遵医嘱予消炎利胆、解痉镇痛药物，以缓解疼痛。

2. 合理饮食 进食低脂饮食，以防诱发急性胆囊炎影响手术治疗。

3. 皮肤准备 肥皂水清洁脐周，脐部污垢可用液体蜡油清洁。

4. 呼吸道准备 腹腔镜下胆囊切除术中需将CO_2注入腹腔形成气腹，CO_2弥散入血可致高碳酸血症及呼吸抑制，故患者应进行呼吸功能锻炼；避免感冒，戒烟，以减少呼吸道分泌物，利于术后早期康复。

5. 胃肠道准备 术前禁食水，以防麻醉过程中出现呕吐而引起窒息或吸入性肺炎。

（二）术后护理

1. 病情观察 观察并记录生命体征、腹部体征：有无腹痛、腹胀及腹膜刺激征等；观察并记录引流液的颜色、性质和量、尿色尿量。

2. 体位 清醒且血压平稳者，改为半坐卧位，指导患者有节律地深呼吸，达到放松和减轻疼痛的效果。

3. 饮食护理 腹腔镜术后禁食6小时，术后24小时内饮食以无脂流食、半流食为主，逐步过渡至低脂饮食。

4. 并发症的观察及护理

（1）出血

1）观察：观察生命体征、腹部体征和切口渗血情况；有腹腔引流管者，观察引流液的颜色、性质和量。

2) 护理：出现面色苍白、冷汗、脉搏细弱、血压下降，腹腔引流液引流出大量血性液体等情况，及时报告医师并做好抢救准备。

(2) 胆漏

1) 观察：患者出现发热、腹胀、腹痛、腹膜刺激征等表现，或腹腔引流液呈黄绿色胆汁样，常提示发生胆汁渗漏。

2) 护理：①充分引流胆汁：取半卧位，妥善固定腹腔引流管，保持引流通畅，将漏出的胆汁充分引流至体外是治疗胆漏最重要的措施。②维持水电解质平衡：长期大量胆漏者应补液并维持水、电解质平衡。③防止胆汁刺激和损伤皮肤：及时更换引流管周围被胆汁浸湿的敷料，给予氧化锌软膏或皮肤保护膜涂敷局部皮肤。按照医嘱进行抗感染治疗。

(3) CO_2 气腹相关并发症：主要包括高碳酸血症与酸中毒、皮下气肿、气胸、心包积气、气体栓塞等。

1) 观察：腹胀、皮下捻发音；呼吸困难、气促；低体温；心律失常、下肢静脉淤血、血压增高、颅内压增高等。

2) 护理：①预防：术中发生高碳酸血症及酸中毒，立即通知医师将气腹压力降至 12mmHg；将患者胸部抬高 20°，减轻 CO_2 挤压膈肌对心肺的压迫，促进体内 CO_2 的排出。术后 6 小时取半坐卧位，保持呼吸道通畅、低流量给氧、深呼吸，促进体内 CO_2 排出。②皮下气肿者取半卧位，症状轻者延长吸氧时间，CO_2 自行吸收；症状严重者需及时报告医师，准备穿刺排气用物。监测呼吸形态和血氧饱和度，必要时检测血气分析，纠正酸中毒。

(三) 健康教育

1. 合理饮食 少量多餐，进食低脂、高维生素、富含膳食纤维的饮食，忌辛辣刺激性食物，多食新鲜蔬菜和水果。

2. 疾病指导 告知患者胆囊切除后出现消化不良、脂肪性腹泻等情况的原因；出院后如出现腹痛、黄疸、陶土样大便等情况应及时就诊。

3. 复查指导 中年以上未行手术治疗的胆囊结石患者应定期复查或尽早手术治疗，以防结石及炎症长期刺激，诱发胆囊癌。

【护理评价】

通过治疗与护理，评价患者能否达到下列目标：

1. 患者疼痛缓解或消失。

2. 能获取疾病的相关知识。

3. 未发生并发症，或并发症得到及时发现和处理。

（王 迪）

第二节 胆囊息肉

胆囊息肉 (gallbladder polyp) 是指向胆囊腔内突出或隆起的病变，呈球形或半球形，有蒂或无蒂，单发或多发，多为良性。

【病因】

胆囊息肉的病因目前尚不明确，但研究发现性别、年龄、吸烟、饮酒、肥胖、高胆固醇血症、高脂血症、脂肪肝、慢性乙型病毒性肝炎、胆囊炎及胆囊管结石等均是其发病的危险因素。目前研究发现胆囊息肉的发病机制中胆固醇息肉大多因胆囊内胆固醇沉积形成，其他类型胆囊息肉的形成机制大致与胆囊黏膜上皮增生，黏膜肌层增厚，炎症细胞、成纤维细胞聚集，毛细血管增生相关。

【病理生理】

病理上胆囊息肉可分为肿瘤性息肉和非肿瘤性息肉。肿瘤性息肉包括：腺瘤、腺癌、血管瘤、脂肪瘤、平滑肌瘤、神经纤维瘤等；非肿瘤性息肉包括：胆固醇息肉、炎性息肉、胆囊腺肌增生等。罕见的胆囊息肉有腺瘤样增生、黄色肉芽肿、异位胃黏膜或胰腺组织。由于术前难以确诊病变性质，故统称为"胆囊息肉样病变"或"胆囊隆起性病变"。胆固醇息肉是胆囊黏膜面的胆固醇结晶沉积；炎性息肉是胆囊黏膜的增生，呈多发，直径常小于1cm，多同时合并胆囊结石和胆囊炎；胆囊腺肌增生是胆囊壁的良性增生性病变，如局限型则类似肿瘤。

【临床表现】

大部分患者因体检行腹部超声检查时发现，无症状。少数患者可有右上腹部疼痛或不适，偶尔有恶心、呕吐、食欲减退等消化道症状；极个别患者可引起阻塞性黄疸、无结石性胆囊炎、胆道出血、胰腺炎等。少数胆囊息肉可发生癌变，临床上应予以重视。

【辅助检查】

1. 实验室检查 常常无明显变化。

2. 影像学检查 腹部超声是诊断本病的首选方法，但很难分辨其良、恶性。CT增强扫描、内镜超声及超声引导下经皮细针穿刺活检等可帮助明确诊断。

【处理原则】

1. 有明显症状者，在排除精神因素、胃十二指肠和其他胆道疾病后，宜行手术治疗。

2. 无症状者，有以下情况需考虑手术治疗：①息肉直径超过1cm；②单发病变且基底部宽大；③息肉逐渐增大；④合并胆囊结石和胆囊壁增厚，特别是年龄超过50岁者。

3. 有手术指征者行胆囊切除术；若发生癌变，则按胆囊癌处理。

【护理评估】

（一）术前评估

1. 健康史

（1）一般情况：年龄、性别、婚姻、职业、饮食习惯、劳动强度、有无吸烟饮酒史及妊娠史等。

（2）既往史：了解是否发生过腹痛，有无恶心、呕吐、食欲减退等消化道症状；有无胆囊炎史和黄疸病史；有无过敏史及其他手术史、是否有冠心病、高血压、脑血管疾病、糖尿病、传染病史、疫情地区接触史。

2. 身体状况

（1）评估腹痛的部位、性质；有无食欲减退、恶心、呕吐等症状。了解腹部超声检查有无异常。

（2）主要辅助检查的阳性结果：腹部超声显示有无胆囊息肉样变。

3. 心理-社会状况 了解患者对疾病的认知程度，对手术有无顾虑和思想负担；了解朋友及家属对患者的关心、支持程度，家属对手术的经济承受能力。

（二）术后评估

1. 术中情况 了解患者手术、麻醉方式与效果，病变组织切除情况，术中出血及引流情况，引流管放置的位置及补液情况等。

2. 身体状况 评估生命体征是否稳定，患者是否清醒，体温是否正常，呼吸形态及末梢循环状况等；切口敷料有无渗血、渗液；引流管是否通畅，引流液的颜色、性质、量等。

3. 心理-社会状况 了解患者对疾病的认知程度。了解家属对患者的关心、支持程度。了解家庭对手术费用的承受能力等。

【护理措施】

(一) 术前护理

1. 控制疼痛 评估疼痛程度，观察疼痛的部位、性质、发作时间、诱因及缓解的相关因素；评估疼痛与饮食、体位、睡眠的关系，为进一步治疗和护理提供依据。对诊断明确且剧烈疼痛者，遵医嘱给予消炎利胆、解痉镇痛药物，以缓解疼痛。

2. 合理饮食 进食低脂饮食。

3. 皮肤准备 肥皂水清洗脐周，脐部污垢可用液体蜡油清洁。

4. 呼吸道准备 术前应进行呼吸功能锻炼；避免感冒，戒烟，以减少呼吸道分泌物，利于术后早期康复。

5. 胃肠道准备 术前禁食水，以防麻醉过程中出现呕吐而引起窒息或吸入性肺炎。

(二) 术后护理

1. 病情观察 观察并记录生命体征；观察腹部体征，了解有无腹痛、腹胀及腹膜刺激征等；有引流管者，观察并记录引流液的颜色、性质和量、尿色尿量。

2. 体位 清醒且血压平稳者，改为半坐卧位，指导患者有节律地深呼吸，达到放松和减轻疼痛的效果。

3. 饮食护理 腹腔镜术后禁食6小时，术后24小时内饮食以无脂流食、半流食为主，逐渐过渡至低脂饮食。

4. 并发症的观察及护理

(1) 出血

1) 观察：观察生命体征、腹部体征和切口渗血情况；有腹腔引流管者，观察引流液的颜色、性质和量。

2) 护理：出现面色苍白、冷汗、脉搏细弱、血压下降，腹腔引流液引流出大量血性液体等情况，及时报告医师并做好抢救准备。

(2) 胆漏

1) 原因：术中胆道损伤、胆囊管残端破漏是胆囊切除术后发生胆漏的主要原因。

2) 观察：患者出现发热、腹膜刺激征等表现，或腹腔引流液呈黄绿色胆汁样，常提示发生胆汁渗漏。

3) 护理：观察腹部体征及引流液情况，一旦发现异常，及时报告医师并协助处理。①充分引流胆汁：取半卧位，妥善固定腹腔引流管，保持引流通畅是治疗胆漏最重要的措施。②维持水、电解质平衡：长期大量胆漏者应补液并维持水、电解质平衡。③防止胆汁刺激和损伤皮肤：及时更换引流管周围被胆汁浸湿的敷料，给予氧化锌软膏或皮肤保护膜涂敷局部皮肤。

(三) 健康教育

1. 术后3周内勿提重物。饮食以高蛋白、高维生素、清淡易消化饮食为主，忌暴饮暴食，减少高脂肪、高胆固醇类食物的摄入。

2. 暂不手术者，应定期复查，每6个月行腹部超声检查，以确定是否手术治疗。

临床案例与思考

患者，女，52岁，8个月前体检，超声检查示"胆囊内数个异常回声，较大者大小约15mm×2.2mm"，以"胆囊息肉"为诊断入院。无恶心、呕吐、乏力、纳差，无寒战、高热、皮肤巩膜黄染等症状。既往史无特殊。
请思考：
（1）诊断胆囊息肉的首选检查是什么？
（2）患者目前存在哪些护理诊断？
（3）针对病情，目前应采取哪些治疗措施？
（4）护理计划的侧重点在于哪些方面？

（王 迪）

第三节 肝内外胆管结石

胆管结石（biliary stone）为发生在肝内、外胆管的结石。左右肝管肝外段及汇合部以下的肝总管和胆总管结石为肝外胆管结石，左右肝管肝内段及其各级分支的结石为肝内胆管结石。

【病因】

本病病因复杂，主要与胆道感染、胆道寄生虫、胆汁淤滞、胆道梗阻、胆管解剖变异等原因有关。肝外胆管结石，习惯上又称为胆总管结石，在我国相当多见。一般与胆道感染并存，肝内胆管结石可广泛分布于左右肝叶的肝内胆管，也可局限于一处。临床上以左外叶和右后叶胆管内结石多见。

【病理生理】

胆管结石所致的病理生理改变与结石的部位、大小及病史长短有关。

1. 肝胆管梗阻 结石可引起胆道不同程度的梗阻，阻塞近段的胆管扩张、胆汁瘀滞、结石积聚。长时间的梗阻导致梗阻以上的肝段或肝叶纤维化和萎缩，最终引起胆汁性肝硬化及门静脉高压症。

2. 胆管炎 结石导致胆汁引流不畅，容易引起胆管内感染，反复感染加重胆管的炎性狭窄；急性感染可引起化脓性胆管炎、肝脓肿、胆道出血及全身脓毒症。

3. 胆源性胰腺炎 结石通过胆总管下端时可损伤奥狄括约肌或嵌顿于壶腹部，可引起胰腺的急性和（或）慢性炎症。

4. 肝胆管癌 肝胆管长期受结石、炎症及胆汁中致癌物质的刺激，可发生癌变。

【临床表现】

1. 肝外胆管结石 病程较长，反复发作。未发作时可无症状，或症状很轻且不典型。若结石阻塞胆管并继发感染时，可表现为典型的 Charcot 三联征，即腹痛、寒战高热和黄疸。

（1）腹痛：是结石刺激肝胰壶腹括约肌和胆道平滑肌痉挛所致。疼痛位于剑突下或右上腹，呈阵发性绞痛或持续性疼痛阵发性加剧，常向右肩背部放射，可伴有恶心、呕吐等症状。少数患者胆总管塞满大量结石，胆绞痛不一定很突出。

（2）寒战、高热：体温可高达 39～40℃，多于胆绞痛之后出现，呈弛张热。

（3）黄疸：黄疸的程度取决于梗阻的程度、部位和是否继发感染。出现黄疸时，可有尿色变黄、大便颜色变浅和皮肤瘙痒等症状，胆管完全梗阻时大便呈陶土样。

2. 肝内胆管结石 病程长，反复发作。症状常不典型或仅有上腹部和胸背部胀痛不适。因常与肝外胆管结石并存，往往出现 Charcot 三联征。晚期可有胆汁性肝硬化和门静脉高压的表现。体格检查可有肝大、肝区压痛和叩击痛等体征。并发胆管炎、肝脓肿、肝硬化、肝胆管癌时则出现相应的症状和体征。

【辅助检查】

1. 实验室检查 合并胆管炎时，白细胞计数和中性粒细胞比值明显增高。血清总胆红素及直接胆红素均增高。尿胆红素升高，尿胆原降低或消失。

2. 影像学检查 通常超声检查可以确诊结石的大小和部位，是首选检查方法。CT 和 MRI 或 MRCP 等可显示梗阻部位、程度及结石的大小、数量等。必要时进行经皮穿刺肝胆道成像（PTC）和内镜逆行胰胆管造影（ERCP）等有创检查。

【处理原则】

主要采用手术治疗，原则为尽量取尽结石，解除胆道梗阻，去除感染病灶，通畅引流胆汁，预防结石复发。手术方式有：胆总管切开取石及 T 管引流术，胆肠吻合术，肝叶或肝段切除等。残石可经引流管窦道胆道镜取石，激光、超声、体外震波碎石，以及中西医结合治疗等。

> **知识拓展　　　　　　经胆道镜检查、取石术**
>
> 胆道镜是利用机器发出闪烁的光，顺次从软镜前端射出，并照射到胆道内的物体的内镜。物体反射光线，通过软镜前端的摄像晶片，将信号输入控制器，显示出清晰的图像，操作者可通过监视器观察胆道内的情况。胆道镜主要用于对胆管的内镜检查以及内镜手术，还应用于各种肝内胆管结石取石、肝外胆管结石和胆囊结石的取石。一些诊断不清楚的胆道系统疾病，比如狭窄、肿瘤也可在胆道镜直视下检查及取活检。也可用于检查十二指肠乳头部，术中胆管肿瘤病变的活检，通过术后腹壁窦道进入胆道内反复碎石、取石。

【护理评估】

（一）术前评估

1. 健康史

（1）一般情况：包括年龄、性别、婚姻、职业、饮食习惯、劳动强度、有无吸烟饮酒史等。

（2）既往史：了解是否发生过右上腹疼痛或不适等，有无恶心、呕吐、食欲减退等消化道症状；有无胆管炎史和黄疸病史；有无过敏史及其他手术史、是否有冠心病、高血压、糖尿病、传染病史、疫情地区接触史。

（3）家族史：了解家庭中有无患胆管结石、胆管炎等疾病的人。

2. 身体状况

（1）评估腹痛的部位、性质：有无食欲减退、恶心、呕吐等症状；有无寒战、高热等；了解腹部超声检查有无异常。

（2）主要辅助检查的阳性结果：了解白细胞计数和中性粒细胞比值有无明显增高、血清总胆红素及直接胆红素有无增高。尿胆红素是否升高或尿胆原是否降低或消失，腹部超声检查有无结石、CT 检查有无梗阻。

3. 心理-社会状况 了解患者对疾病的认知程度、对手术顾虑和思想负担；了解社会及家庭支持程度，家属对手术的经济承受能力。

（二）术后评估

1. 术中情况 了解患者手术、麻醉方式与效果、病变组织切除情况、术中出血及引流情况、引流管放置的位置及目的，补液情况等。

2. 身体状况 评估患者是否清醒，生命体征是否稳定，体温是否正常，呼吸形态及末梢循环状况等；切口敷料有无渗血、渗液；引流管是否通畅，引流液的颜色、性质、量，尿色尿量等。

【护理措施】
（一）术前护理

1. 病情观察 术前患者出现寒战、高热、腹痛、黄疸等情况，应考虑发生急性胆管炎，及时报告医师，积极处理。有黄疸者，观察和记录大便颜色并监测血清胆红素变化。

2. 缓解疼痛 对于诊断明确且疼痛剧烈者遵医嘱使用消炎利胆、解痉镇痛的药物。禁用吗啡，以免引起奥狄括约肌痉挛。

3. 监测体温 观察并记录患者体温变化，采取物理降温或药物降温的方法尽快降温。遵医嘱应用抗生素控制感染。

4. 营养支持 给予低脂、高蛋白、高碳水化合物、高维生素的普通饮食或半流食。禁食或不能经口进食者，给予肠外营养支持。

5. 纠正凝血功能障碍 胆道疾病患者对脂溶性维生素吸收障碍，可导致血中凝血酶原减少而影响凝血，因此术前应补充维生素 K_1，预防术后出血。

6. 保持皮肤完整性 指导患者修剪指甲，勿搔抓皮肤，防止破损；穿宽松纯棉质衣裤，保持皮肤清洁，用温水擦浴，勿使用碱性清洁剂，以免加重瘙痒。勤换内衣裤。瘙痒剧烈者，遵医嘱使用炉甘石洗剂，抗组胺药或镇静药物应用。

（二）术后护理

1. 病情观察 观察生命体征和腹部体征及引流情况，评估有无出血及胆汁渗漏。术前有黄疸者，观察和记录大便颜色并监测血清胆红素变化。

2. 营养支持 禁食期间通过肠外营养途径补充足够的热量、氨基酸、维生素、水、电解质等，维持患者良好的营养状态。胃管拔除后根据患者胃肠功能恢复情况，由无脂流食逐渐过渡至低脂饮食。

3. T管引流的护理 T管适用于胆总管结石、胆总管扩张、胆总管狭窄或炎症的患者。一般胆总管探查术，置管2周以上，若要形成坚固瘘管，供胆道镜检查及取石，最好置管6周以上，用于治疗胆管狭窄者，至少放置6个月。

（1）妥善固定：T管为术中放置，一旦脱出将无法复位，还可能引起胆汁性腹膜炎。一般T管除缝线结扎固定外，还应在皮肤上加胶布固定。接管长短要适宜。在搬运患者、床上翻身及下床活动时，应首先将T管妥善固定，防止过度牵拉造成管道脱出。

（2）保持引流通畅：避免引流管受压、扭曲、打折。引流袋位置应低于腹部切口高度，卧床时不高于腋中线，防止胆汁逆流感染。引流液中有血凝块、絮状物、泥沙样结石时要定时挤捏，防止管道阻塞。必要时用生理盐水低压冲洗或用50ml注射器负压吸引，操作时需注意避免诱发胆道出血。

（3）预防感染：定时更换引流袋，注意无菌操作。引流管周围皮肤覆盖无菌纱布，保持局部干燥，防止胆汁浸润皮肤引起炎症反应。

（4）观察记录胆汁量及性状：正常成人每日分泌胆汁800~1200ml，呈黄绿色、清亮、无沉渣、有一定黏性。术后24小时内引流量约为300~500ml，恢复进食后，每日可有600~700ml，以后逐渐减少至每日200ml左右。若胆汁量突然减少甚至无胆汁引出，应查看T管是否阻塞并及时处理。应注意术后5~7日内禁止加压冲洗引流管，如阻塞可用细硅胶管插入T管内行负压吸引。胆汁量过多提示胆总管下端有梗阻的可能。胆汁混浊提示有感染，胆汁中有泥沙样细渣则是结石。

（5）观察全身情况：如患者体温下降，食欲增进，大便颜色加深，黄疸消退，说明胆道炎症消退，部分胆汁已进入肠道。反之则表示胆总管下端尚不通畅。

（6）拔管护理：术后12~14日症状控制，黄疸消退，大便颜色正常，胆汁引流量逐渐减少，胆汁清亮可考虑拔管。拔管前必须先试行夹管1~2日，观察患者有无腹痛、发热、黄疸等症状，若有上述情况，延时拔管，将T管重新开放，继续引流。拔管前应经T管行胆道造影，显示胆总管内无结石、蛔虫及异物，且胆道通畅。造影后，再次连接引流管引流造影剂24小时以上，如无异常即可拔管。拔管后，局部切口以凡士林纱条覆盖，数日后即愈合。T管拔除后，仍需观察患者食欲、大便颜色和黄疸消退情况，以及有无腹痛和发热。若胆道造影发现有结石残留，则需保留T管6周以上，再做取石或其他处理。

4. 并发症的观察及护理

（1）出血

1）观察：胆道术后可能发生胆管内或胆肠吻合口出血和腹腔内出血，应严密观察。表现：①腹腔内出血多发生在术后24~48小时内，可见腹腔引流管引流出的血性液体超过100ml/h持续3小时，伴有心率增快、血压波动。②胆管内或胆肠吻合口出血在术后早期或后期均可发生，表现为T管引流出血性胆汁或鲜血，粪便呈柏油样，可伴有心率增快、血压下降等。

2）护理：①严密观察生命体征及腹部体征；②一旦发生出血征兆，及时报告医师并采取相应措施，防止发生低血容量性休克。

（2）胆漏

1）观察：患者出现发热、腹胀、腹痛、腹膜刺激征等表现，或腹腔引流液呈黄绿色胆汁样，常提示发生胆汁渗漏。

2）护理：①充分引流胆汁：取半卧位，妥善放置腹腔引流管，保持引流通畅，将漏出的胆汁充分引流至体外是治疗胆漏最重要的措施。②维持水电解质平衡：长期大量胆漏者应补液并维持水、电解质平衡。③防止胆汁刺激和损伤皮肤：及时更换引流管周围被胆汁浸湿的敷料，给予氧化锌软膏或皮肤保护膜涂敷局部皮肤。

（三）健康教育

1. 带T管出院患者的指导 避免提举重物或过度活动，以免牵拉T管导致管道脱出。选择宽松柔软衣物，以防管道受压。切勿盆浴，淋浴时注意保护T管，可用塑料薄膜覆盖引流管周围皮肤，以防感染。保持局部皮肤清洁干燥。有残石者，定期来院取石，出现引流异常或管道脱出时，及时就诊。

2. 饮食指导 低脂、低胆固醇饮食，多饮水，注意饮食卫生，定时驱除肠道蛔虫。

3. 复诊指导 非手术治疗患者定期复查，出现腹痛、黄疸、发热等症状时，及时到医院就诊。

临床案例与思考

患者，男，42岁，无明显诱因突然出现剑突下、右上腹胀痛5小时，随后出现寒战、高热、恶心、呕吐、皮肤巩膜黄染，神情淡漠。体格检查：一般情况差，体温最高达39.5℃，脉搏122次/分，血压80/60mmHg，四肢湿冷，皮肤发花，心肺（-），右上腹压痛（+），反跳痛（+），肌紧张（+），肠鸣音弱。实验室检查：血白细胞20×10^9/L，中性粒细胞比值增高。超声检查示：胆管内可见强光团伴声影，近端胆管扩张。

请思考：

（1）该患者的临床诊断、治疗原则是什么？

（2）该患者主要的护理诊断及相关因素是什么？

（3）其主要护理措施是什么？

（王 迪）

第四节 急性梗阻性化脓性胆管炎

急性梗阻性化脓性胆管炎（acute obstructive suppurative cholangitis，AOSC）是急性胆管炎的严重阶段，又称急性重症胆管炎，本病的发病基础是胆道梗阻及细菌感染。男女发病比例接近，青壮年多见。

【病因】

在我国，最常见的原因为肝内外胆管结石，其次为胆道蛔虫和胆管狭窄。在国外，恶性肿瘤、胆道良性病变引起狭窄、先天性胆道解剖异常等较常见。近年来，因手术及介入治疗后胆肠吻合口狭窄，经皮经肝胆管穿刺引流（percutaneous transhepatic cholangial drainage，PTCD）、ERCP、安置内支架等原因，发病率逐渐增高。

【病理生理】

基本病理变化为胆管梗阻和胆管内化脓性感染。胆管梗阻随之而来的胆道感染造成梗阻及以上胆管扩张、胆管壁黏膜肿胀，梗阻进一步加重并趋于完全性；胆管内压力升高，胆管壁充血、水肿、炎症细胞浸润及溃疡形成，管腔内逐渐充满脓性胆汁或脓液，使胆管内压力继续升高，当胆管内压力超过 30cmH$_2$O 时，肝细胞停止分泌胆汁，胆管内细菌和毒素逆行进入肝窦，产生严重的脓毒血症，大量的细菌毒素可引起全身炎症反应、血流动力学改变和多器官功能障碍综合征（MODS）。

【临床表现】

本病发病急，病情进展迅速，多数患者有反复胆道感染病史和（或）胆道手术史。除具有 Charcot 三联征外，还有休克及中枢神经系统受抑制的表现，称为 Reynolds 五联征。

（1）腹痛：表现为突发剑突下或右上腹持续疼痛，阵发性加重，并向右肩胛下及腰背部放射。肝外梗阻者腹痛较重，肝内梗阻者腹痛较轻。

（2）寒战高热：体温持续升高，可达 39～40℃或更高，呈弛张热。

（3）黄疸：多数患者出现不同程度的黄疸，肝外梗阻者黄疸较肝内梗阻者严重。

（4）休克：口唇发绀，呼吸浅快，脉搏细速达 120～140 次/分，血压在短时间内迅速下降，可出现全身出血点或皮下瘀斑。

（5）神经系统症状：意识障碍、淡漠、嗜睡、昏睡甚至昏迷，合并休克者可表现为烦躁不安、谵妄等。

（6）胃肠道症状：多数患者伴有恶心、呕吐等消化道症状。

（7）体检：剑突下或右上腹部不同程度压痛，可出现腹膜刺激征；肝肿大并伴有压痛和叩击痛，肝外梗阻者胆囊肿大。

【辅助检查】

1. 实验室检查 血常规检查示白细胞计数升高，可超过 20×10^9/L，中性粒细胞比值明显增高；肝功能出现不同程度损害；凝血酶原时间延长。动脉血气分析动脉血氧分压（PaO$_2$）下降、氧饱和度降低。常伴有代谢性酸中毒及缺水、低钠血症等电解质紊乱。

2. 影像学检查 腹部超声检查可了解梗阻部位、肝内外胆管扩张情况及病变性质。对诊断很有帮助，可在床旁进行。如病情稳定，可行 CT 或 MRCP 检查。对需要同时行 PTCD 或内镜鼻胆管引流术（endoscopic nasobiliary drainage，ENBD）减压者可行 PTC 或 ERCP 检查。

【处理原则】

原则上应尽快解除胆道梗阻并引流。当胆管内压降低后，患者情况能暂时改善，有利于争取时间进一步治疗。

1. 非手术治疗 既是治疗手段，又是术前准备。

（1）抗休克治疗：补液扩容，恢复有效循环血量；休克者可使用多巴胺维持血压。

（2）纠正水、电解质和酸碱失衡：常发生等渗或低渗性缺水、代谢性酸中毒，应及时纠正。

（3）抗感染治疗：选用针对革兰氏阴性杆菌及厌氧菌的抗生素，联合、足量用药。

（4）对症与支持治疗：包括吸氧、禁食和胃肠减压、降温、解痉止痛、营养支持等。

2. 手术治疗 主要目的是解除梗阻、降低胆道压力，挽救患者生命。手术力求简单、有效，多采用胆总管切开减压、T 管引流术。在病情允许的情况下，也可采用内镜鼻胆管引流术或 PTCD 治疗。急诊手术不能完全去除病因，待患者一般情况恢复，1～3 个月后可根据病因选择彻底的手术治疗。

【护理评估】

（一）术前评估

1. 健康史

（1）一般情况：年龄、性别、婚姻、职业、饮食习惯、劳动强度、有无吸烟饮酒史及妊娠史等。

（2）既往史：了解是否发生过胆绞痛及有无上腹隐痛等，有无反酸、嗳气、餐后饱胀感等消化道症状；有无寒战、高热等症状；有无胆管炎病史和黄疸病史；有无过敏史及其他手术史。

2. 身体状况

（1）观察患者神志、生命体征，了解腹痛的诱因、部位、性质及有无肩背部放射痛等；有无肝大，肝区压痛、叩痛等；是否触及肿大的肝脏或胆囊，有无腹膜刺激征等；有无食欲减退、恶心、呕吐、黄疸、寒战高热等症状，有无出现少尿、无尿等。

（2）主要辅助检查的阳性结果：白细胞计数有无升高，可超过 $20×10^9/L$，中性粒细胞比值是否明显增高；有无出现肝功能不同程度的损害；凝血酶原时间是否延长。动脉血气分析 PaO_2 有无下降、氧饱和度是否降低，是否伴有代谢性酸中毒、低钠血症等。腹部超声检查是否有肝内外胆管梗阻、扩张等情况。

3. 心理-社会状况 了解患者对疾病的认知程度，对手术有何顾虑和思想负担；了解家属对患者的关心、支持程度，家庭对手术的经济承受能力。

（二）术后评估

1. 术中情况 了解患者手术、麻醉方式与效果，病变组织切除情况，术中出血及引流情况，引流管放置的位置及补液情况等。

2. 身体状况 评估生命体征是否稳定，患者是否清醒，体温是否正常，呼吸形态及末梢循环状况等；切口敷料有无渗血、渗液；引流管是否通畅，引流液的颜色、性质、量，尿色尿量等。

【护理措施】

（一）术前护理

1. 病情观察 观察患者的意识、面色、末梢循环情况、腹痛的性质及程度、尿量、黄疸；监测体温、血压、脉搏、呼吸、心电图、氧饱和度及血气的变化，以了解各重要器官功能状态和体内代谢变化情况，做到早发现、早处理、早纠正。

2. 补充液体 迅速建立两条静脉通路，快速补充血容量，改善微循环，应用碱性药物，防止体内酸性代谢产物堆积，纠正酸碱平衡紊乱。在治疗过程中监测血气分析指标，做到边观察边调整补液方案。对年龄大或有心肺基础疾病的患者补液的量和速度要加以控制，以免发生心力衰竭和肺水肿。

3. 预防休克 如患者出现烦躁或兴奋、面色苍白、手足湿冷、脉搏增快、尿量减少、呼吸过快过深，提示发生休克，无氧代谢所造成的代谢性酸中毒，应及时通知医师，采取积极有效的治疗措施。

4. 氧气吸入 了解患者的呼吸功能状况，纠正机体缺氧状态。

5. 控制感染 遵医嘱应用抗生素，同时观察体温的变化。

6. 禁食和胃肠减压 可减轻腹部胀痛。

（二）术后护理

1. 生命体征的监测 严密观察患者体温、心率、血压、呼吸、脉搏、氧饱和度的变化，15~30分钟测量1次，休克患者5~10分钟测量1次，并及时报告医师。按医嘱进行各项处置，并协助医师做好抢救工作。

2. 维持水、电解质平衡 根据患者液体丢失情况、口渴程度、尿量及化验室各项检验结果，按医嘱调整好补液速度及数量，如需大量补液时，应严密观察心、肺、肾的情况，防止肺水肿及心力衰竭的发生。

3. 排痰的护理 术后患者由于切口疼痛，痰液咳出困难，每4~6小时给予雾化吸入1次，稀释痰液，帮助患者保护切口，鼓励咳嗽，并观察痰液的颜色、性状，按时帮助患者拍背使痰液全部排出。对于意识尚不清楚，或已行气管切开的患者，应随时吸痰。

4. 尿管、胃管的护理 严密观察24小时尿量和尿液的颜色。尿管是否通畅、是否滑脱，待麻醉清醒后即可拔除尿管自行排尿。对于休克患者，持续胃肠减压，应观察每日胃液颜色、性质及量，负压吸引力不要过大，以免胃黏膜损伤出血，胃管如不通畅，及时用温开水冲洗。一般在术后2~3日，无腹胀、肠鸣音恢复或排气后可拔除胃管。

5. 腹腔引流管的护理 观察腹腔引流液的颜色、性质、量，术后2~3日，当引出液少于10ml时即可拔除引流管。如有大量血性液或胆汁引出，同时腹痛，腹肌紧张，说明腹腔内可能有出血或胆漏，应立即报告医师处理。

6. T管护理 T管适用于胆总管结石、胆总管扩张、狭窄或炎症的病例。一般胆总管探查术，置管2周以上，若要形成坚固瘘管，供胆道镜检查及取石，最好置管6周以上，用于治疗胆管狭窄者，至少放置6个月。T管护理重点在于妥善固定、保持通畅、预防感染、细心观察、正确拔管等，具体方法同第三节。

（三）健康教育

1. 保持心情舒畅，生活规律，劳逸结合。
2. 饮食合理，选择高蛋白、高维生素、易消化、低脂肪的食物。
3. 携带T管出院的患者，应学会自我护理的方法。
4. 定期来院复查，不适随诊。

临床案例与思考

患者，男，76岁，半日前无明显诱因出现右上腹部疼痛，呈剧烈性、持续性，伴寒战、高热，胸闷不适，查体：四肢湿冷，脉搏加快，血压低，急诊以"腹痛查因"为诊断入院。体格检查：T 39℃，P 102次/分，R 24次/分，BP 88/56mmHg。辅助检查：血常规示：红细胞 $3.68×10^{12}$/L，血红蛋白113g/L，白细胞$19.1×10^9$/L，中性粒细胞比值95.8%，血生化示：总胆红素180.4μmol/L；直接胆红素105.2μmol/L；谷丙转氨酶274.1U/L；谷草转氨酶371.1U/L；白蛋白25.5g/L。腹部超声示胆总管结石并肝内、外胆管结石及胆管扩张。

请思考：

（1）患者目前的诊断是什么？

(2）患者目前疼痛的原因是什么？
(3）针对病情，应采取哪些措施缓解患者疼痛？
(4）此类患者非手术治疗应采取哪些护理措施？
(5）此类患者手术治疗应采取哪些护理措施？

（王　迪）

第五节　胆　管　癌

胆道恶性肿瘤（biliary tract cancer，BTC）主要包括胆囊癌（gallbladder carcinoma，GBC）和胆管癌（cholangiocarcinoma，CC），CC又分为肝内胆管癌（intrahepatic cholangiocarcinoma，ICC）和肝外胆管癌（extrahepatic cholangiocarcinoma，ECC），约占所有消化系肿瘤的3%。其中，胆囊癌最为常见，占胆道恶性肿瘤的80%～95%，全球发病率位居消化道肿瘤第6位。胆道恶性肿瘤80%以上为腺癌，侵袭性强，发现时多为晚期，预后极差，5年存活率低于5%。目前，胆道恶性肿瘤全球发病率呈现上升趋势，在东南亚和美洲人中发病率较高，而美国及其他国家发病率较低。我国胆道恶性肿瘤的发病率有逐年上升的趋势。

【病因】

胆管癌的危险因素尚不完全清楚，主要危险因素如下。

1. 胆管结石　胆管结石与胆管恶性肿瘤的相关性已被普遍接受。

2. 病毒性肝炎　乙型肝炎病毒（hepatitis B virus，HBV）和丙型肝炎病毒（hepatitis C virus，HCV）感染，以及其所导致的肝硬化已被证实是肝内胆管癌的重要危险因素。一项中国的研究结果显示肝内胆管癌患者中HBV感染率为27.9%，HBV感染是影响肝内胆管癌发病的独立危险因素。近年的研究结果也表明HCV感染与肝内胆管癌发病风险升高相关。

3. 原发性硬化性胆管炎（primary sclerosing cholangitis，PSC）　是一种慢性胆汁淤积性肝病，其特征是肝内和（或）肝外胆管损伤，通过不明原因的纤维组织增生阻塞大小胆管导致进行性肝硬化。已有的研究结果证实PSC与胆管癌的发病风险呈正相关，有PSC背景的肝内胆管癌患者具有年龄偏年轻的特点。

4. 先天性胆道异常　先天性胆道异常包括Carolis氏病、胆总管囊状扩张症和先天性肝纤维化等。其中Carolis氏病的癌变率为2.5%～16%，而约18%的胆总管囊状扩张症患者存在癌变风险。

5. 肝吸虫病　由于肝吸虫病的高度流行，东南亚国家尤其是泰国的肝内胆管癌发病率高居全世界首位，泰国东北部地区的发病率高达85/10万。

6. 其他危险因素　肥胖症、糖尿病、非酒精性脂肪性肝病（non-alcoholic fatty liver disease，NAFLD）、毒性物质和职业暴露也是肝内胆管癌的危险因素。一项美国和丹麦的荟萃分析结果显示肝内胆管癌与糖尿病相关。日本一项针对印刷厂工人的流行病学调查结果显示长期暴露于1,2-二氯丙烷和（或）二氯甲烷环境可使肝内胆管癌的发病率显著升高。

【病理特点与临床分期】

1. 病理与分型　胆管癌按大体病理形态分为3型：硬化型、结节型、乳头型。硬化型约占肝门部胆管癌的70%，表现为胆管壁环形增厚、纤维变性及结缔组织增生；结节型特点是突入胆管管腔的致密肿块，往往伴随有浸润型；乳头型占整个胆管癌患者的4%～5%，其特点是质软而易碎的病变组织占据胆管管腔。总体来说乳头型肿瘤预后好于结节-浸润型。胆管癌的组织病理学表现主要为胆管腺癌，其他组织学类型少见，包括肠型透明细胞腺癌、黏液癌、鳞状细胞癌、腺鳞癌、小细胞癌未分化癌、乳头状癌、浸润性癌等。

2. 扩散和转移方式　胆管癌扩散分为直接浸润扩散、淋巴结转移、血行转移等。早期胆管癌以直接浸润最常见，沿着胆管壁往上或往下逐步浸润。淋巴结转移是胆管癌较常见的转移方式，主要是易转移到肝门区淋巴结，或向下转移到胰头上方的淋巴结。胆管癌侵犯周边血管则出现血行转移，常见的血行转移部位是肝脏，通常预后较差。

3. 临床分期　美国癌症联合会第 8 版 AJCC/TNM 分期系统对胆管癌的分期进一步侧重客观指标的应用，旨在更能体现其对预后判断的价值。

【临床表现】

胆管癌早期无明显临床症状，一般有上腹部不适、乏力。进展时可出现右季肋区或背部疼痛、梗阻性黄疸、不明原因低热、体质量减轻等，部分晚期患者可触及腹部肿块等。极少数患者可能出现副瘤综合征、Sweet 综合征或黑棘皮病等皮肤病表现。患者大多因上腹疼痛、右上腹肿块和黄疸而就诊。

1. 上腹疼痛伴黄疸　患者可出现黄疸，为逐渐加重的持续性黄疸，伴瘙痒和体重减轻。少数无黄疸患者表现为上腹部疼痛，有时伴发热、腹部包块。其他症状有食欲不振、恶心呕吐、乏力、消瘦。

2. 大小便异常　大便灰白，呈白陶土色，尿色深黄，如浓茶。

3. 胆囊肿大　中段、下段胆管癌患者可触及肿大的胆囊，但墨菲征可能阴性；而肝门部胆管癌胆囊一般不肿大。

4. 肝脏损害　肝功能失代偿可出现腹水，或双下肢水肿。肿瘤侵犯或压迫门静脉，可造成门静脉高压；晚期患者可并发肝肾综合征。

5. 胆道感染　患者可合并胆道感染，感染细菌最常见为大肠杆菌、粪链球菌及厌氧性细菌。内镜和介入放射性检查可诱发或加重胆道感染，出现右上腹疼痛、寒战高热、黄疸，甚至出现休克。

6. 胆道出血　如癌肿破溃可导致上消化道出血，出现黑便，大便隐血阳性、贫血。

【辅助检查】

1. 实验室检查

（1）血 CA19-9、CEA 和 CA125：胆管癌最常用的血清学标志物，部分患者可有甲胎蛋白（AFP）升高。对于有原发性硬化性胆管炎背景的患者，CA19-9＞100U/ml 对诊断肝内胆管癌的灵敏度和特异度分别为 75% 和 80%，而对于无原发性硬化性胆管炎背景患者其灵敏度为 53%。有研究结果显示术前 CA19-9≥35U/ml 或 CEA≥5ng/ml 的肝内胆管癌患者预后较差。术后动态监测 CA19-9 对是否有肿瘤残留、复发，以及患者预后具有参考价值。

（2）AFP：用于诊断肝癌，也有助于诊断胆管癌。

（3）血生化、肝功能等。

2. 影像学检查

（1）超声：可以直观探查胆道壁厚度、有无扩张增大、腔内肿块以及胆道管腔是否通畅等情况，可用于初步诊断及长期随访。

（2）CT 检查：可以提供如肿瘤位置、大小、是否合并胆管扩张或血管侵犯，以及有无腹腔淋巴结转移及远隔器官转移等诊断信息。在评价肝动脉、门静脉受侵时的敏感性、特异性较高。

（3）MRI 检查：明确评估肿瘤侵犯肝实质和血管范围，增强 MRI 评价胆道系统受累范围更有优势。

（4）磁共振胰胆管成像（magnetic resonance cholangiopancreatography，MRCP）：可显示肝内胆管癌肿瘤位置，与肝外胆管肿瘤相鉴别，在评价浸润型胆管癌纵向生长程度有独特的价值。

（5）PET/CT 检查：对肝内胆管癌诊断的灵敏度可达 80%～90%，尤其对于肿块型肝内胆管癌有较高检出率。一项小样本研究结果显示 20%～30% 患者可通过 PET/CT 检查发现其他影像学检查未发现的淋巴结和肝外远处转移。

(6) 经皮穿刺肝胆道成像（percutaneous transhepatic cholangiography，PTC）：可清晰地显示肝内外胆管束的形态、分布和阻塞部位。该检查是侵袭性的操作，术后出血和胆漏是较常见和严重的并发症。

(7) 内镜逆行胰胆管造影（endoscopic retrograde cholangiopancreatography，ERCP）：对下段胆管癌有诊断意义，有助于与十二指肠乳头肿瘤、胰头癌相鉴别。

【处理原则】

胆管癌的治疗需要多学科参与、多种治疗方法共用，多学科诊疗团队（multidisciplinary therapy team，MDT）一般由肝胆外科（或普外科）、肿瘤内科、影像科、病理科、放疗科、肝病科（感染科）的专家组成，采用手术、放疗、化疗等综合方法治疗。目前术前减黄仍存在争议，总胆红素大于 380μmol/L 者建议行术前减黄，减黄时间以使肝功能显著改善或基本恢复正常为宜。

1. 外科治疗

（1）手术治疗：胆管癌的治疗原则：早期病例以手术切除为主，术后配合放疗及化疗，以巩固和提高手术治疗效果。对于不能切除的晚期病例，应施行胆道引流手术，控制胆道感染，改善肝脏功能，减少合并症，延长生命，改善生活质量。根据病变的主要部位（肿瘤沿胆管纵向扩展情况），确定是否有联合右或左肝叶切除的指征。术前评估切除肿瘤必须有足够体积、功能良好的残余肝脏。残余肝不得少于全肝体积的 30%~40%。

（2）辅助治疗

1）新辅助治疗：对肝内胆管癌预后是否有益证据尚不充分。吉西他滨联合顺铂、经肝动脉的区域性治疗或两者联合可使部分肝内胆管癌获得降期，从而获得手术机会。

2）术后辅助治疗：卡培他滨可用于肝内胆管癌根治性切除术后辅助治疗。术后辅助性放化疗可用于 R1 切除、N1 期或有大血管侵犯患者。

2. 放射治疗 外科手术切除是胆管癌唯一的根治性治疗，辅助性放射治疗只能提高患者的生存率，对于不可切除和局部转移的胆管癌经有效的胆道引流后，放射治疗可以改善患者的症状与延长寿命。但是，胆管癌一直被认为属于放射线不敏感的肿瘤。一般报道放射治疗的中位生存期为 9~12 个月。

3. 系统性治疗 胆管癌对化学治疗并不敏感，胆管癌较其他胃肠道肿瘤例如结肠癌化疗敏感性差。但化疗可能缓解胆管癌所引起的症状，改善患者生活质量，还可能延长存活期。吉西他滨联合铂类药物，培米替尼、艾伏尼布以及曲美替尼联合达拉非尼可用于晚期肝内胆管癌治疗。培米替尼对化疗失败晚期胆管癌的治疗显示出良好效果，对 *FGFR2* 基因融合/重排患者的客观缓解率为 35.5%，疾病控制率为 82%，成为首个被美国食品药品监督管理局批准用于治疗胆管癌的靶向药物。免疫检查点抑制剂 PD-1 抗体单药对 MSI-H/dMMR 或 TMB-H（TMB＞10）胆管癌患者能取得较好和较持久的疗效。靶向药物联合 PD-1 抗体可以提高疗效。

4. 区域性治疗 如经导管动脉化疗栓塞术（transcatheter arterial chemoembolization，TACE）、经动脉放射栓塞（transarterial radioembolization，TARE）、肝动脉灌注等也被应用于晚期肝内胆管癌治疗。研究结果显示 TACE 或载药微球栓塞、栓塞化疗联合化疗可为患者获得的中位总生存时间为 9~30 个月。TARE 的中位生存时间为 9~22 个月。对于局限于肝脏但无法手术切除或行消融治疗的肝内胆管癌，区域性治疗仍是较常采用的治疗方法，但尚缺乏前瞻性临床试验证据。

【护理评估】

（一）术前评估

1. 健康史

（1）个人情况：包括年龄、性别、婚姻和职业。

（2）既往史：了解有无其他部位的肿块和手术治疗史；有无胆管结石、肝硬化、病毒性肝炎、原发性硬化性胆管炎和其他系统伴随疾病等。

(3) 家族史：了解家族中有无胆管癌和其他肿瘤患者。

2. 身体状况

(1) 疼痛情况：评估疼痛发生的时间、部位、性质、诱因和程度，与体位有无关系。

(2) 胆道梗阻情况：是否有黄疸，白陶土色大便，如浓茶色尿，是否伴有消化系统症状，如食欲不振、恶心呕吐，是否伴有乏力、消瘦等。

(3) 辅助检查：CA19-9、CEA 和 CA125、AFP、超声检查、CT、MRI 结果等。

3. 心理-社会状况 了解患者对疾病的认知程度，对手术有何顾虑和思想负担；了解朋友及家属对患者的关心、支持程度，家庭对手术的经济承受能力等。

(二) 术后评估

1. 术中情况 了解患者手术、麻醉方式，手术过程是否顺利。

2. 生命体征 是否平稳，患者是否意识清醒。

3. 伤口与引流管情况 伤口是否干燥，有无渗液、渗血；各个引流管是否通畅，引流量、颜色与性状等。

4. 并发症 胆漏、胆道出血、胆汁性腹膜炎、急性肝功能衰竭、肺部感染等。

【常见护理诊断/问题】

1. 疼痛 与肿瘤迅速生长压迫或手术、放射治疗、化学治疗后的不适有关。

2. 营养失调：低于机体需要量 与食欲减退、化学治疗引起的胃肠道不良反应及疾病引起机体代谢增加、手术创伤等有关。

3. 焦虑/恐惧 与担心手术、疼痛、疾病的预后等因素有关。

4. 潜在并发症 胆漏、胆道出血、胆汁性腹膜炎、急性肝功能衰竭、肺部感染等。

【护理目标】

1. 患者疼痛减轻或消失。
2. 营养状况得以改善。
3. 未发生焦虑/恐惧。
4. 未发生并发症，或并发症得到及时发现和处理。

【护理措施】

(一) 术前护理

1. 疼痛护理 评估疼痛发生的时间、部位、性质、诱因和程度，遵医嘱按照三级止痛原则给予镇痛药物，并观察药物效果及不良反应，指导患者控制疼痛和分散注意力的方法。

2. 饮食营养护理 围术期患者应常规进行营养评估，推荐使用 PG-SGA。术前存在营养不良的患者积极给予术前营养治疗，可有效减少并发症，降低术后胆道系统感染率。对于术前能进食者，可给予患者高热量、富含维生素、低脂、易消化饮食。肝功能较好者，给予高蛋白饮食。若患者不能进食或者进食量过少，可给予静脉营养支持。

3. 皮肤护理 黄疸较深时，因胆汁刺激可引起皮肤瘙痒，应嘱患者避免抓挠，协助患者修剪指甲。可用温水清洗或用炉甘石洗剂擦拭局部止痒，遵医嘱应用抗组胺药。

4. 心理护理 患者的心理压力较大，在未明确诊断以前，有的患者不愿相信有癌症而拒绝与医护人员配合。对此类患者应说明各种疾病均应早治疗的重要性，增强患者战胜疾病的信心，把消极心理转化为积极心理，让其享有安全感、舒适感，而减少抑郁与焦虑。

5. 术前准备 需要手术患者，除以上护理措施和常规腹部手术术前准备外，需根据医嘱备充足的血和血浆，并做好术中物品准备。

6. 胃肠道准备 根据医嘱和手术时间提前禁食水，以防麻醉过程中出现呕吐而引起窒息或吸入性肺炎。

（二）术后护理

1. 病情观察 密切观察并记录患者的生命体征、神志、尿量、黄疸等；观察切口渗血、渗液情况；观察腹部体征，了解有无腹痛、腹胀及腹膜刺激征等；有引流管者，观察并记录引流液的颜色、性状及量。

2. 体位 清醒且血压稳定者，改为半卧位。

3. 营养支持 禁食、胃肠减压，在情况允许的情况下，术后尽早开始经口进食，并给予适当的营养治疗。无禁忌证患者应给予肠内营养，不能使用肠内营养及肠内营养不能满足目标能量60%时，应启动肠外营养。补充益生菌可有效降低术后并发症发生率。恶性梗阻性黄疸患者PTCD术后，胆汁回输联合肠内营养可明显改善营养状态，减少并发症的发生。

4. 引流管护理 妥善固定各种引流装置，避免翻身时牵拉脱落，保持引流管通畅，防止引流管扭曲、受压，避免引流液逆流造成腹腔感染，观察并记录引流液的颜色、性状及量。

5. 并发症护理 如引流出血性胆汁或鲜血提示胆道出血。如出现胆汁引流量变少、患者诉腹痛，提示可能发生胆汁性腹膜炎。若患者持续高热、咳嗽加剧，提示有肺部感染。若出现黄疸加深、谵妄、昏迷、血清转氨酶持续上升等表现可能为急性肝功能衰竭。

（三）健康教育

1. 合理休息 合理安排作息时间，劳逸结合，避免过度劳累紧张。适当参与体育锻炼和轻体力劳动，如散步，太极拳。

2. 饮食指导 多吃蛋白质和维生素丰富的食物和新鲜蔬菜、水果，食物以清淡、易消化为主。

3. 复查随访 早期根治术后，2年以内每3个月随访1次；2～5年期间6个月随访1次；5年后随访时间可以延长至1年1次，随访内容包括血常规、血生化、CEA、CA19-9、胸腹盆CT或胸部CT、腹部MR扫描。晚期或不可切除姑息性治疗，在接受全身或局部治疗期间，按评价疗效要求或根据并发症，8～12周随访1次。随访内容包括CA19-9和CEA，用于病情监测。如出现腹痛、恶心、呕吐以及伤口红、肿、热、痛等症状时，应及时就诊。

【护理评价】

通过治疗与护理，评价患者是否达到下列目标：

1. 患者疼痛减轻。

2. 焦虑程度减轻。

3. 营养状况得到改善。

4. 未发生并发症，或并发症得到及时发现和处理。

临床案例与思考

患者，男，77岁，于半个月前无明显诱因出现乏力，食欲不振，厌油食，皮肤、巩膜黄染，尿色加深，皮肤瘙痒，病情逐渐加重未经治疗，10日前又出现发热，体温达38℃，无寒战，近半个月体重减轻2kg。既往有胆管结石病史。

请思考：

（1）针对患者目前的问题，应采取哪些护理措施？

（2）还需完善哪些化验和检查？

（李 晶）

第六节 原发性肝癌

原发性肝癌（primary liver cancer，PLC）是世界常见的恶性肿瘤之一，是我国第 4 位常见恶性肿瘤，第 2 位肿瘤致死病因，严重威胁我国人民的生命和健康。患者的年龄大多为 40～50 岁，男性比女性多见；东南沿海地区发病率较其他地区高。我国肝癌患者多数存在乙型肝炎病毒感染和由此引起的肝硬化背景，且大多数患者在诊断时已属中晚期，病情复杂，预后差，我国肝癌患者 5 年总体生存率不足 15%。

【病因】

原发性肝癌的病因尚未明确，但大量的研究证据表明原发性肝癌的发生发展可能与以下因素有关：

1. 肝硬化 肝癌合并肝硬化的发生率较高，我国为 53.9%～90%。

2. 病毒性肝炎 具有 HBV 和（或）HCV 感染，常有急性肝炎—慢性肝炎—肝硬化—肝癌的病史。我国 90% 的肝癌患者 HBV 阳性。

3. 黄曲霉素 主要是黄曲霉素 B_1，如霉变的玉米、花生及其油类。

4. 饮水污染 污水中已经发现水藻霉素等多种致癌或促癌物质。

5. 其他因素 过度饮酒、非酒精性脂肪性肝炎、亚硝胺、肥胖、寄生虫、肝癌家族史等。

【病理特点与临床分期】

1. 病理与分型 原发性肝癌按大体病理形态分为 3 型：结节型、巨块型和弥漫型；按肿瘤大小分为 4 型：微小肝癌（直径≤2cm）、小肝癌（直径＞2cm，≤5cm）、大肝癌（直径＞5cm，≤10cm）和巨大肝癌（直径＞10cm）；按病理组织分为 3 型：肝细胞癌（hepatocellular carcinoma，HCC），占 75%～85%；肝内胆管癌（intrahepatic cholangiocarcinoma，ICC），占 10%～15%；混合型肝细胞癌-胆管癌（combined hepatocellular-cholangiocarcinoma，cHCC-CCA），约占 3.0%。

2. 扩散和转移方式 原发性肝癌易侵犯门静脉分支，形成门静脉癌栓，经门静脉系统在肝内播散；通过血液和淋巴途径向肝外转移到肺、骨、肾和肾上腺、脑等；直接侵犯结肠、胃或膈肌等邻近器官；癌细胞脱落植入腹腔则发生腹膜转移及血性腹水，腹水中可找到癌细胞。

3. 临床分期 肝癌的分期对于治疗方案的选择、预后评估至关重要。国外有多种分期方案，如 BCLC、TNM、JSH 和 APASL 等。结合我国的具体国情及实践积累，依据患者体力活动状态（performance status，PS）、肝肿瘤及肝功能情况，建立中国肝癌的分期方案（China liver cancer staging，CNLC），包括 Ⅰa 期、Ⅰb 期、Ⅱa 期、Ⅱb 期、Ⅲa 期、Ⅲb 期、Ⅳ 期。

CNLC Ⅰa 期：PS 0～2 分，肝功能 Child-Pugh A/B 级，单个肿瘤、直径≤5cm，无影像学可见血管癌栓和肝外转移。

CNLC Ⅰb 期：PS 0～2 分，肝功能 Child-Pugh A/B 级，单个肿瘤、直径＞5cm，或 2～3 个肿瘤、最大直径≤3cm，无影像学可见血管癌栓和肝外转移。

CNLC Ⅱa 期：PS 0～2 分，肝功能 Child-Pugh A/B 级，2～3 个肿瘤、最大直径＞3cm，无影像学可见血管癌栓和肝外转移。

CNLC Ⅱb 期：PS 0～2 分，肝功能 Child-Pugh A/B 级，肿瘤数目≥4 个、肿瘤直径不论，无影像学可见血管癌栓和肝外转移。

CNLC Ⅲa 期：PS 0～2 分，肝功能 Child-Pugh A/B 级，肿瘤情况不论、有影像学可见血管癌栓而无肝外转移。

CNLC Ⅲb 期：PS 0～2 分，肝功能 Child-Pugh A/B 级，肿瘤情况不论、有无影像学可见血管癌栓不论、有肝外转移。

CNLC Ⅳ期：PS 3~4 分，或肝功能 Child-Pugh C 级，肿瘤情况不论、有无影像学可见血管癌栓不论、有无肝外转移不论。

> **知识拓展**
>
> **ECOG PS 评分标准**
>
> | 级别 | 体力状态 |
> | --- | --- |
> | 0 | 活动能力完全正常，与起病前活动能力无任何差异 |
> | 1 | 能自由走动及从事轻体力活动，包括一般家务或办公室工作，但不能从事较重的体力活动 |
> | 2 | 能自由走动及生活自理，但已丧失工作能力，日间不少于一半时间可以起床活动 |
> | 3 | 生活仅能部分自理，日间一半以上时间卧床或坐轮椅 |
> | 4 | 卧床不起，生活不能自理 |
> | 5 | 死亡 |

【临床表现】

原发性肝癌早期无典型症状，一旦出现症状多为进展期肝癌。

1. 右上腹疼痛 多为右上腹或中上腹持续性钝痛、胀痛或刺痛，夜间或劳累后加重。肝右叶顶部的肝癌累及膈肌时，疼痛可牵涉至右肩背部。左肝癌常表现为胃区疼痛。当肝癌结节破裂出血时，则可突然出现右上腹剧烈疼痛、腹膜刺激征等急腹症表现。

2. 消化道症状 主要表现为食欲减退、腹胀、恶心、呕吐、腹泻等。

3. 全身症状 主要表现为消瘦、乏力、食欲减退、腹胀等，部分患者可伴有恶心呕吐、发热、腹泻等症状。晚期可伴有贫血、黄疸、腹水、浮肿等恶病质表现。

4. 肝脏肿大 肝脏增大呈进行性，质地坚硬、边缘不规则，表面凹凸不平呈大小不等的结节或肿块。

5. 癌旁综合征 由于癌肿本身代谢异常或癌肿产生的一些物质进入血流并作用于远处组织，对机体发生各种影响而引起的一组症候群。表现主要有低血糖、红细胞增多症、高钙血症、高胆固醇血症等。

【辅助检查】

1. 影像学检查 ①超声：超声显像具有便捷、实时、无创和无放射辐射等优势，是临床上最常用的肝脏影像学检查方法。借助肝脏超声显像联合血清 AFP 进行肝癌早期筛查，建议高危人群至少每隔 6 个月进行 1 次检查。②CT 和 MRI 检查：动态增强 CT、多参数 MRI 扫描是肝脏超声和（或）血清 AFP 筛查异常者明确诊断的首选影像学检查方法。肝脏多参数 MRI 具有无辐射影响、组织分辨率高、可以多方位多序列多参数成像等优势，且具有形态结合功能综合成像技术能力，成为肝癌临床检出、诊断、分期和疗效评价的优选影像技术。③数字减影血管造影（digital subtraction angiography，DSA）：是一种微创性检查，采用经选择性或超选择性肝动脉进行 DSA 检查。该技术更多地用于肝癌局部治疗或肝癌自发破裂出血的治疗等。DSA 检查可以显示肝肿瘤血管及肝肿瘤染色，还可以明确显示肝肿瘤数目、大小及其血供情况。④PET/CT：PET/CT 对肝癌的诊断敏感性和特异性有限，可作为其他影像学检查的辅助和补充，在肝癌的分期、再分期和疗效评价等方面具有优势。

2. 血液学分子标志物检查 血清 AFP 是当前诊断肝癌和疗效监测常用且重要的指标。血清 AFP≥400μg/L，在排除妊娠、慢性或活动性肝病、生殖腺胚胎源性肿瘤以及消化道肿瘤后，高度提示肝癌；而血清 AFP 轻度升高者，应结合影像学检查或进行动态观察，并与肝功能变化对比分析，有助于诊断。对血清 AFP 阴性人群，可以借助 PIVKA Ⅱ、miRNA 检测试剂盒、AFP-L3 和类 GALAD 模型进行早期诊断。目前已有基于中国人群大样本数据的优化的类 GALAD 模型用于肝癌的早期诊断。基于 7 个 miRNA 的检测试剂盒诊断肝癌的敏感性和特异性分别为 86.1% 和

76.8%,对 AFP 阴性肝癌的敏感性和特异性分别为 77.7% 和 84.5%。

3. 穿刺活检 具有典型肝癌影像学特征的肝占位性病变,符合肝癌临床诊断标准的患者,通常不需要以诊断为目的的肝病灶穿刺活检。能够手术切除或准备肝移植的肝癌患者,不建议术前行肝病灶穿刺活检,以减少肝肿瘤破裂出血、播散风险。对于缺乏典型肝癌影像学特征的肝占位性病变,肝病灶穿刺活检可获得明确的病理诊断。肝病灶穿刺活检通常在超声或 CT 引导下进行,可以采用 18G 或 16G 肝穿刺空心针活检获得病灶组织。术前应检查血小板和出凝血功能,对于有严重出血倾向的患者,应避免肝病灶穿刺活检。

【处理原则】

肝癌治疗的特点是多学科参与、多种治疗方法共用。常见治疗方法包括肝切除术、肝移植术、消融治疗、TACE、放射治疗、系统抗肿瘤治疗等多种手段,针对不同分期的肝癌患者选择合理的治疗方法可以使疗效最大化。合理治疗方法的选择需要有高级别循证医学证据的支持。目前,有序组合的规范化综合疗法治疗肝癌的长期疗效最佳,但是基于不同治疗手段的现行分科诊疗体制与实现规范化综合疗法之间存在一定矛盾。因此,肝癌诊疗须重视 MDT 诊疗模式,特别是对疑难复杂病例的诊治,从而避免单科治疗的局限性,促进学科交流、提高整体疗效。

1. 外科治疗 肝癌的外科治疗是肝癌患者获得长期生存的重要手段,主要包括肝切除术和肝移植术。肝脏储备功能良好的 CNLC Ⅰa 期、Ⅰb 期和 Ⅱa 期肝癌的首选治疗是手术切除。在 CNLC Ⅱb 期和 Ⅲa 期肝癌患者中,不宜首选手术切除,但部分患者经谨慎术前多学科评估,仍有机会从手术切除中获益。

(1) 肝切除术:肝切除术的原则是完整切除肿瘤并且保留足够体积且有功能的肝组织。一般认为肝功能 Child-Pugh A 级、ICG-R15<30% 是实施手术切除的必要条件;剩余肝脏体积须占标准肝脏体积的 40% 以上(伴有慢性肝病、肝实质损伤或肝硬化者)或 30% 以上(无肝纤维化或肝硬化者),也是实施手术切除的必要条件。有肝功能损害者,则需保留更多的剩余肝脏体积。因此,完善的术前肝脏储备功能评估与肿瘤学评估非常重要,术前评估还包括肝脏硬度、门静脉高压程度的测定等。

(2) 肝移植术:是肝癌根治性治疗手段之一,尤其适用于肝功能失代偿、不适合手术切除及消融治疗的小肝癌患者。推荐 UCSF 标准作为中国肝癌肝移植适应证标准。肝癌肝移植术后早期撤除/无激素方案、减少肝移植后早期钙调磷酸酶抑制剂的用量、采用以 mTOR 抑制剂(如雷帕霉素、依维莫司)为主的免疫抑制方案等有助于减少肿瘤复发,提高生存率。肝癌肝移植术后一旦肿瘤复发转移,病情进展迅速,在多学科诊疗基础上的综合治疗,可能延长患者生存时间。

(3) 以手术为主的综合治疗策略:当前系统抗肿瘤治疗与综合治疗取得了长足进步,系统抗肿瘤治疗和(或)局部治疗控制肿瘤的效果可以为中晚期肝癌患者行根治性切除、降低术后复发和改善预后提供更多可能。①潜在可切除肝癌的转化治疗:转化治疗是将不可切除的肝癌转化为可切除肝癌,是中晚期肝癌患者获得根治性切除和长期生存的途径之一,建议采用多模式、高强度的治疗策略促其转化,如系统抗肿瘤治疗、TARE、肝动脉置管持续化疗灌注等。②新辅助治疗:对于可以切除的中晚期肝癌(CNLC Ⅱb、Ⅲa 期),通过新辅助治疗将肿瘤学特征较差的肝癌转化为肿瘤学特征较好的肝癌,从而减少术后复发、延长生存。③辅助治疗:肝癌切除术后 5 年肿瘤复发转移率高达 40%~70%,这与术前可能已经存在微小播散灶或多中心发生有关,故所有患者术后需要接受密切随访。肝癌术后辅助治疗以减少复发为主要目标。针对术后复发高危者的 TACE 治疗可以减少复发、延长生存期;术后口服槐耳颗粒也有助于减少复发、延长生存。此外,术后使用核苷类似物抗 HBV 治疗和 α-干扰素等也有抑制复发、延长生存的作用。

2. 消融治疗 肝癌消融治疗是借助医学影像技术的引导，对肿瘤病灶靶向定位，局部采用物理或化学的方法直接杀灭肿瘤组织的一类治疗手段。由于大多数患者合并有不同程度的肝硬化，部分患者不能耐受手术治疗，目前已经广泛应用消融治疗。消融治疗具有对肝功能影响少、创伤小、疗效确切的特点，在一些早期肝癌患者中可以获得与手术切除相类似的疗效。

3. 经导管动脉化疗栓塞术 TACE 是肝癌常用的非手术治疗方法，主要适用于 CNLC Ⅱb、Ⅲa 和部分 Ⅲb 期肝癌患者。TACE 治疗必须遵循规范化和个体化的方案，提倡精细 TACE 治疗，以减少肿瘤的异质性导致 TACE 疗效的差异。提倡 TACE 联合消融治疗、放射治疗、外科手术、分子靶向药、免疫治疗和抗病毒治疗等综合治疗，以进一步提高 TACE 疗效。

TACE 治疗的最常见不良反应是栓塞后综合征，主要表现为发热、疼痛、恶心和呕吐等。发热、疼痛的发生原因是肝动脉被栓塞后引起局部组织缺血、坏死，而恶心、呕吐主要与化疗药物有关。此外，还有穿刺部位出血、白细胞下降、一过性肝功能异常、肾功能损害以及排尿困难等其他常见不良反应。介入治疗术后的不良反应会持续 5~7 日，经对症治疗后大多数患者可以完全恢复。TACE 并发症包括急性肝、肾功能损害，消化道出血，胆囊炎和胆囊穿孔，肝脓肿和胆汁瘤形成，栓塞剂异位栓塞等。

4. 放射治疗 CNLC Ⅲa 期肝癌患者，合并可切除门脉癌栓的肝癌可以行术前新辅助放射治疗或术后辅助放射治疗，延长生存期；对于不能手术切除者，可以行姑息性放射治疗，或放射治疗与 TACE 等联合治疗，延长患者生存期。肝癌照射剂量与患者生存时间及局部控制率密切相关，基本取决于周边正常组织的耐受剂量。肝癌照射剂量：立体定向放射治疗一般推荐≥（45~60）Gy/（3~10）Fx，常规分割放射治疗一般为 50~75Gy。对部分肝内病灶或肝外转移灶可以采用低分割放射治疗，以提高单次剂量、缩短放射治疗时间。

5. 全身抗肿瘤治疗 包括分子靶向药物治疗、免疫治疗、化学治疗以及针对肝癌基础疾病的治疗，如抗病毒治疗、保肝利胆和支持对症治疗等。系统抗肿瘤治疗可以控制疾病的进展，延长患者的生存时间。系统抗肿瘤治疗的适应证主要为：① CNLC Ⅲa、Ⅲb 期肝癌患者；②不适合手术切除或 TACE 治疗的 CNLC Ⅱb 期肝癌患者；③ TACE 治疗抵抗或 TACE 治疗失败的肝癌患者。系统抗肿瘤治疗方案包括：①一线治疗：阿替利珠单抗+贝伐单抗、信迪利单抗+贝伐单抗类似物；多纳非尼、仑伐替尼、索拉非尼；FOLFOX4。②二线治疗：瑞戈非尼、阿帕替尼、卡瑞利珠单抗、替雷利珠单抗。

6. 其他治疗

（1）中医治疗：运用中国医药学方药、现代中药制剂以及中医药特色诊疗技术，在肝癌的围手术期、术后辅助治疗期、随访康复期、姑息期等不同时期，配合西医治疗，以达到控制症状、预防复发转移及延长生存的作用。

（2）抗病毒治疗及其他护肝治疗：合并有 HBV 感染的肝癌患者，口服核苷（酸）类似物抗病毒治疗应贯穿治疗全过程。肝癌患者在自然病程中或治疗过程中可能会伴随肝功能异常，应及时适当地使用具有抗炎、抗氧化、解毒、利胆和肝细胞膜修复保护作用的护肝药物。

（3）对症支持治疗：肝癌患者往往合并有肝硬化、脾大，并因抗肿瘤治疗等导致一系或多系血细胞减少，可考虑给予血制品输注或药物治疗。中性粒细胞减少患者可酌情给予粒细胞集落刺激因子。血红蛋白<80g/L 的患者可酌情输注红细胞悬液或药物治疗。血小板减少患者可酌情考虑输注血小板。对于晚期肝癌患者，应给予最佳支持治疗，包括积极镇痛、纠正低白蛋白血症、加强营养支持，控制合并糖尿病患者的血糖水平，处理腹水、黄疸、肝性脑病、消化道出血及肝肾综合征等并发症。针对有症状的骨转移患者，可以使用双膦酸盐类药物。另外，适度的康复运动可以增强患者的免疫功能。

【护理评估】

（一）术前评估

1. 健康史

（1）个人情况：包括年龄、性别、婚姻和职业；是否居住于肝癌高发地区。

（2）既往史：了解有无其他部位的肿块和手术治疗史；有无肝炎、肝硬化和其他系统伴随疾病等；有无长期进食含黄曲霉素的食物史，有无进食亚硝胺类致癌物质史，是否有冠心病、高血压、糖尿病、传染病史，疫情地区接触史等。

（3）家族史：了解家族中有无肝癌和其他肿瘤患者。

2. 身体状况

（1）疼痛情况：评估疼痛发生的时间、部位、性质、诱因和程度，与体位有无关系，是否夜间或劳累时加重，有无牵涉痛。是否伴有消化系统症状，如嗳气、腹胀；近期有无乏力、食欲减退等。

（2）辅助检查：甲胎蛋白、超声检查、CT、MRI结果等。

3. 心理-社会状况　了解患者对疾病的认知程度，对手术有何顾虑和思想负担；了解朋友及家属对患者的关心、支持程度，家庭对手术的经济承受能力等。

（二）术后评估

1. 术中情况　了解患者手术、麻醉方式，手术过程是否顺利。

2. 生命体征　是否平稳，患者是否意识清楚。

3. 伤口与引流管情况　伤口是否干燥，有无渗液、渗血；各个引流管是否通畅，引流量、颜色与性状等。

4. 并发症发生　有无发生出血、感染、肝性脑病、膈下积液等并发症。

【常见护理诊断/问题】

1. 疼痛　与肿瘤迅速生长导致肝包膜张力增加或手术、放射治疗、化学治疗后的不适有关。

2. 营养失调：低于机体需要量　与食欲减退、化学治疗引起的胃肠道不良反应及疾病引起机体代谢增加、手术创伤等有关。

3. 焦虑/恐惧　与担心手术、疼痛、疾病的预后等因素有关。

4. 潜在并发症　出血、感染、肝性脑病、膈下积液等。

【护理目标】

1. 患者疼痛减轻或消失。
2. 营养状况得以改善。
3. 未发生焦虑/恐惧。
4. 未发生并发症，或并发症得到及时发现和处理。

【护理措施】

（一）术前护理

1. 疼痛护理　评估疼痛发生的时间、部位、性质、诱因和程度，遵医嘱按照三级止痛原则给予镇痛药物，并观察药物效果及不良反应，指导患者控制疼痛和分散注意力的方法。

2. 饮食营养护理　原发性肝癌患者宜采用高蛋白、高热量、高维生素、易消化饮食，少量多餐；合并肝硬化有肝功能损害者，应限制蛋白摄入；必要时可给予肠内外营养支持，输血浆或白蛋白等，以改善贫血、纠正低蛋白血症，提高机体抵抗力。

3. 护肝治疗　嘱患者保证充分睡眠和休息，禁酒。遵医嘱给予支链氨基酸治疗，避免或减少使用肝毒性药物；使用药物期间，应动态监测肝功能。

4. 维持体液平衡 对肝功能不良伴腹水者，严格控制水、钠的摄入量；遵医嘱合理补液与利尿，注意纠正低钾血症等水电解质紊乱；准确记录24小时出入水量；每日记录体重及腹围变化。

5. 预防出血 措施包括：①术前3日开始给予维生素K_1，补充血浆和凝血因子，改善凝血功能，预防术中、术后出血。②患者应尽量避免剧烈咳嗽、用力排便等使腹压骤升的动作、外伤和进食干硬食物等，以免导致癌肿破裂出血或食管胃底静脉曲张破裂出血。③应用H_2受体阻断药，预防应激性溃疡出血。④密切观察腹部体征，若患者突发腹痛，伴腹膜刺激征，应怀疑肝癌破裂出血，及时通知医师，积极抢救。⑤对不能手术的晚期患者，可采用补液、输血、应用止血剂、支持治疗等综合性方法处理。

6. 术前准备 需要手术的患者，除以上护理措施和常规腹部手术术前准备外，应根据医嘱备充足的血和血浆，并做好术中物品准备，如化学治疗药物、皮下埋藏式灌注装置、预防性抗生素、特殊治疗设备等。

7. 心理护理 肝癌患者的心理压力较大，在未明确诊断以前，有的患者不愿相信有肝癌而拒绝与医护人员配合。对此类患者应说明各种疾病均应早治疗的重要性，增强患者战胜疾病的信心，把消极心理转化为积极心理，让其享有安全感、舒适感，而减少抑郁与焦虑。

8. 胃肠道准备 根据医嘱和手术时间提前禁食水，以防麻醉过程中出现呕吐而引起窒息或吸入性肺炎。必要时进行胃肠减压、导尿等。

（二）术后护理

1. 病情观察 密切观察并记录患者的生命体征、神志、尿量，全身皮肤黏膜有无出血点，有无发绀及黄疸等；观察切口渗血、渗液情况；观察腹部体征，了解有无腹痛、腹胀及腹膜刺激征等；有引流管者，观察并记录引流液的颜色、性状及量。

2. 体位 清醒且血压稳定者，改为半卧位。

3. 营养支持 禁食、胃肠减压，静脉输注全营养混合液、适量胰岛素以及维生素B、C、K等，待胃肠功能恢复后逐步给予流食、半流食以及普食。

4. 并发症护理

（1）出血：是肝切除术后常见的并发症之一。主要为失血性休克的表现，引流液增多，为鲜红色血性痰。护理：动态观察患者生命体征的变化；严密观察引流液的量、性状和颜色。一般情况下，手术后当日可从肝周引出鲜红色血性液体100～300ml，若血性液体增多，应警惕腹腔内出血。

（2）膈下积液及脓肿：是肝切除术后一种严重并发症，多发生在术后1周左右。表现为患者术后体温正常后再度升高，或术后体温持续增高不降；同时伴有上腹部或右季肋痛、呃逆、脉速、白细胞计数增多，中性粒细胞比值达90%以上等。护理：①保持引流通畅，妥善固定引流管，避免受压、扭曲和折叠，观察引流液颜色、性状及量。②严密观察体温变化，高热者给予物理降温，必要时药物降温，鼓励患者多饮水。③若已形成膈下脓肿，协助医师行超声定位引导下穿刺抽脓或置管引流，后者应加强冲洗和引流；患者取半坐位，以利于呼吸和引流。④加强营养支持，使用抗生素。

（3）胆漏：表现为腹痛、发热和腹膜刺激征，切口有胆汁渗出或（和）腹腔引流液有胆汁。如怀疑胆漏，应通知医师，保持引流通畅，并注意观察引流液的量与性质变化。如发生局部积液，应尽早超声定位穿刺置管引流，如发生胆汁性腹膜炎，应尽早手术。

（4）肝性脑病：患者如出现性格、行为变化，如欣快感、表情淡漠或扑翼样震颤等前驱症状，应警惕发生肝性脑病。护理：①病情观察：注意观察患者有无肝性脑病的早期症状，一旦出现及时通知医师。②吸氧：半肝以上切除者，一般需间歇吸氧3～4日，以提高氧的供给，保护肝功能。③避免肝性脑病的诱因，如上消化道出血、高蛋白饮食、感染、便秘、应用麻醉剂、镇静催眠药等。④禁用肥皂水灌肠，可用生理盐水或弱酸性溶液，使肠道 pH 保持酸性。⑤口服新霉素或卡那霉素，以抑制肠道细菌繁殖，有效减少氨的产生。⑥使用降血氨药物，如谷氨酸钾或谷氨酸钠静脉滴注。⑦给予富含支链氨基酸的制剂或溶液，以纠正支链/芳香氨基酸的比例失调。⑧限制蛋白质摄入，以减少血氨的来源。⑨便秘者可口服乳果糖，促使肠道内氨的排出。

5. 介入治疗护理

（1）介入治疗前准备：耐心向患者解释介入治疗的目的、方法及治疗的重要性和优点，帮助患者消除紧张、恐惧心理，争取主动配合。术前 6 小时禁食，穿刺处皮肤准备，备好所需物品和药品。

（2）介入治疗后护理：①预防出血：患者术后取平卧位，穿刺处拔管后压迫 15 分钟，再局部加压包扎。穿刺侧肢体伸直制动 6 小时，绝对卧床 24 小时防止穿刺处出血。严密观察穿刺侧肢端皮肤的颜色，足背动脉搏动，注意观察穿刺点有无出血。妥善固定导管。②栓塞后综合征护理：肝动脉栓塞化学治疗后多数患者可出现发热、肝区疼痛、恶心、呕吐、心悸、白细胞计数下降等临床表现，若体温高于 38.5℃，给予物理和（或）药物降温；肝区疼痛多因栓塞部位缺血坏死、肝体积增大、包膜紧张所致，必要时可适当给予镇痛药；恶心、呕吐为化学治疗药物的反应，可给予甲氧氯普胺等；当白细胞计数低于 4×10^9/L 时，应暂停化学治疗并应用升白细胞药物。嘱患者多饮水，以减轻化学治疗药物对肾的毒副作用，观察排尿情况。

（三）健康教育

1. 疾病指导　注意防治肝炎，不吃霉变食物。有肝炎、肝硬化病史者和肝癌高发地区人群应定期做 AFP 检测或超声检查，以便早期发现。

2. 饮食指导　多吃高热量、优质蛋白质、富含维生素和纤维素的食物。食物以清淡、易消化为宜。若有腹水、水肿，应控制水和钠盐的摄入量。

3. 复诊指导　定期随访，第 1 年每 1～2 个月复查 AFP、胸部 X 线和超声检查 1 次，以便早期发现临床复发或转移迹象。若患者出现水肿、体重减轻、出血倾向、黄疸和乏力等症状及时就诊。

【护理评价】

通过治疗与护理，评价患者是否达到下列目标：

1. 患者疼痛减轻。
2. 营养状况得到改善。
3. 未发生焦虑/恐惧，或焦虑程度减轻。
4. 未发生并发症，或并发症得到及时发现和处理。

临床案例与思考

患者，男，52 岁，主诉上腹部持续性钝痛，夜间加重，无法入睡。食欲下降，恶心、呕吐，1 个月来体重下降 3kg。腹部增强 CT 及 MRI 检查示肝 S2 段可见一类圆形分叶状占位，大小约 8.6cm×4.1cm×6.5cm，AFP 600μg/L。患者在全麻下行腹腔镜肝左外侧叶切除术，手术顺利，带有胃管、尿管和腹腔引流管。

请思考：

（1）针对患者目前的问题，应采取哪些护理措施？

（2）若患者手术后出院，应如何对患者进行出院指导？

（李　晶）

第十三章　胰腺疾病患者护理

胰腺疾病是常见的消化系统疾病，包括急慢性胰腺炎、胰腺肿瘤、胰腺囊肿等。胰腺疾病病情复杂，术后可能出现严重的并发症。护士应加强病情观察、及时发现病情变化并积极做好围手术期护理。常见胰腺疾病患者的临床表现、处理原则以及围手术期护理是本章学习的重点。

> **临床案例与思考**
>
> 患者，男，41岁。因暴饮暴食后出现上腹部剧烈疼痛伴呕吐入院。T 38℃，P 110次/分，R 29次/分，BP 110/90mmHg，烦躁不安，腹部膨隆，全腹肌紧张，压痛、反跳痛。
> 实验室检查：白细胞 $20.6×10^9/L$，血清淀粉酶 3000U/L，B超显示胰腺明显肿大、腹膜后积液。腹腔穿刺抽出血性腹水。
> 请思考：
> （1）患者目前存在哪些护理诊断/问题？
> （2）针对患者目前的护理诊断/问题，应采取哪些针对性护理措施？
> （3）患者目前的处理措施有哪些？

第一节　急性胰腺炎

急性胰腺炎（acute pancreatitis，AP）是一种常见的急腹症，是指多种病因导致胰酶在胰腺内被激活后引起胰腺组织自身消化、水肿、出血甚至坏死的炎症反应。临床以急性上腹痛、恶心、呕吐、发热、血和尿淀粉酶或脂肪酶增高等为特点。急性胰腺炎严重程度不一，轻者以胰腺水肿为主，预后良好；重者胰腺可出血坏死，常继发感染、腹膜炎和休克等多种并发症，病死率高。

【病因】

1. 胆道疾病　是我国急性胰腺炎的最常见病因，占急性胰腺炎发病原因的50%以上。由于主胰管与胆总管下端共同开口于十二指肠乳头，当胆总管下端发生结石嵌顿、胆道蛔虫、奥狄括约肌水肿或痉挛、壶腹部狭窄时，胆汁可经"共同通道"逆流入胰管，使胰酶活化，从而引起胰腺组织坏死，产生急性胰腺炎。由胆道疾病引起的急性胰腺炎称为胆源性胰腺炎。

2. 过量饮酒　是西方国家急性胰腺炎的常见原因。酒精除了能直接损伤胰腺，还能刺激胰液分泌，并刺激奥狄括约肌痉挛，十二指肠乳头水肿，胰液排出受阻，使胰管内压力增高，细小胰管破裂，胰液进入胰腺组织间隙而引起胰腺进行"自我消化"，从而发生急性胰腺炎。

3. 十二指肠液反流　各种原因如十二指肠憩室、十二指肠炎性狭窄、胰腺钩突部肿瘤、胃大部切除术后输入袢梗阻以及其他梗阻因素等，可导致十二指肠内压力增高，十二指肠液向胰管内逆流，其中的肠激酶等物质可激活胰液中各种酶，从而导致急性胰腺炎的发生。

4. 创伤　上腹部损伤或手术可直接或间接损伤胰腺组织，特别是经肝胰壶腹的操作，如ERCP和内镜经肝胰壶腹胆管取石术等，有可能会导致胰腺损伤，并发急性胰腺炎。

5. 胰腺血液循环障碍　低血压、心肺旁路、动脉栓塞、血管炎以及血液黏滞度增高等因素均可造成胰腺血液循环障碍而发生胰腺炎。

6. 其他　暴饮暴食、感染、药物、妊娠、高脂血症、高钙血症、内分泌、遗传和自身免疫性疾病等都可导致急性胰腺炎。除上述原因外，少数找不到原因者，称特发性胰腺炎。

【病理生理】

本病基本病理改变是胰腺呈不同程度的水肿、充血、出血和坏死。按病理分类可分为急性水肿性胰腺炎和急性出血坏死性胰腺炎。

1. 急性水肿性胰腺炎 病变轻，多局限在胰体尾部，此型胰腺炎约占急性胰腺炎的90%。胰腺呈局限性或弥漫性肿大，质地变硬，被膜明显充血，其下可有积液。腹腔内的脂肪组织，特别是大网膜可见散在粟粒状或斑块状的黄白色皂化斑（脂肪酸钙）。腹水为淡黄色，镜下见间质充血、水肿并有炎症细胞浸润。有时可发生局限性脂肪坏死。

2. 急性出血坏死性胰腺炎 病变以胰腺实质出血、坏死为特征。胰腺肿胀，呈暗紫色，分叶结构模糊，坏死灶呈灰黑色，严重者整个胰腺变黑。腹腔内可见皂化斑和脂肪坏死灶，腹膜后可出现广泛组织坏死。腹腔内或腹膜后有咖啡或暗红色血性液体或血性混浊渗液。镜下可见脂肪坏死和腺泡破坏，腺泡小叶结构模糊不清。间质小血管壁也有坏死，呈现片状出血，炎症细胞浸润。晚期坏死组织合并感染形成胰腺或胰周脓肿。

【临床表现】

1. 症状

（1）腹痛：是本病的主要表现及首发症状。常于饱餐或饮酒后突然发作，腹痛剧烈，呈持续性、刀割样疼痛。多位于左上腹，向左肩及左腰背部放射。胆源性胰腺炎的腹痛始发于右上腹，逐渐向左侧转移。病变累及全胰时，疼痛范围较宽并呈束带样向腰背部放射。

（2）腹胀：与腹痛同时存在，由于肠管浸泡在含有大量胰液、坏死组织和毒素的血性腹水中发生肠麻痹或梗阻所致，一般较严重。

（3）恶心、呕吐：发病开始即可出现较频繁的恶心、呕吐，呕吐后腹痛、腹胀并不缓解为其特点。呕吐物为胃十二指肠内容物，偶可呈咖啡色。

（4）发热：水肿性胰腺炎可有中度以上发热，一般持续3~5日；出血坏死性胰腺炎发热较高，多持续不退；合并胆道感染常伴有寒战、高热。

（5）休克或低血压：常出现于急性出血坏死性胰腺炎，主要为已激活的酶对全身的影响及大量渗液导致有效循环血量锐减所致。休克可在发病初数小时突然出现，也可逐渐出现，或在有并发症时发生，并可继发其他器官功能障碍。

2. 体征

（1）腹膜炎体征：急性水肿性胰腺炎时压痛多仅限于中上腹部，常无明显肌紧张。急性出血坏死性胰腺炎压痛明显，并有肌紧张与反跳痛，范围较广或延及全腹，肠鸣音减弱或消失，可出现移动性浊音，并发脓肿时可扪及有明显压痛的腹块。

（2）皮下出血：见于少数严重出血坏死性胰腺炎，主要为外溢的胰液沿组织间隙渗入皮下，溶解皮下脂肪，使毛细血管破裂出血所致。在腰部、脊肋部和下腹部皮肤出现大片青紫色瘀斑，称 Grey Turner 征；若脐周皮肤发绀、紫绀，称 Cullen 征。

（3）黄疸：当胆总管或壶腹部结石、胰头炎性水肿压迫胆总管时，可出现黄疸。后期出现黄疸应考虑并发胰腺脓肿或假囊肿压迫胆总管或肝细胞损害所致。

知识拓展	急性胰腺炎分级诊断系统			
分级系统	轻症	中度重症	重症	危重症
RAC 分级	无器官功能障碍和局部并发症	出现一过性（≤48小时）器官功能障碍和（或）局部并发症	出现持续性（>48小时）器官功能障碍	无
DBC 分级	无器官功能障碍和胰腺（胰周）坏死	出现一过性（≤48小时）器官功能障碍和（或）无菌性坏死	出现持续性（>48小时）器官功能障碍或感染性坏死	出现持续性（>48小时）器官功能障碍和感染性坏死

备注：目前临床常用的急性胰腺炎严重程度分级包括修订版 Atlanta 分级（revised Atlanta classification，RAC）及基于决定因素的分级（determinant based classification，DBC）。

【辅助检查】

1. 实验室检查

（1）血、尿淀粉酶测定：是最常用的诊断方法。血清淀粉酶在发病数小时开始升高，24小时达高峰，持续4~5日；尿淀粉酶在发病24小时后开始升高，48小时达高峰，持续1~2周。一般认为，血、尿清淀粉酶值超过正常上限的3倍才有诊断意义。淀粉酶值越高诊断正确率也越大，但升高的幅度和病变严重程度不呈正相关，如胰腺广泛坏死后，淀粉酶生成减少，血、尿淀粉酶均不升高。

（2）血清脂肪酶测定：血清脂肪酶明显升高，具有特异性。急性胰腺炎发病后，血清脂肪酶和血清淀粉酶平行升高，两者联合检测可提高诊断的准确性。

（3）血钙测定：血钙降低与脂肪组织坏死后释放的脂肪酸与钙离子结合生成脂肪酸钙有关。低血钙程度与临床严重程度平行，如血钙低于2.0mmol/L，常预示病情严重。

（4）血糖测定：早期血糖升高系肾上腺皮质激素的应激反应及胰高糖素代偿性分泌增多所致，后期则为胰岛破坏、胰岛素分泌不足所致。若较长时间禁食后血糖仍超过11.0mmol/L，则提示胰腺广泛坏死，预后不良。

（5）其他：白细胞计数增多、血尿素氮或肌酐增高、肝功能异常、血气分析及弥散性血管内凝血（DIC）指标异常等。

2. 影像学检查

（1）胸、腹部X线平片：可见横结肠、胃十二指肠充气扩张，左侧膈肌抬高，左侧胸腔积液等。

（2）腹部B超：是常规的初筛影像学检查。可发现胰腺肿大和胰腺周围液体积聚；亦可探测胆囊及胆管情况，是胰腺炎胆源性病因的初筛方法；当胰腺发生假性囊肿时，常用腹部超声诊断、随访及协助穿刺定位。

（3）CT检查：对急性胰腺炎具有重要的诊断价值。可见胰腺弥漫性增大，密度不均匀，边界模糊，被膜凸起，胰周有渗出液。在此基础上若出现质地不均、液化和蜂窝状低密度区，则提示胰腺出血坏死。

（4）MRI检查：能够提供与CT类似的诊断信息，在CT诊断困难时，可借助MRI。此外，磁共振胰胆管成像（magnetic resonance cholangiopancreatography，MRCP）对于判断胆管、胰管的病变性质及程度有很大帮助。

【处理原则】

1. 非手术治疗 适用于急性胰腺炎早期、水肿性胰腺炎及尚无感染的出血坏死性胰腺炎。

（1）禁食、胃肠减压：可减少胃酸分泌，进而减少胰液分泌，从而减轻腹痛、腹胀，降低腹内压。

（2）补液、防治休克：静脉输液，补充晶体和胶体溶液，纠正酸中毒，改善微循环，预防和治疗休克。

（3）镇痛解痉：诊断明确者，可对症给予止痛药（哌替啶），同时应用解痉药（山莨菪碱、阿托品）。禁用吗啡，以免引起奥狄括约肌痉挛，加重病情。

（4）抑制胰腺分泌和胰酶活性：①抑酸和抑胰酶制剂：质子泵抑制剂或H_2受体阻滞剂可间接抑制胰腺分泌；②生长抑素具有抑制胰液和胰酶分泌，抑制胰酶合成的作用；③抑肽酶具有一定的抑制蛋白酶的作用。

（5）营养支持：禁食期间主要靠全肠外营养。若手术附加空肠造瘘，待病情稳定，肠功能恢复后可经造瘘管输入营养液。当血清淀粉酶恢复正常，症状、体征消失后可逐渐恢复饮食。

（6）应用抗生素：对重症急性胰腺炎，可早期使用广谱抗生素，预防和控制感染。

（7）中医中药治疗：对急性胰腺炎有一定疗效。主要有柴胡、黄连、黄芩、厚朴、枳实、木香、白芍、芒硝、大黄等。

2. 手术治疗

（1）手术适应证：①急性腹膜炎不能排除其他急腹症；②胰腺和胰周坏死组织继发感染；③伴胆总管下端梗阻或胆道感染；④合并肠穿孔、大出血或胰腺假性囊肿。

（2）手术方式：最常用胰腺及胰周坏死组织清除加引流术。酌情选用开放手术（经腹腔镜或腹膜后小切口途径）或使用内镜（肾镜等）行坏死组织清除引流术。即：经上腹部切口清除胰周和腹膜后的渗液、脓液以及坏死组织，彻底冲洗后放置多根引流管从腹壁或腰部引出，以便术后灌洗和引流。若为胆源性胰腺炎，则应解除胆道梗阻，畅通引流。同时可行胃造瘘引流胃液，减少胰腺分泌；可行空肠造瘘，待肠道功能恢复时提供肠内营养。

【护理评估】

（一）术前评估

1. 健康史 了解患者的年龄、性别、职业；评估患者的饮食习惯，有无嗜好油腻食物和酗酒，发病前有无暴饮暴食；既往有无心肺脑系统疾病，有无胆道疾病史、高脂血症，近期有无腹部手术、外伤、感染、用药等诱发因素。

2. 身体状况

（1）局部：腹痛的部位、性质、程度及持续时间；呕吐的次数、呕吐物的量及性状；腹胀的程度，有无腹膜刺激征、移动性浊音及肠鸣音变化。

（2）全身：生命体征、精神、意识、皮肤黏膜、肢端温度、尿量，有无休克及其程度。

（3）辅助检查：了解血、尿淀粉酶值的变化；有无体液失衡及凝血功能障碍；B超、CT等影像学检查和重要器官功能检查的结果等。

3. 心理-社会状况 本病发病急，常会导致患者焦虑不安。尤其重症胰腺炎患者病情凶险、预后差，患者常会产生恐惧、悲观、孤独等消极情绪。护士要评估患者对疾病治疗护理的配合知识，是否出现焦虑、恐惧等心理反应，患者及家属能否接受制定的治疗护理方案，对治疗及未来的生活是否充满信心，能否积极寻求社会及他人的帮助，以及家庭经济条件能否承担治疗费用等。

（二）术后评估

1. 术中情况 了解患者手术、麻醉方式，手术过程是否顺利。

2. 身体状况 生命体征是否平稳，患者是否意识清醒；腹部症状和体征有无异常；伤口是否干燥，有无渗液、渗血；各引流管是否通畅有效，引流量、颜色与性状是否正常；有无发生出血、感染、胰瘘、肠瘘、多器官功能障碍等并发症。

3. 心理和认知状况 患者对疾病的各种不适的心理反应；对治疗的配合及有关康复等知识的掌握程度。

【常见护理诊断/问题】

1. 急性疼痛 与胆道梗阻、胰腺及其周围组织炎症有关。

2. 有体液不足的危险 与炎性渗出、出血、呕吐、禁食等有关。

3. 营养失调：低于机体需要量 与呕吐、禁食、胃肠减压和大量消耗有关。

4. 知识缺乏 缺乏疾病的防治和康复的相关知识。

5. 潜在并发症 出血、胰瘘、肠瘘、休克、感染、多器官功能衰竭等。

【护理目标】

1. 患者的疼痛减轻或消失。

2. 体液量能维持平衡。
3. 营养状况得到改善。
4. 能了解疾病的防治和康复的相关知识。
5. 未发生并发症,或并发症得到及时发现和处理。

【护理措施】
(一)非手术治疗及术前护理
1. 疼痛护理
(1)禁食禁饮、胃肠减压:禁食禁饮可减少胰液的分泌,减轻对胰腺及周围组织的刺激;胃肠减压通过阻止胃酸排入十二指肠,抑制胰腺分泌,并可减轻腹胀。在此期间,向患者解释其重要性,使患者能够主动配合治疗和护理,患者口渴时可含漱或湿润口唇,做好口腔护理。胃肠减压按照常规进行护理。

(2)休息与体位:患者应绝对卧床休息,以降低机体代谢率,增加脏器血流,促进组织修复和体力恢复。协助患者定时变换体位,采取弯腰屈膝侧卧位以缓解腹痛;按摩患者背部以增加舒适感。

(3)药物止痛:遵医嘱使用抑制胰液分泌及抗胰酶药物,疼痛剧烈时,给予解痉、镇痛药物。观察并记录患者对镇痛药物的反应。

2. 预防和纠正体液不足
(1)密切观察病情:观察胃肠减压引流液和呕吐物的量、性质,注意有无胃肠出血;密切观察生命体征、神志、皮肤黏膜颜色变化,准确记录24小时出入量,必要时监测中心静脉压及每小时尿量。

(2)补充液体:迅速建立有效的静脉通路,及时补充液体和电解质。根据脱水程度、年龄大小和心功能状况调节输液速度,及时补充因呕吐、发热及禁食所丢失的液体和电解质,纠正酸碱失衡。

(3)防止休克:如患者发生休克,应立即通知医生,并备好抢救物品。迅速建立两条静脉通路,补液扩容,尽快恢复有效循环血量。

3. 营养支持 禁食期间给予肠外营养支持治疗,待2~3周后,病情稳定,血尿淀粉酶恢复正常,胃肠功能恢复后,可在肠外营养的同时,通过空肠造瘘管给予肠内营养支持。若患者无不良反应,可逐步过渡到全肠内营养和经口进食。在患者行肠内、肠外营养支持治疗期间,需注意有无导管性、代谢性或胃肠道并发症的发生。

4. 控制体温 发热患者给予物理降温,如冰敷、温水或酒精擦浴,必要时给予药物降温;遵医嘱使用敏感、能通过血胰屏障的抗生素来控制感染,如喹诺酮类或头孢类联合抗厌氧菌的甲硝唑,严重败血症或者上述抗生素无效时,应使用亚胺培南。如疑有真菌感染,可经验性应用抗真菌药物。

5. 心理护理 多与患者沟通和交流,耐心解答各种问题,讲解疾病治疗与护理的相关知识,帮助患者积极面对疾病,树立战胜疾病的信心。

(二)术后护理
手术后除继续执行非手术治疗和一般腹部手术后的护理外,重点做好以下护理。

1. 引流管护理 重症胰腺炎患者,手术后可能同时留置有胃肠减压管、腹腔双套管、胰周引流管、胃造瘘管、空肠造瘘管、胆道引流管、导尿管、深静脉置管或经外周静脉中心静脉置管等。应明确标注每根管路的名称、放置时间,分清各管路放置的部位和作用;各种管路与相应装置正确连接,妥善固定,防止滑脱,保持引流通畅;观察并记录引流液的量、颜色和性状;定时更换引流袋,注意无菌操作。

2. 腹腔双套管灌洗引流护理

（1）持续腹腔灌洗：有利于引流腹腔内的渗出液，可在生理盐水内加抗生素，冲洗速度为20～30滴/分，冲洗液应现配现用。灌洗过程中要严格避免空气进入导管，以免造成引流管漂浮，影响灌洗液流出。

（2）保持引流管通畅：避免引流管扭曲打折，并经常挤捏。持续低负压吸引，吸引力不宜过大，以免损伤内脏组织和血管。若有脱落的坏死组织、稠厚脓液或血凝块阻塞管腔，可用20ml无菌生理盐水缓慢冲洗，无法疏通时需协助医师在无菌条件下更换内套管。

（3）观察记录引流液的色、质、量：引流液开始为暗红色混浊液体，内含血块、脓液及坏死组织，2～3日后颜色逐渐变淡、清亮。若引流液呈血性，并有休克征兆，应考虑大血管破裂继发性出血，应立即通知医师处理，并积极做好急诊手术的准备。如引流液含胆汁、胰液或肠液，应警惕胆漏、胰瘘或肠瘘的可能。

（4）保护引流管周围皮肤：局部涂抹氧化锌软膏，防止皮肤被腐蚀并发感染。

（5）拔管护理：患者体温正常并稳定，白细胞计数正常，腹腔引流每天少于5ml，引流液的淀粉酶值正常后可考虑拔管。拔管后应注意拔管处伤口有无渗漏，若有渗出应及时更换敷料。

3. 并发症的观察与护理

（1）术后出血：原因包括手术创面的活动性出血、消化液腐蚀引起的腹腔大血管出血、感染坏死组织侵犯引起的消化道大出血或应激性溃疡出血等。表现为胃管、腹腔引流管或手术切口流出血性液体。护理上应注意：定时监测生命体征，观察患者引流液及呕吐物的色、量、性状。如出血，遵医嘱给予止血药物，并做好急诊手术的准备。

（2）胰瘘：原因为胰管损伤或破裂。表现为经腹壁切口渗出或引流管引流出无色透明的液体，合并感染时引流液可呈脓性，患者可有腹痛、持续腹胀、发热。护理上要注意：应根据胰瘘程度，给予禁食、胃肠减压、使用生长抑素等；并保持引流通畅，必要时做腹腔灌洗引流；严密观察引流液的色、量、性状；保护瘘口周围皮肤，可涂氧化锌软膏，防止胰液腐蚀皮肤。

（3）肠瘘：原因为胰液的消化和感染坏死病灶腐蚀肠壁使其坏死穿孔。当出现明显的腹膜刺激征，引流出粪样液体或输入的肠内营养液，则要考虑已发生肠瘘。护理上应注意：持续腹腔灌洗，低负压吸引，保持引流通畅；维持水、电解质平衡；加强营养支持；按时应用有效抗生素；必要时做好术前准备。

4. 重要器官功能的监护 出血性急性胰腺炎的术后护理中，对主要器官功能的监护尤为重要。因此，应严密监测患者的心血管系统、呼吸系统功能和血液系统的状态。急性肾衰竭也是常见的器官功能损伤，尿量是反映肾功能的指标之一，要准确记录每小时尿量，连续动态地观察尿量的变化，进行尿中物质、尿比重和渗透压的检查。

（三）健康教育

1. 减少诱因 治疗胆道疾病，嘱患者少量多餐，低脂肪饮食，勿暴饮暴食，忌食辛辣、刺激性及油腻食物，戒酒。预防感染及正确服药等，以预防复发。

2. 休息与活动 出院后4～6周避免举重物和过度疲劳，避免情绪激动，保持良好的精神状态。

3. 控制血糖及血脂 监测血糖和血脂，必要时使用药物控制。

4. 复查随访 胰腺炎渗出物往往需要3～6个月才能完全被吸收。在此期间，可能会出现胰腺囊肿、胰瘘等并发症。如果发现腹部肿块不断增大，并出现腹痛、腹胀、呕血、呕吐等症状，需及时就医。

【护理评价】

通过治疗与护理，评价患者是否达到下列目标：

1. 疼痛减轻或消失。
2. 体液量维持平衡。
3. 营养状况得到改善。
4. 了解疾病的防治和康复的相关知识。
5. 未发生并发症，或并发症得到及时发现和处理。

（冯新玮　肖　倩）

第二节　慢性胰腺炎

慢性胰腺炎（chronic pancreatitis）是各种原因所致的胰实质和胰管的不可逆慢性炎症，其特征是反复发作的上腹部疼痛伴不同程度的胰腺内、外分泌功能减退或丧失。

【病因】

主要病因是长期酗酒，在我国则以胆道疾病为主。甲状旁腺功能亢进的高钙血症和胰管内蛋白凝聚沉淀均可形成胰管结石，从而导致本病。此外，高脂血症、营养不良、血管因素、遗传因素、先天性胰腺分离畸形以及急性胰腺炎造成的胰管狭窄等也与本病的发生有关。

【病理】

病变为不可逆改变。典型的病变是胰腺缩小，呈不规则结节样硬化。胰管狭窄伴节段性扩张，其内可有胰石或囊肿形成。显微镜下见大量纤维组织增生，腺泡细胞缺失，胞体皱缩，钙化和导管狭窄。电子显微镜下可见致密的胶原和成纤维细胞增生并将胰岛细胞分隔。

【临床表现】

慢性胰腺炎典型的临床表现为四联症，即腹痛、体重下降、糖尿病和脂肪泻。

1. 腹痛　最常见。疼痛位于上腹部剑突下或偏左，常放射到腰背部，呈束腰带状。疼痛持续的时间较长，反复发作。

2. 体重下降　可有食欲减退和饱胀感，由于腹痛而进食减少，同时胰腺功能不足引起吸收不良导致消瘦。

3. 糖尿病　疾病后期因胰岛大量被破坏，胰岛素分泌减少，可出现胰岛素依赖性糖尿病症状，患者出现多饮、多尿、消瘦等。长期饮酒导致的慢性胰腺炎更易并发糖尿病。

4. 脂肪泻　常出现于疾病后期，特征是粪便不成形，恶臭，上层可见发光的油滴。

5. 其他　少数患者可因胰头纤维增生压迫胆总管而出现黄疸、肝大和胆囊肿大。慢性胰腺炎急性发作的临床表现与急性胰腺炎相似。

【辅助检查】

1. 实验室检查　部分慢性胰腺炎急性发作时，血尿淀粉酶可增高。粪便显微镜检查可发现多量脂肪滴和未消化的肌纤维等。部分患者尿糖和糖耐量试验阳性。

2. 影像学检查

（1）腹部 X 线检查：可显示胰腺钙化点或胰石影。

（2）超声检查：可见胰腺局限性结节，胰管扩张，囊肿形成，胰腺肿大或纤维化。

（3）CT、MRI 检查：CT 能显示胰腺腺体的形态改变，有无钙化点，胰管有无扩张、狭窄或结石等。MRI 能更清楚显示胰腺内囊肿、胆胰管的形态以及结构。

（4）ERCP 检查：可见胰管有无阻塞、狭窄或囊状扩张，最典型的表现是胰管呈不规则的串珠状扩张。

【处理原则】

1. 非手术治疗

（1）病因治疗：治疗胆道疾病，戒酒。

（2）镇痛：应用长效抗胆碱能药物或止痛药物控制腹痛，必要时行腹腔神经丛封闭。

（3）饮食疗法：少食多餐，高蛋白、高维生素、低脂饮食，按糖尿病的要求控制糖的摄入。

（4）补充胰酶：消化不良，特别对脂肪泻患者，应给予大量外源性胰酶制剂。

（5）控制糖尿病：控制饮食并采用胰岛素替代疗法。

（6）营养支持：长期慢性胰腺炎多伴有营养不良。除饮食疗法外，可有计划地给予肠外和（或）肠内营养支持。

2. 手术治疗 目的主要在于减轻疼痛，延缓疾病的进展，不能根治。

（1）纠正原发疾病：如奥狄括约肌切开成形术、胆道切开取石等手术治疗，去除病因。

（2）胰管引流术：通过手术引流胰液。

（3）胰腺切除术：有严重胰腺纤维化而无胰管扩张者可根据病变范围选择切除的部位。

（4）内脏神经切断术：对顽固性剧烈疼痛，其他方法无效时，可采用此种术式。

【护理措施】

（一）非手术治疗及术前护理

1. 心理护理 因病程迁延，反复疼痛、腹泻等症状，患者常有一些不良的情绪反应，护士应该关心理解患者，帮助患者建立战胜疾病的信心。

2. 疼痛护理 避免过度劳累和精神紧张，以防腹痛发作。疼痛剧烈者，遵医嘱给予镇痛药，注意观察用药效果。禁用吗啡，以免引起奥狄括约肌痉挛而加重疼痛。

3. 饮食指导 说明合理饮食的重要性。指导患者少食多餐，规律饮食，进食低脂、高蛋白、高维生素饮食。严格戒烟、戒酒，限制辛辣刺激性食物。合并糖尿病患者，按糖尿病患者饮食进食。

（二）术后护理

1. 胆道手术 按胆道疾病术后的护理常规做好体位与饮食、伤口及引流管等的护理，密切观察患者生命体征、腹部体征，警惕各种并发症。

2. 胰腺切除术 术后患者可发生糖尿病、脂肪泻和体重减轻，患者需要终身注射胰岛素和口服胰酶抑制剂。指导患者注意监测血糖、血脂和体重，正确注射胰岛素等。

其他内容可参见本章第一节。

（冯新玮　肖　倩）

第三节　胰腺假性囊肿

胰腺假性囊肿（pancreatic pseudocyst）多继发于急慢性胰腺炎或上腹部外伤后。其形成是由于胰管破裂，胰液流出积聚在网膜囊内，刺激周围组织及器官的浆膜形成纤维包膜，囊内壁无上皮细胞，故称为假性囊肿。囊肿一般2周左右形成，4~6周囊壁成熟，多位于胰体尾部。

【临床表现】

多继发于胰腺炎或上腹部外伤后，上腹逐渐膨隆，腹胀，持续性疼痛，可牵涉到脊肋、腰、背部。囊肿大者可产生压迫症状，压迫胃、十二指肠、胆总管，引起恶心、呕吐及黄疸等症状。急、慢性炎症所致的消耗可使患者明显消瘦，体重下降。

上腹部可触及半球形、光滑、不移动的肿物，有囊肿感和波动。合并感染时有发热和触痛，可形成脓肿。囊肿破溃形成胰源性腹水，或向胃、结肠破溃形成内瘘使囊液得以引流而自愈。

【辅助检查】

囊液中淀粉酶含量一般很高。部分患者血、尿淀粉酶也可升高。B超检查可确定囊肿的部位和大小。CT检查具有与B超相同的诊断效果，并可显示囊肿与胰腺的关系，还可鉴别是否为肿瘤性囊肿。

【处理原则】

1. 非手术治疗 胰腺假性囊肿囊壁尚未成熟者，一般采取非手术治疗，包括应用抗生素和理疗等。定期检查观察囊肿变化。

2. 手术治疗 对于囊肿已成熟的患者，可选择手术治疗。

（1）适应证：持续腹痛不能忍受；囊肿增大出现压迫症状；囊肿合并感染或出血等并发症。

（2）常用手术方法：①内引流术：适用于囊肿壁成熟者（6周以上），常用囊肿空肠Roux-en-Y吻合术。②外引流术：适用于有明显感染、囊肿时间短、壁薄不能行内引流者，可经皮穿刺置管行外引流术。外引流可致外瘘，常可自行闭合，持久不愈者需手术处理。

【护理措施】

囊肿破裂、出血或继发感染可危及生命，术前需注意观察患者生命体征、腹部症状和体征的变化。遵医嘱注意补充水、电解质及全身治疗。有内瘘存在的患者，术前应清洁肠道，口服抗生素，同时肌内注射维生素K。术后除常规护理外，注意做好引流管相应的护理。

其他内容可参见本章第一节。

（冯新玮 肖 倩）

第四节 胰 腺 癌

胰腺癌（pancreatic cancer）是一种较常见的消化系统恶性肿瘤，近年来其发病率有明显增高的趋势。40岁以上好发，男性比女性多见。该病早期诊断困难，恶性度高，发展快，预后较差。胰腺癌包括胰头癌、胰体尾部癌，胰头癌占胰腺癌的70%~80%。

【病因】

胰腺癌的病因和发病机制不明。流行病学调查显示，在胰腺癌的致癌因素中，吸烟是唯一公认的危险因素，5%~10%的患者有家族遗传史，其他危险因素有长期大量饮酒、高脂肪和高蛋白饮食、遗传、糖尿病、慢性胰腺炎、胆石症、某些化学致癌物、内分泌改变等。

【病理】

90%的胰腺癌为导管细胞腺癌，少数为腺泡细胞癌和黏液囊腺癌。导管细胞腺癌致密而坚硬，浸润性强，其切面呈灰白或灰黄色，常伴有纤维化增生及炎性反应，与周围胰腺组织无明确界限。腺泡细胞癌的特点为肿瘤常较大，呈分叶状，界限清楚，切面呈黄白色。

胰腺癌的转移和扩散途径主要为局部浸润和淋巴转移。在早期即可直接浸润到邻近的门静脉、肠系膜上动静脉、腹腔动脉、肝动脉、下腔静脉及脾动、静脉等。易受浸润的周围脏器有胃窦部、十二指肠、胆总管、横结肠及周围腹膜组织和神经丛。也可经血行转移至肝、肺及骨等。

【临床表现】

1. 症状

（1）上腹痛：是常见的首发症状。早期因肿块压迫导致胰管不同程度的梗阻、扩张、扭曲及压力增高，出现上腹不适，或隐痛、钝痛、胀痛。中晚期因肿瘤侵及腹膜后神经丛，出现持续性剧烈腹痛，向腰背部放射，甚至昼夜腹痛不止，患者常呈蜷曲坐位。

（2）黄疸：是胰头癌最主要的症状，呈进行性加重。癌肿距胆总管越近，黄疸出现越早。胆道梗阻越完全，黄疸越深。多数患者出现黄疸时已属中晚期。可伴皮肤瘙痒、茶色尿和陶土色大便。

（3）消化道症状：因胰液和胆汁排出受阻，患者常有食欲不振、腹胀、消化不良、腹泻或便秘，厌食油腻食物。部分患者可有恶心、呕吐。晚期癌肿侵及十二指肠可出现上消化道梗阻或消化道出血。

（4）消瘦和乏力：患者因饮食减少、消化不良、睡眠不足和癌肿消耗等造成消瘦、乏力、体重下降，晚期可出现恶病质。

（5）其他：患者可出现发热、胰腺炎发作、糖尿病、脾功能亢进以及游走性血栓性静脉炎。

2. 体征 体格检查可发现巩膜及皮肤黄染，肝大，多数患者可触及肿大的胆囊。晚期偶可扪及上腹肿块，质硬，固定，腹水征阳性。少数患者可发现左锁骨上淋巴结肿大和直肠指检扪及盆腔种植结节。

【辅助检查】

1. 实验室检查

（1）血生化检查：可有血、尿淀粉酶一过性升高；空腹或餐后血糖升高及糖耐量异常；胆道梗阻时，血清总胆红素和结合胆红素升高，碱性磷酸酶、转氨酶也可轻度升高，尿胆红素阳性。

（2）肿瘤标志物检查：血清CEA、胰腺癌胚抗原（pancreatic oncofetal antigen，POA）及CA19-9等胰腺癌血清学标志物可升高，其中CA19-9对胰腺癌敏感性和特异性较好，可用于判断疗效、术后随访、监测肿瘤复发及评估预后。

2. 影像学检查

（1）超声检查：可显示胆、胰管扩张，胆囊胀大，胰头部占位病变，同时可观察有无肝转移和淋巴结转移。近年来内镜超声的应用提高了诊断率。

（2）CT、MRI检查：是诊断胰腺癌的重要手段，能清楚显示胰腺形态、肿瘤部位、与毗邻器官的关系以及腹腔淋巴结的情况。MRI可显示胰胆管扩张、梗阻情况，具有重要诊断意义。

（3）ERCP检查：可直接观察十二指肠乳头部的病变，并能进行活检。造影可显示胆管或胰管狭窄或扩张。检查的同时还可经内镜置入支架管，以减轻胆道黄疸。

（4）经皮穿刺肝胆道成像（percutaneous transhepatic cholangiography，PTC）：可显示梗阻上方肝内、外胆管扩张情况，对判定梗阻部位，胆管扩张程度具有重要价值。在做PTC的同时可行胆管内置管引流术，可减轻黄疸和防止胆漏。

（5）MRCP检查：能显示胰、胆管梗阻的部位、扩张程度，具有重要的诊断价值。

（6）PET/CT检查：可发现早期胰腺癌，并可显示肝及远处器官的转移，腹部可检测出小至0.5cm的转移淋巴结。

3. 细胞学检查 ERCP时逆行胰管插管收集胰液查找癌细胞，以及在B超或CT引导下用细针穿刺胰腺病变组织，涂片进行细胞学检查，对于疾病的诊断有很高的价值。

【处理原则】

手术切除是胰腺癌有效的治疗方法。不能切除者行姑息手术，辅以化疗或者放疗等综合治疗。

1. 根治性手术

（1）胰头十二指肠切除术（Whipple 手术）：切除范围包括胰头、远端胃、十二指肠、上段空肠、胆囊和胆总管，需同时清除相关的淋巴结。切除后再将胰、胆和胃与空肠吻合，重建消化道。

（2）保留幽门的胰头十二指肠切除术（pylorus-preserving pancreaticoduodenectomy，PPPD）：适用于幽门上下淋巴结无转移，十二指肠切缘无癌细胞残留者。

（3）胰体尾部切除术：适用于胰体尾部癌，因确诊时多属晚期，故切除率很低。

2. 姑息性手术 适用于高龄、已有肝转移、肿瘤已不能切除或合并明显心肺功能障碍不能耐受较大手术的患者。如：行胆-肠内引流术或经内镜安置内支架，以解除胆道梗阻；行胃空肠吻合术解除或预防十二指肠梗阻，以保证消化道通畅；术中行内脏神经节周围注射无水乙醇的化学性内脏神经切断术或行腹腔神经结节切除术，以减轻疼痛。

3. 辅助治疗 辅以化疗、放疗、介入治疗、免疫治疗和中药治疗等综合方法。

【护理措施】

（一）术前护理

1. 心理护理 多数患者就诊时已处于中、晚期，很难接受诊断，常会出现否认、悲哀、畏惧和愤怒等不良情绪，对手术治疗产生焦虑情绪。对此，医护人员应予以理解，并帮助患者进行心理调适，使其积极面对疾病，树立战胜疾病的信心，积极配合治疗和护理。

2. 镇痛护理 对于疼痛剧烈者，使用镇痛药，并教会患者应用各种非药物止痛的方法，如采取舒适体位、转移注意力等。

3. 增强舒适感 皮肤瘙痒者，注意勤洗澡更衣，嘱患者勿用力抓挠以防皮肤破损，必要时外用炉甘石洗剂。

4. 改善营养状况 监测相关营养指标，指导并鼓励患者进食高热量、高蛋白质、高维生素、低脂肪饮食。必要时给予肠外营养制剂或输注白蛋白，以改善其营养状态，纠正贫血，增强对手术的耐受力。

5. 控制血糖 动态监测血糖、尿糖，合并高血糖者，调节饮食并遵医嘱应用胰岛素控制血糖在稳定水平。

6. 改善肝功能 遵医嘱给予保肝药、复合维生素 B 等。静脉输注高渗葡萄糖溶液加胰岛素和钾盐，增加肝糖原储备。对有黄疸者，静脉输注维生素 K_1，改善凝血功能。

7. 做好肠道准备 术前 3 日开始口服抗生素抑制肠道细菌，预防术后感染。术前 2 日进流食。术前晚口服泻药清洁肠道，以减少术后腹胀及并发症的发生。

（二）术后护理

1. 病情观察 密切观察生命体征、腹部症状和体征、伤口及引流情况，准确记录 24 小时出入液量，必要时监测中心静脉压及每小时尿量。

2. 营养支持 术后一般禁食 2～3 日，禁食期间要保证营养液的输注和供给。拔除胃管后予以流食、半流食，逐渐过渡至正常饮食。术后由于胰外分泌功能减退，患者易发生消化不良、腹泻等，应根据胰腺功能给予消化酶或止泻药。

3. 引流管护理 术后引流管较多，有胃管、空肠造瘘管、胃造瘘管及导尿管者，要做好相应的引流管护理。

4. 防治感染 胰头十二指肠切除术手术范围广，时间长，消化道吻合口多，感染机会大。术后应观察有无发热、腹痛、腹胀、白细胞计数升高等，观察切口敷料有无渗湿，保持引流通畅，遵医嘱合理应用抗生素，严格执行无菌操作技术，防止腹腔内感染。对于形成腹腔脓肿者，可在 B 超引导下做脓肿穿刺置管引流术。

5. 控制血糖 继续动态监测血糖、尿糖和酮体水平。遵医嘱应用胰岛素调整血糖在适当水平。

若出现低血糖，则适当补充葡萄糖。

6. 并发症的观察与护理

（1）出血：术后密切观察患者的生命体征、伤口敷料及引流液的色、量和性状；准确记录出入液量；对有出血倾向者，术后继续应用止血药物，补充维生素K和C，预防出血。发现异常应及时通知医生，遵医嘱进行相应处理，必要时做好手术准备。

（2）胰瘘：术后1周左右，如患者突发剧烈腹痛、腹胀、发热、腹腔引流管引出或伤口敷料渗出清亮液体，则可能出现胰瘘。应持续负压引流，保持引流通畅，肠外营养支持，用生长抑素抑制胰液分泌，用氧化锌软膏保护周围皮肤。多数胰瘘经保守治疗可自愈。

（3）胆漏：术后5~10日，如出现发热、右上腹痛、腹肌紧张及反跳痛；胆道T形管的引流量突然减少；腹腔引流管引出或腹壁伤口敷料渗出胆汁样液体，则可能出现胆漏。应密切观察T形管和腹腔引流管引出引流物的量、颜色和性质，保持引流通畅，加强营养支持。发现异常应及时通知医生，同时做好手术处理的准备。

（三）健康教育

1. 自我监测 年龄在40岁以上者，短期内出现持续性上腹部疼痛、腹胀、食欲减退、消瘦等症状时，应注意对胰腺做进一步检查。

2. 饮食指导 指导患者进食高蛋白、高糖、低脂肪饮食，宜少量多餐，补充脂溶性维生素和胰酶制剂，防治脂肪泻。

3. 复诊随访 术后每3~6个月复查一次，如果出现进行性消瘦、贫血、乏力、发热等症状，应及时就医。

临床案例与思考

患者，女，69岁。今日午餐后突然出现中上腹痛，阵发性加剧，并向腰背部放射，伴频繁呕吐，呕吐物含胆汁，呕吐后腹痛未减轻。T 38.4℃，P 105次/分，R 25次/分，血压130/85mmHg。急性病容，侧卧蜷曲位。上腹肌紧张，压痛、反跳痛明显。移动性浊音可疑阳性，肠鸣音弱。

实验室检查：白细胞 22.0×10^9/L，血清淀粉酶3200U/L。B超显示胰腺形态失常，明显肿大，尤其是胰头、胰体明显，胰周多量液性暗区，胰管增粗。

请思考：

（1）患者可能出现了什么问题？需要做哪些体格检查和辅助检查来确定？

（2）患者目前存在哪些护理诊断/问题？应采取哪些针对性护理措施？

（3）若患者经治疗后康复出院，应如何对患者进行出院指导？

（冯新玮 肖 倩）

第十四章　脾脏疾病患者护理

脾脏疾病包括原发性脾脏恶性肿瘤和继发性脾脏疾病，通常症状不明显，故早期不易被发现。脾脏贮存约 20% 的全身血液和大量血小板，毗邻多个重要腹腔脏器，且病理性脾脏往往容易出血，因此脾脏疾病围手术期需尤其注意患者的凝血功能和出血情况。脾脏恶性肿瘤患者的临床表现、处理原则及其围手术期护理是本章学习的重点。

> **临床案例与思考**
>
> 患者，男，55 岁，3 个月前无意中发现左上腹包块伴左上腹不适，入院前自觉包块增大，体重减轻 5kg。查体：脾大，至剑突下 4cm 和肋下 3cm，质地较硬，压痛明显，无肌紧张及反跳痛。患者入院确诊为原发性脾脏恶性肿瘤，接受了根治性脾切除术，术后顺利康复出院，出院后 1 个月，突然高热 2 日，皮下出血而就诊。
>
> 请思考：
> （1）患者可能出现了什么问题？需要做哪些辅助检查来确定？
> （2）患者目前的处理措施有哪些？
> （3）患者目前存在哪些护理诊断/问题？应采取哪些针对性护理措施？

第一节　原发性脾脏恶性肿瘤

脾脏肿瘤（splenic tumor）可发生于各个年龄段且无性别差异，较其他脏器的肿瘤具有类型少见、发病率低的特点。脾脏恶性肿瘤占全部恶性肿瘤的比例不到 0.64%。原发性脾脏恶性肿瘤（primary malignant tumor of the spleen）中以脾脏原发性恶性淋巴瘤（primary lymphoma of spleen，PLS）多见，其次为脾脏血管内皮肉瘤。

【病因】

发病机制尚不明确，目前认为可能与遗传因素、脾脏慢性疾病以及脾脏本身的非特异性免疫反应有关。

【病理特点与临床分期】

脾脏原发性恶性淋巴瘤绝大多数起源于 B 淋巴细胞，少数起源于 T 淋巴细胞。病理上可分为 4 型：①均匀弥漫型；②粟粒结节型；③多肿块型；④巨块型。

临床上一般采用 Ahmann 分期方法将原发性脾脏恶性肿瘤分为 3 期：Ⅰ 期肿瘤局限在脾内，Ⅱ 期肿瘤累及脾门淋巴结，Ⅲ 期则脾门和腹腔淋巴结有转移。

【临床表现】

脾脏肿瘤早期缺乏特异性表现，症状可表现为左上腹脾区肿块、左上腹持续性或间断性疼痛、发热、乏力及体重减轻，邻近脏器受压、受侵会出现消化道症状；伴有感染时可出现畏寒、高热。少数脾原发性血管肉瘤以肿瘤自发性破裂导致腹腔内出血为首发症状。若病变已有广泛转移则有发热、腹水、胸腔积液及恶病质等表现；部分患者可无症状。其临床表现是多种因素作用的结果，其中影响最大的是脾脏肿大程度，其他因素如肿瘤的性质、部位和邻近关系等。

【辅助检查】

1. 实验室检查　　脾脏恶性肿瘤诊断尚缺乏特异性生物学标志物，患者可出现血清碱性磷酸酶

和 γ-谷氨酰转肽酶升高明显，达正常数倍，可作为临床参考。

2. 影像学检查 影像学检查结果是脾脏恶性肿瘤患者诊断的主要依据，常用的包括 B 超和 CT 检查，可为脾肿瘤的诊断、定性提供重要参考。

（1）B 超检查：可作为临床上筛查脾脏肿瘤的首要检查手段，对于肿瘤的大小、囊实性能够做出准确的判断，判断脾周淋巴结是否肿大，了解肿瘤的血供，对诊断脾脏肿瘤有着极其重要的价值。

（2）CT 检查：是目前公认最有价值的检查方法，可明确脾脏肿瘤的发病部位、血供、周围组织的关系等，定位、定性正确率较高，不仅有助于肿瘤的定位、定性以及术前分期，同时参与评估术后疗效。对形态学上难以鉴别良恶性的占位性病变，可通过 PET/CT 检查进一步确诊。

3. 针吸细胞学检查 为提高诊断率，针吸细胞学也被应用到脾脏肿瘤的诊断中，成为一种极具诊断价值的检查，有较高的定性诊断率。针吸细胞学是指在 B 超或 CT 引导下进行脾脏细针穿刺并取肿瘤组织出来进行活检，安全、有效，出血等并发症发生率低。在胃镜超声引导下进行脾脏细针穿刺也是一种新的诊断技术，联合流式细胞仪可提高淋巴瘤的诊断率。

【处理原则】

对于原发性脾脏恶性肿瘤应遵循早期诊断及综合治疗的原则。外科手术是脾脏肿瘤治疗的主要手段，主要手术方式为脾脏切除、脾脏部分切除及腹腔镜下脾脏切除或腹腔镜下脾脏部分切除术。同时，术后的辅助治疗也是必要的，有助于降低局部和远处的复发率，延长患者生存期。

1. 非手术治疗 对于病理证实的脾脏恶性淋巴瘤，特别是有淋巴结转移者，术后辅以放化疗有重要意义，可明显改善术后生存率。化疗方案包括 CHOP、EPOCH 和 RCHOP，放疗剂量一般 30～35Gy 为 1 个疗程，共 5～6 周，除脾区局部照射外，应再加一个淋巴引流区的照射。

2. 手术治疗 手术治疗仍是恶性脾脏肿瘤的重要治疗手段。主要手术方式有：

（1）根治性脾切除治疗：为首选的手术方式。可去除病灶、减缓症状，且可治愈合并的脾功能亢进而导致的贫血，预防肿瘤导致的脾破裂，甚至可用作诊断性治疗，为脾脏原发性恶性淋巴瘤制定具体化疗方案提供依据。可采用传统开腹、腹腔镜和机器人手术。随着微创技术的发展，腹腔镜脾切除术（laparoscopic splenectomy，LS）已成为脾切除的首选术式及标准方法，具有恢复快、创伤小、住院时间短、疼痛少、并发症少等诸多优点，符合加速康复外科理念。临床上应根据患者的具体情况，腹腔容积的可操作性，心肺功能，脾周情况，肿瘤的性质、部位、大小，以及外科医生的手术技巧等综合因素决定患者的手术治疗方式。

（2）介入脾栓塞及脾血管栓塞术及热消融术：可作为补充或者替代治疗方法。

【护理评估】

（一）术前评估

1. 健康史

（1）个人情况：患者的年龄、性别、职业、饮食习惯，有无烟酒嗜好等。

（2）既往史：脾脏病史、肝病史、传染病史、遗传病史、手术史等。

2. 身体状况

（1）主要症状与体征：有无发热、腹部疼痛、脾区有无扪及肿块，肿块大小、部位、硬度、活动度、有无局部压痛等。同时评估患者的全身营养状况，有无消瘦或贫血等。

（2）辅助检查：影像学、实验室和重要器官功能检查结果等，应特别重视凝血机制检查，出血及凝血时间，凝血酶原时间，血常规红细胞、白细胞和血小板计数以及肝功能等。

3. 心理-社会状况 患者和家属对原发性脾脏恶性肿瘤相关知识及术前配合知识是否了解；对即将进行的手术及可能导致的并发症和疾病预后是否表现出恐慌、焦虑，有无足够的心理承受能力。

（二）术后评估

1. 了解患者术中情况、手术、麻醉方式，手术过程是否顺利。

2. 生命体征是否平稳，患者是否意识清醒。

3. 伤口与引流管情况　伤口是否干燥，有无渗液、渗血；腹腔引流管是否通畅，引流量、颜色与性状等。

4. 治疗效果　是否根治，切口愈合情况。

5. 并发症发生　有无发生术后腹腔出血、上消化道出血、胰瘘、感染、皮下气肿及肩背部酸痛、体液失衡、门静脉血栓及下肢深静脉血栓形成等并发症。

【常见护理诊断/问题】

1. 焦虑　与对脾切除术的安全性、有效性、疾病预后等不确定有关。

2. 营养失调：低于机体需要量　与疾病慢性消耗、手术创伤、脾功能亢进、放化疗反应等有关。

3. 知识缺乏　缺乏围手术配合方法及脾脏肿瘤等疾病相关知识。

4. 潜在并发症　术后出血、感染、深静脉血栓形成等。

【护理目标】

1. 患者未发生过度焦虑或焦虑减轻。
2. 营养状况得以维持。
3. 能掌握疾病相关知识。
4. 未发生并发症，或并发症得到及时发现和处理。

【护理措施】

（一）术前护理

1. 心理护理　由于脾脏原发性恶性淋巴瘤较为罕见，患者容易产生高度的疾病不确定感和消极的疾病认知，伴有恐惧、焦虑等情绪，护士需要对该类患者要进行个体化的心理护理。入院时了解患者的心理状态，针对患者存在疑问的地方及时解答，增加患者对该疾病的认识；术前向患者及家属讲述此项手术的优缺点、医师采取此种术式的可靠性及临床开展情况，详细说明手术过程、时间、麻醉方法等，嘱患者与病区内同类患者交流，解除患者的顾虑，取得患者的充分信任，并主动配合治疗。同时争取家庭和社会的积极配合，关心、支持患者。

2. 饮食营养护理　术前应摄入高蛋白、高热量、高维生素、易消化、营养丰富的少渣饮食，如瘦肉、乳制品、鱼等。必要时，根据医嘱予少量多次输血、白蛋白等，以纠正贫血和低蛋白血症。应使用肿瘤患者营养筛查工具对每个患者进行评估，营养不良者应在术前1~2周经口补充营养制剂。

3. 其他准备　术前晚行清洁灌肠，术日晨给予再次清洁灌肠、备皮、留置胃管及导尿管，以防术中必要时联合胃肠道手术。

（二）术后护理

1. 病情观察　密切观察患者的生命体征变化，观察腹部症状和体征等。

2. 休息与活动　麻醉清醒后可改半卧位，以利于腹腔引流。鼓励患者在床上多翻身、活动四肢。应用加速康复理念鼓励患者术后早期活动。由于腹腔镜手术创伤小，疼痛程度轻，手术当日或次日即可鼓励患者下床活动，以防止肠粘连、静脉血栓等并发症的发生。术后活动注意保护伤口和引流管，避免牵拉。

3. 饮食护理　术后当日禁食，术后1~2日肛门排气后拔除胃管，如无腹胀呕吐即可进流食，逐渐改为半流食，术后3日可进普食。

4. 引流管护理　妥善固定脾窝处引流管，避免引流管折叠、扭曲、受压，保持引流通畅。每日消毒引流管周围皮肤。严密观察脾窝引流管引流液的量及性质，如每小时引流量超过100ml，应考虑内出血可能，应立即通知医师。2~3日后引流量减至每日20ml以内时即可拔除引流管。

5. 手术切口护理　脾切除患者常有出血倾向，手术结束套管拔除后压迫作用消失，若缝合不严密穿刺孔常有渗血。因此应定时查看各穿刺孔是否有渗血，一经发现应及时通知医师更换敷料压迫止血。

6. 并发症预防及护理

（1）术后出血：观察血压、脉搏、伤口、引流管等有无出血，密切观察实验室结果中的出凝血指标。遵医嘱正确使用止血及抗凝药物。

（2）感染：遵医嘱及时使用抗生素，观察引流液、体温等，及时发现感染，加强基础护理，做好呼吸道管理。注意鉴别脾切除热与各部位感染引起的发热，脾切除热是脾切除术后目前尚不明原因的持续性发热，体温波动于38~40℃，可持续发热2~3周甚至更久，可给予物理降温，补充水与电解质。

（3）深静脉血栓形成：脾切除术后多出现血小板过度升高，血液凝固性增强，常易引发脾静脉或门静脉血栓形成。术后应注意监测血常规、凝血功能和D-二聚体。做好血栓风险评估的动态评估，并及时与医师进行沟通，指导患者进行基础预防和机械预防。定期或视病情行超声等检查，注意有无门静脉、脾静脉及下肢深静脉血栓形成。门静脉系统血栓形成往往开始于术后1~3日，因此需要密切观察患者症状和体征。对于脾栓塞程度较大者，术后需观察其是否出现阵发性腹痛、腹胀和呕吐等肠淤血症状，若出现则需注意到急性血栓形成的可能，需予加强护理级别、卧床休息、禁食、肠外营养，排除抗凝治疗禁忌后遵医嘱予抗凝治疗。

7. 化疗不良反应的观察和护理　采用外周静脉输注化疗药物时，注意观察化疗药物有无渗漏，静脉有无红肿、疼痛。同时，密切观察患者的血常规、心率、心律、尿量，鼓励患者多饮水，以加速体内化疗毒性代谢产物的排泄，预防肾结石和出血性膀胱炎的发生。

（三）健康教育

1. 远期并发症预防　脾切除术后凶险性感染（overwhelming post-splenectomy infection，OPSI）是脾切除术后远期的一个特殊问题。脾切除后机体免疫功能削弱和抗感染能力下降，对感染的易感性增高。因此对已行脾切除的患者应加强预防感染的教育，在日常生活中多加注意，少去人流密集的场所。

2. 饮食指导　应多进食新鲜蔬菜、水果，多饮水，避免辛辣、刺激性及高脂肪食物；尤其需确保出院患者掌握饮食摄入的要点，保证营养摄入量，促进切口的继续愈合。

3. 活动指导　鼓励患者适当参加体育锻炼，增强自身免疫力。同时注意掌握活动强度，把握循序渐进的原则。

4. 复查随访　嘱患者定期进行血常规和影像学复查，监测肿瘤复发和转移情况。

知识拓展　　脾切除术后凶险性感染

脾切除术后凶险性感染（overwhelming post-splenectomy infection，OPSI）是一种脾切除后进展性、爆发性感染，一般具有以下特征：

（1）发生于全脾切除后，脾功能低下或其他原因导致的无脾。

（2）临床上起病突然、凶猛，病情进展迅速短期即可发生休克。

（3）病程变化中可发生DIC和肾上腺皮质出血。

（4）血液细菌培养阳性。

（5）无局灶性、化脓性感染灶。

> OPSI 的危险性伴随患者终身,发生率比较低但死亡率高达 38%~70%。患者日常居住环境需做好消毒隔离,及时发现肺部感染等情况。发生感染后应重视抗生素和支持性医疗护理,这是治疗的基石。可辅助性静脉注射免疫球蛋白(IVIG),IVIG 在 OPSI 治疗中最重要的作用是补充特异性抗体。接受 IVIG 治疗的病例的生存率也显著高于未接受 IVIG 治疗的病例,这表明 IVIG 是其生存的独立预测因素。

【护理评价】

通过治疗与护理,评价患者是否达到下列目标:

1. 患者焦虑程度减轻。
2. 营养状况得到改善。
3. 能获取疾病的相关知识,主动配合治疗及护理。
4. 未发生并发症,并发症得到及时发现和处理。

(吴晓丹)

第二节 继发性脾脏疾病

继发性脾脏疾病主要是由于门静脉高压症和某些造血系统疾病引起的脾功能亢进。

【病因】

继发性脾功能亢进是某些病因引起脾脏病理性功能增加,循环血液中的有形成分不同程度减少的一组症候群,其中肝硬化门静脉高压症引起的继发性脾功能亢进占我国脾功能亢进患者的绝大多数,但其发病机制至今仍不清楚。脾功能亢进致血细胞数量减少的学说机制有慢性胃肠道失血、肝炎病毒、酒精对骨髓的毒性作用、肝功能减退、营养缺乏及蛋白合成减少而影响血细胞合成等。

其他病因包括:①感染性疾病,分为急性、亚急性和慢性感染;②淤血性疾病,分为肝内阻塞性和肝外阻塞性;③代谢性疾病,较为罕见;④恶性肿瘤性疾病,如霍奇金病、慢性粒细胞白血病、淋巴瘤及转移瘤等;⑤其他疾病,如真性红细胞增多症、原发性骨髓纤维化、脾动脉瘤及海绵状血管瘤等。

【病理特点】

继发于肝硬化门静脉高压症脾功能亢进的发病机制至今仍不清楚。目前认为其病理改变主要是脾窦扩张淤血,窦壁基底膜增生;脾索增粗,纤维组织增多,淋巴细胞减少;巨噬细胞吞噬活跃。

【临床表现】

脾功能亢进可表现为脾大、贫血,白细胞和血小板减少,骨髓造血细胞相应增生。

【辅助检查】

1. 实验室检查 外周血中的红细胞、白细胞或血小板可以单独或同时减少。

2. 影像学检查 B 超可见脾脏增大,可协助诊断。放射性核素扫描:^{51}Cr 标记的血小板或红细胞注入体内后,发现脾脏区 ^{51}Cr 的数量是肝脏的 2~3 倍,提示脾脏内血小板或红细胞被破坏过多。

【处理原则】

有明确原因的脾功能亢进,应早期积极治疗其原发病。除此之外,以对症治疗为主。脾功能亢进的治疗应该个体化,并尽可能保留患者脾脏免疫功能。目前的治疗方法主要有非手术治疗、手术治疗和介入治疗,其中脾切除和选择性脾动脉栓塞(partial splenic embolization,PSE)是目前门静脉高压症脾功能亢进治疗的主要方式。

1. 非手术治疗 临床上常用的治疗脾功能亢进的药物有促红细胞生成素、氨肽素、维生素 B_4，但效果不肯定，即使有作用也持续时间较短暂，且常有许多不良反应，患者无法长期使用。故多适应于术前的过渡性治疗及血细胞重度减少的患者。

2. 手术治疗 包括全脾切除、部分脾切除以及肝移植术。其中，部分脾切除术后并发症较全脾切除明显降低。肝移植术作为肝硬化性脾功能亢进症的根治性治疗措施不一定适用于所有患者，由于长期的肝功能损害以及肝脏纤维化、增生等结构上不可逆的改变，导致脾脏不能恢复到正常的体积，因此并不是所有患者脾功能亢进症状于术后均能得到缓解，且其并发症并不少见，包括术后出血、胆道并发症、感染、排斥反应及移植术后脾动脉盗血综合征。

3. 介入治疗 在介入疗法中出现了较新的微创技术，如选择性脾动脉栓塞术、射频消融术、微波消融术等，在治疗继发性脾功能亢进中发挥重要作用。其中，脾动脉栓塞术成为外科切脾的一种替代疗法，既解决了脾功能亢进，又保留了脾脏功能，成为主要治疗方式之一；同时这项技术创伤小、并发症轻、安全有效，已被认为是脾功能亢进治疗的首选方法。

【护理措施】

（一）术前护理

1. 心理护理 术前与患者进行沟通，了解患者的心理状态。沟通过程中向患者及家属讲述介入手术的目的、过程以及优势；详细说明手术过程、时间、麻醉方法等，解释术后可能出现的发热、疼痛、消化道不适等并发症状、持续时间和程度，解除患者的顾虑，取得患者的充分信任，并主动配合治疗。

2. 饮食营养护理 术前应摄入高蛋白、高热量、高维生素、易消化的营养丰富的少渣饮食，如瘦肉、乳制品、鱼等。必要时，根据医嘱给予少量多次输血、白蛋白等，以纠正贫血和低蛋白血症。

3. 其他准备 术前晚口服泻药清洁肠道，术日晨必要时给予清洁灌肠、备皮、留置胃管及导尿管，以防术中必要时联合胃肠道手术。

（二）术后护理

1. 病情观察 密切观察生命体征变化，观察患者的腹部症状和体征等。

2. 其他护理 休息与活动、饮食护理、引流管理护理同本章第一节。

3. 降温护理 部分脾切除的患者术后会持续发热 2～3 周，体温 38～40℃，称为"脾热"，应及时给予物理降温，补充水与电解质。

4. 并发症的预防和护理

（1）脾栓塞术后综合征：有研究指出，脾栓塞范围＞70% 的患者发生并发症的相对风险较栓塞范围≤70% 的患者高，因此需要密切关注栓塞范围较大的患者。其中，脾栓塞术后综合征是部分脾切除术后最常见并发症，其发生率约 30%，一般为一过性症状，包括间歇性发热、腹痛、腹胀、恶心、呕吐。其发生原因是栓塞使脾组织缺血坏死，引起脾脏肿胀，牵拉包膜，致前列腺素 E_2、白细胞介素、肿瘤坏死因子等炎症介质及内生致热原释放，膈肌或膈神经肿胀引起膈肌阵发性痉挛。注意观察患者是否有上述表现，可嘱患者多饮水、注意保暖，适当给予冰袋物理降温，必要时遵医嘱予药物降温。

（2）术后出血、感染、深静脉血栓形成等的预防护理见本章第一节。

> **知识拓展　　　　脾切除术与门静脉系统血栓形成**
>
> 脾切除术后患者的门静脉系统血栓（portal vein system thrombosis，PVST）形成发生率显著增高，发生风险高达 19%～57%。其中，手术及手术方式的选择是其中一个重要危险因素，脾切除+贲门周围血管离断术对治疗门静脉高压症及保护肝功能具有良好疗效，成为目前临床

> 最被广泛接受的治疗方法。但该术式进行的侧支循环的离断使门静脉压力更高，加之脾静脉盲端的形成，均引起血流动力学改变，使术后 PVST 发生率大大增加。有学者发现腹腔镜下脾切除术后更容易发生 PVST，因为腹腔镜下的气腹压力和术中体位均引起下肢静脉血流迟缓等血流动力学改变，综合作用增加血栓形成特性的风险。

（三）健康教育

1. 饮食指导 进食高热量、高维生素的无渣饮食，避免粗糙、干硬及刺激性食物，以免诱发大出血；少量多餐，规律进食。

2. 活动指导 避免劳累和过度活动。鼓励患者适当参加体育锻炼，增强自身免疫力。同时注意掌握活动强度，把握循序渐进的原则。

3. 生活指导 避免引起腹内压增高的因素，如咳嗽、打喷嚏、用力排便、提举重物等，以免诱发曲张静脉破裂出血。

4. 复诊随访 指导患者和家属掌握并发症的观察和急救方法，熟悉紧急就诊途径。遵医嘱定期复查随访。

临床案例与思考

患者，男，58岁，3个月前无意中发现左上腹包块伴左上腹不适，入院前自觉包块增大，体重减轻5kg。查体：脾大，至剑突下4cm和肋下3cm，质地较硬，压痛明显，无肌紧张及反跳痛。患者入院确诊为原发性脾脏恶性肿瘤，接受了根治性脾切除术，术后第3日出现高热，体温39.5℃，左侧下肢肿胀。

请思考：

（1）患者可能出现了什么问题？需要做哪些辅助检查来确定？

（2）目前的处理措施有哪些？

（3）目前存在哪些护理诊断/问题？应采取哪些针对性护理措施？

（4）若患者完成治疗后康复出院，应如何对患者进行出院指导？

（吴晓丹）

第十五章　血管外科疾病患者护理

血管外科疾病是临床上的常见病和多发病，主要病理改变为狭窄、闭塞、扩张、破裂及静脉瓣膜关闭不全等。常见的血管外科疾病有闭塞性动脉硬化及腹主动脉瘤、下肢静脉曲张、深静脉血栓形成等，发病期间可表现为肢体血液循环障碍、疼痛、行走困难及全身发热等，严重者可出现肺栓塞、大出血休克，甚至死亡。改善肢体血液循环、缓解局部症状以及尽早手术是治疗和护理的关键。

临床案例与思考

患者，男，57岁，有高血压病史20年，吸烟史30年。2年前无明显诱因出现下肢皮温低伴肢体麻木，休息后缓解，未予以治疗。1个月前症状逐渐加重，且出现下肢溃烂，经久不愈。遂于门诊就诊。门诊以"下肢动脉性硬化闭塞症"收治入院。入院以来精神食欲尚可，大小便正常。体格检查：右下肢皮肤温度稍低，皮肤色泽苍白，足背动脉搏动减弱。

请思考：
（1）护士评估该患者时，应重点关注哪些内容？
（2）针对该患者目前情况，术前可采取哪些健康宣教？

第一节　闭塞性动脉硬化

闭塞性动脉硬化（arteriosclerosis obliterans，ASO）是一种全身性疾病，表现为动脉内膜增厚、钙化、继发血栓形成等，是导致动脉狭窄甚至闭塞的一组慢性缺血性疾病。多发生于50岁以上人群。男、女均可发病，以男性多见，病变为全身性疾病，主要累及腹主动脉远端及髂-股-腘等大动脉、中动脉，往往同时伴有其他部位的动脉硬化性病变。据统计，美国70岁以上人群发病率为10%，37～69岁发病率为1%～2%，平均每年约有10万人次因此病接受外科治疗。ASO也是我国中老年人常见的周围血管病。随着饮食结构的改变、人口老龄化，以及诊断技术的发展，ASO在我国的发病率也呈上升趋势。

【病因】

病因尚不完全清楚。多数学者认为本病是多种因素相互作用的结果，比较明确的病因有高脂血症、高血压、糖尿病等。高脂血症中低密度脂蛋白促进动脉硬化的发生；高血压状态下，动脉顺应性减退，也可在动脉内膜损伤的基础上逐渐发生动脉粥样硬化；高血糖也会导致动脉壁退化，成为动脉粥样硬化的刺激因素；此外，吸烟、肥胖、高龄、体力活动缺乏、遗传因素、饮食因素、血液高凝状态和血流动力学因素等也是动脉硬化的危险因素。

其发病机制主要有：①内膜损伤及平滑肌细胞增殖，细胞生长因子释放，导致内膜增厚及细胞外基质和脂质积聚；②动脉壁脂代谢紊乱，脂质浸润并在动脉壁积聚；③血流冲击在动脉分叉部位或某些特殊的解剖部位（如股动脉的内收肌管裂口处）造成的剪切力，可对动脉壁造成慢性机械性损伤。

【病理特点】

主要病理表现为动脉内膜出现粥样硬化斑块，中膜变性或钙化，腔内有继发血栓形成，最终使管腔狭窄，甚至完全闭塞。血栓或斑块脱落可造成远侧动脉栓塞。动脉中层的弹力纤维亦可发生退行性变，使管壁变薄，逐渐失去弹性，甚至继发肾动脉瘤。根据病变范围可分为三型：主-髂动脉型、主-髂-股动脉型，以及主-髂动脉及其远侧动脉的多节段型，部分病例可伴有腹主动脉瘤。

ASO绝大多数发生于下肢，病肢发生缺血性改变，严重时可引起肢端坏死。主要累及大、中动脉。其原因可能是下肢动脉粗长，承受血流压力大，动脉内膜受内、外因素损伤的机会比较多。病变特点是狭窄或闭塞常呈节段性，局限于动脉分叉处，累及一侧或双侧下肢动脉，上肢很少累及。病变长度一般为4～10cm，病变远端动脉多通畅，可以作为血管旁路移植术的流出道，多数病例可以接受手术治疗。

【临床表现】

症状的轻重与病程进展、动脉狭窄及侧支代偿的程度有关。病程按Fontaine法分为4期。

1. Ⅰ期（症状轻微期） 较早期，无明显表现，但可出现患肢麻木，发凉，行走易疲劳，患肢皮温较低，颜色苍白，脚趾有针刺样感；足背和（或）胫后动脉搏动减弱；踝/肱指数<0.9。

2. Ⅱ期（间歇性跛行期） 间歇性跛行是此期的特征性表现，主要表现为随着动脉狭窄范围与程度的加重，出现行走一段路程后，患肢足部或小腿肌痉挛、疼痛及疲乏无力，无法行走，休息片刻后即可缓解，症状反复出现。随着病情进展，行走距离逐渐缩短，止步休息时间增长。临床上常以跛行距离200m作为间歇性跛行期的分界。因此，Ⅱ期常被划分为Ⅱa期（绝对跛行距离>200m）和Ⅱb期（绝对跛行距离≤200m）。

3. Ⅲ期（静息痛期） 随着病情继续发展，患肢无法得到最基本的血液供应，常因组织缺血或缺血性神经炎出现持续剧烈疼痛。夜间更甚，疼痛时迫使患者屈膝护足而坐，使患者无法入睡，即使肢体处于休息状态时疼痛仍不止，称为静息痛，可在肢体抬高时加重，肢体下垂时减轻。此期患肢常有营养性改变，表现为皮肤菲薄呈蜡纸样，患足下地时潮红，上抬时苍白，小腿肌肉萎缩等。静息痛是患肢趋于坏疽的前兆。

4. Ⅳ期（溃疡和坏死期） 脚趾颜色开始变成暗红色，逐步脚趾变黑、干瘪、溃疡和坏死。当干性坏疽变成湿性坏疽时，就会继发感染表现，出现发热、烦躁等全身毒血症状。病变动脉完全闭塞，踝/肱指数<0.4，侧支循环提供的血流已经不能维持组织存活。

【辅助检查】

1. 特殊检查 包括肢体抬高试验、下肢节段性测压和测压运动试验。

2. 多普勒超声检查 能显示血管形态、内膜斑块的位置和厚度等。利用多普勒血流射频分辨动脉、静脉，显示血流的流速、方向和阻力等。

3. 踝/肱指数（ankle brachial index，ABI） 即踝部动脉与同侧肱动脉压比值，是通过测量踝部胫后动脉或胫前动脉以及肱动脉的收缩压，得到踝部动脉压与肱动脉压之间的比值，正常值为0.9～1.3。若ABI<0.9提示动脉缺血，患者可出现间歇性跛行；ABI<0.4提示严重缺血，患者可出现静息痛。踝部动脉收缩压在30mmHg以下时，患者会很快出现静息痛、溃疡或坏疽。

4. CT血管造影（CTA）或磁共振血管成像（MRA）检查 可得到动脉的立体三维图像，更好地了解血管病变情况。因其无创、显影清晰，成为ASO的首选检查方法。注意造影剂对肾的损伤，检查期间加强水化。对造影剂过敏者可以考虑使用MRA，但有放大效应。

5. DSA检查 是诊断ASO的"金标准"，可表现为受累血管钙化、血管伸长、扭曲，管腔弥漫性不规则"虫蚀状"狭窄或阶段性闭塞。

【处理原则】

原则在于控制易患因素、合理用药，防止病情的进一步发展，改善和增进下肢血液循环。适用于所有Ⅰ期、绝大多数Ⅱ期及部分Ⅲ期ASO患者。

（一）非手术治疗

主要目的是降低血脂，稳定动脉斑块，改善血液高凝状态，扩张血管，促进侧支循环的形成。具体措施包括严格戒烟、控制血糖、适量锻炼、控制体重、避免损伤足部、治疗缺血性溃疡、减轻静息痛等。药物治疗适用于早、中期患者，术后患者和无法耐受手术的患者，可应用抗血小板聚集及扩张血管药物，如阿司匹林、双嘧达莫、前列腺素E、妥拉唑啉等。

（二）手术治疗

目的在于通过手术或血管腔内治疗方法，重建动脉通路。根据患者动脉硬化的部位、范围、血管条件和全身情况，选择不同手术方法，常见手术方式包括经皮腔内血管成形术、动脉旁路转流术、动脉内膜剥脱术、血管腔内治疗、腰交感神经节切除、大网膜移植术等。下面简要介绍几种。

1. 经皮腔内血管成形术 经皮穿刺插入球囊导管至动脉狭窄段，以适当压力使球囊膨胀，扩大病变管腔，恢复血流。适用于股动脉及其远侧动脉单个或多处狭窄或闭塞。

2. 动脉旁路转流术 采用自体静脉或人工血管，于闭塞段近、远端间做搭桥转流，起重建病变部位血供的作用。适用于主-髂动脉闭塞、股-腘动脉闭塞。

3. 动脉内膜剥脱术 剥除病变段动脉增厚的内膜、粥样斑块及继发血栓。适用于短段的髂-股动脉闭塞。动脉内膜剥脱术现常作为动脉旁路术的辅助术式，以构建良好的吻合口。

4. 血管腔内治疗 目前血管腔内介入治疗已成为外周动脉疾病的一线治疗方式，包括血管支架置入、斑块旋切术、切割球囊、药物涂层球囊扩张术（drug coated balloon dilatation，DCBD）以及药物溶栓治疗或血栓切除。其中斑块旋切术联合DCBD是一种替代传统经皮腔内血管成形术的治疗方式，通过斑块切除装置切除阻塞管腔的斑块并在病变处行DCBD，可以清除阻塞性动脉粥样硬化斑块或内膜增生性病变，且不需要置入动脉内支架等。

【护理评估】

（一）术前评估

1. 健康史 评估患者有无糖尿病、高血压、高胆固醇血症、心脏病及吸烟史，了解有无感染、外伤史，生活环境及工作环境等。

2. 身体状况

（1）症状与体征：评估患肢皮温、皮肤颜色及血管搏动情况；疼痛部位、程度、性质、持续时间以及有无缓解和加重的因素；患肢有无坏疽、溃疡与感染等。

（2）辅助检查：了解影像学检查情况，动脉闭塞部位、范围、性质、程度及侧支循环建立情况等。

3. 心理-社会状况 评估患者有无焦虑、抑郁等不良情绪，评估患者的家庭和社会支持情况。

（二）术后评估

1. 术中情况 评估患者麻醉、手术方式以及术中有无出血、输血等情况。

2. 身体状况 评估患者患肢远端皮肤温度、颜色和血管搏动情况；手术切口是否有渗出及渗液的性质；是否发生出血、感染、血管栓塞、移植血管闭塞等并发症。

3. 心理-社会状况 评估患者有无焦虑、抑郁等，能否配合治疗和护理，能否坚持功能锻炼。

【常见护理诊断/问题】

1. 疼痛 与患肢缺血、组织坏死有关。

2. 活动无耐力 与患肢供血不足有关。

3. 潜在并发症 出血、感染、血管栓塞、移植血管闭塞、吻合口假性动脉瘤。

【护理目标】

1. 患肢疼痛程度减轻。
2. 活动能力逐渐增强。

3. 未发生并发症,或并发症得到及时发现和处理。

【护理措施】
(一) 术前护理
1. 饮食护理 以低热量、低糖及低脂食物为主,多进食新鲜蔬菜、水果等富含纤维素食物,可预防动脉粥样硬化。

2. 疼痛护理 具体措施如下:
(1) 体位:休息时取头高脚低位,避免久站、久坐或双膝交叉,以免影响血液循环加重疼痛。
(2) 戒烟:告知患者吸烟的危害,指导患者绝对戒烟,消除烟碱对血管的收缩作用。
(3) 改善循环:轻症患者可遵医嘱应用血管扩张剂,解除血管痉挛,改善肢体血供。
(4) 镇痛:运用合适的评估工具对患者的疼痛部位、程度、性质等进行评估,疼痛剧烈者,遵医嘱应用镇痛药,给药30~40分钟后再次评估疼痛。

3. 患肢护理 具体措施如下:
(1) 保暖:避免因寒冷刺激引起血管收缩,加重局部缺血、缺氧。注意足部保暖,但要避免局部热疗,以防止烫伤患者或因局部组织温度骤然升高而加重缺血缺氧。
(2) 清洁:保持足部的清洁、干燥,告知患者每日用温水洗脚,勤剪指甲,皮肤瘙痒时可涂抹止痒药膏,应避免用手抓痒使皮肤受伤。
(3) 运动:发生坏疽、溃疡时应卧床休息,避免运动加重局部的缺血、缺氧。
(4) 抗感染:如有感染应遵医嘱应用抗感染药物,并选用敏感的抗生素湿敷,加强创面换药。

4. 功能锻炼 鼓励患者每日适当步行,指导患者进行 Buerger 运动,即嘱患者平卧,抬高患肢45°以上,维持2~3分钟,然后坐起来,自然下垂双脚2~5分钟,并做足背的伸屈及旋转运动;然后将患肢放平休息5分钟,以上动作练习5次为1组,每日可进行数组。若腿部发生溃疡及坏死,有动脉或静脉血栓形成时,不宜做此运动,否则将加重组织缺血缺氧,或导致血栓脱落造成栓塞。

5. 心理护理 肢端疼痛和坏死使患者易产生焦虑情绪,医护人员应关心体贴患者,给予情感支持,减轻患者焦虑情绪,帮助其更好地配合治疗、树立战胜疾病的信心。

(二) 术后护理
1. 协助患者取舒适安全体位
(1) 传统手术:术后取平卧位或床头抬高15°,患肢安置于水平位,避免关节过屈从而挤压、扭曲血管。术后卧床制动2周,自体血管移植者若愈合良好,制动时间可适当缩短。
(2) 介入手术:术后髋关节穿刺处需加压包扎弹力绷带,髋关节禁屈曲,穿刺侧肢体自然伸直制动24小时后才能下床活动,防止伤口裂开。行下肢血管搭桥的患者应保持患肢呈伸直状态,以防止人工血管扭曲,造成血栓形成。

2. 密切观察病情变化
(1) 一般状况:遵医嘱监测患者生命体征和意识情况,记录24小时尿量,保持体液平衡。
(2) 患肢血运:①观察患肢远端皮温、皮肤颜色和血管搏动情况,若动脉重建术后肢体出现肿胀、剧烈疼痛、麻木、皮肤发紫、皮温降低,应考虑重建部位的血管发生痉挛或继发性血栓形成或栓塞,应及时报告医师,协助处理或做好再次手术的准备。对于置管溶栓患者,需防止发生移位等情况。②患肢保暖,避免肢体暴露于寒冷环境中。③观察术后肢体肿胀情况,主要由组织间液增多及淋巴回流受阻所致,一般可在数周内消失。

3. 引流管护理 介入手术者术后无需放置引流管,传统手术者则需放置引流管,引流管通常放置在血管鞘膜外,注意观察引流液的量、颜色及性状,保持引流通畅,并准确记录。

4. 功能锻炼 传统术后患者7~10日床上活动,10日后进行床边活动,3周内避免剧烈运动;

介入术后患者鼓励早期锻炼,在术后6小时可以进行床上锻炼,术后24小时可以适当在床旁运动,可适量地做有氧运动,如太极、瑜伽、慢走等,控制运动强度、时间和速度,以加快患肢部位的血液循环。

5. 并发症的观察与护理

(1) 出血:严密观察切口敷料有无渗血、渗液,引流液的颜色、量、性状。若术后血压急剧下降,敷料大量渗血,须警惕吻合口大出血,应立即报告医师并做好再次手术准备。

(2) 远端血管栓塞,移植血管闭塞、夹层:观察肢体远端血供情况,若出现皮温下降,皮肤颜色发绀等情况,应及时通知医师给予相应处理。

(3) 感染:观察切口有无渗液、红、肿、热、痛等感染征象,有无畏寒发热等全身感染征象,发现异常应及时报告医师。若患者肢端出现溃疡,应取溃疡标本行细菌培养,并遵医嘱合理使用抗生素。

(4) 吻合口假性动脉瘤:表现为局部疼痛,位置表浅者可触及动脉性搏动,造影显示动脉侧壁局限性突出于血管腔外的囊状瘤腔,一经确诊应及时手术治疗。

(5) 其他:缺血再灌注损伤、骨筋膜室高压综合征、造影剂的肾损害等。

(三) 健康教育

1. 保护患肢 具体措施如下:①严格戒烟;②保护肢体,选择宽松的棉质鞋袜并勤更换,切勿赤足行走,避免外伤;③注意患肢保暖,避免受寒体态;④旁路术后6个月内避免吻合口附近头节的过屈、过伸和扭曲,以防止移植物再闭塞或吻合口撕裂;⑤介入术后不可用热水泡脚,避免缺血症状加重。

2. 饮食指导 以低糖、低胆固醇及低脂食物为主,预防动脉病变。饮食方面应多摄取维生素,以维持血管平滑肌弹性;忌辛辣刺激食物;体态肥胖者需减肥,达到控制血压、血糖、血脂的目的。

3. 药物指导 旁路术后患者应遵医嘱服用抗血小板聚集、抗凝、降血脂及降压药,每1~2周复查凝血功能。

4. 定期复诊 术后1个月、3个月、6个月、12个月分别到门诊复查ABI和彩超,以了解血管通畅情况。若出现皮温发凉、感觉异常、间歇性跛行、疼痛加重、原有症状加重或全身出现感染症状,应及时到医院就诊。

【护理评价】

通过治疗与护理,评价患者是否达到下列目标:

1. 患肢疼痛程度减轻或得到有效控制。

2. 活动能力增强。

3. 并发症得以预防,或得到及时发现和处理。

(王文丽)

第二节 腹主动脉瘤

腹主动脉瘤(abdominal aortic aneurysm, AAA)是腹主动脉壁变性薄弱后膨胀增粗,直径扩张至正常直径1.5倍以上的不可逆性病变。腹主动脉瘤常见于中老年男性,常伴有高血压和心脏疾病。根据人群健康监测研究,65岁老年男性患病率为1.7%,65~74岁男性人群患病率为3.3%,吸烟人群的患病率则超过5%。大多数腹主动脉瘤系动脉粥样硬化所引起,其他原因为主动脉先天发育不良、梅毒、创伤、感染、大动脉炎、Marfan综合征等。腹主动脉瘤病情发展迅速,一旦瘤体增大破裂将导致患者死亡,其死亡率高达70%~90%。

【病因】

目前病因尚不明确，但绝大多数为伴随动脉硬化而发生的退行性病变。流行病学调查发现，腹主动脉瘤的发生与高龄（年龄＞65岁）、男性、吸烟、高血压、高胆固醇血症、冠心病、外周动脉阻塞疾病、白种人及相关家族史等有关。其中，年龄、性别和吸烟史是最相关因素，动脉硬化是形成腹主动脉瘤最常见、最主要的原因。

【病理特点】

弹力纤维和胶原纤维是维持动脉弹性和扩张强度的主要成分，两者的降解、损伤，使腹主动脉壁的机械强度显著下降，致动脉壁局限性膨出成瘤。引起弹力纤维和胶原纤维损伤的因素涉及生物化学、免疫炎性反应、遗传、解剖、血流动力学等。传统观点认为，动脉粥样硬化引起的动脉壁缺血将导致中层坏死，进而损伤弹力纤维。研究表明，具有降解弹力纤维和胶原纤维的酶类的活性增高；浸润至腹主动脉壁内的慢性炎症细胞，不但分泌这些降解酶类，而且介导了损伤性免疫反应，在部分腹主动脉瘤患者，发现与弹力蛋白和胶原蛋白代谢相关的基因变异；肾下腹主动脉壁的弹力纤维相对匮乏、自身修复能力薄弱、腹主动脉分叉段因血流返折致动脉内压扩大，都是导致腹主动脉瘤形成的重要因素。

【临床表现】

1. 腹部搏动性肿块 多数患者无任何自觉症状，有人自觉心脏下坠到腹腔或胸、腹腔内有两颗心脏同时在搏动。体格检查为脐部或脐上方偏左可触及类圆形膨胀性搏动性肿物肿块，约50%患者伴有血管杂音。

2. 疼痛 主要为腹部、腰背部疼痛，多为胀痛或刀割样痛等。瘤体增大压迫、侵蚀椎体，引起神经根性疼痛。突发性剧烈腹痛为瘤体急剧扩张，甚至破裂的先兆。

3. 压迫 以胃肠道受压最为常见，表现为上腹胀满不适、食量下降；压迫肾盂、输尿管可出现泌尿系统梗阻相关的症状；下腔静脉受压可引起双下肢深静脉血栓形成；压迫胆管可导致阻塞性黄疸。

4. 栓塞 瘤腔内的血栓或粥样斑块一旦脱落，可随血流冲至远侧，造成下肢动脉栓塞，导致肢体缺血甚至坏死。

5. 破裂出血 腹主动脉瘤破裂是本病最严重的临床问题和致死原因。主要临床表现为突发性剧烈腹痛、失血性休克及腹部存在搏动性肿块。

【辅助检查】

1. 影像学检查

（1）多普勒超声检查：该法无创、方便、经济，可作为筛选检查。直径3cm以上的腹主动脉瘤即可被检出，多普勒超声能显示瘤体大小、有无斑块及血栓，还可提供血流动力学参数。

（2）CTA检查：CTA可以准确测量腹主动脉瘤各项数据，是最常用的术前评估和术后随访手段，可以较为精确地判断动脉瘤直径、范围、形态、附壁血栓、分支血管通畅性和瘤体外组织器官状况。

（3）MRA检查：对于瘤体破裂形成的亚急性、慢性血肿有较高的诊断价值。无需造影剂，即可清楚显示病变的部位、形状、大小等，并能提供形象逼真的影像。

（4）DSA检查：术前怀疑有腹腔内血管异常或马蹄肾者，应行DSA检查。对于胸腹主动脉瘤、多发性动脉瘤和主动脉夹层的诊断有重要价值。当动脉瘤腔内有大量附壁血栓时，不能显示瘤腔的真实影像。

2. 心电图检查 可排除心肌梗死、肺栓塞等疾病。

> **知识拓展**   **特殊类型的腹主动脉瘤**
>
> 临床上存在几种特殊类型的腹主动脉瘤：①炎性腹主动脉瘤：其病理改变为腹主动脉瘤壁增厚，周围炎症反应与纤维化明显且与毗邻脏器粘连。患者多并存有腹背部慢性疼痛、体重下降、血沉增快，可伴有泌尿系统或消化道梗阻的症状。②感染性腹主动脉瘤：由细菌感染引起，表现为感染中毒症状、腹痛和腹部搏动性肿物。③腹主动脉瘤-下腔静脉瘘：腹主动脉瘤破入下腔静脉形成内瘘，出现腹部搏动性肿物伴杂音与震颤，以及心力衰竭、下腔静脉系统高压等临床表现。④腹主动脉瘤-消化道瘘：主要表现为消化道出血、腹部搏动性肿物、感染。往往首先出现中小量呕血或便血，因血块堵塞瘘口出血暂止，血块脱落后再次出血，最终可突发喷射性大呕血而死亡。

【处理原则】

腹主动脉瘤不能自愈，一旦破裂死亡率高达 70%～90%，而择期手术死亡率已下降至 5% 以下，因此应早期诊断、早期治疗。外科手术是主要的治疗方法，其中腹主动脉瘤腔内修复术为目前治疗腹主动脉瘤的首选方法。

（一）非手术治疗

目前尚无针对腹主动脉瘤治疗的特效药物，但适当控制血压，消除紧张情绪，卧床休息，对防止瘤体破裂有所帮助。腹主动脉瘤行非手术治疗主要是降低合并的心血管疾病风险和尽可能减缓动脉瘤的增长速度。防治措施主要包括：①戒烟：是目前最重要的防治举措。②降脂药：他汀类降脂药是治疗动脉硬化的重要药物，可稳定斑块、改善心血管疾病预后。③抗高血压药：血压控制和 β 受体拮抗剂是目前认为可能有助于减缓腹主动脉瘤增长速度、降低病死率的措施。

（二）手术治疗

1. 适应证 ①瘤体直径≥5cm 者，或瘤体直径<5cm，但不对称易于破裂者；②伴有疼痛，特别是突发持续性剧烈腹痛者；③压迫胃肠道、泌尿系引起梗阻或其他症状者；④引起远端动脉栓塞者；⑤并发感染，瘤体破裂，或与下腔静脉、肠管形成内瘘者，应急诊手术。

2. 手术方法 分为主动脉腔内修复术（endovascular aortic repair，EVAR）和开放手术两种。目前 EVAR 已成为治疗腹主动脉瘤的首选手术方式。与开放手术相比，EVAR 在手术时间、手术创伤、操作简便性、术后恢复及并发症发生率等各方面均具有显著优势。对于择期腹主动脉瘤修复术，应该避免在未经控制的活动性感染或败血症、活动性出血（非动脉瘤相关）或凝血功能障碍、预期寿命<6 个月（如恶性肿瘤晚期）等情况下进行。腹主动脉瘤破裂的紧急手术以抢救生命为首要原则。对于全身状况良好、可以耐受手术的腹主动脉瘤患者，开放修复术是治疗的标准术式。

【护理措施】

（一）术前护理

1. 心理护理 动脉瘤是人体内的"定时炸弹"，可因情绪波动、过度紧张、兴奋悲伤等情绪变动而致瘤体破裂危及生命。患者及家属对此普遍存在恐惧心理。因此，护理人员需对患者给予同情、理解、关心、帮助，消除其紧张情绪，以帮助患者以积极的心态接受手术治疗，更好地配合治疗和护理。

2. 防止瘤体破裂

（1）卧床休息：嘱患者卧床休息，不要突然起身、坐下或转身等，平卧应取自动体位。

（2）避免腹内压增高：协同患者进行术前检查，减少引起腹内压增高的因素，避免任何碰撞、外伤，禁止按摩、挤压、热敷腹部，防止意外因素引起动脉瘤破裂。

（3）控制血压：高血压是引起腹主动脉瘤形成的主要原因。如不及时控制血压，极易引起瘤体破裂。每 2 小时监测血压，高血压患者指导其按时服药，保持血压稳定，避免因血压波动过大造成腹主动脉瘤破裂。

（4）疼痛护理：腹主动脉瘤体不断扩大压迫周围脏器，会引起不同程度的疼痛，突发的剧烈腰背部疼痛伴血压骤降提示瘤体破裂，应及时询问患者有无腰背部疼痛、腹胀腹痛等症状，如有异常及时告知医生，并予以持续个体化的疼痛管理，并减少血压的波动及情绪的不稳定。

3. 饮食指导 给予高蛋白、高热量、高维生素、低脂、易消化食物。

4. 术前准备 术前应正确评估并切实改善心、肺、脑、肝、肾功能，纠正凝血机制异常，力求围术期安全；术前禁食 6 小时、禁水 4 小时，对于心功能正常者可于术前 12 小时补液 2000ml 扩充血容量，防止术中血压骤然波动；有自体血回输设备时，术前做好准备，对某些稀有血型者尤为有益；术前 0.5~1 小时给予广谱抗生素，如手术时间超过 3 小时或失血大于 1500ml，术中可再应用 1 次。

（二）术后护理

1. 监测生命体征 术后严密监测患者生命体征变化，尤其是心率和血压。合理补液，以维持血压稳定，防止血压过低导致心、肾、脑等重要器官血流灌注不足。发现血压及心率异常情况，应立即通知医生及时处理。

2. 体位护理 患者返回病房后卧床休息 6 小时，平卧位或床头抬高<15°，以腹部为纵轴进行轴线翻身，避免血管牵拉、折曲致吻合口破裂出血，一般卧床 5~7 日方可下地活动。

3. 饮食护理 患者术后禁食、水，待肠功能恢复，拔出胃管后方可饮水，如无腹胀不适，可从进食高热量、高蛋白流食逐渐过渡到普食。

4. 胃管及引流管护理 保持胃肠减压管及腹腔引流管通畅，密切观察胃管、腹壁引流管引流液的颜色、性状和量，定时更换，保持有效引流。

5. 药物护理 嘱患者遵医嘱服用抗凝药，并遵医嘱做好抗凝治疗护理。

6. 并发症观察及处理

（1）出血：术后出血相对少见，主要来自吻合口周围渗血，多因技术缺陷，如吻合口张力不均、对合不严密等原因所致，也可因术后活动不当使吻合口撕裂所致，人工血管感染也是重要原因。有效处理方法是手术止血，术后应严密观察患者留置的胸管（升主动脉旁路术）和腹腔引流管的情况，及时对症治疗。

（2）吻合口假性动脉瘤：是严重的并发症之一。分为感染性和非感染性两种。前者又称为医源性动脉瘤，一般在人工血管移植后 2 个月左右出现。后者发生在术后 6~14 个月，也可发生在 5~15 年时，平均 5.4 年。有时吻合口动脉瘤无任何症状，破裂后发生大量内出血和休克。有时可扪及搏动性包块，伴有收缩期杂音，若破入小肠或十二指肠，可引起消化道出血。指导患者经常自查腹部，观察是否可扪及搏动性包块，控制高血压及治疗原有的动脉病变。发现异常，及时就诊。

（3）多器官功能衰竭：多器官功能衰竭（multiple organ failure，MOF）是腹主动脉瘤手术后主要的死亡原因，故术后要严密监测患者心、肺、肾、中枢神经系统、胃肠道等器官功能状态，一旦发现异常应立即配合医生抢救治疗。

（4）下肢动脉缺血：术后密切观察患者下肢的血运及足背动脉搏动情况，遵医嘱酌情使用抗凝或抗血小板聚集治疗，若发现患肢出现剧烈疼痛、麻木、苍白、皮温降低、动脉搏动减弱或消失，应及时报告医生处理。

（5）乙状结肠缺血：主要原因是术中肠系膜下动脉被结扎。可于术后 1 日至 2 周内发生。轻者表现为腹痛、腹胀、腹泻或便血。重者可引起肠壁坏死、穿孔，产生粪汁性腹膜炎、脓毒症、酸中毒及血管系统紊乱以致衰竭。术后观察患者是否出现腹部疼痛、腹胀及大便带血等情况，发现异常时遵医嘱给予对症处理。

（6）感染：人工血管移植后并发感染是一种严重并发症，感染可在术后数日至数周内发生，也可延迟到人工血管移植后5~7年发生。最常见原因是手术污染,主要来自皮肤,另外是已有感染的淋巴结或淋巴管,以及腹腔暴露时间过长,肠壁水肿通透性增加,肠腔内细菌渗入腹腔而发生感染。患者术后如果并发泌尿系统或肺部感染,也可导致移植的人工血管感染。这与人工血管移植后管壁形成假性内膜是否完整有关。术后观察患者是否出现发热、腹胀、腹痛等症状,移植人工血管远端的搏动是否减弱或消失,严重感染者可并发腹主动脉小肠瘘,引起消化道出血和败血症。

(7) 松钳综合征:人工血管吻合完成移除动脉钳、开放腹主动脉及以下的动脉血流后可出现松钳综合征。主要是因心脏后负荷突然降低所致,但阻断主动脉时储积在下肢组织内的酸性代谢产物、钾离子及心肌抑制因子等集中回流也是因素之一。术者与麻醉医生密切合作,完成吻合时应逐步缓慢松动动脉钳,并在开放阻断前适当补充血容量和应用升压药物,以预防松钳综合征。

(三)健康教育

1. 用药指导 患者确诊高血压、高血脂后须遵医嘱坚持长期规律服用降压药和降脂药,不可私自间断停药。

2. 饮食指导 选择低盐、低脂、高膳食纤维、高蛋白的清淡饮食,进食新鲜蔬菜及水果,少食动物脂肪及胆固醇含量多的食物;忌暴饮暴食,控制体重,并保持大便通畅。

3. 运动指导 建议患者运动量力而行,避免剧烈运动,不可过度劳累,可选择步行、慢跑、游泳、太极拳、医疗体操等节奏慢的运动项目。日常活动中避免腹部受外力撞击。血压≥180/110mmHg时,应卧床休息,待血压和病情平稳后可适当活动。

4. 生活指导 告知患者避免情绪激动;告知患者应戒烟忌酒,告知患者吸烟对动脉硬化的危险性,饮酒可加重高脂血症等。

5. 复查随访 告知患者每半年到门诊进行多普勒超声检查或CT检查,以了解身体的康复程度及置入支架有无移位或内漏发生等情况,如有不适,随时就诊。

(王文丽)

第三节 下肢静脉曲张

下肢静脉曲张(lower extremity varicose vein,LEVV)是由于先天性静脉壁薄弱或交通支瓣膜关闭不全,在某些诱因的作用下所导致的下肢静脉系统处于过伸状态,以蜿蜒、迂曲为主要病变的一类疾病。主要表现为大隐静脉或者小隐静脉及属支扩张扭曲于体表。发病常与职业因素有关,多见于从事久站工作、久坐少动者或体力活动强度高者。LEVV是血管外科最常见的慢性进展性静脉疾病之一,女性和男性的患病率接近,女性略高。据统计,LEVV在我国成年人的发病率接近10%,随着年龄的增长,LEVV的发病率也会增高,60岁以上人群发病率达到20%~30%。

【病因】

1. 先天因素 静脉壁软弱、静脉瓣膜缺陷及浅静脉内压升高,是引起浅静脉曲张的主要原因,这与遗传因素有关。

2. 后天因素 重体力劳动、长时间站立、妊娠、肥胖、慢性咳嗽和习惯性便秘等后天因素会引起腹腔压力增高,使下肢静脉瓣膜承受过度压力,逐渐松弛,不能紧密关闭。循环血量经常超负荷,造成压力升高,静脉扩张,而形成相对性瓣膜关闭不全。当隐-股静脉或隐-腘静脉连接处的瓣膜遭到破坏而关闭不全后,可影响远侧和交通静脉的瓣膜。

【病理特点】

静脉曲张发生的部位与下肢浅静脉解剖学的差异具有明显关系。当下肢静脉瓣膜病变,血液淤滞,主干静脉和毛细血管压力增高时,皮肤微循环障碍,毛细血管扩大、毛细血管通透性增加,纤维蛋白原、红细胞等渗入组织间隙及血管内微血栓形成。由于纤溶活性降低，渗出的纤维蛋白积聚、沉积于毛细血管周围，造成局部代谢障碍，导致皮肤色素沉着、纤维化、皮下脂质硬化甚至皮肤萎缩、静脉溃疡。此外，纤维蛋白渗出和毛细血管周围纤维组织沉积，引起再吸收障碍、淋巴超负荷，导致下肢水肿。小腿下内侧区域胸腔内负压的向心吸引作用及下肢肌肉收缩作用较弱，该区域所承受的压力最高，因此，静脉溃疡高发于此区。由于离心越远的静脉承受的静脉压越高，因此曲张静脉在小腿部远比大腿部明显。

【临床表现】

1. 症状
（1）早期可以没有任何临床症状与不适。
（2）活动后患肢沉重、酸胀，有疲劳感，时有疼痛，休息后减轻。

2. 体征
（1）曲张：患肢浅静脉出现局部静脉的隆起、扩张、迂曲，状如蚯蚓，甚者呈大团块，站立时明显。
（2）水肿：部分患者下肢活动后可出现水肿，休息后减轻。
（3）皮肤营养改变：后期可出现皮肤变薄，色素沉着（多在足靴区），湿疹样皮炎和小腿慢性溃疡等。
（4）血栓性浅静脉炎：由于血液淤积、血流缓慢，曲张静脉处可形成血栓而出现局部条索状红肿疼痛，并有明显压痛，并发浅静脉血栓或静脉炎者可触及"静脉结石"。
（5）出血：由于外伤或小静脉自发破裂而引起出血。

【辅助检查】

1. 常规检查
（1）实验室检查：诊断下肢静脉曲张时需要依靠的实验室检查并不多，主要用于辅助诊断相关并发症。如并发血栓性浅静脉炎时可增加血常规、C反应蛋白、D-二聚体等检测评估炎症及血栓相关指标。
（2）影像学检查：主要包括以下两类。
1）超声检查：是目前诊断下肢静脉曲张首选的检查方法。血管超声检查提供可视的管腔变化，测定血流变化，明确血流反流的部位和程度；显像仪可以同时明确下肢深、浅静脉功能，判断有无反流或血栓形成，操作时还可增加屏气试验、挤压试验等，以进一步明确大隐静脉是否存在反流。
2）下肢静脉造影检查：可了解病变的性质、范围和程度，被认为是诊断下肢静脉曲张的金标准，但由于是有创性检查，目前常规诊断仍然以功能日益完善的血管彩超为主。但如有先天性下肢静脉畸形、复杂交通静脉、深静脉功能不良、髂静脉卡压或狭窄等，下肢静脉造影的直观性与准确性具有优势。

2. 特殊检查
（1）大隐静脉瓣功能试验（Brodie-Trendelenburg test）：嘱患者平卧，抬高下肢，使曲张静脉中血流回流和排空，在大腿上1/3处扎一止血带（仅阻断静脉回流），然后嘱患者站立，若放开止血带后，排空静脉又立即充盈，则表现大隐静脉进入股静脉处瓣膜功能闭锁不全。若不放开止血带，排空静脉在30秒内充盈，则表现交通支瓣膜闭锁不全，血液由深组静脉逆流至浅组静脉。再用分段试验，即用止血带扎在下肢不同的平面，重复上述的试验，便可确定瓣膜闭锁不全的深浅静脉交通支的部位。
（2）深静脉通畅试验（Perthes test）：嘱患者取站立位，于大腿根部扎一止血带，此时大隐静脉曲张明显，嘱患者用力踢腿或连续做下蹲运动10余次，若静脉曲张明显减轻，说明深静脉通畅；相反，静脉曲张更明显，说明深静脉不通畅。

（3）交通静脉瓣膜功能试验（Pratt test）：嘱患者仰卧，抬高患肢，使充盈浅静脉排空，在腹股沟下方扎止血带，然后从足趾向上至腘窝缠第一根弹力绷带，再从止血带处向下缠第二根弹力绷带。嘱患者站立，一边向下解开第一根绷带，一边继续向下缠第二根绷带，如果在两根绷带之间的间隙出现曲张静脉，则提示该处有功能不全的交通静脉。

【处理原则】

（一）非手术治疗

适用于：①病变局限、症状较轻者；②妊娠期间发病，分娩后症状有可能消失者；③症状明显，手术耐受力极差者。非手术治疗措施具体有以下三类。

1. 压力治疗 主要有弹力绷带、医用循序减压弹力袜和压力泵等，是通过外部施加一定的压力来对抗静脉高压对组织所产生的压力，从而延缓疾病发展，治疗溃疡等并发症。压力治疗可用于静脉曲张及并发症的治疗，也可作为手术治疗后，尤其微创手术治疗后的辅助治疗措施，适用于静脉曲张各期。

2. 药物治疗 下肢浅静脉曲张的治疗药物主要为静脉活性药物，包括黄酮类、七叶皂苷类、香豆素类等，可用于解除患者的下肢沉重、酸胀不适、疼痛和水肿等临床表现。

3. 硬化剂注射和压迫疗法 利用硬化剂注入曲张静脉腔内，刺激静脉内膜使其粘连，导致纤维化，从而消除或减轻局部的静脉高压。此法可作为手术后的辅助治疗，处理残留的曲张静脉，还可适用于不能耐受手术的患者。硬化剂注入后，局部用纱布卷压迫，自足踝至注射处近侧穿弹力袜或缠绕弹力绷带，立即开始主动活动。大腿部维持压迫1周，小腿部6周左右。应避免硬化剂渗漏造成组织炎症、坏死或进入深静脉并发血栓形成。

（二）手术治疗

手术是治疗下肢静脉曲张的根本方法。有症状且无禁忌证者都应手术治疗。手术方法具体如下。

1. 大隐静脉或小隐静脉高位结扎与曲张静脉剥脱术 其手术指征为Perthes试验阴性。Perthes试验阳性见于深静脉阻塞，为大隐静脉高位结扎的禁忌证。该术式可分为顺行抽剥、逆行抽剥、顺逆结合抽剥和基于血流动力学的门诊手术等多种方式。从根本上消除了大隐静脉瓣膜功能不全所引起的反流，也是相对彻底的手术方法，缺点是该手术切口多，创伤大。

2. 腔内激光消融术（endovenous laser ablation，EVLA） 是治疗下肢静脉曲张的微创新技术。其原理是：穿刺静脉置入光导纤维，激光经光导纤维转化为热能，作用于静脉内膜引起热损伤，静脉内膜胶原皱缩，随后纤维化，使曲张静脉闭塞。腔内激光消融术凭借其安全、有效、复发率低、经济实惠等特点，在临床广泛使用。

3. 射频消融术（radiofrequency ablation，RFA） 是通过射频发生器和专用的电极导管产生热能，造成与发射电极接触的有限范围内的局部组织高热，导致血管内皮损伤、静脉内膜胶原纤维收缩，直至血管闭合，并最终导致纤维化。

4. 透光直视旋切术（transilluminated powered phebectomy，TIPP） 是在冷光源投照直视下，通过灌注肿胀液，扩大空间，利用皮肤透光使迂曲浅静脉显示，再使用电动驱动旋切刀头刨除曲张静脉的一种新技术，具有切口小、恢复快、手术快捷、住院时间短等优点。

（三）并发症及其处理

1. 血栓性浅静脉炎 曲张的静脉内血流缓慢，易引起血栓形成及静脉周围炎，常伴有局部硬结与皮肤粘连。处理办法有：①穿弹力袜，维持日常活动；②抗凝及局部热敷治疗；③伴有感染时应用抗生素；④炎症消退后，可施行静脉曲张手术治疗。

2. 溃疡 踝周及足靴区易在皮肤损伤破溃后引起经久不愈的溃疡，且愈合后常复发。处理方法：①抬高患肢以利回流，创面用3%硼酸溶液或等渗盐水湿敷，较浅的溃疡一般都能愈合。②有明显感染时使用抗生素。③较大或较深的溃疡，经上述处理后溃疡缩小，周围炎症消退后可手术治疗，必要时清创植皮，缩短创面愈合期。

3. 曲张静脉破裂出血 大多发生于足靴区及踝部。表现为皮下淤血，或皮肤破溃时外出血，因静脉压力高而出血速度快。发生出血时抬高患肢和局部加压包扎，一般均能止血，必要时可以缝扎止血，以后再行手术治疗。

> **知识拓展** **下肢静脉曲张并发浅表血栓性静脉炎的危害**
>
> 浅表血栓性静脉炎（superficial thrombophlebitis，STP）指与静脉血栓形成相关的浅表静脉炎症，其特征是浅静脉内血栓形成、累及或闭塞血管并引起沿静脉走行的炎症反应。据统计，有70%～90%的STP病例来源于静脉曲张患者。这主要是由于STP的发生也遵循Virchow三要素，即血流淤滞、血管壁损伤和高凝状态，其危险因素与VTE相似，包括制动、创伤、近期手术、激素避孕药或激素替代疗法、受孕、产后、癌症、自身免疫性疾病、肥胖、易栓症和静脉血栓栓塞症的既往史或家族史、静脉输液、静脉置管和静脉曲张等有关。
>
> STP是静脉曲张的常见并发症，既往被认为是一种良性自限性疾病而较少受到关注。但是最近的研究发现，STP若不及时治疗，血栓可能会蔓延至深静脉，引起静脉血栓栓塞症，包括深静脉血栓形成（deep venous thrombosis，DVT）和肺栓塞（pulmonary embolism，PE）。静脉血栓栓塞症发生后，若不能做到早诊断、早治疗，常会发展成致死性PE，导致患者非预期死亡率的增加，为医患纠纷的形成埋下巨大隐患。

【护理措施】

（一）术前护理

1. 病情观察 注意观察肢体活动状况，局部皮肤有无色素沉着、溃疡、湿疹样改变等及局部血管隆起情况。

2. 促进下肢静脉回流

（1）使用弹性绷带、弹力袜：弹力袜或弹力绷带的压力梯度循序降低，即足踝部高，向近侧逐渐减低，通过压力变化以减少浅静脉内血液淤积，改善活动时腓肠肌血液回流。穿之前先抬高患肢以排空曲张静脉内的血液。弹力绷带应自下而上包扎，注意弹力袜的长短、压力及薄厚应符合患者的腿部情况，并在包扎的时候保持一定的松紧度，以不妨碍关节活动并且能扪及动脉搏动为宜。

（2）体位护理：卧床休息时抬高患肢30°～40°，以利静脉回流。告知患者避免久坐或久站。坐时双膝勿交叉或盘腿，以免压迫腘窝静脉，影响血液回流。

（3）避免腹内压增高：多进食高纤维和低脂肪的食物，保持大便通畅；肥胖患者应有计划减肥；避免穿过于紧身的衣服。

3. 保护患肢 告知患者勤剪指甲，勿搔抓皮肤，避免肢体外伤，以免造成曲张静脉出血。

4. 心理护理 向患者解释造成下肢静脉曲张的原因和诱发因素、手术治疗的必要性，了解患者存在的顾虑，并耐心倾听患者主诉，向患者讲解手术的目的、方法和注意事项，使其消除顾虑，信任并配合医护人员的治疗护理措施。

5. 术前准备 指导患者完善术前相关检查，术前1日行抗生素过敏试验、备皮等；术前禁食12小时，禁饮4小时。

（二）术后护理

1. 病情观察

（1）监测生命体征：每小时测量血压、脉搏，连续监测6小时，如脉搏加快或血压下降，则考虑有出血可能。

（2）观察手术切口：观察切口敷料有无渗血，切口有无红、肿、痛等感染征象。一般术后7日拆线，营养不良者如糖尿病患者或老年患者可根据伤口愈合情况延长拆线时间。

（3）观察血液循环情况：弹力绷带包扎后应注意末梢循环，以能扪及足背动脉搏动和保持足部正常皮温为宜，发现异常及时通知医师。

2. 体位 卧床时患肢抬高20°～30°，以利于静脉回流，减轻患肢肿胀。

3. 早期活动 卧床期间鼓励患者行足背伸屈活动，即指导患者用力使脚趾背屈、跖屈，每次1～2分钟，每天3～4次。术后24～48小时可下床活动，根据年龄和身体状况指导其进行行走练习，每次10～30分钟，当日活动2～3次。下床活动期间需穿弹力袜或用弹力绷带，避免过久站立，下肢过早负重。避免静坐或静立不动，预防下肢深静脉血栓。卧床期间指导患者行踝泵运动，但应避免过于劳累使曲张的静脉破裂出血。

4. 引流管护理 若患者腿部置有引流管，应妥善固定引流管，接负压引流器，每日严格按照无菌原则更换引流器1次，并记录引流液的量、性状和颜色。应保持引流器在切口平面以下，以免引流液逆行，引起感染。经常从近端向远端挤压引流管，防止血块或脓液堵塞引流管，防止引流管的折叠，以保持引流通畅。当引流液量逐渐减少、颜色逐渐变淡，可考虑拔管。

5. 疼痛护理 向患者说明术后疼痛的原因，鼓励患者说出疼痛的感觉。必要时可遵医嘱使用止痛药物，如曲马多、布桂嗪等，或由麻醉医师安置镇痛泵，提供持续或间断的镇痛作用。

6. 饮食护理 告知患者麻醉效应过后，即清醒状态稳定的情况下，可进食营养丰富、无刺激、易消化普食。

7. 保护患肢 告知患者勤剪指甲，避免外伤造成皮肤破损，如肢体有湿疹、溃疡等，还要注意治疗与换药，促进创面愈合。

8. 并发症的观察与护理

（1）皮下血肿：创面未能有效加压包扎、皮下渗血等可导致血肿。密切观察患肢切口敷料，如发现皮肤淤血、瘀斑，血肿范围2～5cm，嘱患者卧床、抬高患肢，并及时通知医师给予更换敷料及弹力绷带加压包扎，以促进渗血渗液的吸收和伤口的愈合。

（2）肢体感觉异常、麻木：术后经常询问患者患肢的感觉，并告知如感觉创面周围皮肤麻木或局部有触觉缺失，及时通知医护人员处理。

（三）健康教育

1. 去除影响下肢静脉回流的因素 避免穿过紧的衣物；保持大便通畅；保持良好体位，避免久站、久坐及双腿交叉；避免重体力劳动；有计划减肥；戒烟戒酒等。

2. 促进静脉回流 休息时适当抬高患肢；指导患者坚持适量运动，增强血管壁弹性。

3. 坚持弹力治疗

（1）治疗周期：非手术治疗患者坚持长期使用弹力袜或弹力绷带；术后患者维持弹力绷带包扎约2周，出院后仍需穿弹力袜或用弹力绷带1～3个月，晚上睡觉时将患肢抬高20°～30°。

（2）治疗方法：使用弹力绷带时应注意采用自下而上包扎的方法；一般为早晨起床时或在穿弹力袜前将腿抬高5～10分钟后再穿上弹力袜或弹力绷带，晚上睡觉前脱下，日常使用避免反复穿脱，即使在运动时也需穿上弹力袜或弹力绷带，以有利于促进血液的流畅运行。

（3）维护措施：使用过程中应注意做好弹力袜及弹力绷带的维护，洗涤不宜过于频繁，可使用30℃以下温水手洗，禁用碱性肥皂、洗衣液洗涤，也应避免暴晒、烘干及用力拧干，防止弹力破坏；正常维护下弹力袜及弹力绷带可使用3～6个月；如弹性下降应及时更换；此外，若出现皮肤瘙痒、皮肤水疱、溃烂、湿疹、溃疡、急性出血等并发症表现，应停止使用，及时就医。

（王文丽）

第四节　深静脉血栓形成

深静脉血栓形成（deep venous thrombosis，DVT）是指血液在深静脉内不正常凝固、阻塞管腔，从而导致静脉回流障碍，引起肢体肿胀、疼痛及浅静脉扩张等临床表现的疾病。该病常发生于下肢，故称为下肢深静脉血栓形成。DVT 急性期，当血栓脱落常引起肺栓塞（pulmonary embolism，PE），导致患者出现呼吸困难、休克甚至死亡。深静脉血栓与肺栓塞两者是同一疾病在不同阶段和身体不同部位的两种表现形式，统称为静脉血栓栓塞（venous thromboembolism，VTE）。VTE 是仅次于急性心肌梗死和脑卒中的第三大常见的心血管疾病，也是外科患者重要病死原因之一。DVT 多发生于外科手术、创伤、长期卧床、下肢制动、DVT 家族史以及晚期恶性肿瘤等住院患者，是住院患者常见且凶险的并发症。早期对住院患者进行全面的风险评估和预防，可以显著减少医院内 DVT 的发生。

【病因】

1. 静脉壁损伤　静脉壁损伤，尤其是内膜损伤，使静脉内膜下基底膜和结缔组织胶原裸露在血液中，促使凝血酶形成、血小板聚集及血栓形成。造成静脉损伤的主要因素包括化学性损伤（如静脉注射高渗葡萄糖、抗癌药和造影剂等）、物理性损伤（如外伤、手术、静脉穿刺和静脉置管等），以及生物性损伤（如静脉周围化脓性感染和内毒素造成静脉炎等）。

2. 血流缓慢　是造成 DVT 形成的首要因素。当血流缓慢或在静脉瓣袋内产生涡流时，血小板、炎症细胞等有形成分与内膜接触、黏附和聚集的机会增加，在内膜壁上形成血栓核心，触发凝血过程的启动，最终形成血栓。造成血流缓慢的原因有长期卧床、长途旅行、下肢制动、妊娠、肿瘤压迫等因素。

3. 血液高凝状态　导致血液处于高凝状态的因素包括遗传性易感因素（如抗凝血酶缺乏、蛋白 C 缺乏、高同型半胱氨酸血症、异常凝血酶原血症等）、获得性易感因素（如高龄、口服避孕药、肾病综合征、恶性肿瘤、脓毒血症、麻醉、手术创伤后组织因子释放激活外源性凝血系统，以及烧伤及严重脱水所致的血液浓缩、高脂血症或红细胞增多症等）。

【病理特点】

静脉血栓形成所引起的病理生理改变主要是静脉回流障碍所致。典型的静脉血栓头部为白血栓，颈部为混合血栓，尾部为红血栓。临床上静脉血栓以红血栓或称凝固血栓最常见。血栓常好发于静脉瓣膜袋内和腓肠肌静脉丛内。新鲜血栓和血栓松解时，血栓与静脉壁附着疏松，容易脱落。较大的血栓脱落后随血流进入肺动脉，形成临床上易漏诊与误诊的肺栓塞。大多数急性肺栓塞患者无症状或仅有轻微症状，如呼吸困难、胸痛、咯血、晕厥、休克等。血栓形成后刺激静脉壁引起炎症反应，使血栓与静脉壁粘连，并逐渐纤维机化，对静脉瓣膜造成破坏，导致继发性下肢深静脉瓣膜功能不全，即深静脉血栓形成后综合征。

【临床表现】

1. 症状

（1）患肢肿胀：是急性下肢 DVT 最常见的症状。典型病例表现为突发性单侧肢体肿胀，以左下肢多见，呈非凹陷性水肿，合并皮色泛红，皮温较对侧升高，肿胀严重时皮肤可出现水疱。

（2）疼痛：血栓阻塞静脉使下肢静脉回流受阻引起患肢胀痛，直立时疼痛加重；血栓在静脉内引起炎症反应，也可以使患肢局部产生持续性疼痛。

（3）发热：局部炎症反应和血栓吸收可出现低热。

（4）股青肿：是下肢 DVT 中最严重的情况。当血栓广泛累及肌肉内静脉丛到髂股静脉时，组织张力极度增高，致使下肢动脉痉挛，肢体出现缺血甚至坏死征象，临床表现为疼痛剧烈，患肢皮肤发亮，伴有水疱或血疱，皮色发绀，称为股青肿，严重者甚至伴有高热、神经萎靡，易出现休克表现及下肢湿性坏疽。

2. 体征

(1) 皮肤颜色、温度变化：DVT患者由于肢体静脉血液回流受阻，患肢皮肤多呈现紫红色，患肢皮肤温度略升高。当患肢张力极度升高影响动脉血流时，肢体远端皮肤可出现颜色苍白、发绀，甚至花斑，同时伴有患侧肢体皮肤温度降低。

(2) 肢体压痛：沿深静脉走行深压痛阳性；腓肠肌挤压痛（Neuhof征）；患侧足背屈时小腿后侧肌群处疼痛（Homans征）。

(3) 浅静脉怒张：深静脉回流受阻，浅静脉系统回流压力增加，会导致浅静脉怒张，或者皮下网状的小静脉扩张。如果深静脉长期回流受阻，浅静脉系统会出现代偿性浅静脉增多、曲张。

(4) 血栓性浅静脉炎：浅静脉代偿性扩张、迂曲后，可出现曲张静脉内的血栓形成，伴静脉周围无菌性炎症。主要表现为曲张静脉部位红、肿、热、痛。在该部位可触及痛性索状硬条或串珠样硬性结节。

(5) 血栓后综合征：下肢深静脉血栓形成后，由于长期深静脉梗阻所造成的血液回流障碍，以及血栓再通后由于瓣膜功能破坏导致的静脉血液反流，均可导致下肢静脉高压的相应症状及表现，统称为血栓后综合征（post-thrombotic syndrome，PTS）。主要表现为肢体沉重不适、肿胀，久站或活动过多后加重；可伴有间歇性静脉性跛行；浅静脉曲张、皮肤色素沉着、增厚、粗糙、瘙痒、湿疹样皮炎，可形成经久不愈或反复发生的慢性溃疡。

3. 临床分型 根据血栓形成的解剖部位分为周围型、中央型、混合型。

(1) 小腿静脉丛血栓形成（周围型）：腘静脉-小腿深静脉血栓形成，部分蔓延至股浅静脉，临床表现一般不明显，或仅有小腿轻度肿胀、疼痛和压痛，也可出现小腿剧痛，患足不能着地踏平，行走时症状加重，小腿深压痛，Homans征阳性。

(2) 髂股静脉血栓形成（中央型）：髂股静脉是下肢静脉回流的主要通路，一旦受阻，引发的症状和体征十分明显。其特点为左侧多见，起病急骤，早期患侧髂窝、股三角区有疼痛和触痛，水肿和浅静脉曲张可见于全下肢和髂腰部；患肢皮温和体温均升高。

(3) 全下肢深静脉血栓形成（混合型）：临床上最严重的类型，临床表现为全下肢明显肿胀、剧痛，股三角区、腘窝、小腿肌层都可有压痛，常伴有体温升高和脉率加速，称为股白肿。若病程继续发展，患肢整个静脉系统几乎全部处于阻塞状态，同时引起动脉强烈痉挛，疼痛剧烈，整个肢体明显肿胀，皮肤紧张、发亮、发绀，称为股青肿。有的可发生水疱或血疱，皮温明显降低，动脉搏动消失。同时全身反应强烈，体温升高。如不及时处理，可出现休克、肢体坏死。

【辅助检查】

1. 实验室检查 D-二聚体是纤维蛋白复合物溶解时产生的降解产物。下肢静脉血栓形成时纤溶系统被激活，血液中D-二聚体浓度升高，但多种非血栓因素也可致D-二聚体浓度升高，如感染、恶性肿瘤、手术及创伤等，故其阳性意义不大。如果D-二聚体检测阴性，即血液中D-二聚体浓度正常，基本可排除急性血栓形成，准确率达97%～99%。

2. 影像学检查

(1) 超声检查：该方法对DVT定位、定性诊断的特异性为100%，敏感性为90%，目前已成为诊断DVT首选检查方法之一。超声检查可见血管腔内有散乱团絮状低或中强回声光团，用探头挤压不能使管腔压瘪，管壁增厚、不光滑，管腔狭窄、血流信号消失等。

(2) 静脉造影检查：为诊断DVT的"金标准"。该方法能使静脉直接显像，有效地判断有无血栓，确定血栓的大小、位置、形态及侧支循环情况。

(3) 放射性核素检查：该方法操作简便，无创伤，正确率高，可以发现较小静脉隐匿型血栓。应用放射性标记的人体纤维蛋白原能被正在形成的血栓所摄取，每克血栓中含量要比等量血液高5倍以上，因而形成放射性浓聚现象，对肢体进行扫描即能判断有无血栓形成。

【处理原则】

(一) 非手术治疗

适用于周围型及 3 日以上的中央型和混合型血栓形成。

1. 一般治疗 急性期绝对卧床休息 1~2 周，并抬高患肢高于心脏平面 20~30cm。早期卧床可有效减少血栓脱落导致 PE 的风险，而且患肢抬高高于心脏水平还可靠重力的作用促进血液经侧支静脉回流，以利于患肢的消肿。

2. 物理治疗 主要包括间隙气压治疗和弹力袜治疗。①间歇气压治疗（循环驱动治疗）：血栓清除后，患肢可使用间隙气压治疗，以促进静脉回流，减轻淤血和水肿。②弹力袜治疗：卧床 10~14 日后就可适当下地活动，此时需配穿弹力袜，这不但可以减轻甚至避免患肢水肿的出现，还可以保护浅静脉及交通静脉。

3. 抗凝治疗 是治疗 DVT 最基本、最必需的治疗技术，可抑制血栓蔓延、利于血栓自溶和管腔自通，降低 PE 的发生率和病死率。其他治疗技术只有在抗凝治疗基础上才能获得较为满意的治疗效果。

（1）适应证：具体包括如下几种情况：①急性期 DVT 患者是抗凝治疗的绝对适应证。②病程不超过 3 个月的慢性 DVT 患者应采用抗凝治疗。③慢性 DVT 患者出现急性复发的 DVT 也必须应用抗凝治疗。

（2）禁忌证：有严重出血倾向的血液病患者；1 个月内脑部或脊髓创伤、手术的患者；1 周内较大的胸、腹部手术后；有活动性的消化性溃疡、出血的患者；有严重肝、肾功能不全的患者也应慎用。

（3）常用药物：目前临床较为常用的抗凝药物主要分为肝素类及香豆素衍化物两大类。前者以肝素、低分子肝素最为常用，后者则主要是华法林。两者往往同时应用，以肝素类作为抗凝治疗的开始，待华法林起效后则停用肝素，继续单独应用华法林作为抗凝治疗的延续。抗凝治疗的疗程不应低于 3 个月。

4. 溶栓治疗 DVT 早期在抗凝治疗基础上，如又能积极进行恰当的溶栓治疗，就有可能达到溶解血栓、恢复血流、维持静脉瓣膜功能的目的。

（1）适应证：①3 日以内形成的新鲜 DVT 是溶栓的最佳适应证。②2 周以内的 DVT 也应该进行溶栓治疗，往往可以部分甚至完全达到溶解血栓、恢复血流的目的，只是无法达到维持静脉瓣膜功能的目的。

（2）禁忌证：有严重出血倾向的血液病患者；3 个月内脑部或脊髓创伤、手术的患者；2 周内较大的胸、腹部术后患者；有活动性消化性溃疡、出血的患者；有严重肝、肾功能不全的患者。

（3）常用药物：目前临床上常用的溶栓药物有尿激酶、纤溶酶、链激酶、蝮蛇抗栓酶及基因重组组织型纤溶酶原激活物（rt-PA）等，其中尤以无抗原性且经济的尿激酶被广泛应用。

5. 祛聚治疗 一般作为辅助治疗而不作为单独治疗。常用的药物有阿司匹林、右旋糖酐、丹参等，此类药物能扩充血容量、降低血黏度，防止血小板聚集。

(二) 手术治疗

手术治疗是清除血栓的有效治疗方法，可迅速解除静脉梗阻。常用的手术方式有下腔静脉滤器（inferior vena cava filter，IVCF）置入术、股静脉切开取栓术两种。

1. IVCF 置入术 IVCF 是目前预防 PE 最有效的手段，其原理为对已形成的肢体静脉血栓并已导致或可能导致 PE 的病例进行腔静脉血栓脱落拦截。国内外临床应用的 IVCF 有三类：永久性 IVCF、选择性 IVCF（包括可取出型及可转换型）、临时性 IVCF。

（1）适应证：已发生或高度怀疑 PE 的 DVT 患者；在抗凝治疗过程中发生 PE；抗凝治疗

DVT 患者发生并发症，不能进一步抗凝治疗；抗凝禁忌患者；DVT 患者伴有慢性肺动脉高压或心肺功能不良者等。

(2) 禁忌证：①严重血液病患者；肺纤维化、肺功能不全引起的 PE；心脏疾病时右心栓子脱落导致 PE 等。②局限于膝关节以下的 DVT 不需要置入滤器。③对于年轻患者最好不置入滤器，至少不用永久性滤器。

2. 股静脉切开取栓术 DVT 的手术治疗早在 1937 年便由 Lawen 成功开展，但直至 1966 年 Fogarty 导管问世后，手术方式才得以简化，手术效果也得到了明显提高。可是 10 余年后，随着溶栓药物的出现，手术治疗受到了溶栓治疗的明显抑制。但对于早期 DVT，手术取栓在维持静脉瓣膜功能方面却有明显的优势。

(1) 适应证：出现股青肿或股白肿是手术治疗的绝对适应证；发病 3~5 日内的急性 DVT 患者；发病 2 周内的、患肢不消肿或消肿不满意的患者；有溶栓禁忌的较年轻的急性 DVT 患者。

(2) 禁忌证：发病超过 2 周的，因血栓与血管壁已广泛粘连，不宜取栓者；高龄或全身重要脏器功能不全而不能耐受手术者；晚期肿瘤患者；以往有 DVT 病史，患肢又再发血栓形成者；并发有急性感染者；有较严重的高凝血倾向患者，手术取栓要慎重。

> **知识拓展　　　　　人工智能算法模型在 VTE 风险识别中的应用**
>
> 　　人工智能算法通过使用大量数学运算来更好地定义预测因子与结果间的复杂关系，已被广泛应用于医疗领域中。人工智能算法适用于处理分析高纬度数据，常用于医学图像的分割，可以解决分类和回归问题，它通过随机选择特征子集，并衍生了多个分类树对 VTE 数据进行分类，收集的所有变量均可用于分析，而不受交互的复杂性影响，随机采样，泛化能力较强。因此，人工智能算法预测模型在鉴别创伤患者 VTE 事件风险方面优势明显，更适合处理创伤患者复杂的临床数据集。基于随机森林（RF）、贝叶斯（Bayes）、决策树（DTC）及梯度提升树（GBDT）4 种基本算法构建并验证 VTE 风险预测模型，对比模型拟合及预测效果，选择出最佳算法作为创伤患者的风险预测模型，为 VTE 预防策略制定提供参考依据。结果证实，基于 RF 算法（曲线下面积为 0.89，精确度为 0.97）的人工智能模型能更精准地助力 VTE 的早期识别、早期诊断和早期治疗。

【护理措施】

（一）术前护理

1. 病情观察　①患肢观察：观察并记录患肢皮温、肢端血液循环、患肢肿胀周径（急性期每日测量并记录患肢不同平面的周径，髌骨上缘 15cm 处，髌骨下缘 10cm 处，跟上 5cm 处）、足背动脉搏动等情况。② PE 发生风险观察：若出现胸痛、呼吸困难、血压下降等异常情况，应高度警惕肺栓塞的可能。予立即平卧，避免做深呼吸、咳嗽、剧烈翻动，同时给予高浓度氧气吸入，立即报告医生，积极配合抢救。

2. 体位与活动　①卧床休息 1~2 周，禁止热敷、按摩，避免活动幅度过大，避免用力排便，以免血栓脱落；②休息时患肢高于心脏平面 20~30cm，减轻水肿和疼痛；③下床活动时穿医用弹力袜或用弹力绷带，使用时间因栓塞部位而异，周围型血栓形成使用 1~2 周，中央型血栓形成可用 3~6 个月。

3. 饮食护理　宜进食低脂、高纤维食物，多饮水，保持大便通畅，避免因用力排便引起腹内压增高而影响下肢静脉回流。

4. 缓解疼痛　采用非药物手段缓解疼痛，必要时遵医嘱给予镇痛药物。

5. 用药护理　遵医嘱应用抗凝、溶栓、祛聚等药物。在药物治疗过程中，要密切观察患者皮下、黏膜及内脏出血征象。皮下瘀斑、牙龈出血较为常见，偶有咯血和呕血。当患者出现神经系统症状，如头痛、喷射性呕吐时应考虑颅内出血可能，必须立即停用所有抗凝及溶栓药物，推荐急诊查颅脑 CT 及凝血功能以明确诊断，并请相关科室协助诊治。

（二）术后护理

1. IVCF 置入术术后护理

（1）穿刺点护理：穿刺点弹力绷带加压包扎，严密观察穿刺局部有无渗出、血肿、远端动脉搏动情况，以及皮肤温度、颜色等。

（2）体位护理：留置溶栓导管或鞘管患者宜取仰卧位或低半俯卧位，避免端坐位，防止管道打折或穿刺部位渗血；卧床期间继续抬高患肢，并使其高于心脏 20~30cm；协助患者定时轴线翻身，防止下肢屈曲引起管道移位、滑脱；术侧肢体伸直制动 6 小时，12~24 小时后拆除弹力细带并可下床。

（3）继续服用抗凝溶栓治疗药物护理：置入永久性滤器者应坚持正规抗凝治疗 2 年，后可改为阿司匹林长期服用。

（4）饮食护理：卧床可致肠动力减弱、排便习惯改变，患者易出现便秘。指导患者进食低盐、低脂、高维生素、富含纤维素食物；避免用力排便、剧烈咳嗽等引起静脉压升高的因素，防止影响下肢静脉血液回流和造成血栓脱落。

（5）随访：一般的临时滤器多在 2 周内取出。临时滤器取出后至少需继续抗凝治疗 3 个月，以防滤器置静脉壁因粘连刺激而继发血栓形成。

2. 股静脉切开取栓术术后护理 具体护理措施如下：①体位护理：术后仍卧床并抬高患肢，床上活动患肢以促进静脉回流。②引流管护理：记录引流液的量与色，一般 2~5 日可拔出引流管。③物理治疗护理：术后每天都要测量患肢的周径并重新调整弹力绷带，直至患肢基本恢复正常后配穿弹力袜下地活动。④饮食护理：同下 IVCF 置入术术后护理。⑤随访：术后正规抗凝治疗 6~12 个月。

3. 并发症的观察与护理

（1）出血和周围局部血肿：预防与处理措施具体如下：①术前应监测患者凝血功能，在手术允许情况下尽量采用直径较小鞘管，术中细致、轻柔操作，减少穿刺次数；②规范、有效按压穿刺部位，按压时间根据个体差异，以穿刺部位不出血为宜；③指导患者取正确体位，过床时注意术侧肢体保持伸直位，过床后取平卧位，术肢伸直制动 6~12 小时或根据医嘱实施；④告知患者术侧肢体伸直制动的目的和重要性，可在床头悬挂制动时间警示标识，以便随时提醒家属和医护人员；⑤溶栓过程密切观察有无出血征象，如穿刺部位有无渗血，有无颅内出血、皮下出血、鼻出血、牙龈出血、阴道出血、血便、血尿等；⑥密切关注患者意识状态，监测生命体征，监测血红蛋白，关注患者有无头痛、腹痛等不适；⑦遵医嘱定时监测患者凝血功能，动态调整肝素和尿激酶泵入速度，将活化部分凝血活酶时间控制在正常值的 1.5~2 倍；⑧指导患者用软毛牙刷，穿棉质宽松衣服，禁止抠鼻、剔牙；⑨教会患者及家属正确观察有无穿刺部位出血征象，嘱患者翻身、咳嗽时先用手压住股静脉穿刺点上方敷料，再轻轻咳嗽或缓慢翻身，避免腹内压升高引起出血。

（2）对比剂不良反应：术前应加强患者心理护理和健康指导，询问有无过敏史。术中密切观察患者应用对比剂后的反应，告知患者可能出现的不适症状。一旦发现对比剂不良反应：①立即停止注射对比剂；②遵医嘱给予地塞米松或氢化可的松、甲泼尼龙等药物静脉补液扩容；③给予氧气吸入，保持呼吸道通畅，如出现喉头水肿，做好气管切开或插管准备；④严重荨麻疹伴有血压下降时，及时给予肾上腺素皮下或静脉注射。

（3）急性 PE：介入术前对下肢静脉和下腔静脉内存在新鲜血栓或漂浮性血栓者置入 IVCF 阻挡脱落血栓是预防 PE 的有效方法。①术后监测患者生命体征和血氧饱和度，及时询问是否伴有呼吸困难、胸闷、咳嗽、咯血、心慌、气促等症状，并时刻准备急救所需药品和物品。②药物溶栓、经皮机械血栓切除术（PMT）或经皮腔内血管成形术（PTA）过程中患者出现 PE 症状，应立即将其平卧，避免搬动；予以高流量氧气（4~6L/分）吸入，建立静脉通路等对症处理，严密观察病情变化，并通知医生积极抢救。

（4）感染：预防与处理措施具体如下：①术后应保持穿刺部位敷料清洁、干燥。②注意监测体温，观察患者有无畏寒、发热等全身感染征象和血常规变化，发现异常及时通知医生处理。③溶栓导管保留时间不超过7日；若体温连续3日持续升高，可在严格消毒后更换导管或拔管。

（三）健康教育

1. 日常生活指导 床上功能锻炼时避免运动幅度过大，禁止在患肢按摩或行静脉输液治疗，以防止血栓脱落造成肺栓塞；尽量戒烟，以避免尼古丁刺激引起静脉收缩；下床活动后如需要可以使用弹力绷带或穿弹力袜，避免因弹力绷带包扎过紧而导致局部缺血或肢端水肿加重。

2. 饮食指导 进食低脂肪且富含纤维素的饮食，保持大便通畅，以减少因用力排便腹压增高，影响下肢静脉回流。

3. 用药指导 告知患者遵医嘱按时口服抗凝药物，不可随意调整药物剂量或停药，及时复查相关实验室检查结果，按要求门诊随访。新型抗凝药的代表药物利伐沙班的规格主要为10mg、15mg和20mg，10mg片剂有较高的口服生物利用度（≥80%），患者空腹或随餐服用均可。而15mg和20mg片剂如果空腹服用，不能完全在胃内被吸收，会降低其药效。因此，推荐与食物同服，以延缓药物在胃内排空的时间，达到较高的生物利用度。

4. 复诊指导 出院3~6个月后到门诊复查，告知患者若出现下肢肿胀、疼痛，平卧或抬高患肢仍不缓解时，应及时就诊。

（四）DVT的预防

1. DVT风险评估 新版指南在众多风险因素评估方法中，推荐使用2010版Caprini静脉血栓栓塞症风险评估表评估住院患者DVT发生风险，根据Caprini评分情况将患者血栓发生风险分为低危、中危、高危和极高危四个等级，该评估表基本涵盖了住院患者可能发生DVT的所有危险因素，临床应用时应权衡抗凝与出血风险后进行个体化预防。

表15-4-1为Caprini静脉血栓栓塞症风险评估表。

表15-4-1　Caprini静脉血栓栓塞症风险评估表

危险因素得分1分	危险因素得分1分（针对女性）
（符合以下任何一项得1分）	（符合以下任何一项得1分）
□年龄为40~59岁	□口服避孕药或激素替代治疗
□计划小手术	□妊娠期或产后（1个月）
□近期大手术	□原因不明的死胎史，复发性自然流产（≥3次），由于毒血症或发育受限原因早产
□肥胖（BMI>30kg/m^2）	
□卧床的内科患者	**危险因素得分2分**
□炎症性肠病史	（符合以下任何一项得2分）
□下肢水肿	□年龄60~74岁
□静脉曲张	□大手术（<60分钟）
□严重的肺部疾病，含肺炎（1个月内）	□腹腔镜手术（>60分钟）
□肺功能异常（慢性阻塞性肺疾病）	□关节镜手术（>60分钟）
□急性心肌梗死（1个月内）	□既往恶性肿瘤
□充血性心力衰竭（1个月内）	□肥胖（BMI>40kg/m^2）
□败血症（1个月内）	
□输血（1个月内）	
□下肢石膏或肢具固定	
□中心静脉置管	
□其他高危因素	

续表

危险因素得分 3 分	危险因素得分 5 分
（符合以下任何一项得 3 分） □年龄≥75 岁 □大手术持续 2~3 小时 □肥胖（BMI>50kg/m²） □浅静脉、深静脉血栓或肺栓塞病史 □血栓家族史 □现患恶性肿瘤或化疗 □肝素引起的血小板减少 □其他先天或后天血栓形成 □抗心磷脂抗体阳性 □凝血酶原 20210A 阳性　□狼疮抗凝物阳性 □因子 Vleiden 阳性　□血清同型半胱氨酸酶升高	（符合以下任何一项得 5 分） □脑卒中（1 个月内） □急性脊髓损伤（瘫痪）（1 个月内） □选择性下肢关节置换术 □髋关节、骨盆或下肢骨折 □多发性创伤（1 个月内） □大手术（超过 3 小时）
总得分	

2. DVT 预防措施 主要包括基础预防、物理预防、药物预防三大类。预防措施具体如下：

（1）基础预防：①常规进行 DVT 相关知识宣教，鼓励患者多做深呼吸及咳嗽动作；②鼓励患者多做关节活动，多做腓肠肌和股四头肌主动或被动运动，促进血液循环；③手术操作规范，减少静脉血管内皮损伤；④规范使用止血带；⑤术后抬高患肢，促进静脉回流；⑥围手术期合理补液，避免脱水导致血液高凝；⑦术后早期下床活动，注重预防静脉血栓的知识宣教，并指导患者进行早期康复锻炼。

（2）物理预防：物理预防措施包括梯度压力弹力袜、足底静脉泵、间歇充气加压泵等。对患侧肢体无法或不宜采用物理预防措施的患者，可在对侧肢体实施，应用前常规筛查禁忌证。物理预防 DVT 启动时间应尽早，入院排除禁忌证后即可启动。单独使用物理预防仅适用于合并凝血功能异常疾病、有高危出血风险的患者；待出血风险降低后，仍建议与药物预防联用。常用预防措施主要分为以下三类：

1）梯度压力弹力袜：是一种医用弹力袜，通过从足踝向腿部施加梯度压力，促进血液从浅静脉通过穿支静脉流向深静脉，增加深静脉血流速度和血流量；适当地逐级加压可改善静脉瓣功能，增加骨骼肌静脉泵作用。使用方法为将具有弹力压缩的长袜套于脚踝至小腿或大腿处，压力最高处为脚踝，由下往上压力逐级递减，促进下肢静脉血液回流。因其无创、价格低廉、使用方便和易于被患者接受的特点，目前已成为临床上最常用的物理预防措施。

2）足底静脉泵：通过脉冲气体在短时间内快速冲击足底的方式，使制动或偏瘫患者肢体的静脉血通过模拟人类自然行走时足底形成的瞬间脉冲压力促进下肢静脉回流，进而提高血流速度，改善肢体末端的供血不足，加快肢体水肿的消除。

3）间歇充气压力泵：主要通过加压泵装置从远心端到近心端均匀有序充盈产生的生理性机械引流效应加快血液流动，并对多腔气囊有顺序地反复充气，从而形成了对肢体和组织的循环压力，起到促进静脉血液和淋巴液的回流及改善微循环的作用；逐级压力治疗可以改善血液淤滞，通过压力诱导的纤维蛋白溶解系统改善高凝状态，同时压力本身也可以改善内皮细胞功能紊乱。

（3）药物预防：药物预防时应充分权衡患者的血栓风险和出血风险利弊，合理选择抗凝药。药物预防可能增加伤口渗出，甚至增加脊髓内出血及硬膜外血肿等并发症风险，对于出血风险高的患者，应权衡预防 VTE 形成与增加出血风险的利弊，再考虑使用抗凝药。抗凝药物类型包括以下六种包括：

1）低分子肝素：采用皮下注射方式应用于临床，一般根据体重调整剂量，可显著降低大手术后患者 DVT 的发生率，较安全，严重出血并发症少，但需要注意小概率的肝素诱发血小板减少症的发生，一般无须常规监测凝血功能变化，有出血倾向时可检测血小板计数。

2）磺达肝癸钠：间接 Xa 因子抑制剂，皮下注射，术后 6~24 小时（硬膜外腔导管拔除后 4 小时）开始应用，可用于肝素诱发的血小板减少症，其治疗剂量较稳定，无须常规血液监测。安全性与低分子肝素类似，对于重度肾功能不全，肌酐清除率<20ml/min 的患者禁止使用。

3）利伐沙班：直接 Xa 因子抑制剂，应用方便，相较华法林而言，与药物及食物相互作用少，使用方法为 10mg，每日 1 次，口服；术后 6～10 小时（硬膜外腔导管拔除后 6 小时）开始使用。

4）阿哌沙班：直接 Xa 因子抑制剂，使用方法为 2.5mg，每日 2 次，口服；术后 12～24 小时（硬膜外腔导管拔除后 5 小时）给药。

5）华法林：维生素 K 拮抗剂价格低廉，可用于长期下肢 DVT 预防，降低 VTE 风险，但有增加出血风险的趋势。维生素 K 拮抗剂的不足包括治疗剂量范围窄，个体差异大，需常规监测国际标准化比值（international normalized ratio，INR），调整剂量控制 INR 在 1.7～2.5，INR>3.0 会增加出血风险；易受药物及食物影响；显效慢，半衰期长。需注意的是，如应用该药物，术前 20 小时必须开始使用。

6）阿司匹林：抗血小板药物，主要通过抑制血小板聚集，发挥抗动脉血栓作用，在 DVT 预防上有一定作用，但阿司匹林一般不作为预防 DVT 的一线用药，但可作为抗凝血药物治疗后预防再发 DVT 的药物。

（4）药物预防禁忌证：①绝对禁忌证：活动性出血及凝血功能障碍者、骨筋膜室综合征、严重头颅外伤或急性脊髓损伤、血小板低于 $2×10^{10}$/L、小剂量普通肝素诱发血小板减少症者禁用小剂量普通肝素和低分子肝素、孕妇禁用华法林。②相对禁忌证：既往颅内出血、既往胃肠道出血、急性颅内损害或肿物、类风湿视网膜病、血小板减少至（2～10）×10^{10}/L。

（5）药物预防注意事项：①由于各种抗凝药物作用机制、分子量、单位、剂量等存在差异，且每种药物均有其各自的使用原则、注意事项及不良反应，所以在应用时需参照药品说明书。②对存在肝、肾功能损害的患者，应注意调整药物剂量。③低分子肝素、磺达肝癸钠、利伐沙班、阿哌沙班等不适用于严重肾脏损害患者，可以选择应用普通肝素，且药物使用过程中只能使用一种药物，不能相互替换。④安装心脏起搏器、冠心病需长期服用氯吡格雷或阿司匹林的患者，术前 7 日停用氯吡格雷，术前 5 日停用阿司匹林，停药期间桥接应用低分子肝素。⑤对于应用口服药物预防 DVT 的患者，需关注术后呕吐症状；对于蛋白 C 和蛋白 S 缺乏症的患者，慎用华法林，有加重高凝状态的风险。⑥对于存在抗凝血酶缺乏症的患者，普通肝素、低分子肝素和磺达肝癸钠的抗凝效果不佳，建议选择其他作用机制的药物（如抗血小板药物或纤溶药物）。⑦在执行椎管内置管操作（如手术、操作等）前后短时间内，应避免使用抗凝药物，并注意抗凝药物停药及拔管时间。⑧使用抗凝药物前需评估患者出血风险并签署抗凝药物使用同意书。⑨对于合并有脑部、胸部或腹部出血风险高的创伤患者，不优先推荐药物预防，可先采用物理预防。当出血风险下降时，再考虑采用药物预防。

临床案例与思考

患者，男，26 岁，突发左下肢疼痛剧烈、肿胀伴活动受限 2 日，连续不缓解入院。下肢彩超提示左侧髂总静脉、股静脉血栓形成。起病以来，精神、睡眠、食欲及大小便未见显然异样。既往史：1 个月前因肺炎于当地医院保守治疗，否认高血压、糖尿病、肾病等病史，否认药物、食物过敏史，否认外伤、手术史。体格检查：T 36.4℃，P 95 次/分，R 20 次/分，BP 123/75mmHg。患者将实施局麻下下肢静脉造影、溶栓导管置入术，术后予尿激酶溶栓治疗。

请思考：
（1）评估该患者时，其 DVT 属于哪种临床分型？
（2）针对患者目前情况，围术期主要的护理诊断/问题以及护理措施有哪些？

（王文丽）

主要参考文献

陈孝平, 汪建平, 赵继宗, 2020. 外科学 [M]. 9 版. 北京: 人民卫生出版社.

季加孚, 聂勇战, 陈小兵, 2021. 整合肿瘤学·临床卷 (腹部盆腔肿瘤分册)[M]. 北京: 科学出版社.

靳彩云, 陈璟, 张彩鑫, 等, 2022. 不同温度肿胀液对下肢静脉曲张术后患者康复影响的研究 [J]. 中华护理杂志, 57(2): 140-145.

李乐之, 路潜, 2021. 外科护理学 [M]. 7 版. 北京: 人民卫生出版社.

李燕, 郑雯, 葛静萍, 2020. 下肢深静脉血栓形成介入治疗护理规范专家共识 [J]. 介入放射学杂志, 29(6): 531-540.

马玉芬, 徐园, 王晓杰, 等, 2022. 普通外科患者静脉血栓栓塞症风险评估与预防护理专家共识 [J]. 中华护理杂志, 57(4): 444-449.

梅家才, 郑月宏, 2021. 原发性下肢浅静脉曲张诊治专家共识 (2021 版)[J]. 血管与腔内血管外科杂志, 7(7): 762-772.

彭俊生, 2023. 胃肠癌多学科诊疗关键技术进展与应用 [M]. 广州: 广东科技出版社.

汤睿, 吴卫东, 周太成, 2019. 腹外疝手术学 [M]. 北京: 科学出版社.

陶凯雄, 张鹏, 李健, 等, 2020. 胃肠间质瘤全程化管理中国专家共识 (2020 版)[J]. 中国实用外科杂志, 40(10): 1109-1119.

张韬, 郭伟, 2022. 腹主动脉瘤诊断和治疗中国专家共识 (2022 版)[J]. 中国实用外科杂志, 42(4): 380-387.

赵玉沛, 2020. 普通外科学 [M]. 3 版. 北京: 人民卫生出版社.

中华医学会外科学分会胰腺外科学组, 2021. 中国急性胰腺炎诊治指南 [J]. 中华外科杂志, 59(7): 578-587.

中华医学会肿瘤学分会, 中华医学会杂志社, 中国医师协会肛肠医师分会腹膜后疾病专业委员会, 等, 2019. 中国腹膜后肿瘤诊治专家共识 (2019 版)[J]. 中华肿瘤杂志, (10): 728-733.

COCCOLINI F, COIMBRA R, ORDONEZ C, et al., 2020. Liver trauma: WSES 2020 guidelines[J]. World J Emerg Surg, 15(1): 24.

PAN X, REN D, LI Y, et al., 2021. The effect of surgery on primary splenic lymphoma: A study based on SEER database[J]. Cancer Med, 10(20): 7060-7070.

PAUL J D, CIFU A S, 2020. Management of acute pulmonary embolism[J]. JAMA, 324(6): 597-598.

SCHANZER A, ODERICH G S, 2021. Management of abdominal aortic aneurysms[J]. N Engl J Med, 385(18): 1690-1698.

SMYTH L, BENDINELLI C, LEE N, et al., 2022. WSES guidelines on blunt and penetrating bowel injury: diagnosis, investigations, and treatment[J]. World J Emerg Surg, 17(1): 13.